国家卫生健康委员会"十三五"规划教材

全国高职高专规划教材

供眼视光技术专业用

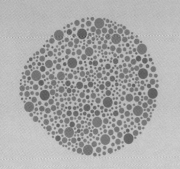

眼科学基础
第 2 版

主　　编　贾　松　赵云娥

副 主 编　王　锐　郝少峰　刘院斌

编　　者（以姓氏笔画为序）

王　锐　长春医学高等专科学校

王毓琴　温州医科大学眼视光学院

王婧颖　重庆医药高等专科学校

石润梅　唐山职业技术学院

巩　玲　山东医学高等专科学校

刘院斌　山西医科大学汾阳学院

许雯怡　厦门医学院

余新平　温州医科大学眼视光学院

张艳明　深圳职业技术学院

吴作志　苏州卫生职业技术学院附属眼视光医院

杨　璐　山西省眼科医院

赵云娥　温州医科大学眼视光学院

郝少峰　长治医学院附属和济医院

贾　松　苏州卫生职业技术学院

主编助理　吴作志

数字资源负责人　贾　松　赵云娥

人民卫生出版社

图书在版编目（CIP）数据

眼科学基础/贾松,赵云娥主编. —2版. —北京：
人民卫生出版社,2019
ISBN 978-7-117-21949-5

Ⅰ.①眼… Ⅱ.①贾…②赵… Ⅲ.①眼科学－高等
职业教育－教材 Ⅳ.①R77

中国版本图书馆 CIP 数据核字（2016）第 004786 号

人卫智网	www.ipmph.com	医学教育、学术、考试、健康， 购书智慧智能综合服务平台
人卫官网	www.pmph.com	人卫官方资讯发布平台

眼科学基础
第 2 版

主　　编：贾　松　赵云娥
出版发行：人民卫生出版社（中继线 010-59780011）
地　　址：北京市朝阳区潘家园南里 19 号
邮　　编：100021
E - mail：pmph @ pmph.com
购书热线：010-59787592　010-59787584　010-65264830
印　　刷：人卫印务（北京）有限公司
经　　销：新华书店
开　　本：850×1168　1/16　印张：22
字　　数：590 千字
版　　次：2012 年 4 月第 1 版　2019 年 10 月第 2 版
　　　　　2025 年 11 月第 2 版第 13 次印刷（总第 17 次印刷）
标准书号：ISBN 978-7-117-21949-5
定　　价：40.00 元

打击盗版举报电话：010-59787491　E-mail：WQ @ pmph.com
（凡属印装质量问题请与本社市场营销中心联系退换）

全国高职高专院校眼视光技术专业
第二轮国家卫生健康委员会规划教材（融合教材）修订说明

全国高职高专院校眼视光技术专业第二轮国家卫生健康委员会规划教材，是在全国高职高专院校眼视光技术专业第一轮规划教材基础上，以纸质为媒体，融入富媒体资源、网络素材、慕课课程形成的"四位一体"的全国首套眼视光技术专业创新融合教材。

全国高职高专院校眼视光技术专业第一轮规划教材共计13本，于2012年陆续出版。历经了深入调研、充分论证、精心编写、严格审稿，并在编写体例上进行创新，《眼屈光检查》《验光技术》《眼镜定配技术》和《眼镜维修检测技术》和《眼视光技术综合实训》采用了"情境、任务"的形式编写，以呼应实际教学模式，实现了"老师好教，学生好学，实践好用"的精品教材目标。其中，《眼科学基础》《眼镜定配技术》《接触镜验配技术》《眼镜维修检测技术》《斜视与弱视临床技术》《眼镜店管理》《眼视光常用仪器设备》为高职高专"十二五"国家级规划教材立项教材。本套教材的出版对于我国眼视光技术专业高职高专教育以及专业发展具有重要的、里程碑式的意义，为我国眼视光技术专业实用型人才培养，为促进人民群众的视觉健康和眼保健做出历史性的巨大贡献。

本套教材第二轮修订之时，正逢我国医疗卫生和医学教育面临重大发展的重要时期，教育部、国家卫生健康委员会等八部门于2018年8月30日联合印发《综合防控儿童青少年近视实施方案》（以下简称《方案》），从政策层面对近视防控进行了全方位战略部署。党中央、国务院对儿童青少年视力健康高度重视，对眼视光相关工作者提出了更高的要求，也带来了更多的机遇和挑战。我们贯彻落实《方案》、全国卫生与健康大会精神、《"健康中国2030"规划纲要》和《国家职业教育改革实施方案》（职教20条），根据教育部培养目标、国家卫生健康委员会用人要求，以及传统媒体和新型媒体深度融合发展的要求，坚持中国特色的教材建设模式，推动全国高职高专院校眼视光技术专业第二轮国家卫生健康委员会规划教材（融合教材）的修订工作。在修订过程中体现三教改革、多元办学、校企结合、医教协同、信息化教学理念和成果。

本套教材第二轮修订遵循八个坚持，即①坚持评审委员会负责的职责，评审委员会对教材编写的进度、质量等进行全流程、全周期的把关和监控；②坚持按照遴选要求组建体现主编权威性、副主编代表性、编委覆盖性的编写队伍；③坚持国家行业专业标准，名词及相关内容与国家标准保持一致；④坚持名词、术语、符号的统一，保持全套教材一致性；⑤坚持课程和教材的整体优化，淡化学科意识，全套教材秉承实用、够用、必需、以职业为中心的原则，对整套教材内容进行整体的整合；⑥坚持"三基""五性""三特定"的教材编写原则；⑦坚持按时完成编写任务，教材编写是近期工作的重中之重；⑧坚持人卫社编写思想与学术思想结合，出版高质量精品教材。

本套教材第二轮修订具有以下特点：

1. 在全国范围调研的基础上，构建了团结、协作、创新的编写队伍，具有主编权威性、副主编代表性、编委覆盖性。全国15个省区市共33所院校（或相关单位、企业等）共约90位专家教授及一线教师申报，最终确定了来自15个省区市，31所院校（或相关单位、企业等），共计57名主编、副主编组成的学习型、团结型的编写团队，代表了目前我国高职眼视光技术专业发展的水平和方向、教学思想、教学模式和教学理念。

2. 对课程体系进行改革创新，在上一轮教材基础上进行优化，实现螺旋式上升，实现中高职的衔接、高职高专与本科教育的对接，打通眼视光职业教育通道。

3. 依然坚持中国特色的教材建设模式，严格遵守"三基""五性""三特定"的教材编写原则。

4. 严格遵守"九三一"质量控制体系确保教材质量，为打造老师好教、学生好学、实践好用的优秀精品教材而努力。

5. 名词术语按国家标准统一，内容范围按照高职高专眼视光技术专业教学标准统一，使教材内容与教学及学生学习需求相一致。

6. 基于对上一轮教材使用反馈的分析讨论，以及各学校教学需求，各教材分别增加各自的实训内容，《眼视光技术综合实训》改为《眼视光技术拓展实训》，作为实训内容的补充。

7. 根据上一轮教材的使用反馈，尽可能避免交叉重复问题。《眼屈光检查》《斜视与弱视临床技术》《眼科学基础》《验光技术》，《眼镜定配技术》《眼镜维修检测技术》，《眼镜营销实务》《眼镜店管理》，有可能交叉重复的内容分别经过反复的共同讨论，尽可能避免知识点的重复和矛盾。

8. 考虑高职高专学生的学习特点，本套教材继续沿用上一轮教材的任务、情境编写模式，以成果为导向、以就业为导向，尽可能增加教材的适用性。

9. 除了纸质部分，新增二维码扫描阅读数字资源，数字资源包括：习题、视频、彩图、拓展知识等，构建信息化教材。

10. 主教材核心课程配一本学习指导及习题集作为配套教材，将于主教材出版之后陆续出版。

本套教材共计 13 种，为 2019 年秋季教材，供全国高职高专院校眼视光技术专业使用。

第二届全国高职高专眼视光技术专业
教材建设评审委员会名单

顾　　问

瞿　佳　温州医科大学
赵堪兴　天津医科大学
崔　毅　中国眼镜协会
刘　斌　天津职业大学
齐　备　中国眼镜协会
谢培英　北京大学
高雅萍　天津职业大学

主 任 委 员

王海英　天津职业大学

副主任委员

赵云娥　温州医科大学
贾　松　苏州卫生职业技术学院
亢晓丽　上海交通大学

委　员（按姓氏拼音排序）

边云卓　沧州医学高等专科学校
陈大复　厦门大学
陈丽萍　天津职业大学
陈世豪　温州医科大学
崔　云　长治医学院
丰新胜　山东医学高等专科学校
冯桂玲　唐山职业技术学院
高雅萍　天津职业大学
高玉娟　长治医学院
顾海东　南京远望视光学研究所
郝少峰　长治医学院
胡　亮　温州医科大学
黄小明　温州医科大学
姬亚鹏　长治医学院
贾　松　苏州卫生职业技术学院
姜　珺　温州医科大学
蒋金康　无锡工艺职业技术学院
金晨晖　深圳职业技术学院
金婉卿　温州医科大学
亢晓丽　上海交通大学
李　兵　锦州医科大学
李　捷　天津爱尔眼科医院
李丽娜　包头医学院
李瑞凤　漳州卫生职业学院
李童燕　南京科技职业学院
李延红　上海第二工业大学
刘　念　广州商贸职业学校
刘　宁　郑州铁路职业技术学院
刘　意　郑州铁路职业技术学院

刘科佑	深圳职业技术学院	杨丽霞	石家庄医学高等专科学校
刘院斌	山西医科大学	杨砚儒	天津职业大学
毛欣杰	温州医科大学	叶佳意	东华大学
齐 备	中国眼镜协会	易际磐	浙江工贸职业技术学院
任凤英	厦门医学院	尹华玲	曲靖医学高等专科学校
沈梅晓	温州医科大学	于 翠	辽宁何氏医学院
施国荣	常州卫生高等职业技术学校	于旭东	温州医科大学
王 锐	长春医学高等专科学校	余 红	天津职业大学
王翠英	天津职业大学	余新平	温州医科大学
王海英	天津职业大学	张 荃	天津职业大学
王淮庆	金陵科技学院	张艳玲	深圳市龙华区妇幼保健院
王会英	邢台医学高等专科学校	赵云娥	温州医科大学
王立书	天津职业大学	朱嫦娥	天津职业大学
谢培英	北京大学	朱德喜	温州医科大学
闫 伟	济宁职业技术学院	朱世忠	山东医学高等专科学校
杨 林	郑州铁路职业技术学院		

秘书长

刘红霞　人民卫生出版社

秘 书

朱嫦娥　天津职业大学

李海凌　人民卫生出版社

第二轮教材（融合教材）目录

眼科学基础（第2版）　　　　　　主　编　贾　松　赵云娥
　　　　　　　　　　　　　　　　副主编　王　锐　郝少峰　刘院斌

眼屈光检查（第2版）　　　　　　主　编　高雅萍　胡　亮
　　　　　　　　　　　　　　　　副主编　王会英　杨丽霞　李瑞凤

验光技术（第2版）　　　　　　　主　编　尹华玲　王立书
　　　　　　　　　　　　　　　　副主编　陈世豪　金晨晖　李丽娜

眼镜定配技术（第2版）　　　　　主　编　闫　伟　蒋金康
　　　　　　　　　　　　　　　　副主编　朱嫦娥　杨　林　金婉卿

接触镜验配技术（第2版）　　　　主　编　谢培英　王海英
　　　　　　　　　　　　　　　　副主编　姜　珺　冯桂玲　李延红

眼镜光学技术（第2版）　　　　　主　编　朱世忠　余　红
　　　　　　　　　　　　　　　　副主编　高玉娟　朱德喜

眼镜维修检测技术（第2版）　　　主　编　杨砚儒　施国荣
　　　　　　　　　　　　　　　　副主编　刘　意　姬亚鹏

斜视与弱视临床技术（第2版）　　主　编　崔　云　余新平
　　　　　　　　　　　　　　　　副主编　陈丽萍　张艳玲　李　兵

低视力助视技术（第2版）　　　　主　编　亢晓丽
　　　　　　　　　　　　　　　　副主编　陈大复　刘　念　于旭东

眼镜营销实务（第2版）　　　　　主　编　张　荃　刘科佑
　　　　　　　　　　　　　　　　副主编　丰新胜　黄小明　刘　宁

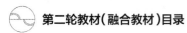

获取融合教材配套数字资源的步骤说明

① 扫描封底红标二维码，获取图书"使用说明"。

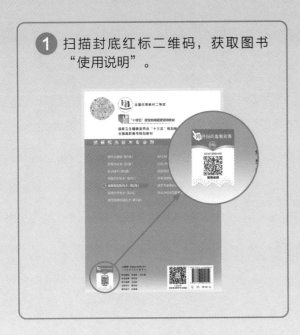

② 揭开红标，扫描绿标激活码，注册/登录人卫账号获取数字资源。

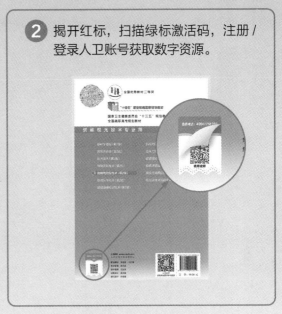

③ 扫描书内二维码或封底绿标激活码随时查看数字资源。

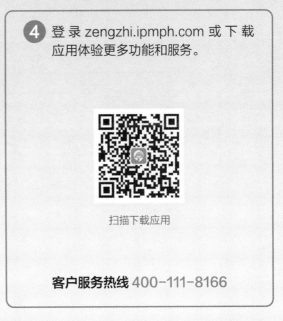

④ 登录 zengzhi.ipmph.com 或下载应用体验更多功能和服务。

扫描下载应用

客户服务热线 400-111-8166

关注人卫眼科公众号
新书介绍　最新书目

再 版 说 明

全国高职高专眼视光技术专业用国家卫生健康委员会"十二五"规划教材第 1 版已使用六年，这套教材为我国高职眼视光技术专业人才培养提供了根本保障。

本书经过六年的使用，总体感觉其内容体现了"三基、五性"。"以岗定学"，从岗位需要的核心能力和技能出发进行编写，内容比较实用，适合高职高专眼视光技术专业使用，能够满足眼视光技术专业高素质高技能人才的培养需求、适应高职高专的教学特点；内容涵盖眼科相关基础知识、眼科检查、临床眼科、眼科新进展等，专业知识"必需、够用"；教材的编写亦符合眼视光技术专业课程标准的要求，教材注重理论联系实际，取材合适，深度适宜，系统、全面地阐述了本课程要求掌握的基本理论与知识，突出知识的先进性，以及相互关联性。总体来说该教材体系结构合理，论述正确、系统性强。读者普遍反映该教材质量较好，"老师好教，学生好学"。但是，该教材也需要与时俱进不断完善，需要补充近几年新的研究成果。

眼科学是我国近十年来发展最快的临床专业之一，大量的新技术、新设备、新的手术方式不断应用于临床，新成果不断涌现，例如，近视激光的手术治疗问题、眼底病激光与药物治疗问题等，原教材编写时间距今已有六年，一些新的内容、新的观点需要修改补充并完善，以满足学生对眼科学前沿新知识、新进展的需求，更好地拓宽同学们的视野，提升大家学习的兴趣。

为适应现代眼视光教学的实际需要，推进互联网＋医学教育，也为了全面提高本书的质量，我们对全书进行了一次修订。原书的基本体系、结构保持不变。修订时注重吸收眼科临床及眼镜行业发展的新知识、新技术、新工艺、新方法，对接职业标准和岗位要求，丰富实践教学内容，以符合人才培养目标，符合教学规律和认知规律为基础，注重对学生综合能力的培养，更加具有启发性，能够激发学生的学习兴趣，有利于培养学生的学习能力、实践能力和创新能力。同时，本版增加了网络增值服务的数字资源，有二维码视频、动画、随堂扫一扫练一练等多媒体素材，力求在辅助教学、拓宽学生知识面、提高学生学习积极性、巩固教学成果等方面提供更多的帮助。

修订教材在第十五章"屈光不正和老视"中更新了准分子手术近年来不断成熟的新的术式，如飞秒激光和个体化切削的有关内容，将更多的近几年用于临床的新术式补充进来；在第三章增加了眼科检查实训操作；在第二十一章更新了眼科新进展的有关内容，将更多的成熟的新技术、新的检查方法和治疗手段充实到教材中，使教材的内容紧跟眼科发展的实际情况，让同学们对眼科学前沿的研究进展有更加深刻的认识。同时，对第 1 版教材中关于眼与全身病的内容进行一定的删减，选择与高职学生今后工作岗位联系更紧密的内容进行编写。

本书由贾松、赵云娥、王锐、郝少峰、刘院斌、石润梅、巩玲、杨璐、许雯怡、王婧颖、张艳明、吴作志等共同编著与修订。内容仍以"必需""够用"为度，以"实用"为主旨，力求使学生掌握适度的基础理论知识、较强的技术应用能力，并且具有知识面宽、综合素质高的特点。我们本着能更好地适应高职高专的教学特点并满足眼视光技术专业高素质高技能人才的培养需求和精益求精的精神，对原书通篇进行字斟句酌的推敲，力求防止和消除一切瑕疵和错误。但由于水平所限，书中难免还会出现缺点和错误，恳请专家、同道和师生批评指正。同时借此机会，向使用本教材的广大师生，向给予我们关心、鼓励和帮助的同行、专家学者致以由衷的感谢。

贾　松

2018 年 12 月

前　言

为满足眼视光技术专业高素质高技能人才的培养需求,适应高职高专的教学特点,在全国高等医药教材建设研究会的指导下,人民卫生出版社组织了来自全国高职高专眼视光技术专业教学一线的专家学者编写了本套教材,《眼科学基础》(第2版)也是由医科和工科院校的教师共同编写完成的。

作为针对高职高专眼视光技术专业的规划教材,本书力图将传统教科书的经典与眼科学的进展有机结合,本着"以岗定学"从岗位需要的核心能力和技能出发,紧扣高职高专教育培养目标的要求进行编写。内容以"必需""够用"为度,以"实用"为主旨,力求使学生掌握适度的基础理论知识、较强的技术应用能力,并且具有知识面宽、综合素质高的特点。教材的编写坚持"三基、五性、三特定"的原则,注重基础理论、基本知识和基本技能的讲解;保证思想性、科学性、先进性、启发性和适用性;针对高职高专这一特定的对象,考虑到学生原有的知识储备和今后就业的特定岗位技能要求,尽量做到"老师好教,学生好学"。

考虑到高职学生的教材应该更注重实际应用性知识的传授,要有别于本科教材,故减少了免疫、生化、遗传等基础性研究内容,增加了学生在今后工作中应用较多的眼科检查内容以及眼前节疾病的介绍,增加了学生感兴趣的与其今后工作紧密相关的知识与技能的传授。如随着准分子手术的不断普及,越来越多的眼视光技术专业的学生来到准分子手术患教专员这个岗位,而本套系列教材没有设置相关课程,所以,本书在第十五章中增加了屈光不正的手术矫治有关内容,使学生对屈光手术的原则、分类、术前检查与评估、手术适应证和禁忌证的把握以及各手术方式的特点与操作过程有了初步的了解。另外,本书在第十七章中增加了针对各种物理性眼外伤的有关防护眼镜的介绍,拓宽了同学们对眼镜知识的认识,本次还增加了眼科实训操作部分,以强化学生的动手能力培养。

眼科学是我国近十年来发展最快的临床专业之一,大量的新技术、新设备不断应用于临床,越来越多的病人得益于眼科研究的新成果。为了让同学们对眼科学前沿的研究进展有个初步的认识,本书特将最后一章设为眼科新进展,摘取了人工视觉、眼视光学进展、眼科手术学进展和眼科转化医学四个方面的内容进行了概述性的介绍,旨在拓宽同学们的视野,提升大家学习的兴趣。

教材在编写过程中得到了苏州卫生职业技术学院、温州医科大学、长春医学高等专科学校、长治医学院附属和济医院、山西医科大学汾阳学院以及所有编委所在院校的大力支持。在此,向所有关心、支持本教材的人们表示诚挚的谢意。眼科学的发展很快,尽管我们组织了有相当专业知识和教学经验的教师共同努力,但因水平有限和编写时间仓促,加之篇幅受限,因此纰漏疏漏在所难免,恳请专家、同道和师生批评指正,以便再版时修改、完善。

贾　松

2019年8月

目　　录

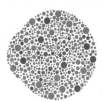

第一章 绪 论

一、眼科学的研究范围和在医学中的地位

眼科学（ophthalmology）是研究视觉器官疾病的发生、发展和转归以及预防、诊断、治疗和康复的医学科学，是临床医学的重要分支。视觉器官是人体最重要的感觉器官，人体从外界环境接收的各种信息中，80%～90% 是通过视觉器官获得的。由于视觉器官的解剖结构与生理功能具有特殊性和复杂性，眼部疾病的检查诊断和治疗手段也有别于其他学科，使得眼科学这一临床医学的重要组成部分，成为一门独立的医学课程和临床专科。

随着社会的发展，生活水平的提高，人们对视觉质量的要求越来越高，视功能已经成为影响人类生存质量的最重要的因素之一。视觉质量的好坏与人们的生活、学习和工作的关系更加紧密相关。由于眼的结构精细，任何轻微的疾病或损伤，都有可能引起视功能的减退，甚至完全丧失，给患者本人、家庭和社会造成难以估量的损失。世界卫生组织（WHO）把屈光不正纳入眼病范畴，那么，眼病已成为继肿瘤、心血管疾病之后的第三位危害及影响人们生存质量的疾患。信息时代如何提高生存质量已成为人类社会又一重大研究课题，而视觉质量及视功能的保护和改善是提高人们生存质量的主要因素，也是眼科学所关注的内容和目标。盲和视力损伤已经成为世界范围内的严重公共卫生、社会和经济问题。目前，估计全世界视力损伤的人群为 1.61 亿人，其中 3 700 万是盲人，1.24 亿人为低视力者。我国有盲人 600 万，加上低视力患者和视力轻度受损者人数将更多。因此，防治眼病对减少低视力及盲具有十分重要的意义。WHO 提出"人人享有看见的权利"，这也正是眼科学所关注的内容和努力的目标，要保护人类的视觉器官、促进人类的视觉健康，使人人享有眼保健，享有看见的权利。

眼科学与基础学科及临床各学科都相互渗透并紧密联系。首先，眼科学与临床其他学科的关系非常密切。视觉器官是人体的重要组成部分，视觉器官的疾病也与全身其他系统疾病有着非常密切的联系，并相互影响。随着生命科学和社会科学的发展，传统的、经典的生物医学模式已经逐渐被生物 - 心理 - 社会 - 医学 - 信息模式所取代。视觉功能的减退或丧失会影响人的生理、心理及其他系统的功能，导致其他心因性、病理性疾病，甚至影响到人的生存质量。由于裂隙灯显微镜、检眼镜、眼底照相以及荧光素眼底血管造影等的应用，为许多全身疾病如高血压、糖尿病、神经系统疾病等的诊断和治疗提供了十分有益的帮助。不少全身疾病可在眼部引起特定的表现或并发症，而眼部疾病也可成为全身疾病的病因。因此，在眼科疾病的诊断时，要有整体观念，要注意全身情况和眼科及其他临床学科的联系，全面地分析才能做出合理的判断。

其次，眼科学的发展与医学科学，尤其是基础医学的发展密切关联。随着现代生物医学的迅速发展，分子生物学、细胞生物学、免疫学、遗传学、解剖学、生理学、生物化学、医学影像学、基因工程与蛋白质组学和新生物技术等学科的成就阐明了许多眼病的发病机制，提高了眼病的诊断和防治水平。而眼科学领域的发展所取得的成就，又丰富了上述学科的内容。正是由于眼科学与其他学科之间的相互渗透和相互促进，使眼科学出现了许多边缘性和交叉性学科，如眼遗传学、眼病理学、神经眼科学、眼免疫学、视觉生理学、眼药理学、眼流行病学、激光眼科学、眼视光学与视觉科学等，进一步促进了眼科学和其他学科的发展。

二、眼科学与眼视光学的关系

眼视光学是一门以保护人眼视觉健康为主要内容的医学领域学科，是以眼科学和视光学为主，结合现代医学、生理光学、应用光学、生物医学工程等知识所构成的一门专业性强、涉及面广的交叉学科。眼视光学是眼科学的起点，也是眼科学的终点，它通过光学器具、药物以及手术等方式，来达到改善和促进清晰舒适视觉的目标，达到理想的视觉状态，即达到最佳视力、最舒服用眼和最持久阅读。

视光学在发达国家已成为医学领域眼保健方面的重要组成部分，我国的眼视光学是在医学和理工学科之间架起了一座桥梁，把眼科学和视光学有机地结合起来。眼视光不仅仅着眼于眼科疾病的诊断与治疗，更重视视觉问题的矫正和治疗，其职责是通过给患者提供全程、全面的眼睛保健、医疗和康复等服务，使患者获得清晰、舒适、持久的视觉。所以，学习好眼科学的基础知识对进一步学习和掌握眼视光学具有非常重要的意义。

三、眼科学的发展简史与现状

眼科学是人类在与疾病的斗争中产生，并随着医学的发展不断地进步着的一门学科。我国传统医学历史悠久，眼科学是其中的一个分支，曾经有过光辉的历史。早在殷武丁时代就有记录"疾目"的甲骨文卜卦，现存的第一部药书《神农本草经》中有70多种眼科用药的记载。早在公元前4世纪，《黄帝内经·素问》中已有多种眼病和眼科解剖学的记载；此后开始出现一系列眼科专著，如唐代的《龙树眼论》、元代的《原机启微》、明清时代的《审视瑶函》和《目经大成》等。宋代设立的太医局已将眼科独立，成为9个医学专科之一。

现代眼科学的发展始于西方文艺复兴时代。17世纪认识了眼的屈光成像；18世纪有了白内障摘除术；19世纪Helmholtz发明了检眼镜，取得了眼科学划时代的进步，眼科学开始真正脱离外科而独立；20世纪，随着新型诊疗设备及生命科学和基础医学成果的广泛应用，眼科学发生了迅猛的发展。20世纪初发明了眼压计、裂隙灯显微镜，开展了视网膜脱离复位术、角膜移植术等；20世纪50年代人工晶状体植入术进入临床；20世纪60年代荧光素眼底血管造影术和电生理诊断出现，并开始应用超声波进行眼部活体测量和眼病的诊断；激光被用于治疗多种眼病；开始了眼科显微手术；20世纪70年代开始开展玻璃体切除术和角膜屈光手术；这一时期计算机辅助的自动视野计开始用于眼病的诊断；20世纪90年代临床上开始应用图像分析技术、超声活体显微镜等；近年来，角膜共焦生物显微镜、OCT、视网膜视神经分析技术等新技术新疗法不断应用于眼科，使眼病诊治水平提到了新的高度。

现代眼科学在我国真正获得长足发展的是在新中国成立以后，不仅体现在眼科医生的数量上，从新中国成立初期的百余名眼科医师发展到现在的三万多名，而且在人员结构和质量上也发生了质的变化。目前，除了三级医疗机构都设立眼科之外，各省市还成立了眼科医院、眼视光医院、眼库和眼病防治研究机构。经过几十年的奋斗，在几代眼科专家和全体眼科医生的共同努力下，眼科在医疗、教学、科研方面都发生了翻天覆地的变化，各种眼科专著及教科书不断问世，国内外眼科学术和技术交流进一步加强，全国性眼科学术会议水平越来越高。在中华眼科学会的统一领导和组织下，先后成立了眼底病、白内障、眼外伤整形眼眶病、眼病理学、角膜病、青光眼、防盲、眼遗传学、斜视与小儿眼科、眼屈光学、视光学、遗传免疫、眼科影像学等专业学组。近20年来，随着免疫学、细胞生物学、细胞遗传学、分子病理学、基因工程与蛋白质组学、组织工程学等学科的迅速发展与渗透,我国眼科基础研究、眼科学临床和防盲治盲等各个领域都取得了长足的进展,也预示着我国眼科学未来发展的趋势。

四、学习眼科学基础的意义

虽然高职高专眼视光技术专业的学生目前主要的就业单位是眼镜店、视光门诊、各类视力保健中心以及眼镜光学相关企业等,从事的工作主要是医学验光、配镜、视力保健、视觉训练、低视力康复指导以及与眼镜光学产品等相关的技术工作,但学习眼科学基础仍有非常重要的意义。

首先,眼睛作为视觉器官既是人体一个重要的感觉器官,也是一个复杂而精密的光学器官。学习眼科学基础知识,了解视觉器官的解剖、生理及病理知识,不仅为进一步学习相关的专业课打下基础,而且对今后的工作有重要的指导意义。从光学角度来看,眼睛的结构和功能与照相机类似,它既有相当于照相机镜头的屈光传导系统,也有相当于照相机底片的感光成像系统。但它又有别于照相机,它在记录外界图像信息的同时,还对这些信息进行加工和分析整合,进而做出正确的反应,这是人类最高级的认知过程。视觉形成的过程涵盖了解剖、生理、心理、物理和化学等诸多方面内容,大大超过了单纯的光学信息加工过程,它是一个复杂的心理物理学过程。

其次,视觉器官与全身其他系统关系密切,相互影响。许多全身疾病会引起相应的眼部表现,引起视功能改变,一些眼病引起的视功能减退是无法通过验光配镜来解决的。同时,临床上一些疾病的首发症状出现在眼部,根据眼部的一些体征可以协助其他临床学科做出正确的诊断和预后评估。所以,眼视光技术专业的学生要学好眼科学基础知识,提高眼科学与视光疾病的诊断与鉴别诊断水平,提高眼病防治与眼视光医疗保健水平,在今后的工作中,细心检查和了解患者或顾客,全面分析,综合判断,得出正确的诊断与处理意见,才能为自己的服务对象提供最优质的服务。

眼视光技术专业的学生学习眼科学基础的基本要求是:掌握眼科学的基本理论知识、基本的眼部检查方法;熟悉常见眼病的诊断、治疗及预防方法;了解常见眼科急症的处理原则和常用眼药的使用方法,了解眼外伤的处理原则及职业性眼病的防护。充分认识视觉器官与全身其他系统的密切关系,知道哪些视功能减退的患者应当及时介绍给眼科专科医生或其他专科医生处理。由于眼科学是一门非常注重实践的临床学科,因此除了理论学习以外,还应加强实践训练,不断提高认识和处理实际问题的能力和水平。

(贾 松)

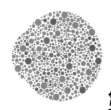

第二章　眼科相关基础知识

第一节　眼的解剖与生理

二维码 2-1
动画　眼的
组织与解剖

眼是视觉器官，由眼球、眼附属器和视路三部分组成。

眼球主要由屈光传导系统和感光成像系统两部分组成。角膜、房水、晶状体和玻璃体组成眼的屈光系统，感光系统是视网膜。眼球接受外界信息，通过视神经和视路将视觉信号传递到视皮质，被大脑感知并加工整合形成视觉。眼附属器则起保护眼球并协助其运动等辅助作用（二维码 2-1）。

一、眼球

眼球（eye ball）是视觉器官的主体部分，位于眼眶前部，近似球形。大部分受眶骨壁保护，并借筋膜、韧带与眶骨壁联系。眼球前面有眼睑保护，周围有眶脂肪充填，以减少眼球的震动。后面与视神经相连。正常眼球的前后径出生时约 16mm，3 岁时达 23mm，成年时平均为 24mm。成人眼球垂直径 23mm，水平径为 23.5mm。平视前方时，眼球突出外侧眶缘 12～14mm，两眼间差距不超过 2mm。由于此解剖特点，眼球外侧及下方受伤机会增多。临床上常将眼球分为眼前段与眼后段。即晶状体平面（含）以前为眼前段，其后为眼后段。

眼球由眼球壁和眼球内容物所组成。

（一）眼球壁

眼球壁分为三层，外层为纤维膜，中层为葡萄膜，内层为视网膜（图 2-1）。

1. 外层　由坚韧致密的纤维组织构成，主要作用是维持眼球形状和保护眼内组织。前 1/6 透明部分为角膜，后 5/6 瓷白色不透明部分为巩膜，两者移行处为角巩膜缘。

（1）角膜（cornea）：略呈横椭圆形，中央部厚约 0.5mm，周边部厚约 1.0mm，角膜厚度随着年龄的增加有变薄的趋势。平均角膜横径约 11～12mm，垂径约 10～11mm。如直径小于 10mm，称为病理性小角膜，大于 13mm，称为病理性大角膜。角膜前面的曲率半径约为 7.8mm，后面的曲率半径约为 6.8mm。角膜是屈光间质的重要组成部分，前表面的屈光力为 +48.8D，后表面为 −5.80D。角膜屈光系统（包括角膜和房水）的屈光力约为 +43.0D，约占眼球总屈光力的 70%，这是屈光手术在角膜上施行的基础。

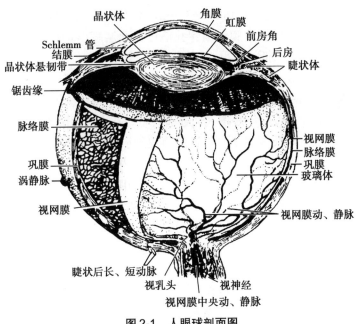

图 2-1 人眼球剖面图

角膜组织由外向内分为 5 层（图 2-2）：

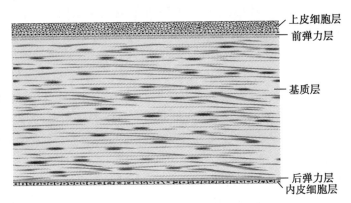

图 2-2 角膜的组织结构

1）上皮细胞层：由 4～6 层复层鳞状上皮细胞组成，厚约 40～50μm，周边上皮逐渐增厚，易与前弹力层相分离。上皮层表面覆盖约 7μm 的泪膜，它能消除上皮前表面微小的不规则，具有重要的光学意义。上皮细胞再生能力强，损伤后 24～48 小时即可修复且不留瘢痕。在角膜缘处结膜上皮移行为角膜上皮，故病变时可以相互影响。角膜缘干细胞对维持角膜上皮的再生具有十分重要的作用（二维码 2-2）。

2）前弹力层：又名 Bowman 膜，为一层均质无细胞成分的胶原纤维膜，厚约 8～14μm，终止于角膜边缘，后面和基质层紧相连接。前弹力层对机械性损伤的抵抗力较强，对化学性损伤抵抗力弱。此层一旦受损伤，不能再生，由瘢痕组织替代，临床上形成角膜薄翳或云翳。准分子激光屈光角膜切削术（PRK）后，术眼缺乏前弹力层，少数患者会出现角膜雾状混浊（haze），而准分子激光角膜原位磨镶术（LASIK）则保留了该层，术眼出现 haze 的发生率明显低于 PRK。

3）基质层：由 200～250 层胶原纤维板组成，他们排列整齐，折光性一致。胶原纤维的有序排列是角膜透明的基础。基质层厚约 500μm，占角膜总厚度的 90%，损伤后不能再生，形成瘢痕组织，根据损伤深浅形成临床上的角膜云翳、斑翳或白斑。

4）后弹力层：又名 Descement 膜，位于基质层后的一层基底膜，由角膜内皮细胞分泌产

二维码 2-2
动画 角膜缘干细胞的功能

生，成年人厚约 8～10μm，老年人可达 20～30μm，富有弹性，透明均质。在外伤或某些病理状态下易发生后弹力层脱离，在角膜溃疡穿孔前可见此层膨出。对机械性损伤的抵抗力较差，对化学物质如细菌毒素的抵抗力很强，损伤后可再生。

5）内皮细胞层：由单层六角形立方上皮细胞镶嵌连接成蜂窝状，与虹膜表层相连，具有角膜-房水屏障功能，正常情况下，房水不能透过此层渗入角膜组织中。30 岁以前平均密度为 3 000～4 000 个 /mm²，密度随年龄增大而显著降低，60 岁以后降为 2 160～2 400 个 /mm²。在成年后损伤不能再生，缺损区主要由邻近的内皮细胞扩展和移行来覆盖。内皮细胞损伤后易引起基质水肿。一旦角膜内皮细胞密度低于维持内皮细胞生理功能的临界密度（400～700 个 /mm²），角膜将出现不可逆的病理性改变。如内眼手术中过多地损伤了角膜内皮，会引起顽固性角膜水肿，甚至出现大泡性角膜变性，不仅疼痛，还会影响视力。

角膜无血管，其营养主要靠角膜缘血管网和房水供应，而代谢所需的氧，80% 来自空气，15% 来自角膜缘血管网，5% 来自房水。由于角膜不含血管，免疫学上处于相对的"赦免状态"。因此角膜移植的成功率是器官移植中最高的一种。但同时其代谢过程也较缓慢，抵抗力低下，一旦发生病变，修复慢，病程长。

角膜的生理功能：①维持眼球的完整及对眼内容物的保护：角膜与巩膜一起构成眼球壁最外层，承受眼内压力，维持眼球形状；角膜屈光手术可以不同程度的降低角膜的抵抗力，准分子激光术后角膜中央厚度变薄，可以使眼压测量结果偏低，特别是压陷式眼压计，测量结果偏低更明显。②感知环境及外界刺激：角膜含有丰富的三叉神经末梢，密布于上皮细胞之间，无髓鞘，故感觉特别敏锐，一旦受到外界刺激，则立即引起眼睑保护性闭眼反应，对保护眼球具有重要的作用。角膜的知觉有三种：冷热觉、痛觉和触觉。痛觉和触觉在角膜中央区域最敏感，角膜知觉敏感度与多种因素有关，一般来说，早晨低于下午、男性低于女性、老人低于年轻人、妇女妊娠期敏感度低于非妊娠期。③具有很强的屈光能力：屈光指数 1.376，其前后面有一定的曲率半径，一般具有 +43D 的屈光力，为眼提供约 70% 的屈光力。④透入光线功能：角膜透明，主要由于角膜纤维排列整齐，含水量恒定，角膜上皮及内皮细胞功能正常，且角膜本身无血管，光线可通过角膜投入眼底。⑤渗透作用：营养及代谢物质依靠角膜渗透作用的参与而进出角膜，这一点对于眼局部的药物治疗非常重要。具有水溶性与脂溶性双向性的物质易于通过角膜进入眼内。但当角膜出现病变时，角膜的通透性将增强。

（2）巩膜（sclera）：由致密的胶原纤维和弹力纤维交错构成，质韧，其前表面有球结膜覆盖。里面紧贴睫状体和脉络膜。巩膜的厚度各处不同，后极部视神经周围最厚，达 1.0mm，从后极部向前逐渐变薄，赤道约 0.4～0.6mm，直肌附着处最薄，仅为 0.3mm。视神经纤维穿出巩膜处呈网眼状称筛板，此处最薄弱，若受持续高眼压影响可形成青光眼视盘凹陷。儿童的巩膜薄，可透出其内面的葡萄膜颜色而呈蓝色。

组织学上巩膜分为三层：表层巩膜、巩膜实质层、棕黑层。巩膜表层血管丰富，深层血管、神经极少，代谢慢，炎症时病程易迁延。

巩膜主要功能为维持眼球外形，保护眼内组织，稳定视力，避光形成"暗室"，为眼外肌提供附着处。

（3）角巩膜缘（limbus）：为角膜和巩膜的移行区，临床上表现为宽约 1mm 的灰白色半透明区域，其前界为角膜前弹力层止端与后弹力层止端连线的平面，后界为经过房角内的巩膜突或虹膜根部并垂直于眼表的平面（图 2-3）。角巩膜缘是许多内眼手术切口的标志部位。该部位最薄弱，眼球挫伤时易破裂。角巩膜缘周围有深浅两层血管网，浅层来自前结膜血管系统，深层来自睫状血管系统，深层血管网扩张称睫状充血（ciliary injection）。角巩膜缘深部有一环形管道，称巩膜静脉窦（Schlemm 管），向内以小梁网与前房角相通，为房水排出通道。

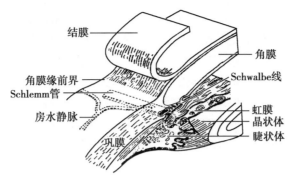

图2-3 角巩膜缘的结构示意图

2. 中层 葡萄膜（uvea）是位于视网膜和巩膜之间的富含色素的血管性结构。因富含血管和色素又称血管膜（vascular tunic）、色素膜（tunica pigmentosa）。葡萄膜由前向后分为虹膜、睫状体和脉络膜三部分。在巩膜嵴、涡静脉出口、视盘周围与巩膜紧密相连。葡萄膜的主要功能是营养眼球和遮光。

（1）虹膜（iris）：位于角膜之后、晶状体之前，圆盘状，颜色可因种族不同而异，中国人多呈棕褐色。虹膜表面有辐射状凹凸不平的皱褶和隐窝称虹膜纹理和隐窝。虹膜中央有一平均直径为3mm之圆孔，称瞳孔（pupil）（图2-4、图2-5）。瞳孔缘后面紧贴晶状体并受其支撑，当晶状体脱位或摘除后，可发生虹膜震颤。虹膜周边与睫状体连接处最薄，称虹膜根部，眼球挫伤时易从睫状体离断。虹膜组织内含有丰富的三叉神经纤维网和丰富的血管，炎症时可产生渗出物和明显疼痛。

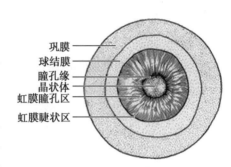

图2-4 虹膜及睫状体的前面观

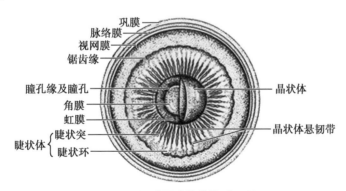

图2-5 虹膜及睫状体的后面观

虹膜组织内有两种平滑肌，即瞳孔括约肌和瞳孔开大肌。前者环绕瞳孔周围分布，受动眼神经中的副交感神经纤维支配，司缩瞳作用，后者向虹膜周边呈放射状排列，受交感神经支配，司散瞳作用。这两种肌肉随光线强弱的改变调节瞳孔的大小，进而调节进入眼内的光线，最小可到1mm，最大可到8mm，小于2mm者叫瞳孔缩小，大于5mm者叫瞳孔开大。双眼瞳孔相差1mm以上为不等大。光照使瞳孔缩小称瞳孔对光反射（pupil light reflex）；视近瞳孔缩小伴有调节和集合称近反射（near reflex）。

虹膜的生理功能主要有：①调节进入眼内的光线，有利于视网膜成像并减少有害光线损伤视网膜；②损伤修复：当角膜等组织受损，虹膜组织可通过变形，移动到角膜伤口，以填充修复伤口。

（2）睫状体（ciliary body）：为一环形色素带，前方起于虹膜根部，后方移行于脉络膜。其断面呈三角形，前部较厚称睫状冠，表面有放射状排列之突起称睫状突，有分泌房水的功能。后部薄而扁平称睫状体扁平部，该处血管少，又无重要组织，是玻璃体手术的切口部位。从睫状体至晶状体赤道部，有纤细的韧带与晶状体相连，称晶状体悬韧带。睫状体与脉络膜相接处称锯齿缘。睫状体内有纵行、辐射状和环行三种走行方向的睫状肌，均为平滑肌，受副交感神经支配，该肌收缩与舒张可以松弛或拉紧悬韧带，从而调节晶状体厚度，使屈光力增强或减弱。睫状体组织内含有丰富的三叉神经末梢，故炎症或外伤时疼痛明显。

睫状体生理功能：睫状突无色素上皮细胞分泌房水，维持眼压并营养眼内组织。睫状肌收缩与舒张改变晶状体形态，可以调节晶状体的屈光力。

（3）脉络膜（choroid）：位于巩膜与视网膜之间，是一个色素丰富的血管性结构。脉络膜前起锯齿缘，后止于视盘周围。

脉络膜在组织学上分为脉络膜上腔、大血管层、中血管层、毛细血管层和玻璃膜（Bruch膜）5层，借玻璃膜与视网膜色素上皮层相连（图2-6）。

脉络膜上腔是脉络膜与巩膜之间的一个潜在间隙，填有疏松结缔组织，低眼压和炎症时，可有渗出物和血液存在，临床上脉络膜脱离即自此腔分离。脉络膜无感觉神经分布，炎症时疼痛不明显。

脉络膜生理功能：①脉络膜含有丰富的毛细血管，其血容量大，约占眼球血液总量的65%，具有营养晶状体、玻璃体及视网膜外层组织的作用；②遮光作用：脉络膜含有丰富色素，色素起遮光的暗房作用，保证视网膜成像的质量；③免疫功能：脉络膜基质中含有淋巴细胞、浆细胞，在炎症时可以渗出。

3. 内层 视网膜（retina）为一层透明薄膜，前起锯齿缘，后止于视盘，外与脉络膜紧贴，内与玻璃体相邻，是眼接受光刺激产生兴奋并开始传导的部位。视网膜后极部有一直径约2mm的浅漏斗状小凹区，称为黄斑（macula lutea），其中央有一小凹，称为黄斑中心凹（fovea centralis），此处视网膜最薄，只有视锥细胞，是视网膜视力最敏锐处（图2-7）。眼底检查可见中心凹一反光点称中心凹反射。黄斑区无血管，富含色素，营养依靠脉络膜毛细血管层供应。

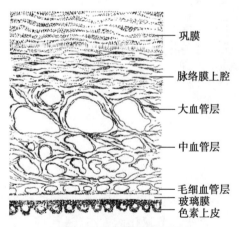

图2-6 脉络膜的组织图

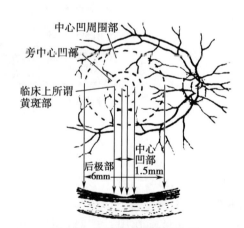

图2-7 视网膜黄斑部示意图

视盘（optic disc）是距黄斑鼻侧约3mm处的一直径约1.5mm边界清楚的淡红色圆盘状结构，又称为视神经乳头（optic papilla），是视网膜神经纤维汇集穿过巩膜筛板的部位，此处无视细胞，故无视觉，视野中形成生理盲点。视盘中央有一小凹区称为视杯（optic cup）或生理凹陷。杯盘比（C/D）是指视杯直径与视盘的直径之比。它客观地反映了视神经的状况，正常人的C/D一般在0.3左右，不超过0.5。当C/D大于0.5或两眼相比C/D差值大于0.2

时，需要找出原发病（比如青光眼）。

视盘有视网膜中央动脉及静脉通过，并分支分布于视网膜，用检眼镜可直接观察到其分布状态。视网膜血管为终末血管，是人体唯一用检眼镜即可直视观察到的血管，故可据其状态估计全身血管功能。通过对眼底血管的检查可有助于高血压、动脉硬化、糖尿病等疾病的临床诊断和病情的判定。

视网膜由神经外胚叶发育而成，当视泡凹陷形成视杯时，其外层发育成视网膜色素上皮层，内层分化成视网膜的内9层，又称为神经感觉层，薄而透明。两层之间存在一个潜在性间隙，临床上视网膜脱离即由此处分离。

视网膜组织学上由外至内共分为10层（图2-8）：

（1）色素上皮层（retinal pigment epithelium，RPE）：位于脉络膜内侧，是单层六角形细胞，色素细胞之间有紧密连接，是构成视网膜外屏障的主要结构（二维码2-3）。

（2）视锥视杆层：由光感受器内、外节组成。

（3）外界膜：Müller细胞的突起终止于光感受器细胞的内节所致。

（4）外核层：又称外颗粒层，由光感受器细胞的胞核组成。

（5）外丛状层：由光感受器细胞的轴突及双极细胞树突水平细胞突起组成，它们之间的接触称为突触。

（6）内核层：又称内颗粒层。由双极细胞、水平细胞、无长突细胞、Müller细胞的胞核组成。

（7）内丛状层：主要由双极细胞的轴突及神经节细胞的树突组成，并以突触形式相接触。

（8）神经节细胞层：主要为神经节细胞的胞体。

（9）神经纤维层：主要为神经节细胞的轴突。

（10）内界膜：Müller纤维终止于玻璃体后界膜所形成的薄膜。

二维码2-3
动画 视网膜色素上皮细胞的功能和作用

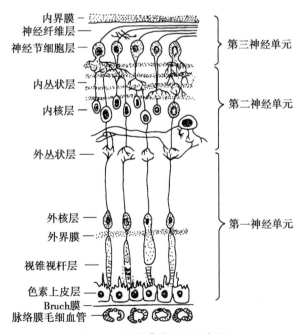

图2-8　视网膜的组织示意图

视网膜神经感觉层主要由三级神经元构成，即光感受器、双极细胞和神经节细胞。视网膜光感受器接受光线刺激形成神经冲动，向双极细胞和神经节细胞传递，然后再沿视路

二维码2-4
动画　视紫
红质的光化
学循环

二维码2-5
动画　光感
受器

将信息传导到视中枢形成视觉。第一级神经元为光感受器，分视杆细胞和视锥细胞两种。前者感弱光（暗视觉）和无色视觉，后者感强光（明视觉）、分辨精细形态和色觉。由黄斑中心凹感受的视觉称为中心视觉，中心凹周围的视网膜感受的视觉称为周边视觉。视锥细胞主要集中在黄斑区，故黄斑病变时视力下降明显。离开黄斑区视锥细胞密度降低而视杆细胞逐渐增多，视杆细胞含有视紫红质（rhodopsin），在其合成过程中，维生素A起重要作用，维生素A缺乏可致夜盲。因此，周边部视网膜病变时，会发生夜盲现象（二维码2-4）。第二神经元与第三神经元主要是传导神经冲动，即光线达到光感受器后，经化学变化产生光冲动，传至双极细胞（第二神经元），再至神经节细胞（第三神经元），然后由神经节细胞节后纤维沿视路传达到大脑视中枢形成视觉（二维码2-5）。

视网膜的主要生理功能是接受外界光线刺激，通过光化学作用，转化为生理刺激，把视觉信息通过视神经传向中枢，经过中枢神经的整合加工，形成视觉。

（二）眼内容物

眼内容物包括房水、晶状体和玻璃体，它们和角膜一起统称为眼的屈光介质，是光线进入眼内到达视网膜的通路。

1. 眼内腔　包括前房、后房和玻璃体腔。

（1）前房（anterior chamber）：前界为角膜后面，后界为睫状体前部、虹膜与瞳孔区晶状体的前表面，内充满房水。容积为0.25ml，中央部前房最深，深度约2.5～3mm，周边区逐渐变浅，最周边处称为前房角（angle of anterior chamber）。它是角巩膜缘后面和虹膜根部与睫状体的前端构成的隐窝，是房水排出的主要通道，与青光眼的发生密不可分。前房角内从前到后依次可见以下结构：Schwalbe线（角膜后弹力层止端）、小梁网、Schlemm管、巩膜突、睫状带和虹膜根部。小梁网为一疏松海绵样网状结构，其网眼和间隙只能使房水从小梁网排出而不能反流。小梁网细胞可以通过改变形状而改变网眼大小，从而调节房水排出速度，当小梁网阻塞或小梁细胞病变时，房水排出受阻，引起眼压升高，导致青光眼。近视者前房较深，远视者前房较浅。

（2）后房（posterior chamber）：为虹膜后面、睫状体前端、晶状体悬韧带前面及晶状体前面形成的环形间隙，通过瞳孔与前房相通，其内充满房水，容积为0.06ml。

（3）玻璃体腔（vitreous cavity）：前界为晶状体后面、晶状体悬韧带和睫状体后面，后界为视网膜的前面。内充满透明的玻璃体，容积约为4.5ml，占眼球容积的4/5。

2. 眼内容物

（1）房水：由睫状突无色素上皮细胞分泌产生，为无色透明液体，充满于前后房，总量为0.25ml。房水大约每1.5h更新一次。其主要成分是水，还有少量电解质、蛋白质、葡萄糖和乳酸、氧、抗坏血酸、氨基酸、脂质、酶及微量元素等。当眼内炎、手术或眼外伤时，蛋白含量增加。

二维码2-6
视频　房水
循环

房水循环途径：房水分泌产生后，先进入后房，主要通过小梁网途径外流（约占75%～80%），即经瞳孔进入前房，再经前房角和小梁网进入Schlemm管，然后进入集液管和房水静脉，最后经睫状前静脉，进入血液循环（图2-9）。其次是经葡萄膜巩膜途径外流（约占10%～20%）和虹膜表面的吸收（约占5%），还有很少量经玻璃体和视网膜排出（二维码2-6）。

葡萄膜巩膜途径是压力非依赖性的，房水经葡萄膜小梁、睫状肌间隙流入睫状体和脉络膜上腔，经巩膜、涡静脉旁间隙流出，不需消耗能量。

房水的主要生理功能：①维持眼压，房水的产生量和排出量之间在各种调节机制下保持着动态平衡，维持正常眼压；②营养眼内组织并疏导代谢产物，房水携带氧气和营养物质供给角膜、虹膜、晶状体及玻璃体等，同时带走它们的代谢产物；③保持眼部结构完整性和光学透明性，房水的屈光指数为1.336，是重要的屈光介质之一。

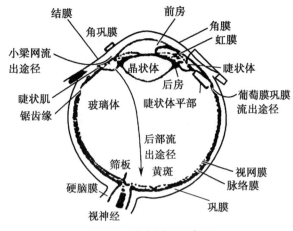

图 2-9　房水循环示意图

（2）晶状体（lens）：为富有弹性，形似双凸透镜的透明体，借晶状体悬韧带与睫状体连接，固定于虹膜之后、玻璃体之前（图 2-10）。晶状体分为前后两面，前面的曲率半径约为 10mm，后面的约为 6mm，两面交接处为晶状体赤道部，两面的顶点分别称为晶状体前极和后极（图 2-11）。晶状体的直径约为 9mm，厚度随年龄增长而缓慢增加约为 4mm。

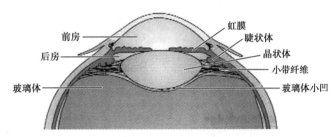

图 2-10　晶状体的位置

晶状体由晶状体囊、晶状体上皮、晶状体细胞及晶状体悬韧带四部分组成。

晶状体囊是一层包绕整个晶状体，具有弹性的透明囊状基底膜。前囊及赤道部囊膜较厚，后囊囊膜较薄。晶状体囊的弹性可影响晶状体的调节力，其完整性又是维护晶状体透明的重要保证。晶状体囊一旦受伤破损，水分可进入晶状体内而致晶状体混浊形成白内障。

前囊及赤道部囊下的单层立方上皮细胞为晶状体代谢最为活跃的部分，是晶状体纤维的前体细胞，白内障手术后晶状体囊下上皮细胞残留、增生可致后发性白内障发生。

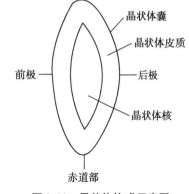

图 2-11　晶状体构成示意图

晶状体纤维为同心性长纤维，排列规则，紧密连接，保证了晶状体的透明性和光学特性。这种纤维由赤道部晶状体上皮细胞产生，新形成的纤维构成皮质，不断生长后将旧的纤维挤向中心，逐渐硬化而形成晶状体核。随着年龄增长，晶状体核逐渐浓缩、扩大，其弹力减弱，调节力下降而出现老视。

晶状体借助悬韧带与睫状体相连接，悬韧带由透明、坚韧、缺少弹性的胶原纤维组成。起始于锯齿缘的悬韧带纤维与玻璃体前界膜接触，止于晶状体赤道部的后囊。晶状体悬韧带的主要功能是固定并保持晶状体的正常位置。因先天发育异常或外伤等原因所致的晶状体悬韧带松弛或断离，可引起晶状体脱位。

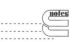

晶状体本身无血管，其营养来自于房水，因此，当房水成分发生改变时，会影响晶状体的代谢，导致晶状体混浊形成白内障。

晶状体的主要生理功能：①屈光功能：晶状体是眼球屈光间质的重要组成部分，其屈光指数约为 1.44。一般来说晶状体的屈光力范围在 +15～+25D，平均 +19D，约占眼总屈光力的 1/3。晶状体相当于双凸透镜，使进入眼内的光线折射成像。②眼的调节功能也主要靠晶状体来完成，随年龄的增大，晶状体弹性下降，调节力降低。③晶状体能滤过部分紫外线，降低了视网膜的光损伤。

（3）玻璃体（vitreous body）：为充满眼球后空腔内的无色透明胶质体，其前方以晶状体及其悬韧带为界，其他部分与视网膜和睫状体相贴。玻璃体前面有一碟形凹面，称为玻璃体凹，以容纳晶状体。玻璃体的主要成分为水，约占 99%，其余为透明质酸和胶原细纤维及微量蛋白质、无机盐等。玻璃体无血管，代谢缓慢，其营养来自于脉络膜和房水，它不能再生，因外伤或手术造成玻璃体丢失时，其空间由房水填充。周围组织有病变时，常影响到其正常代谢而发生液化和混浊。

玻璃体组织由玻璃体界膜、玻璃体皮质、中央玻璃体、中央管及玻璃体细胞构成。

玻璃体是眼屈光间质之一，具有三大物理特性，即黏弹性、渗透性和透明性。除有屈光功能、屏障功能以外，还对晶状体、视网膜和眼球壁起支持、减震和营养作用，具有维持眼压的功能。

二、眼附属器

眼附属器位于眼球周围，包括眼睑、结膜、泪器、眼外肌和眼眶等。

（一）眼睑（eye lids）

眼睑覆盖眼球前面，分为上睑和下睑，上下睑之间称为睑裂。睑裂的高度是指睁眼向前方注视时上、下睑缘中点之间的距离，上、下睑的内、外两个交接处之间的距离称睑裂长度。睑裂的高度、大小，因年龄、性别、种族和眼别的不同而有所不同。成年人睑裂高度平均约 8mm，上睑遮盖角膜上部 1～2mm。眼睑游离缘称睑缘（palpebral margin），上下睑缘交界处称为内眦和外眦，鼻侧端为内眦，内眦角圆钝，略呈蹄形，外眦角尖锐。内眦组织内包围着一个椭圆形红色隆起，称为泪阜，为变态的皮肤组织。内眦与眼球之间有一小湾称泪湖。泪阜的颞侧有一垂直的半月形黏膜皱襞称半月皱襞（plica semilunaris）（图 2-12）。睑缘前唇钝，生有 2～3 行排列整齐之睫毛。睫毛质地较硬，长度约 10mm，生长期一般在 3～5 个月，脱落再生大约需要 2 个月的时间。在睫毛根部周围有丰富的感觉神经，反应敏感，可起到保护眼睛的作用。瞬目即眼睑规律性或

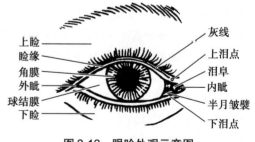

图 2-12 眼睑外观示意图

应激性依次闭合和开启的动作。毛囊周围有皮脂腺（Zeis 腺）及变态汗腺（Moll 腺）。睑缘后唇锐，紧贴眼球表面。前后唇间的灰线为皮肤与结膜的交界处，灰线与后唇间有一排小孔为睑板腺导管开口，睑板腺位于睑板内，可分泌脂质，形成泪液的脂质层。

1. 眼睑组织学上由外向内分为五层（图 2-13）

（1）皮肤层：全身皮肤最薄处，富于弹性，易形成皱褶。

（2）皮下组织层：为疏松结缔组织及少量脂肪，有利于睑裂的开闭。常因局部炎症或全身病变而发生水肿，外伤时易气肿及淤血。

（3）肌层：包括眼轮匝肌、提上睑肌和 Müller 肌。①眼轮匝肌是横纹肌，位于皮下结缔

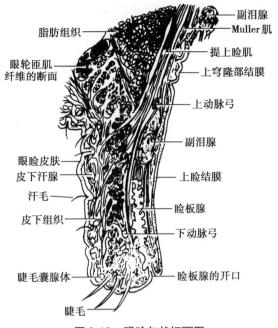

图 2-13　眼睑矢状切面图

组织和睑板之间，分为近眶缘的眶部、近睑缘的睑部和泪囊部，肌纤维走行与睑裂平行呈环形，由面神经支配，司眼睑闭合。当面神经麻痹时，会发生睑裂闭合不全和溢泪。②提上睑肌：受动眼神经支配，收缩时可同时提起上睑各部分，包括眼睑皮肤、睑板和睑结膜，开启睑裂。该神经麻痹时，会发生上睑下垂。③Müller 肌（睑板肌）为平滑肌，受交感神经支配，使睑裂开大。

（4）纤维层：包括睑板和眶隔两部分。①睑板：由致密的纤维结缔组织构成，半月形，为眼睑的支架，具有保护功能。上睑板宽厚，下睑板窄薄。睑板内有睑板腺（Meibomian gland），垂直于睑缘排列，开口于睑缘，分泌并排出脂质，防止溢泪并参与泪膜构成，对眼表面起润滑作用。若该腺体阻塞，在临床上形成睑板腺囊肿。②眶隔：由睑板向眶缘延伸的一层薄而富有弹性的结缔组织膜，是眼睑和眼眶之间的隔膜。下睑眶隔比上睑薄，人到老年时，下眶隔萎缩，眶内脂肪从萎缩较重部位疝出，形成"眼袋"，外伤或手术损伤眶隔，会引起眶内脂肪脱出。

（5）睑结膜层：位于眼睑内侧面，是一层和睑板紧密相连的黏膜。

2. 眼睑的血管　眼睑具有高度的再生和修复能力，是人体血液供应最好的组织之一。眼睑的血液供应分别来自于颈外动脉的分支和颈内动脉的眼动脉分支，动脉分支吻合所形成的动脉网供应眼睑浅部组织，深部组织则由这些动脉形成的眼睑动脉弓供应。眼睑的浅层与深层静脉分别汇入颈内、颈外静脉和海绵窦，深浅静脉之间有吻合。眼睑静脉无瓣膜，血液可以通过眼静脉、海绵窦进入颅内。因此，眼睑炎症有可能蔓延到海绵窦及颅内引起严重后果（图2-14）。

眼睑的生理功能：①保护眼球，当眼受到有害刺激时立即闭合；②睡眠时闭眼可减少外界对神经系统的刺激，防止泪液蒸发；③分泌脂质，参与泪膜形

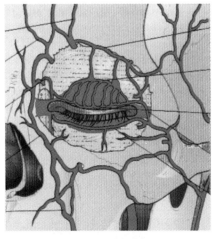

图 2-14　眼睑的血管

成，可防止泪液过度蒸发；④润湿角膜：眼睑通过瞬目使泪液均匀的涂布，在角膜面形成良好的光学界面。

（二）结膜

结膜（conjunctiva）是一层覆盖在部分眼球前面和眼睑后面的薄而透明的黏膜。按不同的位置分为睑结膜、球结膜及穹窿结膜三部分。它们共同形成一个以睑裂为开口的囊状间隙，称为结膜囊。临床上滴眼药水或涂眼药膏的治疗方法就是结膜囊给药（图2-15）。

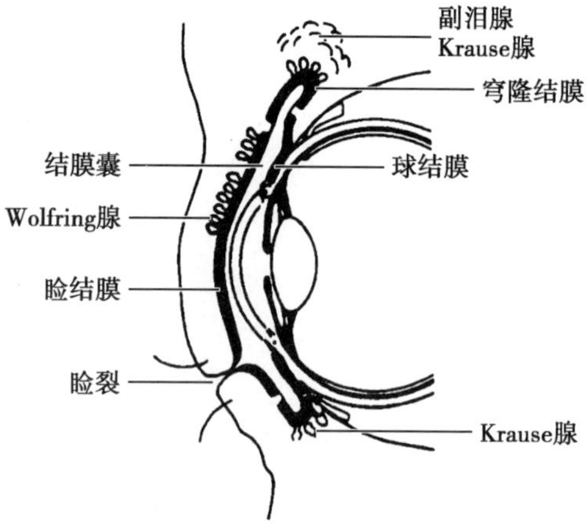

1. 睑结膜（palpebral conjunctiva） 覆盖于睑板内面并与其紧贴，不易推动。可透见下面的小血管及部分睑板腺管。距睑缘2mm处有一浅沟与睑缘平行称睑板下沟，此沟内异物易存留。

图 2-15 结膜囊示意图

2. 球结膜（bulbar conjunctiva） 覆盖于眼球前部巩膜表面，止于角巩膜缘。球结膜和巩膜之间有疏松结缔组织（结膜下组织），易被推动，但在角膜缘处则与下面的巩膜紧密连结。其上皮细胞在角膜缘处移行为角膜上皮细胞，因而结膜疾病易累及角膜浅层。近穹窿部的球结膜为结膜下注射药物的常用部位。此外球结膜下面具有丰富的血管，发生病变时球结膜会充血，这也是角膜接触镜配戴中最常见的并发症之一。

3. 穹窿结膜（fornical conjunctiva） 穹窿结膜为睑和球结膜的移行部，分为上、下穹窿，为连接睑、球结膜之间的部分，松弛多皱褶，以便于眼球活动。

结膜组织内分布有杯状细胞和副泪腺，分泌黏液、泪液以湿润眼球表面。结膜的感觉由三叉神经支配，可分辨多种感觉，如痛觉、温觉、触觉、干燥感和痒感等。

结膜的生理功能：①分泌黏液，结膜内有许多黏液分泌组织，分泌的黏液参与形成泪膜，能润湿角膜，并保持角膜的光洁度和透明度；②协助眼球运动，球结膜具有较强的韧性、疏松和可延伸性，有利于眼球的转动；③保护眼球，结膜直接与外界接触，具有丰富的血液循环、淋巴循环、分泌功能及良好的上皮再生能力，是防止眼内感染和异物入侵的屏障。

（三）泪器

泪器（lacrimal apparatus）由分泌泪液的泪腺和排泄泪液的泪道两部分组成（图2-16）。

1. 泪腺 泪腺（lacrimal gland）位于眼眶外上方的泪腺窝内，正常时触摸不到。由细管状腺和导管组成，是分泌泪液的器官。泪腺分上、下两部，上部为眶部，下部为睑部。泪腺导管开口于结膜上穹窿部外侧，由15~40个小叶组成，泪腺导管约有10~20根。泪腺分泌的泪液由泪腺导管排至结膜囊。泪腺的血液供应来自眼动脉分支的泪腺动脉。泪腺神经为混合神经，其感觉纤维为三叉神经眼支分支；来自面神经中的副交感神经纤维和颅内动脉丛的交感神经纤维司泪液分泌。

2. 泪道（lacrimal passages）

（1）泪小点（lacrimal punctum）：位于上下睑缘内眦部的乳头状突起，中央有一个小孔，开口面向泪湖，正常时紧贴眼球表面，是泪液排泄的出口。泪小点周围的括约肌纤维有收缩泪小点的作用。

（2）泪小管（lacrimal canaliculi）：起自泪小点，上下睑各一小管，先垂直于睑缘约1~2mm然后呈水平位转向鼻侧，长约8mm，向内侧单独或连成一短干（称泪总管）通入泪囊。

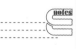

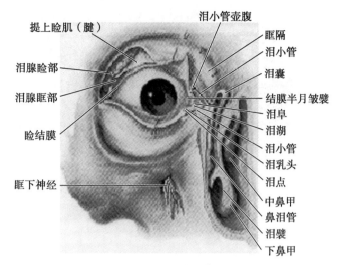

图 2-16　泪器示意图

（3）泪囊（lacrimal sac）：位于泪囊窝内，内眦韧带后面，顶端为盲端，鼻侧附着于骨膜，长约 10～15mm，上宽下窄，下端移行于鼻泪管。

（4）鼻泪管（nasolacrimal duct）：为泪囊向下延续的部分，位于骨性鼻泪管内，开口于下鼻道前端，其内壁有黏膜皱襞，鼻泪管下端的 Hasner 瓣膜为胚胎期残留，如出生后未开放可引起新生儿泪囊炎。

泪液分泌排到结膜囊后，依靠瞬目动作分布于眼球表面，再汇集到泪湖，由泪小点和泪小管的虹吸作用，进入泪囊。最后泪囊借其固有弹性将泪液挤入鼻泪管进入鼻腔。

泪道的血液供应来自于眼动脉分支、面动脉分支以及颌内动脉分支三部分。其感觉神经纤维来自三叉神经眼支和上颌支，运动神经来自面神经分支。

泪液的主要成分是水，约占 98.2%，其他成分约占 1.8%，包含蛋白质、脂类、酶类、电解质及代谢产物等。泪液的日分泌量大约为 1.0μl/min，日蒸发量约为 0.85μl/mim，pH 值为 7.1～7.8，呈弱碱性。

泪器的主要功能是分泌和排泄泪液。泪液有湿润、冲洗和清洁角膜的功能，维持角膜的亲水性，使水、电解质能够均匀地覆盖于角膜表面，在角膜上形成良好的屈光界面。泪液中的溶菌酶等抗菌成分，具有杀菌作用。泪液中的营养成分如葡萄糖等可维持角膜的新陈代谢，外界空气中的氧气只有通过泪液对角膜进行氧交换。

（四）眼外肌

眼外肌（extraocular muscles）为横纹肌，司眼球运动，每眼有六条：四条直肌（rectus muscle）（内直肌、外直肌、上直肌、下直肌）和两条斜肌（oblique muscle）（上斜肌、下斜肌）（图 2-17、图 2-18）。四条直肌均起自眶尖 Zinn 总腱环，向前分别附着于眼球赤道前部巩膜上。上斜肌起自眶尖部蝶骨体和视神经管的内上部，向前走行到达滑车，经过滑车附着于眼球的外上象限。下斜肌起自眼眶下壁前内侧上颌骨眶板近泪窝处，经下直肌与眶下壁之间，向后外上伸展，附着于赤道部后外侧的巩膜上。上斜肌受滑车神经支配；外直肌受展神经支配；其余的四条眼外肌都由动眼神经支配。动眼神经的副交感纤维还支配睫状肌和瞳孔括约肌。眼外肌随着眼眶和眼球的发育而增长，但与眼球的角度始终保持一致。

眼外肌的主要生理功能是眼球运动，内、外直肌收缩使眼球转向该肌所在方向。上、下直肌由于肌轴与视轴呈 23° 角，主要功能使眼球上、下转，次要功能是使眼球内转和内、外旋。上、下斜肌肌轴与视轴呈 51° 角，主要功能是内旋、外旋，次要作用是下转、外转和上转。

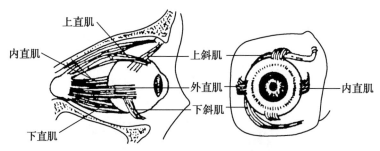

图 2-17 眼外肌示意图（正面、侧面观）

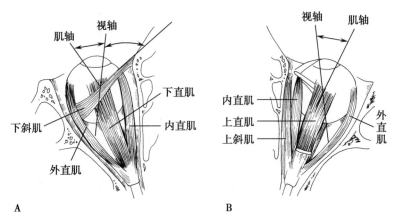

图 2-18 眼外肌示意图（上面、下面观）

A. 下面观；B. 上面观

眼外肌对眼调节和辐辏的协调也起到十分重要的作用。眼外肌的协调配合可以保持正常眼位和复杂精细的眼球运动，从而达到双眼单视（立体视觉）。当眼外肌的肌止点位置异常，某条肌肉发育不良或支配肌肉的神经发生麻痹和病变时，可形成斜视、复视和立体视功能障碍。

（五）眼眶

眼眶（orbit）为近似四棱锥体形的、尖端向后基底向前的骨性空腔，由额骨、颧骨、上颌骨、筛骨、泪骨、蝶骨、腭骨七块颜面骨组成。成人眶深 4.0～5.0cm，眶内容有眼球、视神经、泪腺、眼外肌、筋膜、血管，各组织间均由脂肪所充填，眼眶内无淋巴结。

眼眶分上、下、内、外四壁（图 2-19）。内上方与额窦相邻；下壁与上颌窦相邻；内壁借一菲薄筛骨与筛窦相邻；外壁质地较坚硬前缘向后退缩以扩大视野，但因暴露较多而增加受伤的机会和危险。眼眶与鼻窦关系密切，鼻窦的炎症、肿瘤常累及眼眶内，眼眶病变可损害眼球和视神经也可引起鼻窦和颅内病变。

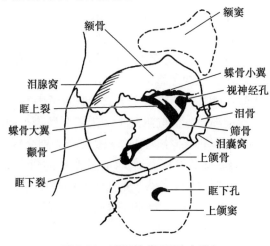

图 2-19 眼眶的前面观（右眼）

眼眶的生理功能：①眶壁为眼球提供可靠的骨性保护；②眶内软组织对眼球具有软垫样保护作用；③眶筋膜对眼球起支撑和固定作用。

三、视路与瞳孔反射通路

（一）视路

视路（visual pathway）是指视觉纤维由视网膜到达大脑皮质枕叶的视觉中枢的传导径路，包括视神经、视交叉、视束、外侧膝状体、视放射和视皮质（图 2-20）。视网膜神经节细胞纤维汇集于视盘，通过筛板穿出眼球形成视神经（optic nerve），向后通过视神经孔、视神经管，进入颅内，两侧视神经中的鼻侧视网膜纤维在蝶鞍处交叉到对侧形成视交叉（optic chiasma），由视交叉向后的视路神经纤维称视束（optic tract）。视束绕过大脑脚外侧终止于外侧膝状体（lateral geniculate body）更换神经元，新纤维经过内囊形成视放射（optic radiation），最后终止于大脑枕叶皮质纹状区视中枢（二维码 2-7）。

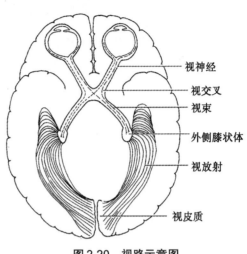

图 2-20　视路示意图

二维码 2-7
动画　视路
的神经传导

1. 视神经　是指从视盘至视交叉前脚的一段，为第Ⅱ对脑神经。视神经全长 40～50mm，按其部位划分为：眼内段、眶内段、管内段和颅内段。

（1）眼内段：是从视盘开始，视网膜神经节细胞的轴索纤维成束穿过巩膜筛板的部分，长约 1mm。筛板前的神经纤维没有髓鞘，视神经较细，筛板以后的神经纤维有髓鞘包裹，直径增至 3mm。

（2）眶内段：是视神经从巩膜后孔至视神经管眶口的部分，长约 25～30mm，由三层脑膜延续而来的视神经鞘膜包裹。眼眶内的视神经自眼球后部的鼻侧稍偏上方处发出，呈 S 形弯曲，以利于眼球转动。

（3）管内段：是视神经在眼眶视神经管内的部分，长约 6～10mm，眼动脉与其伴行。此段视神经与视神经管骨膜紧密结合，易受外伤和周围组织病变的影响，如鼻旁窦疾病可导致视神经受累。

（4）颅内段：是视神经离开视神经管，进入颅内到达视交叉前脚的部分，长约 10mm。

2. 视交叉　是两侧视神经交汇处，位于蝶鞍的正上方，垂体的上面。来自双眼视网膜的鼻侧纤维交叉至对侧，鼻侧纤维代表大部分颞侧视野的信息，交叉的神经纤维占多数。来自颞侧的纤维不交叉，颞侧纤维位于视交叉的外侧缘。黄斑的纤维占视交叉中央区的 80%～90%，也分为交叉和不交叉两部分。视交叉周围组织病变可影响视交叉，引起相应的视野改变。

3. 视束　由同侧视网膜颞侧非交叉纤维与对侧视网膜鼻侧交叉纤维构成，即来自双眼视网膜右半侧神经纤维构成右侧视束，来自双眼视网膜左半侧神经纤维构成左侧视束。当一侧视束完全损伤后，会出现患侧眼鼻侧偏盲及对侧眼颞侧偏盲，即双眼同向性偏盲。

4. 外侧膝状体　属于间脑的一部分，来自视网膜神经节细胞的纤维终止于外侧膝状体，在此交换神经元，发出新的纤维形成视放射。

5. 视放射　是联系外侧膝状体和枕叶皮质的神经纤维结构，换元后的神经纤维通过内囊和豆状核的后下方呈扇形散开，分成背侧、外侧和腹侧三束，绕侧脑室下角，到达枕叶。

6. 视皮质　位于两侧大脑枕叶的纹状区，此区被一水平的距状裂分为上、下两唇，全部视觉纤维终止于此,纹状区是视觉的最高中枢。

视神经外有鞘膜包绕,此鞘膜是由三层脑膜延续而来,鞘膜间隙与颅内同名间隙相通。当颅内压升高时,常发生视盘水肿。由于视觉纤维在视路各段排列不同,所以神经系统各部位病变或损害时,会表现出特定的视野异常。因此,视野缺损的检测,对中枢神经系统病变的定位诊断具有重要意义。

(二)瞳孔反射路径

主要包括瞳孔对光反射(light reflex)及近反射(near reflex)。

1. 瞳孔对光反射　当可见光线经瞳孔照射入眼内,引起瞳孔反射性缩小,称为瞳孔对光反射(二维码2-8)。受光线照射的眼出现瞳孔缩小称为直接对光反射(二维码2-9),而未照射到的对侧眼也会出现瞳孔缩小,称为间接对光反射(二维码2-10)。其途径为:光线→视网膜→视神经→视交叉→视束→中脑对光反射中枢→双侧动眼神经副核→动眼神经→睫状神经节→瞳孔括约肌和睫状肌(图2-21)。

二维码2-8
动画　瞳孔
光反射

二维码2-9
动画　直接
对光反射

二维码2-10
动画　间接
对光反射

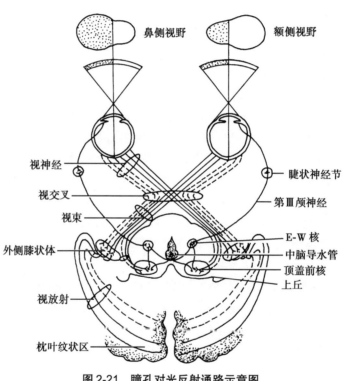

图2-21　瞳孔对光反射通路示意图

2. 近反射　双眼注视近物时瞳孔缩小,同时伴有调节增强和眼球内聚的三联征反应,称为近反射。其途径为:当信息经视路到达视皮质后,由视皮质发出的纤维经枕叶-中脑束到中脑核和动眼神经的内直肌核,再由其发出纤维到达瞳孔括约肌、睫状肌及内直肌,完成瞳孔缩小、调节和辐辏作用。

四、眼的血管与神经

(一)血管

1. 动脉系统　眼球的血液供应来自眼动脉,分为视网膜中央血管系统和睫状血管系统(图2-22)。前者营养视网膜内层组织,后者营养脉络膜、视网膜外层组织、睫状体、虹膜、角膜和巩膜表层等。

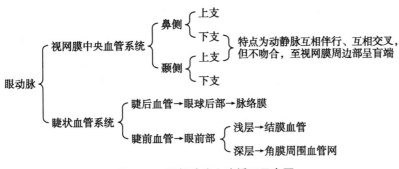

图 2-22　眼部动脉血液循环示意图

（1）视网膜中央动脉：是供应视网膜内层的唯一血管，属终末动脉。在眶内从眼动脉发出，于眼球后约 9～12mm 处穿入视神经中央，从视盘穿出，再分为鼻上、鼻下、颞上和颞下四支，分布于视网膜内。毛细血管网分为浅（内）深（外）两层。浅层稍粗而较稀，分布于神经纤维层内。深层较细而致密，位于内颗粒层。黄斑区中央为一无毛细血管区。

（2）睫状动脉：包括睫状后短动脉、睫状后长动脉和睫状前动脉。①睫状后短动脉：以鼻侧及颞侧两个主干，再各分为 5～10 小支，在视神经周围穿过巩膜，在脉络膜内逐级分支，呈划区供应状态。睫状后短动脉主要供应脉络膜和视网膜外五层。②睫状后长动脉：眼动脉分出两支，在距视神经内外侧稍远处斜穿巩膜，经脉络膜上腔直达睫状体后部，大多数分支前行到睫状体前、虹膜根部的后面，与睫状前动脉共同组成虹膜大环，由此发出分支至睫状肌、睫状突和虹膜。③睫状前动脉：是由四条直肌的肌支（肌动脉）而来。

2. 静脉系统　眼球的静脉系统包括视网膜中央静脉、涡静脉和睫状前静脉。上半部静脉血回流入眼上静脉，下半部血回流入眼下静脉。眼上静脉、眼下静脉与面静脉、海绵窦、鼻腔静脉、翼静脉丛有丰富的血管吻合，其间缺乏静脉瓣，大部分静脉血经眶上裂注入海绵窦，其他经眶下裂注入面静脉及翼腭静脉丛回流至颈外静脉。故鼻、唇的疖肿或颌面部炎症，应禁忌挤压。若处理不当，炎症可迅速扩散到眶内或颅内，造成严重后果。

（1）视网膜中央静脉：与同名动脉伴行，经眼上静脉或直接回流到海绵窦。

（2）涡静脉：位于眼球赤道部后方，共 4 条，收集脉络膜及部分虹膜睫状体的血液，在四条直肌之间斜穿出巩膜，经眼上、下静脉回流到海绵窦。

（3）睫状前静脉：收集虹膜、睫状体的血液（二维码 2-11）。

（二）神经

1. 运动神经　动眼神经（oculomotor nerve）司眼球运动及睑裂开大；滑车神经（trochlear nerve）支配上斜肌运动，使眼球内旋、下转、外转；展神经（abducent nerve）支配外直肌运动，使眼球外转；面神经（facial nerve）支配眼轮匝肌，司眼睑闭合；自主神经中，交感神经支配瞳孔开大肌，司瞳孔散大；副交感神经支配瞳孔括约肌和睫状肌，参与缩瞳和调节作用。

2. 感觉神经　来自三叉神经的第一、二分支，司眼球及眼睑的感觉，由眼神经和上颌神经组成。

3. 睫状神经节　位于眼眶深部视神经外侧，其节前纤维由三个根组成：

（1）感觉根：即长根，司眼球的一般感觉。

（2）运动根：即短根，其节后纤维加入睫状短神经进入眼球。

（3）交感根：其节后纤维加入睫状短神经，进入眼球后支配瞳孔开大肌和眼球血管。临床上的眼内手术施行球后麻醉，就是阻断此神经节，麻醉眼内组织。

4. 睫状短神经　在视神经周围及眼球后极部穿入巩膜，行走于脉络膜上腔，为混合性纤维。前行到睫状体，组成神经丛。由此发出分支，司虹膜、睫状体、角膜和巩膜的感觉，其

二维码 2-11
动画　眼球
血液循环

副交感纤维分布于瞳孔括约肌及睫状肌,交感神经纤维至眼球内血管,司血管舒缩。

（贾　松）

第二节　眼的胚胎发育与遗传

眼的胚胎发育自胎儿早期便已开始,决定了成人眼的最终分化和功能特化。参与眼胚胎发育的基本组织包括神经外胚层(neural ectoderm)、表皮外胚层(surface ectoderm)、眼周间充质(mesenchyme)以及头部周围组织。胚胎发育的整个过程是一个有序、精密、复杂的细胞间相互作用和基因表达和转录的过程,在这个过程中基因功能的中断将导致先天异常。

一、胚眼的发育

（一）胚胎早期发育

人的胚胎发育开始于一个受精卵,在眼胚胎发育之前胚胎发育经历受精卵、桑葚胚、胚泡形成、三胚层形成和神经管形成。

（二）胚眼发育

人眼各组织的发育自胚胎第 3 周后开始。胚胎发育第 22 天,神经管前端尚未闭合,在颅侧神经皱褶两侧内面形成的浅凹,即视沟(optic sulci),此为最初的胚眼。至胚胎第 4 周,神经管闭合成前脑,其两侧视沟向外侧突起形成视泡(optic vesicle)。视泡远端不断膨大,与覆盖其上的表皮外胚层逐渐靠近,而近脑端变细称为视茎(optic stalk)。神经外胚层盘状增厚形成视网膜盘(retinal disk),位于表皮外胚层增厚形成的晶状体板(lens plate)的下方。视囊腔(optic ventricle)以后发育为视网膜下腔,视囊腔通过视茎空腔与未来的第三脑室相通。

单层细胞构成的球形视泡不断内陷折叠,形成由两层细胞组成的高脚杯状结构——视杯(optic cup)。视泡远端的视网膜盘以后发育为神经视网膜,而视泡近端以后发育为网膜色素上皮细胞。视网膜盘和晶状体板内陷形成视杯和晶状体泡(lens vesicle)的背侧半球。视杯发育的不均衡性使得背侧和腹侧之间形成一个凹槽,称为视裂(optic fissure)(图 2-23)。

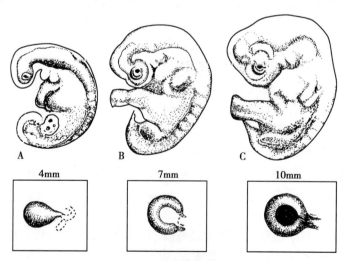

图 2-23　眼和躯体的发育
A. 神经管弯曲和视泡形成;B. 视杯和胚裂出现;C. 胚裂闭合形成视杯

胚胎第 6 周初,晶状体泡从表皮外胚层分离,晶状体上皮细胞包围晶状体腔,其外面被基板包绕。视裂纵向凹陷延伸进入视茎,这是中胚层组织中血管间充质和原始玻璃体动脉融合并进入晶状体视网膜间空隙的路径。此后,视裂从视茎中部逐渐融合和闭合,使得玻璃体血管及其周围的间充质留在视茎的中央,以后成为中央视网膜动静脉。视杯边缘远端的视裂完全闭合最终形成瞳孔(pupil)。表皮外胚层与晶状体泡分离后再生并封闭晶状体窝,该区域的表皮外胚层最终发育为角膜上皮细胞层。胚胎大约39天,间充质越过视杯边缘直接进入表皮外胚层下方,发育成为内皮组织、角膜基质、虹膜基质、前房角。胚胎第8周末,视网膜清晰分化为薄的外层(以后形成视网膜色素上皮,RPE)和厚的内层(神经视网膜)。

二、眼球各重要组成部分的发育

眼球及各附属器的发育来源小结见表2-1。

表2-1 眼组织的胚胎发育起源

眼部组织	发育起源
眼前段	
角膜上皮	源自外侧表皮外胚层
角膜基质和内皮	源自表皮外胚层内侧的间充质细胞
巩膜	源自眼杯周围的间充质细胞
虹膜	源自靠近视杯前缘的神经外胚层和位于晶状体和角膜之间的间充质细胞
睫状体上皮细胞	源自神经外胚层
肌肉	源自神经外胚层与巩膜浓集处的间充质
前房	由晶状体泡和角膜之前的间充质出现一个腔隙而成
后房	由虹膜、睫状体和晶状体之间的腔隙形成
晶状体	源自表皮外胚层内陷而成的晶状体泡
眼后段	
玻璃体	源自晶状体泡和视泡之间的原纤维、间充质细胞以及玻璃体血管
视网膜色素上皮	源自视泡外层
神经上皮	源自视泡内层
脉络膜	源自早期视杯边缘间充质中的血管层
视神经	由视网膜神经节细胞的神经纤维移行投射而成
眼附属器	
眼睑结膜	源自间充质细胞和表皮外胚层的突起
泪器泪腺	源自胚胎第7周时的结膜上皮
泪道	源自第7周时表皮外胚层而来的上皮组织
泪囊	源自胚胎第3月泪道一部分出现的膨隆
眼外肌	源自胚胎第4周视杯周围的间充质细胞团
眼眶组织	源自胚胎第4周视杯被周围的中胚层组织

(一)眼纤维外壳的发育

胚胎第6周和第7周,眼周的间充质在视杯处浓缩,逐渐分化为内血管层和外纤维层。内血管层最终发育为脉络膜、睫状体和虹膜基质,外纤维层最终发育为巩膜和角膜。

1.角膜 密封晶状体的表皮外胚层发育为角膜的上皮细胞。在胚胎约33天,第一波自视杯边缘向心性迁移而来的间充质细胞到达晶状体前表面和表皮外胚层之间,形成角膜内皮层。胚胎约49天,第二波间充质细胞自视杯边缘迁移入角膜上皮层和内皮层之间形成角膜基质。这两波间充质均来源于神经嵴。

2.巩膜 在角膜缘 - 赤道区域即未来眼外肌插入的地方,间充质缩集最显著。胚胎第3个月,活化的成纤维细胞迁入一个不规则的富含胶原、弹性纤维和黏多糖的基质物质,至胚胎第12周,已形成的纤维外壳向后包绕眼球直达视神经,形成筛板。

（二）眼葡萄膜的发育

1. 脉络膜 脉络膜源于胚胎发育早期视杯边缘间充质中的疏松血管层。与视网膜色素上皮层接触的血管层形成未来的脉络膜毛细血管。这层血管在胚胎第 2 个月与睫状后动脉沟通。脉络膜大血管在胚胎大约第 4 个月覆盖于脉络膜毛细血管层表面，由薄壁的静脉形成，最终集合发育为涡静脉、睫状后长和后短动脉的分支。主要由微动脉组成的脉络膜中层在脉络膜毛细血管和脉络膜大血管间形成。

脉络膜血管最初分布于松散的胶原基质中，随着胚胎发育，弹性纤维逐渐分布于外层脉络膜，而含色素的黑色素细胞在胚胎 7～8 个月逐渐自后极部视杯向前延伸。

2. 虹膜和睫状体 胚胎 14 周，视杯前缘、假定的睫状体前部的神经上皮细胞扩增。视杯前缘的神经外胚层在形成角膜和晶状体前表面的间充质内向心性生长，形成虹膜的两层上皮细胞，晶状体表面的瞳孔膜血管合并其中，随后位于中央的神经上皮细胞将间充质劈裂成靠近前房的虹膜瞳孔膜血管（未来发育为虹膜基质）和深达上皮细胞的晶状体囊瞳孔层血管。虹膜的平滑肌瞳孔括约肌和瞳孔开大肌直接由神经外胚层分化而来。

睫状体的发育同步于虹膜，开始于胚胎发育第 11～12 周，视杯最前缘稍后的神经外胚层折叠，形成的睫状体的两层上皮细胞，外层色素化，内层细胞保持无色素。内面的无色素上皮层不断内推形成 70～75 个放射状皱褶，即形成睫状突。原始的神经视网膜终止于睫状体皱褶处，随后未来的睫状体平坦部将两者分离。睫状体上皮细胞最早在胚胎第 20 周开始分泌房水，前房角相伴随发育形成。胚胎第 15 周来自神经外胚层与巩膜浓集处之间的间充质延伸进入睫状体皱褶分化成睫状体肌肉。胎儿发育期纵行平滑肌纤维先发育，终止于小梁部，而环形和放射状肌纤维在发育后期才开始分化，直到出生后 1 年才完成发育。

（三）前房角和房水引流通路的发育

胚胎第 12 周在瞳孔膜和角膜缘形成了楔形的特殊的间充质，即小梁原基，未来发育为前房角。小梁原基由密集的间叶细胞（神经嵴来源）和一些疏松的细胞外基质组成。小梁原基的深层是来自未来上巩膜血管丛的毛细血管。第 4 个月，小梁网深层小血管汇集形成 Schlemm 管，小梁网逐渐发育成熟，巩膜突在第 4～5 个月形成。前房角的发育过程一直持续到出生后 4 岁才完成。

（四）视网膜的发育

增厚的视泡内层发育成神经视网膜，较薄的外层发育为 RPE 层。两层在视杯边缘形成锐利的过渡。如前文所述，视杯边缘发育形成虹膜和睫状体的神经上皮成分，最终形成瞳孔缘。

原始的神经视网膜由外层有核区和内层无核区组成。外层有核区与视神经管增生的神经上皮组织同源。视杯的内、外层分别依托于基板上：内面最终形成内界膜，外面形成 Bruch 膜。视网膜各个层次的分化开始于后极部，逐渐以离心性方式进展，从而呈现视网膜的梯度分化的现象。原始的神经视网膜中有丝分裂活性最强的地方为外层有核区。在胚胎第 7 周，新形成的细胞向玻璃体腔方向迁移，形成内层神经胚细胞层，原先的外层有核区称为外层神经胚细胞层。两层神经胚细胞被 Chievitz 过渡层分隔开来。内层神经胚细胞层最终分化为神经节细胞、Müller 细胞和无长突细胞。随着神经节细胞轴突的生长，神经纤维层逐渐明显可见，汇集于视茎。内层神经胚细胞层的混合区在胚胎第 10.5 周形成内核层，此时 Chievitz 过渡层逐渐消退。包含无长突细胞和 Müller 细胞体的内核层紧接着形成，随后自外层神经胚细胞层分化出来的双极细胞和水平细胞迁移进入内核层。光感受器的（视锥细胞在胚胎第 4～6 个月形成，视杆细胞在胚胎第 7 个月形成）细胞体形成外核层。内核层和外核层轴突交互的区域形成外丛状层。内界膜则是在神经胚细胞之间形成紧密连接时就已形成。胚胎第 8 个月，视网膜各层次已基本形成。

黄斑区的发育较为特殊。胚胎第 3 个月，黄斑开始出现，此后此处视网膜发育变得迟缓, Chievitz 过渡层持续存在。直到胚胎 7～8 个月, 黄斑区视网膜才再次迅速发育。中心凹出现在胚胎第 7 个月, 黄斑中央神经节细胞层外退。出生时, Chievitz 过渡层已大部分消退, 中心凹的神经节细胞只有一层、外核层只有一单层视锥细胞, 而黄斑周边部有 3～4 层视锥细胞, 但均无视杆细胞。此时的视锥细胞尚未完全发育, 因此婴儿出生时尚不能固视。出生后黄斑继续发育, 外核层视锥细胞增多、变长, 中心凹处内核层和神经节细胞层继续变薄, 形成形态更加明显的中心凹, 外丛状层散开, 其纤维与视网膜神经纤维平行排列, 称为 Henle 纤维。出生后第 4 月视网膜各层沿着中心凹斜坡周围重新定位, 中心小凹处仅留下视锥细胞核可见, 直到近 4 岁 Chievitz 纤维完全消失, 黄斑发育才完成。

（五）眼内容物的发育

1. 晶状体 晶状体发育分为两个阶段: 晶状体泡形成和晶状体纤维产生。

胚胎第 27 天, 增厚的表皮外胚层细胞形成最初的晶状体基板。这些细胞的差异性延伸和顶端线的牵引使得基板内陷, 形成了中央凹陷的晶状体囊泡和晶状体窝, 与此同时形成一个中空的晶状体腔, 通过晶状体孔直接与羊膜腔相通。在胚胎第 33 天, 晶状体泡与表皮外胚层分离, 由此陷入了由视杯形成的环内。

晶状体泡后部的细胞延伸形成原始的晶状体纤维, 并开始在其胞质内合成晶状体蛋白。每一个延伸的晶状体细胞仍固定在基板后部, 它们的顶端延伸至前晶状体上皮细胞上, 由此填充了整个晶状体腔。延伸细胞的细胞核在细胞体中向前移动, 形成了晶状体弓 (lens bow)。赤道部前的前晶状体上皮细胞始终保持有丝分裂的能力, 在胚胎第 7 周后分化为第二晶状体纤维。第二纤维的尖端与初级纤维在前面的 "Y" 形缝和后面的 "人" 形缝相遇。晶状体从起初的球形, 随着第二晶状体纤维的生长, 逐渐变为扁圆形, 这个过程一直持续到成人。基板材料不断沉积在晶状体上皮外表面, 并将晶状体固定在非细胞组成的包膜上 (晶状体囊膜)(图 2-24)。

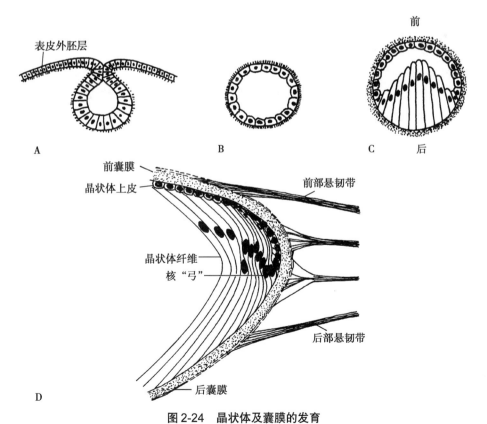

图 2-24 晶状体及囊膜的发育

A. 晶状体泡形成; B. 晶状体泡分离; C. 后部细胞进入晶状体腔; D. 完全形成的晶状体赤道部

2. 玻璃体 在胚胎第 5 周晶状体视网膜间隙狭小,由原始玻璃体填充。原始玻璃体主要由玻璃体动脉及其分支、玻璃体基质组成。晶状体血管膜有两个来源,一是来自玻璃体血管,形成环绕晶状体赤道部的栅栏样血管网,即囊瞳孔血管(capsulopupillary vessels)。这个血管网与位于前部的晶状体前表面的瞳孔膜血管相吻合。瞳孔血管膜主要来源于睫状后长动脉的分支。在胚胎第 5.5～12 周间,由细纤维材料组成的无血管的第二玻璃体沉积于原始玻璃体后方,第二玻璃体来源于原始玻璃体分化形成的间充质细胞。胚胎第 3 月末,随着第二玻璃体的发育以及玻璃体血管系统的退化,原始玻璃体被推挤向眼球中央和晶状体后面。萎缩的玻璃体血管和原始玻璃体残存物称为 Cloquet 管,可以终生存在。在胚胎 3～4 个月间,第二玻璃体的胶原纤维浓缩,延伸至晶状体赤道部,形成第三玻璃体,即晶状体悬韧带,睫状体上皮细胞同时合成悬韧带的胶原原纤维,使其逐渐增粗变长。悬韧带直至出生时才发育完成。

三、眼附属器的发育

眼附属器的发育来源见表 2-1。

四、眼的先天畸形

眼的发育过程中任一环节因遗传、环境或其他因素的干扰或影响而出现异常或错误,均可引起眼的发育障碍,表现为单个或多个眼内组织异常。先天性畸形通常指发育异常所致的出生后疾病,且疾病本身一般不会持续进展,一般来说发生于出生后短期内的疾病。以下列举一些常见的眼先天异常。

(一)眼前段异常

先天性上睑下垂、鼻泪管闭塞、先天性角膜浑浊、球形角膜(双眼发病,角膜变薄呈球形隆起)、先天性虹膜缺损、永存瞳孔膜、先天性青光眼等。

(二)晶状体异常

先天性晶状体缺损(可能与先天性脉络膜裂闭合不全、胚胎期第三玻璃体发育不良有关)、先天性球形晶状体(与胎儿晚期晶状体发育异常有关)、先天性圆锥形晶状体(与玻璃体动脉或原始玻璃体牵引有关)、双晶状体(可能与表皮外胚层化生性改变组织晶状体板的正常化有关)、先天性晶状体异位或脱位、先天性白内障(出生后 1 年内发生的晶状体浑浊)。

(三)眼后段异常

脉络膜缺损、先天性视网膜劈裂症(主要为性染色体隐性遗传)、先天性黄斑发育异常(如黄斑形态异常、黄斑异位、黄斑部视网膜缺损)、永存原始玻璃体增生症(胚胎发育阶段原始玻璃体未退化,在晶状体后方纤维增生)、牵牛花综合征(可能由于胚胎裂最上部分未闭合,视盘和其周围区域的组织向后脱出)等。

五、眼遗传病概述

遗传病是指由于遗传物质的异常改变所引起的疾病。人的染色体由 22 对常染色体和 1 对性染色体组成。每个染色体由两个臂组成:"p"代表长臂,"q"代表短臂。减数分裂产生配体,经过减数分裂同源染色体互相分离,使得每个配子只包含一组共 23 个染色体(单倍体)。人的单倍体基因组是由 $3×10^9$ 个碱基对构成双链 DNA。DNA 上碱基对的排列顺序决定了遗传信息。基因是 DNA 上决定一条多肽链或功能 RNA 的所有碱基序列,由编码区(外显子)和非编码区(内含子)组成。

(一)人类遗传病的分类

1. 染色体病 染色体病包括染色体数目或结构的改变导致的疾病。染色体数目异常

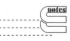

包括常染色体或性染色体非整倍体性，如 13 三体综合征（Patau 综合征）、18 三体综合征（Edwards 综合征）、21 三体综合征（Down 综合征）、Turner 综合征（45，X）、Klinefelter 综合征（47，XXY）等。染色体的结构异常包括染色体易位、倒置、缺失、重复等。

2. 单基因遗传病　受一对主基因控制的疾病，称为单基因遗传病，符合孟德尔遗传方式。按照其遗传方式可以分为三大类：常染色体显性遗传、常染色体隐性遗传和 X 连锁遗传，其遗传特点总结如表 2-2 所示。

表 2-2　单基因遗传特点

常染色体显性遗传
- 垂直传递
- 50% 后代患病
- 男女发病比例相当
- 不同代或同一代之间性状表现度不同
- 不患病者不向后代遗传
- 纯合子发病更重

常染色体隐性遗传
- 杂合子不患病
- 纯合子患病
- 男女发病比例相当
- 不同代或同一代之间性状表现度一致
- 患病者后代若未患病，一定为携带者

X 连锁显性遗传
- 两性都发病，女性是男性 2 倍
- 男性患者传女不传男
- 杂合子女性患者遗传给两性后代概率相等
- 杂合子女性患者病情比男性患者轻

X 连锁隐性遗传
- 垂直传递
- 通常只有男性患病
- 男性患者的女儿均为携带者
- 杂合子女性可能因莱昂作用患病
- 不同代或同一代之间形状表现度不同

常染色体显性遗传：常染色体等位基因为杂合子（如 Aa）仍表现明确形状，称为显性形状。人群中几乎所有显性遗传病的携带者都是杂合子。该遗传方式的表型存在变异，表现为外显和表现度差异。表型变异是人类遗传病的内在特征，反映具有相同突变等位基因的个体间，表型的数量和质量上的差异。

常染色体隐性遗传：常染色体上只有当等位基因变异为纯合子（如 aa）才发病的称为常染色隐性遗传。一个隐性形状可以在很多代人中隐藏不表现，直到两个携带突变基因的杂合子（如 Aa，不发病）婚配，才会生育出患病个体（如 aa）。这种情况较多见于近亲婚配。

X 连锁遗传：女性有两条 X 染色体，各自分配至一个卵细胞，男性有一条 X 染色体和一条 Y 染色体，其 X 染色体遗传给女儿，Y 染色体遗传给儿子。目前 Y 染色体上尚未发现影响眼睛的基因。红绿色盲是典型的 X 连锁隐性遗传病。

3. 多基因遗传病　多基因遗传病指由多个相互作用的基因共同作用导致的疾病，每个基因对于疾病的发生都起到微弱的非决定性作用。多基因遗传病表现为非孟德尔遗传方式,这是因为环境因素在疾病发生和发展中也起了重要作用。多基因遗传病的患病风险表现为:患者一级、二级、三级亲属的患病风险高于普通人群;先证者一级亲属患病风险为3%~5%,二级亲属患病风险减半;若患者为较少发病的性别,则其亲属患病风险增加;家系中有两个患者的同胞患病风险高于只有一个患者的家系。

4.线粒体遗传病　线粒体中含有细胞核外的遗传物质,大约10个单环染色体,其复制过程独立于核基因。线粒体DNA的变异导致的疾病被称为是线粒体遗传病,属于细胞质遗传,由于精子细胞质极少,卵子细胞质多,因此该遗传病表现为所有的女性患者将疾病遗传给后代,而男性患者停止向下遗传。

(二)眼遗传病

眼遗传病是指一组由于基因缺陷导致的疾病。大约20%~30%的遗传性疾病可累及眼部,表现为眼部或包括眼部异常的多器官或多系统疾病。随着遗传学技术的迅速发展,眼遗传病的检测变得越来越容易,对于进一步疾病诊断和治疗提供了非常大的帮助。

部分常见的眼遗传病的遗传方式及相关突变如表2-3所示。

表2-3　常见遗传性眼病的遗传方式即相关可检测突变基因

疾病名称	遗传方式	可检测突变基因
全色盲	AR	*CNGA3, CNGB3*
无虹膜	AD	*PAX6, ELP4*
卵黄样黄斑营养不良	AD	*BEST1, PRPH2*
Stargardt 病	AD, AR	*ABCA4, ELOVL4, PROM1*
BLAU 综合征	AD	*NOD2*
先天性白内障	AD, AR, X 连锁	许多
无脉络膜症	XLD	*CHM*
视锥视杆细胞营养不良	AD, AR, X 连锁	许多
先天性眼球震颤	AD, AR, X 连锁	许多
家族性渗出性玻璃体视网膜病变(FEVR)	AD, AR, X 连锁	*LRP5, FZD4, TSPAN12, NDP, ZNF408, KIF11*
遗传性晶状体异位	AD	*FBN1*
鱼眼病	AR	*LCAT*
Fuchs 角膜内皮营养不良	AD	许多
先天性青光眼	AR	*CYP1B1, LTBP2*
颗粒状角膜营养不良	AD	*TGFB1*
Leber 先天性黑矇	AD, AR	许多
Leber 遗传性视神经病变	线粒体遗传	*MTND1, MTND4, MTND5, MTND6*
斑块状角膜营养不良	AR	*CHST6*
马方综合征	AD	*FBN1*
眼白化病	X 连锁	*GPR143*
常染色体显性遗传性视神经萎缩	AD	*OPA1, OPA3, OPA4, OPA5*
Peters 异常	AD, AR	*PAX6, PITX2, CYP1B1, FOXC1*
视网膜色素变性	AD, AR, XLR	许多
视网膜母细胞瘤	AD, 散发	*RB1*
X 连锁青少年视网膜劈裂症	X 连锁	*RS1*

续表

疾病名称	遗传方式	可检测突变基因
镰状细胞贫血	AR	*HBB*
小眼综合征	AD，AR，X 连锁	*NAA10，BCOR，SOX2，OTX2，BMP4，HCCS，STAR6，VAX1，RARB*
Usher 综合征	AR	*MYO7A，USH2A*
VHL 综合征	AD	*VHL*

AD：常染色体显性遗传；AR：常染色体隐性遗传

（三）眼遗传病的防治

预防和治疗眼遗传病是降低群体中的患病率和提高患者生活质量的关键所在，而有效的眼遗传病防治必须基于精确的遗传咨询、基因诊断、对疾病本身的精确理解和靶向性治疗。

1. 遗传咨询　遗传咨询是指通过详细询问患者家族史、做相关检查以解答患者及其家属提出的遗传病相关问题，通过遗传学分析评估遗传风险并提出相关建议。遗传咨询是当前做好优生优育工作和遗传病预防工作的最重要的方法之一。

2. 基因诊断　基因诊断是指应用分子生物学技术检查导致遗传病发生和发展的基因问题。基因诊断方法临床上主要针对单基因遗传病的诊断。近几年来分子诊断效率迅速提升，技术方法取得了很大的突破，单基因遗传病的诊断已经越来越普遍，且价格便宜、操作方便。2018 年我国眼遗传病诊疗小组和中国眼科遗传联盟在《中华实验眼科杂志》上发布了首个《眼遗传病基因诊断方法专家共识》，确立了指导性意见。

3. 眼遗传病的治疗　手术治疗：如先天性白内障、晶状体异位、先天性青光眼，Fuchs角膜内皮营养不良以及其他遗传性眼病导致的并发性白内障或青光眼，可以选择白内障手术、抗青光眼手术、角膜移植手术等方式进一步提高患者视力和生存质量。

药物治疗：眼遗传病的药物治疗手段十分有限。对于某些存在代谢性缺陷的情况，往往可以通过饮食、螯合过多代谢物、酶或基因产物替代、微生物或辅因子治疗、减少有害产物累积等方法。有研究表明对于视网膜色素变性患者，补充维生素 A、减少阳光直射可能会延缓疾病进展，但作用非常有限。

基因治疗：目前大部分的基因治疗仍处于动物实验阶段。Leber 先天性黑矇的基因治疗已经在患者中成功实施。

（王毓琴）

第三节　眼科相关病原生物概述

可引起人类全身疾病的大多数病原生物也可引起眼病，眼部常见的病原生物包括细菌、病毒、衣原体、螺旋体和真菌等微生物以及棘阿米巴、鼠弓形体、猪肉绦虫等寄生虫。有些病原生物在一般情况下不引起疾病，但在异常条件下才可致病，称为条件致病性病原生物或机会致病性病原生物，异常条件包括菌群失调、宿主机体免疫力低下或免疫缺陷等。在医源感染中条件致病性病原生物占有重要地位。

一、眼科相关细菌

细菌是一种结构简单的原核单细胞生物，一般只能通过显微镜才能观察并识别。通过染色方法进行显微镜下观察可识别各类细菌的形态特征。

（一）细菌分类

根据形态特征可分为：①呈圆球形或椭圆形的球菌，可细分为双球菌、链球菌、四联球菌和葡萄球菌等；②呈杆状的杆菌；③呈弯曲状的螺形菌，可细分为弧菌和螺菌。根据染色性质又可分为革兰氏阳性和阴性细菌。根据生长繁殖是否需要氧气分为需氧及兼性需氧菌与厌氧菌。

（二）常见眼科相关细菌

1. 需氧及兼性需氧菌　需氧菌必须在有氧条件下生长繁殖，兼性需氧菌是在有氧和无氧条件下均可生长繁殖。这一大类细菌主要包括葡萄球菌、链球菌、铜绿假单胞菌、结核分枝杆菌、麻风分枝杆菌、淋球菌和白喉杆菌等。葡萄球菌主要引起化脓性感染，常见眼科疾病包括睑腺炎、眶蜂窝织炎等炎症性疾病。链球菌也是引起化脓性感染的另一大类病原体，常见的眼部感染包括睑缘炎、结膜炎、角膜溃疡、泪囊炎和眼内炎等。铜绿假单胞菌旧称绿脓杆菌，显微镜下染色如图2-25，佩戴角膜接触镜所致的细菌性角膜溃疡常由此感染所致。此外，铜绿假单胞菌也可引起眼内炎、眶蜂窝织炎和结膜炎等眼科感染性疾病。结核分枝杆菌常引起肺结核，也可引起泪囊炎、眼睑脓肿等眼病。

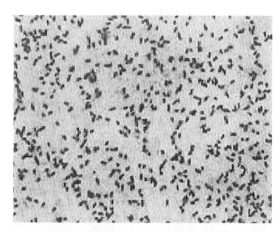

图 2-25　铜绿假单胞菌纯培养的镜下形态

2. 厌氧菌　是指在无氧条件下比有氧条件下更容易生长繁殖的细菌。主要包括破伤风杆菌和产气荚膜杆菌。破伤风杆菌广泛存在于泥土的上层，厌氧。感染人体组织后可产生毒性极强的破伤风毒素。眼部组织的深层外伤并受到泥土污染时易导致破伤风杆菌感染，因此必须及时清创、开放伤口以使其在有氧条件难以繁殖，同时需注射破伤风抗毒素进行预防。产气荚膜杆菌存在于土壤和腐败物中，可产生大量气体。眼球组织的外伤并感染产气荚膜杆菌可引起蜂窝织炎、眼内炎等。

二、眼科相关病毒

病毒是一种没有细胞结构的微小病原体，由核酸（DNA或RNA）及蛋白质外壳构成，可在生物体细胞内生存。病毒广泛存在于自然界和动植物中。

（一）分类

根据病毒所含的核酸种类可分成脱氧核糖核酸（DNA）病毒和核糖核酸（RNA）病毒两大类。常见DNA病毒包括疱疹病毒和腺病毒；常见RNA病毒包括肠道病毒、麻疹病毒、风疹病毒、腮腺炎病毒和人类免疫缺陷病毒等。

（二）常见眼科相关病毒

1. 疱疹病毒　可分为单纯疱疹病毒和水痘带状疱疹病毒，均可感染人体组织并长期潜伏于体内。单纯疱疹病毒在显微镜下如图2-26所示，感染后潜伏于三叉神经节

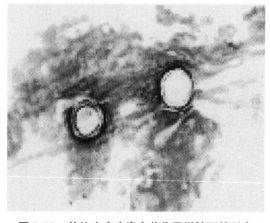

图 2-26　单纯疱疹病毒在共焦显微镜下的形态

并持续存在，在机体免疫力下降时可引起多种眼病，如眼睑单纯疱疹、树枝状或地图状角膜炎、虹膜睫状体炎及视网膜脉络膜炎等。水痘带状疱疹病毒初次感染儿童后可引起水痘，之后长期潜伏于三叉神经，受到某些刺激后复发引起带状疱疹。

2. 腺病毒　为常见的 DNA 病毒。常引起呼吸道、胃肠道、泌尿道和眼部疾病，如流行性角结膜炎。

3. 肠道病毒　可引起急性出血性结膜炎，发病急，易暴发流行。孕妇妊娠早期感染风疹病毒可引起胎儿先天性风疹综合征，包括先天性白内障和视网膜病变等。人类免疫缺陷病毒（艾滋病病毒）感染后会引起视网膜病变。

三、眼科相关衣原体

衣原体是介于细菌和病毒之间的病原体，寄生于动物的细胞内。主要包括沙眼衣原体、鹦鹉热衣原体和肺炎衣原体。其中，沙眼衣原体是引起一些眼科疾病的重要病原体，显微镜下形态如图 2-27 所示。沙眼衣原体主要寄生在人体的黏膜上皮细胞内。

沙眼衣原体相关的眼病主要为沙眼。主要通过接触方式传播，感染结膜上皮细胞后寄生其中并生长繁殖形成包涵体。早期出现急性或亚急性结膜炎，后期转为慢性，表现为结膜瘢痕、角膜血管翳及眼睑内翻等。

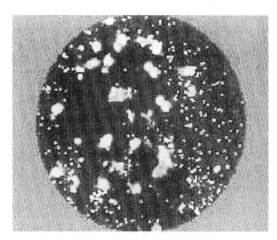

图 2-27　沙眼衣原体的镜下形态

四、眼科相关真菌

真菌是一类单细胞或多细胞的真核性微生物，广泛存在于自然界，目前已发现至少有数万种真菌。真菌通常可分为酵母菌、真菌和蕈菌。大部分真菌在生长繁殖阶段呈现分枝的丝状体，多根菌丝集合在一起称之为菌丝体。菌丝体在培养基质上生长成菌落。菌丝体接触宿主细胞的细胞壁后，细胞内的一些营养物质因渗透压差异流入菌丝体内。真菌对干燥、紫外线的耐受力较强，但对苯酚、碘酊（碘伏）等较为敏感。通常情况下，眼表的黏膜上皮对外源性真菌有一定的免疫力。当真菌入侵眼部组织后导致溃疡或脓肿。

常见眼科真菌包括曲霉菌、白色念珠菌等。曲霉菌广泛分布于自然界，是条件致病性真菌，即正常存在于人体组织，只在机体免疫力下降时导致疾病发生。曲霉菌引发的感染常见于眼、耳和肺部等组织。白色念珠菌也称白假丝酵母菌，显微镜下形态如图 2-28 所示，正常情况下存在于口腔、呼吸道、肠道和阴道等，在机体免疫力低下时大量繁殖引起疾病发生。眼科常见为真菌性角膜炎或角膜溃疡、眼睑念珠菌病、湿疹性睑缘炎、假膜性结膜炎、眼内炎等。

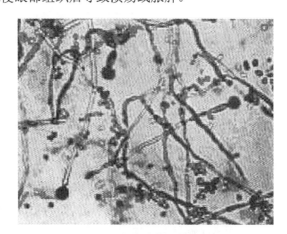

图 2-28　白色念珠菌显微镜下形态

五、眼科相关螺旋体

螺旋体是细长柔软并弯曲呈螺旋状运动的单细胞原核生物，具有细菌细胞的胞内结构，广泛存在于自然界。与眼病相关的主要是梅毒螺旋体和伯氏包柔螺旋体。

梅毒螺旋体感染是引起梅毒的病因，因其透明不着色又称苍白螺旋体。梅毒螺旋体在生长繁殖期平均约 30 小时繁殖一代。在高温和干燥条件下不易生存，对青霉素和四环素等抗生素较为敏感。人类是梅毒的唯一传染源，可通过性接触途径传播，也可通过输血途径传播。此外，患有梅毒的孕妇可通过胎盘传染给子代。梅毒螺旋体可造成全身多器官多组织疾病，主要包括皮肤、黏膜、心血管系统、神经系统及眼等。眼部表现为基质性角膜炎、巩膜炎、玻璃体炎和视网膜炎等。

伯氏包柔螺旋体可感染动物和人，为人畜共患病。眼部表现为滤泡性结膜炎、基质性角膜炎、虹膜睫状体炎、葡萄膜炎、玻璃体炎、视神经炎及眼内炎等。

六、眼科相关寄生虫

寄生虫是指大部分时间寄生于另一动物（人类）体内的寄生性生物。常见的眼寄生虫有猪肉绦虫、棘阿米巴等。

猪肉绦虫，是主要的人体寄生绦虫。成虫寄生于人的小肠上段，囊尾蚴可寄生在眼内（玻璃体或视网膜下）导致眼囊尾蚴病，造成视力下降乃至失明。

棘阿米巴是自由生活的致病性阿米巴原虫，广泛存在于自然界，对常规的抗生素及化学消毒剂不敏感。在人体免疫力下降时，棘阿米巴可造成条件性致病。常见于角膜轻度外伤后又接触了被棘阿米巴污染的水或角膜接触镜用品等。棘阿米巴感染角膜后在上皮层移行并繁殖，临床表现为树枝状角膜炎。随着病程进展，发展为盘状或地图状角膜炎，可合并虹膜睫状体炎、前房积脓以及巩膜炎等（图 2-29，棘阿米巴感染的眼部表现）。由于棘阿米巴能释放多种酶对角膜造成破坏，导致角膜溃疡乃至穿孔。感染后期可形成前房炎症，合并虹膜睫状体炎，偶可出现巩膜炎。

鼠弓形体是人兽共患的寄生虫。正常人对弓形体有较强的自然免疫力，多为隐性

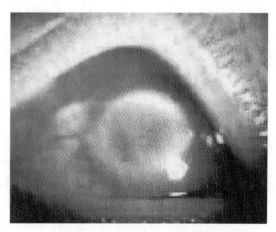

图 2-29 棘阿米巴感染的眼部表现

感染，不表现症状，免疫缺陷或免疫低下时表现为急性、慢性或复发性弓形虫病。眼弓形虫病为弓形虫进入视网膜血流，寄居毛细血管内皮，引起视网膜脉络膜炎、视网膜动脉周围炎或致葡萄膜炎、玻璃体炎、渗出性视网膜脱离、继发性青光眼、视神经萎缩等。

（贾 松 金子兵）

第四节 眼科用药

眼科和其他临床学科一样，药物在疾病的诊治和预防中起着重要作用。由于眼部解剖和生理的特殊性，如存在血眼屏障，包括血视网膜屏障、血房水屏障等，一些药物经全身给药后，并不能到达眼部组织发挥作用。因此，眼科常常采用眼局部给药的方式，来充分发挥药物的作用，减少不良反应。

一、眼局部用药动力学

眼局部或全身给药后，药物能否或有多少到达眼组织的作用部位，继而产生治疗效果，

主要取决于它穿透眼部各种生物膜屏障的能力，即药物的眼内通透性，或称药物在眼组织内的吸收、分布的动态变化。

药物由眼球表面进入眼球内组织的主要途径是经角膜转运，即药物先分布到泪膜，经泪膜转运入角膜，再向眼内转运。影响药物通过角膜的因素包括：①角膜因素：角膜是脂质 - 水 - 脂质的夹心结构，上皮和内皮细胞层脂质含量高，是基质层的 100 倍，这使脂溶性物质和非极性物质容易通过角膜上皮和内皮，而泪液和角膜基质为水溶性，利于水溶性物质和极性物质通过，这种差异形成一种选择性通透屏障，因此，药物应具双向溶解性才能透过完整的角膜，即具有水溶和脂溶两种特性，其中脂溶性对药物通过角膜更为重要。药物的结构与性质也影响药物对角膜的通透性。②药物因素：药物浓度越高，溶解度越大，进入角膜的药量越多；药物黏滞性越高，与角膜接触时间延长，药物吸收越多，药物中的表面活性物质能够影响角膜上皮细胞的屏障作用而增加药物通透性。此外，药物的 pH 值和渗透压如偏离眼局部生理值太大，可引起反射性泪液分泌，影响药物的吸收。

除角膜外，药物也可从眼表的血管吸收，通过血循环进入眼球内，或经结膜、筋膜、巩膜直接渗透入眼球内。进入眼内的药物主要通过房水弥散分布到眼球前部各组织，少量可经玻璃体弥散到眼球后部，药物多在作用部位代谢后经房水或直接入静脉回流排泄。

药物在眼部产生的药理作用和效应受药物和机体的多因素影响，包括：药物剂型、给药方式和剂量、联合用药与药物相互作用、患者的生理与病理状态等。

二、眼科常用给药方式

眼部病变时的给药方式分为眼局部给药和全身给药。局部给药是眼部疾病治疗的主要手段，按照给药部位的不同可分为结膜囊给药、眼周注射和眼内注射。全身给药方式包括口服、肌内注射、静脉滴注及推注。眼科常用的药物剂型中，滴眼液、眼用凝胶、眼膏等，适合于眼局部给药；片剂、胶囊，适合于全身给药；注射液既可以用于眼局部给药，也可以用于全身给药。

（一）眼局部给药

眼局部给药是眼科治疗特点之一，大多数眼科疾病可以用眼局部给药治疗。常用方法如下：

1. 结膜囊给药　是指将滴眼液滴入或将眼膏、眼用凝胶涂入结膜囊内及眼用喷雾等给药方式，优点是简易、方便，但滴眼剂作用时间短、易流失，生物利用度低。包括：

（1）滴眼药法：常用于防治眼病，散瞳或缩瞳以及眼部表面麻醉。因简便易行，最常用。

用药步骤：①安置患者坐位或仰卧位，头稍后仰，眼睛放松，向头顶上方注视。②给药者一手拇指、示指轻轻撑开患眼上下眼睑，一手持眼药瓶或滴管，于距眼 1～2cm 处将眼药滴入下穹窿部 1 滴即可。然后轻提上睑并覆盖眼球，使药液在结膜囊内充分弥散，若有溢出可用干棉球拭去。注意药瓶或滴管勿触及眼睑、睫毛及眼球表面，以免污染眼液或划伤角膜；眼药水也不要直接滴在角膜上，以免患者紧张闭眼，将药液挤出，双眼紧闭会增加角膜溃疡穿孔的危险。③滴药后，轻闭双眼约 3 分钟。注意按压泪囊部，以减少药物从泪道排泄、增加眼部吸收和减少全身不良反应（二维码 2-12）。

需要强调的是：①正常人结膜囊内最大液体容量为 20～30µl，除外 10µl 正常泪液，最多能容纳 20µl 药液。一般滴眼剂每滴药液约为 30～50µl，因此，每次给药只需 1 滴即可。另外，正常状况下泪液以每分钟约 16% 的速率更新，滴眼 4min 后只有 50% 的药液留在泪液中，10min 后只剩 17%，所以，重复滴药的最短间隔时间以 5min 为宜。②滴眼时勿压迫眼球。③滴用阿托品、毒扁豆碱等毒性药品时，滴药后即刻按压泪囊区 2～3min，以避免药物蓄积产生毒性作用。胶原或明胶阻塞泪小点也可起到按压泪囊的同样作用。④易沉淀的眼液（如可的松滴眼液）滴前应充分摇匀。⑤药物作用与人体生物节律有关，不同的时段滴

二维码 2-12
视频　眼科用药的剂型及给药方式

眼液点眼后的眼和全身吸收不同。所以，应遵医嘱用药。

（2）涂眼膏法：包括软管法和玻璃棒法。

眼膏可增加药物与眼表组织的接触时间，减少用药次数，并可起到润滑和衬垫作用，减缓眼刺激症状。临床常用于睡前给药维持药物疗效，或用于手术后、眼睑闭合不全、绷带加压包扎以及需做睑球分离者。

软管法与滴眼药法的步骤类似。

玻璃棒法的步骤如下：①嘱患者向头顶上方注视，暴露下穹窿。②给药者一手拇指、示指轻轻撑开患眼上下眼睑，一手持消毒玻璃棒，一端蘸眼膏少许，玻璃棒与睑裂平行自颞侧将眼膏端放入下穹窿，嘱患者轻闭眼睑，同时转动玻璃棒轻轻由外眦部水平方向抽出。③涂药后闭眼并转动眼球或轻轻按摩眼球 2～3min，使眼药膏均匀分布，以增加疗效。

操作时注意：①勿伤角膜，涂眼膏时勿将睫毛卷入结膜囊内。②眼球穿通伤或角膜溃疡患者，勿加压眼球，禁忌按摩。③预防睑球粘连时，眼膏用量宜大。④需同时应用眼液和眼膏，先用眼液后涂眼膏，间隔时间应为 10～20min。

（3）结膜囊冲洗：常用于清除结膜囊内刺激物、异物或分泌物等。常用的眼部冲洗液是 0.9% 氯化钠溶液，紧急情况时，也可用洁净水作为眼部冲洗液。

2. 眼周注射　包括球结膜下注射、球筋膜（Tenon 囊）下注射、球周注射和球后注射，四者都避开了角膜上皮对药物吸收的屏障作用，一次用药量较大（常为 0.5～1.0ml）时，可在眼局部达到较高药物浓度，尤其适于低脂溶性药物。眼周注射时患者常会有一定程度的疼痛，而且存在造成眶内球外组织结构甚至眼球损伤的危险性。

（1）球结膜下注射：药物通过扩散到达角膜基质层和角膜缘组织入眼内，使房水、前葡萄膜、晶状体及玻璃体的前部获得较高的药物浓度，作用于眼前节病变。适用于一些角膜通透性弱的药物，但刺激性较强或对局部细胞毒性较高的药物，不宜用此法。此外，结膜下注射的单剂量体积是有限的，通常不超过 1.0ml。

（2）球筋膜下注射：球筋膜除在距角膜缘 1～2mm 之内与巩膜融合外，其他部分与巩膜表面有一潜在的巩膜上间隙。药物即注射入这一间隙内。由于药物紧贴眼球，更易吸收入眼，从而获得更高的眼内浓度。适于虹膜睫状体等部位的病变。

二维码 2-13
彩图　眼周注射

（3）球周注射和球后注射：二者的区别主要在于注射时的进针深度。它们可以使药物在晶状体虹膜隔以后达到有效药物浓度，主要适用于眼后节及视神经疾病。球周注射较球后注射并发症少，安全系数高。一些内眼手术为麻痹睫状神经节，也可采用球后注射法进行麻醉（二维码 2-13）。

二维码 2-14
彩图　玻璃体腔注射

3. 眼内注射　包括前房内注射、经睫状体平坦部的玻璃体腔内注射及玻璃体切割术时的灌注液内给药。所需药物剂量和浓度小，且疗效较好。但注射时要避免损伤晶状体、视网膜等组织，并且要充分考虑眼球内组织对药物的敏感性和耐受性。对一些严重的眼内感染病例，经其他途径治疗皆失败后，为控制病情的发展，常采用此法（二维码 2-14）。

（二）全身给药

眼的许多疾病与全身机能状态密切相关，特别是眼血流量丰富的组织如虹膜、睫状体、脉络膜、视网膜以及眶内软组织等病变和一些危急病例，全身药物治疗是必不可少的。其方式包括口服、肌内注射、静脉滴注及推注。如青光眼患者口服乙酰唑胺、甘油，静脉滴注甘露醇等，来达到快速降低眼压的目标。

三、眼科常用药物

（一）抗感染药物

依据作用微生物的种类不同，抗感染药物包括：抗细菌药物、抗真菌药物、抗病毒药物、抗寄生虫药物等。了解引起眼部感染的常见病原体和抗感染药物的特点,对临床正确用药十分必要。

1. 抗生素(antibiotics) 是眼部感染最常用的药物。使用抗生素时应选择敏感有效的药物,注意联合用药,避免不良反应、过敏反应的发生,避免细菌耐药性的产生,同时尽量避免全身常用的抗生素在眼局部滴用,以免患者以后全身应用该种抗生素时敏感性下降。但严重眼部感染时,若该种抗生素眼局部应用特别有效,可忽略这一原则。常用的有:

(1)红霉素(erythromycin):属大环内酯类抗生素,对葡萄球菌属、链球菌和革兰氏阳性杆菌均有抗菌活性,对沙眼衣原体有抑制作用,常用 0.5% 眼膏。临床可代替硝酸银用于预防新生儿眼炎。

(2)新霉素(neomycin):是由链霉菌产生的氨基糖苷类抗生素,对多种革兰氏阳性菌和阴性菌有抑制作用,常与其他抗菌药物如杆菌肽、多黏菌素 B 制成联合制剂,浓度为 0.5%～1%。

(3)多黏菌素 B(polymyxin B):属多肽类抗生素,对革兰氏阴性菌有效。常用滴眼液浓度为 0.1%～0.2%。

(4)氧氟沙星(ofloxacin)和左氧氟沙星(levofloxacin):属人工合成喹诺酮类抗生素,通过抑制细菌的 DNA 旋转酶和 DNA 复制而发挥作用。对革兰氏阳性菌、阴性菌群均有较强的抗菌作用,局部滴眼后的眼内通透性良好,主要用于治疗眼部浅层感染,如睑缘炎、结膜炎、角膜炎、泪囊炎,以及眼科围手术期的无菌化治疗,常用剂型为 0.3% 滴眼液。注意:此类药物不宜长期使用,以免诱发耐药菌或真菌感染。

(5)诺氟沙星(norfloxacin)和环丙沙星(ciprofloxacin):属人工合成喹诺酮类广谱抗生素,对需氧革兰氏阴性杆菌抗菌活性更高,其中环丙沙星具有更广的抗菌谱和更强的抗菌作用。二者均通过作用于细菌的 DNA 旋转酶的 A 亚单位,抑制 DNA 的合成和复制而导致细菌死亡。制剂和用法与氧氟沙星相同。

(6)庆大霉素(gentamycin):属氨基糖苷类广谱抗生素,广泛应用于严重眼部感染,尤其是革兰氏阴性菌引起的角膜溃疡。能有效抑制多种革兰氏阳性葡萄球菌,但对链球菌无效。细菌对其易产生耐药性,但停药一段时间后又可恢复敏感。

(7)妥布霉素(tobramycin):属氨基糖苷类广谱抗生素,抗菌谱与庆大霉素相似,但能有效抑制链球菌,对铜绿假单胞菌的作用强,是庆大霉素的 2～4 倍。对眼无刺激性。常用剂型为 0.3% 滴眼液和 3% 的眼膏。

(8)氯霉素(chloramphenicol):抗菌谱广,对革兰氏阳性菌、阴性菌均有抑制作用,但对后者的效力强于前者。抑制细菌蛋白质合成,不直接杀菌。是治疗眼表浅层感染和眼科围手术期的无菌化治疗的可选药物,常用制剂为 0.25% 滴眼液。本品很少引起局部过敏反应,但长期应用可出现再生障碍性贫血。

(9)利福平(rifampicin):为半合成广谱杀菌剂,对很多革兰氏阳性菌和阴性菌、沙眼衣原体均有较强的抑制作用。常用其 0.1% 溶液滴眼。

(10)磺胺类(sulfonamides):是治疗细菌性结膜炎的最常用药物。优点如下:①可有效抑制革兰氏阳性菌和阴性菌;②价格相对较低;③过敏反应少;④长期应用时,不像抗生素那样易继发真菌感染。常用剂型为 15% 或 30% 的磺胺醋酰钠滴眼液。

(11)杆菌肽(bacitracin):属多肽类抗生素,抗菌谱与青霉素相似,对多种革兰氏阳性菌和耐药性金黄色葡萄球菌引起的眼部感染有效。因肾脏毒性大,仅作局部应用。杆菌肽滴眼后难以透入眼内,在角膜上皮损伤或炎症时,房水中可获得有效治疗浓度。常用剂型为 100～500U/ml 滴眼液,500U/g 眼膏。可与多黏菌素 B 联合使用。

2. 抗真菌药物(antifungal agents) 眼部真菌感染属于深部真菌感染,酵母型真菌主要引起内源性真菌性眼内炎，丝状真菌（如曲霉菌属、镰刀菌）主要导致真菌性角膜溃疡。目前，对深部真菌感染有实际治疗意义的药物为数很少。眼科常用抗真菌药物有：

（1）那他霉素（natamycin）：属抗生素类广谱抗真菌药，能有效抑制多种酵母菌和丝状真菌，包括念珠菌、曲霉菌、头孢子菌、镰刀菌、青霉菌等。那他霉素水溶性差，其 5% 的混悬液性质稳定，并且能很好地黏附于角膜，使用无痛苦，无继发角膜损伤，可作为治疗真菌角膜溃疡的基础药。

（2）两性霉素 B（amphotericin B）：属抗深部真菌感染药，抗菌谱广。适用于真菌性眼内炎、角膜溃疡、眶蜂窝织炎及外眼真菌感染。常用浓度为 0.1%～0.5% 的滴眼液，因水溶液不稳定，需新鲜配制并保存于冰箱内。因刺激性较大，患者用后会有不适。

（3）制霉菌素（nystatin）：低浓度抑菌，高浓度杀菌。10 万 U/ml 混悬液主要治疗真菌性角膜溃疡，每小时一次。眼内感染时可结膜下注射 1 000U/0.5ml，前房或玻璃体内注射 100U/0.1ml。

3. 抗病毒药物（antiviral agents）　病毒是病原微生物中最小的一种，其核心是核酸，外壳是蛋白质，不具有细胞结构。所以，大多数病毒需依靠宿主的酶系统进行繁殖。抗病毒药物可通过阻断病毒繁殖过程中的某一环节来实现抑制病毒生长、繁殖的目的。目前，眼科常用抗病毒药物包括：

（1）碘苷（idoxuridin，疱疹净）：为非选择性抗疱疹病毒药物，即：抑制病毒的同时，对正常细胞的 DNA 合成亦有明显的抑制作用。适用于治疗浅层上皮型单纯疱疹病毒性角膜炎，急性期效果更佳，盘状角膜炎也可应用。常用剂型：0.1% 滴眼液和 0.5% 眼膏。

（2）阿昔洛韦（aciclovir，ACV）：为选择性抗疱疹病毒药物，即抑制病毒生长的同时，对正常细胞的 DNA 合成无明显的抑制作用。具有抑制Ⅰ型和Ⅱ型单纯疱疹病毒、水痘 - 带状疱疹病毒、EB 病毒及巨细胞病毒的作用。常用剂型：0.1% 滴眼液和 3% 眼膏。

（3）利巴韦林（ribavirin）：为广谱抗病毒药，常用浓度为 0.1% 滴眼液。

（4）羟苄唑：常用 0.1% 滴眼液治疗急性流行性出血性结膜炎。

（二）眼部抗炎药物

1. 糖皮质激素（glucocorticoids）　具有抗炎、抗过敏和抑制免疫等多种药理作用。眼科常采用局部滴药来抑制眼前节手术后炎症反应、角膜移植排斥反应、青光眼滤过泡的瘢痕化，治疗免疫性或外伤性虹膜炎或葡萄膜炎。严重眼部炎症时，可以结膜下、球后或眼内注射给药，也可全身用药。常用制剂有：0.5% 氢化可的松滴眼液、1% 醋酸泼尼松混悬液、0.1% 地塞米松滴眼液、0.1% 氟米龙滴眼液等。长期应用有引起眼部感染、眼压升高、晶状体混浊的风险。

2. 非甾体抗炎药　具有较好的抗炎作用，且无糖皮质激素的副作用。眼科已用 0.03% 欧可芬用于白内障手术时防止瞳孔缩小；0.5% 酮咯酸氨丁三醇治疗季节性过敏性结膜炎；0.1% 双氯芬酸治疗白内障术后的炎症反应及角膜屈光术后的疼痛和畏光。

3. 其他抗过敏药　常用 2%～4% 的色甘酸钠滴眼液滴眼，通过抑制肥大细胞脱颗粒，阻止组胺、慢反应物质等的释放发挥作用。

（三）散瞳与睫状肌麻痹药物

1. 散瞳药　常用 α- 肾上腺素受体激动剂去氧肾上腺素（phenylephrine，新福林），有散瞳但无睫状肌麻痹作用。常用浓度为 2.5%、5%、10%，滴用后 30min 生效，持续 2～3h。该药不能用于新生儿、心脏病患者以及正在使用利血平、胍乙啶和三环类抗抑郁药的患者。

2. 睫状肌麻痹药　均可散大瞳孔、麻痹调节。临床常用药物如下：

（1）阿托品（atropine）：属抗胆碱药物，是一种强效、持续时间长的睫状肌麻痹剂。临床常用于虹膜睫状体炎、角膜炎、巩膜炎的治疗和小儿散瞳验光等。儿童屈光检查时,可采用0.5%～1%阿托品滴眼液或0.5%～1%眼膏,每日2～3次,连续3～5日后再进行检查。在正常眼中药效持续约2周左右,出现脸部潮红、心动过速、皮肤黏膜干燥、发热、激动或谵妄等全身副作用时,应立即停用。5岁以下儿童最好选用眼膏制剂。

(2)后马托品(homatropine):作用及不良反应与阿托品相似,但效力约为其1/10且维持时间短。用药后最大作用时间约3h,但完全恢复需36～48h。临床仅用于散瞳和睫状肌麻痹,常采用2%或5%滴眼液,10min 1次,连续1h。

(3)东莨菪碱(scopolamine):作用及不良反应与阿托品相似,药效持续时间短。因中枢神经系统毒性更为多见,常不作为首选用药。

(4)硫酸环戊通(cyclopentolate):是一种强力睫状肌麻痹和散瞳药,作用与阿托品相当,滴药后30～60min见效,持续不到24h。滴药后有烧灼感,但持续时间短,在儿童中神经毒性偶见,表现为运动失调、幻视和语无伦次等。常用浓度为0.5%、1%、2%。

(5)托吡卡胺(tropicamide,托品酰胺):是有效的散瞳剂,但睫状肌麻痹作用较弱,主要用于眼底检查时散瞳。滴药后20～25min达最大作用,持续15～20min,5～6h完全恢复。本品较安全,适用于高血压、心绞痛或其他心血管疾病患者。常用浓度0.5%、1%。

(四)眼科表面麻醉药物

眼科表面麻醉又称点眼麻醉,是将局麻药直接滴在黏膜表面,使黏膜下的感觉神经末梢麻醉。代表药物为丁卡因(tetracaine,地卡因),该药穿透能力好,麻醉迅速,滴眼后1～3min起效,持续20～40min。常用于测量眼压、房角镜和三面镜检查、剔除角结膜异物、拆除角结膜或巩膜缝线、探通泪道等检查前麻醉。常用浓度0.5%、1%。

(五)抗青光眼药物

目前,青光眼的药物治疗仍采取减少房水生成、增加房水排出以降低眼压和增加视神经保护等措施。常用药物有:

1. β-肾上腺素受体阻滞药　该类药物的作用是减少房水生成,分为非选择性β受体阻滞剂和选择性β受体阻滞剂两类。

(1)噻吗洛尔(timolol,噻吗心安):是非选择性β1和β2受体阻滞剂,可产生明显持续的降眼压作用。适用于原发性开角型青光眼、高眼压症、无晶状体眼青光眼、虹膜切除术后眼压持续升高的闭角型青光眼、一些继发性青光眼。对全身使用β受体阻滞剂禁忌的患者,如哮喘、心力衰竭等患者慎用。常用制剂为0.25%和0.5%滴眼液或凝胶,每日可1～2次。

(2)倍他洛尔(betaxolol,贝他舒):是相对选择性β2受体阻滞剂,因此肺部的副作用降低,尤其对于反应性气道疾病患者。作用和其他副作用与噻吗洛尔相似。临床常用0.25%和0.5%滴眼液,每日1～2次。

(3)左布诺洛尔(levobunolol,贝他根,betagan):是非选择性β1和β2受体阻滞剂,降压作用和其他副作用与噻吗洛尔相似。临床常用0.25%和0.5%滴眼液,每日1～2次。

(4)卡替洛尔(carteolol,美开朗):是与噻吗洛尔相似的非选择性β1和β2受体阻滞剂。临床常用1%和2%滴眼液,每日1～2次。

2. α肾上腺素激动剂　溴莫尼定(brimonidine,阿法根)和阿普可乐定(apraclonidine),二者均为相对选择性α2受体激动剂,滴眼后使房水生成减少。前者常用0.2%滴眼液,每日2～3次,副作用是口干、眼红、眼刺痛。后者常用0.5%或1%滴眼液,每日2～3次,短期应用可引起眼睑后退、结膜发白;长期应用会引起眼部过敏反应。

3. 拟副交感药物

(1)毛果芸香碱(pilocarpine,匹罗卡品):为直接作用的拟副交感药物。作用机制:在原发性开角型青光眼中,通过收缩睫状体前后纵行肌,牵拉巩膜突和小梁网,促进房水外流;

在原发性闭角型青光眼中，通过收缩瞳孔括约肌，缩瞳，虹膜拉紧，开放前房角。常用制剂为1%、2%滴眼液和4%凝胶，每日滴用2～6次。单剂量滴眼后1h开始出现降眼压作用，持续4～8h。常见副作用有：调节痉挛、促进近视、强直性瞳孔缩小、瞳孔后粘连、眼局部过敏等；全身副作用表现为流涎、流泪、出汗、恶心、呕吐、支气管痉挛、肺水肿等。

（2）卡巴胆碱（carbachol）：该药除直接作用于睫状肌胆碱能神经末梢外，还能抑制胆碱酯酶，间接增强胆碱能神经作用。单独使用本品时难以通过角膜被吸收，苯扎氯铵可明显增加其吸收量。常用于毛果芸香碱无效时。单剂量滴眼作用持续约4～6h。常用制剂为0.75%～1.5%滴眼液，每日3～4次。主要副作用为头痛、调节痉挛、眼部过敏反应。

4.碳酸酐酶抑制剂　通过抑制睫状体的碳酸酐酶，减少房水生成，降低眼压。常用于局部用药不能控制眼压的病人。临床应用的碳酸酐酶抑制剂都是磺胺的衍生物。口服给药后2小时或静脉注射后20分钟达最大作用，口服给药后最大作用维持4～6h。副作用较多：钾耗竭、胃部不适、腹泻、剥脱性皮炎、肾结石、疲乏、气短、酸中毒、肢体麻木等。

（1）乙酰唑胺（acetazolamide，diamox，醋氮酰胺）：250mg/片，口服125～250mg/次，每日2～4次，日总剂量不超过1g。缓释胶囊500mg/个，每次1个，每日1～2次，注射剂500mg/支，可肌内注射（肌注）或静脉注射（静注）。

（2）醋甲唑胺（neptazane）：片剂为25mg或50mg，口服50～100mg/次，每日2～3次，日总剂量不超过600mg。

（3）多佐胺（dorzolamide布林佐胺）：是一种眼部滴用的碳酸酐酶抑制剂，滴用后可有足量药物通过角膜，作用于睫状体上皮，抑制房水分泌。常用2%多佐胺眼液，0.3%、1%、2%布林佐胺眼液，每日2～4次。副作用有：眼部刺痛、烧灼感，浅层点状角膜病变、过敏性结膜炎、口中苦味等。

（4）布林佐胺（brinzolamide）：对与房水分泌有关的CAII抑制作用最强，治疗开角型青光眼和高眼压症。1%溶液滴眼1～2次/d，不良反应主要是视物模糊、眼部不适，通常可自行缓解。全身不良反应主要是味觉异常，口苦及口酸感。

5.前列腺素衍生物　是一种选择性前列腺素FP受体激动剂，通过增加房水经葡萄膜巩膜通道外流而降压。相对于传统的抗青光眼药物，具有疗效稳定、持久，副作用小的特点，用于治疗开角型青光眼和高眼压症。代表药物有：曲伏前列腺素（Travatan）、拉坦前列腺素（latanoprost）、贝美前列腺素（bimatoprost）、乌诺前列腺素（unoprostone）、泰氟前列素（tafluprost）等。副作用是加重眼部充血、角膜点状浸润、虹膜颜色加深和睫毛增多变长。

6.高渗剂　通过增加血浆渗透压，使玻璃体容积减少而降低眼压。副作用与所用药物和给药方式有关。常见的有：多尿、头痛、腹泻、恶心、呕吐等。常用制剂：20%甘露醇、50%甘油、45%异山梨醇酯。

7.抗代谢药物　常用5-氟尿嘧啶、丝裂霉素C来抑制结膜下成纤维组织增生，减少瘢痕形成，促进形成巩膜瘘道，提高难治性青光眼外滤过术的成功率。

（六）抑制新生血管生成的药物

抗血管内皮生长因子（VEGF）药物用于抑制新生血管生成，主要有抗VEGF适体、兰尼单抗（ranibizumab，Lucentis）、阿普西柏（aflibercept，VEGF Trap-Eye，商品名Eylea）等，用于治疗湿性年龄相关性黄斑变性、糖尿病黄斑水肿等。

（七）血管收缩药和减充血药

血管收缩药和减充血药中常含0.123%麻黄碱、0.12%去氧肾上腺素（新福林）或0.05%～0.15%四氢唑啉，可收缩结膜表层血管，减轻或消除眼红。

（八）人工泪液和眼用润滑剂

人工泪液（tear replacement）和眼用润滑剂（lubricating agents）含有甲基纤维素、聚乙烯醇、凝胶等，是治疗干眼的主要局部用药。常用的有：羟丙基甲基纤维素、羧甲基纤维素、透明质酸、卡波姆等。

（九）其他

1．染色剂　用于协助眼科疾病的诊断。常用的有：荧光素钠、吲哚菁绿、玫瑰红钠等。

2．促进角膜修复药物　用于治疗各种原因引起的角膜上皮缺损（包括角膜擦伤、轻中度化学烧伤、轻中度干眼症等）、角膜溃疡、角膜手术及术后愈合不良等。常用药物有：重组牛碱性成纤维细胞生长因子、重组人表皮生长因子衍生物、小牛血清中提取物等。

（贾　松　巩　玲）

参 考 文 献

1．葛坚，王宁利．眼科学．第3版．北京：人民卫生出版社，2018．

2．赵堪兴，杨培增．眼科学．第8版．北京：人民卫生出版社，2013．

3．贾松，崔云．眼科学基础．北京：人民卫生出版社，2012．

4．刘祖国．眼科学基础．第2版．北京：人民卫生出版社，2011．

5．Forrester J V，Dick A D，McMenamin P G，et al. The Eye: Basic Sciences in Practice.4th edition. Elsevier Health Sciences，2015．

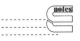

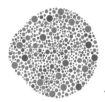

第三章 眼科检查

学习目标

1. 掌握：眼科常见的症状、体征及其相关概念；眼附属器检查、眼前节检查、眼后节检查、指测法测眼压；视力、视野、色觉、暗适应等的概念，视力的检查与记录。

2. 熟悉：病史采集；眼压计测量法；视野检查和常用的眼科特殊检查。

3. 了解：视觉电生理检查。

眼科检查是眼病诊断和病情评估的基础，是检查者对眼病表现的认知手段。通过一系列的检查，医师可以评价眼的解剖生理结构和视觉功能，获取疾病诊治的重要依据。

为获得真实、全面、准确的疾病信息，眼科检查应在详细了解患者病史的情况下进行。检查时，检查者必须做到客观、系统、规范地完成各项检查操作并会正确判断结果。为此，检查者在进行合适的眼科检查前应熟悉常见的眼科症状、体征，掌握各种眼科检查方法的原理、适应证等。

第一节 病 史 采 集

病史采集是检查者以问诊的形式获得患者的疾病发生、发展、诊治过程及其全身健康相关信息的过程。眼科病人症状的变化表明眼病的发生、发展过程，详细、真实、可靠的病史对医生诊治眼病、推测预后起重要指导作用。

眼作为人体重要的感觉器官，绝不是一个孤立的器官，在胚胎发育上，它是中枢神经系统的延伸；在解剖上，它与耳鼻喉、口腔等器官以及颅脑等组织紧密相连。许多内科、儿科、神经科及妇产科疾病都在眼部有特征性表现，如糖尿病、高血压、甲状腺功能亢进、早产儿视网膜病变、多发性硬化、妊娠高血压综合征等。因此，在病史采集时，必须耐心询问，注意患者的全身状况。只有掌握病人的全身健康状况，对眼病的诊治才能获得满意的效果。

病史应按主诉、现病史、既往史、个人史、家族史等顺序对患者进行系统询问和记录。门诊病史应简明扼要，入院病史应系统详尽。主要内容包括：

1. 一般资料 包括姓名、性别、年龄、婚姻、职业、籍贯、通讯地址、入院日期、住院号等。

2. 主诉 是患者本次就诊的最主要的原因，包含主要症状和持续时间，应注明眼别。当两眼均异常时，应先着重最近发病的眼，然后另一眼。

3. 现病史 是病史中最重要的部分，包括发病诱因与时间、主要症状的变化、有无伴随症状、缓解和加重的因素、诊治经过及疗效、与全身相关疾病的联系等。主诉和现病史有个体差异，表现在发病急缓、症状轻重、病程长短、发病频率、部位局限或弥散、单侧或双侧等方面。

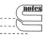

4. 既往史 包括既往一般身体状况、有无类似病史，既往眼病史及其与全身疾病的关系，全身病史及其用药史、外伤史、手术史、传染病史、食物或药物过敏史，戴镜史等。了解这些情况有利于眼病的诊断及治疗。

5. 个人史 了解并记录可能与眼病有关的特殊嗜好、生活习惯、工作及生活环境。如烟酒嗜好可能引起烟酒中毒性视神经病变；食生猪肉病史有助于对猪囊虫感染的诊断。

6. 家族史 了解患者的家族成员包括父母、兄弟、姐妹等的健康状况及患病情况，了解有无类似患者，有无遗传性疾病、肿瘤、传染病等，父母是否近亲结婚。若有与患者患同样疾病者要详细询问并记录。这些情况有助于眼部遗传性疾病和先天性疾病的诊断。

第二节 眼科常见症状和体征

症状（symptom）是指患者能够主观感受到的不适感、异常感觉或病态改变。体征（sign）是指医师检查或他人所发现的异常改变。

症状作为患者的主诉，可以为疾病的诊断和鉴别诊断提供重要线索和依据。但由于症状是人的主观体验，不可避免地带有主观局限性。例如患者主诉视力丧失，检查时可能仅有轻度下降。因此，临床常通过客观检查体征，来验证患者的主观症状，从而客观、准确掌握疾病信息。下面介绍眼科常见症状和体征。

一、视功能障碍

视功能障碍包括视力、视野、色觉、立体视觉、明适应与暗适应、对比敏感度等功能的异常。

（一）视力下降

视力（vision acuity）是人眼最主要的视功能，视力主要包括近视力和远视力。正常视力依赖于正常的眼球结构和聚焦功能以及完好的视路。视觉系统的任何病变均可引起视力下降。直接或间接影响视觉系统的全身性疾病或精神疾病也可能导致视力下降。

视力下降是眼科最主要的症状，可表现为：近视力和（或）远视力下降；突然或缓慢下降；双眼或单眼、同时或先后下降；一过性或持续性下降等。根据急缓对视力下降分类如下：

1. 急性视力下降 是任何年龄段常见的症状之一，缺血是最常见原因。

（1）一过性视力突然下降：又称暂时性视力下降，包括一过性黑矇。视力下降持续数秒至数分钟，一般可在 24h 内（通常在 1 小时内）恢复。

循环障碍导致的眼部血供一过性减少是其常见原因。临床见于：①眼部疾病：如视网膜中央动脉痉挛、视盘水肿等；②引起短暂脑缺血的疾病：直立性低血压、特发性低血压、高血压、心脏病、短暂性脑缺血发作、急性大量排尿等；③精神神经性反应：癔症、神经衰弱、精神刺激性晕厥等；④其他：偏头痛、过度疲劳、饥饿、营养不良、潜水病等。

（2）持久性视力突然下降：是指视力突然明显下降，并且维持较长一段时间。单眼比双眼多见。

1）单眼持久性视力突然下降：常见于：①视网膜血循环障碍：如视网膜动、静脉阻塞，多伴有视野受损；②各种原因的视网膜出血与玻璃体积血：如糖尿病性视网膜病变、视网膜静脉阻塞等，视力下降程度取决于出血量和出血部位，黄斑部即使少量出血亦可造成视力明显下降；③视网膜脱离累及黄斑，伴有相应的视野改变；④黄斑病变：如黄斑裂孔、中心性浆液性脉络膜视网膜病变等；⑤视神经病变：如缺血性视神经病变、视神经炎等；⑥眼部炎症：如急性葡萄膜炎及眼内炎等；⑦急性闭角型青光眼发作期：常伴有眼胀痛、头痛、恶心、呕吐；⑧其他：眼外伤、颅脑外伤等。

2）双眼持久性视力突然下降：大部分引起单眼持久性视力突然下降的因素均可先后累及双眼，但除外伤和中毒外，一般很少同时累及双眼。部分患者未察觉单眼视力下降，直至对侧眼受累时才发现，就诊时会主诉双眼视力同时下降，检查发现双眼视力障碍多不一致。

引起双眼持久性视力突然下降的常见因素有：①视神经病变，特别是遗传性疾病如Leber视神经病变、脱髓鞘性疾病等；②中毒性弱视，如甲醇、奎宁、铅中毒等；③全身性疾病，如尿毒症性黑矇、急性大出血等；④双眼外伤、颅脑外伤；⑤癔症、伪盲等。

2．进行性视力下降　视力逐渐下降，患者一般说不出视力开始下降的具体时间。可表现为单眼和双眼视力的逐渐下降。常见原因有：

（1）屈光不正：包括近视、远视和散光。视力下降加小孔镜后可有改善，可验光配镜矫正。处于视觉发育期内的屈光参差，可能导致屈光不正较重的患眼被抑制而形成弱视。

1）近视表现为远视力低下，近视力正常，是青少年视力下降的最常见原因。

2）远视的视力与远视程度有关：轻度远视，可无明显的视力下降；中度远视，可表现为单纯近视力下降；重度远视，远近视力均下降。

3）散光表现为视物模糊，看远看近均不清楚，可伴有视疲劳。

（2）器质性眼病：任何能影响屈光间质的眼病以及视交叉之前视路的疾病都能引起进行性视力下降。

1）结膜病：沙眼、翼状胬肉等侵犯角膜时，可导致角膜透光性降低或散光。

2）角膜病：①角膜炎：各类角膜炎均可影响视力，视力下降程度随病情轻重而变化，同时伴有眼红、眼痛、畏光、流泪、眼睑疼挛等；②免疫性角膜病：如蚕食性角膜溃疡，一般伴有眼剧痛；③角膜白斑；④遗传性疾病：圆锥角膜、角膜变性和营养不良等，可双眼同时或先后发病；⑤角膜外伤、异物等。

3）巩膜炎：病程久者，多引起视力下降。特别是并发虹膜睫状体炎或硬化性角膜炎者以及后巩膜炎患者。

4）晶状体疾病：白内障可引起渐进性、无痛性视力下降；晶状体核硬化、球形晶状体可引起近视；晶状体半脱位引起不可矫正的散光；晶状体后脱位、无晶状体眼导致高度远视。

5）葡萄膜疾病：葡萄膜炎症和肿瘤，可引起房水和玻璃体混浊或侵犯视网膜，影响视力。

6）青光眼：除原发性闭角型青光眼急性发作外，一般表现为视力的逐渐下降和特征性视野缺损。

7）玻璃体病变：玻璃体混浊和积血等。

8）视网膜病变：①血管性病变：糖尿病性视网膜病变、高血压性视网膜病变等；②黄斑病变：年龄相关性黄斑变性、黄斑水肿、黄斑前膜等，同时可伴有视物变形、视野中心暗点等；③视网膜脱离：如累及黄斑可有明显的视力下降，并伴有视野缺损；④肿瘤：视网膜母细胞瘤、视网膜血管瘤等。

9）视神经病变：①视神经炎；②肿瘤：视神经胶质瘤、视神经脑膜瘤等；③各种原因引起的视盘水肿和视神经萎缩。

10）其他：慢性眼内炎、全眼球炎以及眼外病变等（眼眶内炎症与肿瘤、颅内炎症与肿瘤、颅脑外伤）。

（3）慢性中毒性弱视：烟、酒、铅、乙胺丁醇等中毒，一般引起双眼性视力下降。

3．静止性视力下降　是指病变相对静止或已经发展到终末期，视力低下处于稳定状态，无大的波动或变化。在特定条件下，也可能改善或进一步下降。

（1）眼先天发育异常：眼球畸形、角膜畸形、晶状体畸形、虹膜与瞳孔异常、白化病等。患者多自幼视力不好，因幼儿多不能自述，常由家长发现。

（2）眼病与外伤的后遗症：角膜白斑、视网膜脉络膜萎缩、视神经萎缩、眼球萎缩等。

（二）视野缺损

视野缺损（visual field defect）常见于主诉眼前黑影、幕样或云状遮挡，或阅读时看不到部分字句，行走时看不到楼梯或驾驶困难等的患者。常提示青光眼、视网膜或视路疾患，视野缺损的形态对病变定位有着重要的意义。其表现形式有：

1. 暗点

（1）中心暗点（central scotoma）：常见于黄斑变性或裂孔等黄斑部病变及视神经炎等患者。多由黄斑区受损或是盘斑束神经纤维受损所致。表现为位于中央固视区的相对性或绝对性暗点，同时伴有中心视力的减退（图3-1）。

中心暗点分为阴性暗点和阳性暗点，阴性暗点仅在视野检查时发现，见于视神经炎、球后视神经炎、视束病变等。阳性暗点为自觉暗点，常由黄斑变性、出血、瘢痕等引起。

（2）旁中心暗点（paracentral scotoma）：位于中心视野5°～25°的Bjerrum区内，向生理盲点上、下方延伸的相对性或绝对性暗点（图3-2）。常见于青光眼早期。

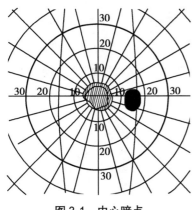
图3-1　中心暗点

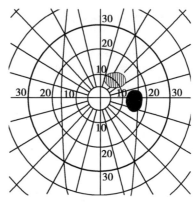
图3-2　旁中心暗点

（3）弓形暗点（Bjerrum scotoma）：位于固视点上或下，与生理盲点相连，并向周边呈弧形扩展，可由旁中心暗点发展而来（图3-3）。是青光眼视野损害的典型特征，也见于前部缺血性视神经病变。

（4）环形暗点（ring scotoma）：为环绕上下Bjerrum区在中心视力与周边视力之间的暗区（图3-4）。常见于青光眼、视网膜色素变性等疾病，无晶状体眼配戴高度凸透镜后可出现假性环形暗点。

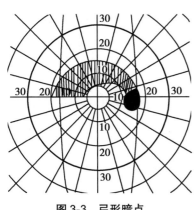
图3-3　弓形暗点

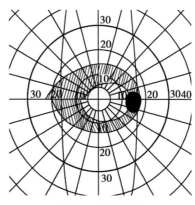
图3-4　环形暗点

（5）鼻侧阶梯（nasal step）：表现为鼻侧水平径线上下方的缺损错位或缺损深度不一致（图3-5）。是青光眼早期典型表现，对青光眼的早期诊断意义重大。

2．向心性视野缩小　视野周边部呈均一缩小，严重者缩小至10°以内，呈管状视野（图3-6）。多见于青光眼晚期、视网膜色素变性、中毒性视网膜病变、视神经萎缩、球后视神经炎、癔症等。

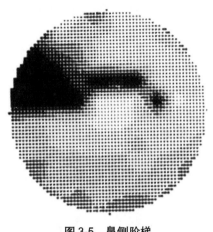

图3-5　鼻侧阶梯　　　　　　　图3-6　向心性缩小及颞侧视岛

3．偏盲（hemiopia）　即视野缺损一半，缺损边界整齐。可表现为双眼同侧偏盲、双眼颞侧或鼻侧偏盲、水平性偏盲以及象限性偏盲等，常见于视神经到视皮质的视路病变（图3-7）。

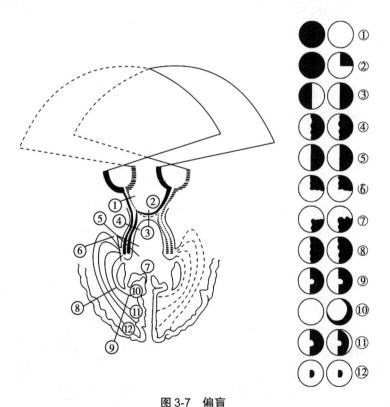

图3-7　偏盲

4．生理盲点扩大　表现为生理盲点的纵径大于9.5°，横径大于7.5°。常见于视神经受损的疾病，如青光眼、视盘水肿、高度近视、视盘缺损、视盘血管炎、视盘有髓纤维、视盘黑色素瘤等。

5. 偏中心性视野缺损　又称不规则性视野缺损。常见于：

（1）视网膜脱离：导致相应区域视野缺损。

（2）视网膜循环障碍：如视网膜分支动脉阻塞，表现为与缺血区相对应的视野缺损；视网膜分支静脉阻塞，表现为与出血区相对应的视野缺损。

（3）屈光性暗点：①屈光异常：如高度近视、高度远视、无晶状体眼配戴高度凸透镜等可出现不定型的暗点或暗区；②屈光间质混浊：如角膜白斑、严重白内障、致密的玻璃体混浊或玻璃体积血等也可能引起相应的视野损害。

（三）视物变形

视物变形是指所见物像形态发生扭曲、变大或变小。视物增大称为大视症，可由视网膜收缩或瘢痕形成等原因引起视网膜感光细胞堆集导致，也可由调节痉挛伴瞳孔缩小引起。相反，视物变小称为小视症，可由各种原因导致的视网膜感光细胞稀疏引起，也可由调节麻痹、屈光参差引起。视物变形可见于以下情况：

1. 黄斑部病变　如中心性浆液性脉络膜视网膜病变、年龄相关性黄斑变性、黄斑前膜等。但先天性黄斑病变及一些遗传性黄斑变性因系自幼逐步形成，中心视力逐渐下降至大幅度降低，患者一般不出现视物变形现象。

2. 视网膜疾病　如视网膜脱离及视网膜脉络膜肿瘤等。

3. 屈光因素　如高度屈光不正、无晶状体眼戴镜后，角膜不规则散光等。

4. 精神疾病　如癔症、癫痫和精神分裂症等，患者因空间感知综合障碍而诉视物变形。

5. 偏头痛发作的前兆。

（四）色觉异常

色觉异常主要指对颜色的分辨困难或不能分辨。视锥细胞是色觉的主要感光细胞，主要分布于视网膜黄斑区，因此，所有引起视锥细胞和黄斑病变的疾病，以及影响色觉光化学反应及传导通路的疾患，均会导致色觉异常。色觉基因缺陷是其最常见的病因。

1. 根据患者的颜色分辨力分类

（1）色盲（color blindness）：指对色彩不能分辨。

1）全色盲：指色觉完全缺陷，又称一色视。该类患者视物只有明暗之分，而无色彩之别，常觉红色发暗，蓝色发亮。全色盲临床少见。

2）部分色盲：指对色彩不能正确分辨。患者有色彩感，但所感受到的颜色与正常人不同。可分为红色盲、绿色盲和蓝色盲。

（2）色弱（color weakness）：指对颜色的辨别能力差。患者能够分辨色调鲜明、饱和度高、亮度高的颜色，对色调暗、低饱和度、低照度的颜色则分辨困难。分为红色弱、绿色弱、蓝色弱以及红绿色弱等，其中红绿色弱最常见。

2. 根据发病时间分类

（1）先天性色觉异常：通常为遗传性疾病。①X 染色体连锁遗传：最常见，多见于男性，表现为红绿色盲或色弱，类型和程度终身不变，一般不伴视力异常；②先天性视锥细胞营养不良：表现为全色盲，可伴低视力、昼盲、畏光、中心暗点、眼球震颤等。

（2）后天性色觉异常：又称获得性色觉异常，其程度常随病程进展而变化。可见于：①白内障：影响光谱中近蓝光端的光线通过，引起蓝色视障碍；②黄斑病变：一般表现为蓝、黄色障碍；③视神经病变：一般表现为红、绿色障碍；④癔症。

3. 其他色觉异常

（1）色视：即对不应有色泽的物质看成各种颜色，仿佛戴着有色眼镜。常见于屈光间质改变引起的光学变化或药物等物质的化学性毒副作用。如白内障摘除术后的蓝视症；重度前房积血、大量玻璃体积血导致红视症；洋地黄中毒引起黄视症等。

（2）色视力疲劳：指色觉正常，但在15秒内不能正确分辨出颜色。

（五）光适应异常

人眼必须适应不同强度的光照，才能获得必需的视觉，这种对不同强弱光的适应性称为光适应（light adaption），可分为明适应（photopic adaption）与暗适应（scoptopic adaption）。主要的光适应异常有：

1. 夜盲 表现为暗视力和暗适应的下降，患者在光照不足下视物模糊或困难。视杆细胞病变是其根本原因，可见于以下情况：①视网膜病变：视网膜色素变性最常见，表现为进行性夜盲伴视野缩小；②脉络膜病变导致视网膜色素上皮和视杆细胞的继发性改变：如无脉络膜症、脉络膜毛细血管萎缩等；③维生素A缺乏或某些酶或微量元素锌等代谢障碍：可由肝脏疾患、营养不良等引起；④其他：如视神经炎、先天性的暗适应不良、周边屈光间质的混浊等。

2. 昼盲 表现为亮环境视力下降，暗环境视力相对正常。根本病因是视锥细胞病变，如先天性视网膜视锥细胞功能不良、各类黄斑变性、黄斑发育不良等。

（六）闪光感

闪光感是指在缺乏外界相应光刺激下，视野中出现"光""光带""闪电样"或"闪烁样"等光影，常在闭目或暗光下转动眼球时出现，患者多可指出其在视野中的位置。可反复、频繁发生。是因玻璃体对视网膜牵拉的机械刺激，产生神经冲动传入大脑所致。常见于：玻璃体液化和后脱离、孔源性视网膜脱离的早期、眼球钝挫伤、颅脑外伤等。

（七）视疲劳

视疲劳表现为用眼后视物不清，眼球干涩、烧灼感、异物感等不适，眼球、眼周的酸痛、酸胀，可向头部放射，严重时出现恶心、呕吐。常在闭目休息后缓解。视疲劳的常见原因有屈光不正、斜视、调节或集合异常、干眼症、精神因素、环境因素。长期视疲劳可引起慢性结膜炎、睑缘炎、反复发作的睑腺炎等。

（八）飞蚊症

飞蚊症是一种常见症状，多在明亮的单一色彩背景下，如天空、白墙，患者看到眼前有点状、线状、蛛丝状或环状等形态各异的漂浮物，数量不等，常随眼球运动而飘动。是由玻璃体内漂浮的混浊物在一定的光线照射下，投影到视网膜上形成阴影所致。常见于玻璃体混浊、玻璃体后脱离、玻璃体积血、视网膜脱离早期、玻璃体邻近组织炎症和高度近视眼等。

（九）虹视

虹视是因屈光间质异常引起光散射，导致白光分解为其组成色光，蓝光在中间，红光在周围，产生光晕效应，因此患者看灯光周围出现彩虹样光圈。常见于引起角膜上皮或上皮下水肿的各种疾病、角膜表面有分泌物、角膜内皮营养不良、晶状体水隙形成或核性白内障等。

（十）复视

复视指注视一物体时看到两个物像，且两物像不重叠。生理性复视的两个物像清晰度和色彩一致。病理性复视一像清晰，一像模糊。病理性复视可为双眼或单眼复视。

1. 生理性复视 任何具有正常双眼视觉的人都可以发生生理性复视现象。例如，在头部正前方阅读距离放一支铅笔，然后选择一个醒目的物体置于铅笔远方。当注视远方物体时，就会看到两支铅笔。闭上一只眼，对侧铅笔的影像会消失。这是因为注视远处物体时，近处物体的影像分别投射在两眼黄斑中心凹颞侧视网膜上（非正常视网膜对应点），产生了复视。

2. 双眼复视 指双眼注视一物体时出现两个物像，遮盖一眼后复视消失。常见于非共同性斜视、枕叶外伤、肿瘤、炎症等能引起视觉中枢融合功能破坏的疾病。另外，屈光矫正眼镜的光学中心与瞳距不符会产生三棱镜效应,引起复视。

3. 单眼复视 指一眼注视一物体时出现两个物像。常见于:严重的角膜不规则散光引起多焦效应、双瞳症、晶状体半脱位、早期白内障晶状体水隙形成等。

（十一）立体视觉障碍

立体视觉障碍表现为不能精确判断物体的深浅、高低和远近。任何破坏双眼单视和视差的疾患均可能引起立体视觉障碍,如斜视、弱视、单眼抑制等。

二、眼部分泌物

眼部分泌物常见于感染性结膜炎、角膜炎,以及理化刺激、过敏反应、营养缺乏等情况。分泌物的性质常有助于临床疾病的诊断:水样或浆液性分泌物,多见于病毒感染,常伴有耳前淋巴结肿大;黏稠线状或丝状的分泌物,多见于过敏反应如春季卡他性结膜炎;大量脓性分泌物则提示细菌性结膜炎,典型的如淋球菌感染,又称"脓漏眼";白色泡沫状分泌物可能是干燥杆菌引起,也可能是睑板腺功能障碍;而角膜缘的三角形泡沫状物则多为维生素 A 缺乏症引起的上皮角化斑（Bitot 斑）。

三、眼红与眼部充血

眼红多为眼部炎症的表现。眼睑和眼周皮肤的发红主要见于睑缘炎、睑腺炎、眼睑或眼眶蜂窝织炎及皮肤过敏性炎症等。眼球发红则可能为眼表或眼前节的充血、出血或者新生血管形成。

眼球充血一般分为结膜充血、睫状充血、混合充血和巩膜充血。四者的鉴别见表3-1。

表 3-1 结膜充血、睫状充血、混合充血与巩膜充血的鉴别

	结膜充血	睫状充血	混合充血	巩膜充血
颜色	鲜红	暗红	鲜红	暗红或紫红
部位	近穹窿部明显,至角膜缘变淡	近角膜缘明显,至穹窿部变淡	近穹窿部、近角膜缘均明显	巩膜的局部或弥漫,多靠近角膜缘
血管形态	清晰、粗大,树枝状弯曲	不清晰、微细,直行或毛刷状	前两者均有	浅层血管怒张、迂曲,深层模糊不清
血管来源	结膜血管	角膜缘深层血管网	前两者均有	巩膜血管
血管移动性	随结膜移动	不随结膜移动	浅层血管随结膜移动,深层不移动	不随结膜移动
视力	一般不影响	多有减退	多有减退	早期不影响,严重时视力下降
压痛	无	可有睫状压痛	可有睫状压痛	可有巩膜压痛
分泌物	有	一般无	一般无	一般无
常见原因	结膜炎症	角膜病、虹膜睫状体炎、青光眼	角膜病、虹膜睫状体炎、青光眼	巩膜炎

四、疼痛

因刺激的性质、程度、部位以及个体痛觉敏感度等的差异,患者有关疼痛的主诉复杂多样。一般包括:

（一）异物感

异物感多由浅表组织的轻度病变及眼表异物引起。常见于眼睑或角膜异物、结膜结石、倒睫、睑内翻、结膜与角膜的炎症、干眼症等。

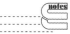

（二）烧灼感、刺痛

烧灼感、刺痛与异物感类似，是一种眼表受轻度刺激的表现。常见于睑缘炎、结膜炎、浅层角膜炎等眼表炎症，化妆品等引起的过敏反应，滴眼液、烟雾、粉尘、刺激性气体等引起的化学性角结膜炎，干眼症，视疲劳以及发热、困倦、烟酒过度等。

（三）眼痛

眼痛一般可提示眼及其邻近器官组织的器质性病变。常见于：

1. 眼球的病变　通过刺激三叉神经末梢或眼内压升高的机械性压迫引起眼球疼痛，可伴有眼痛、眼红及不同程度的视力下降，剧烈的疼痛可向头部、额面部放射，并引起恶心、呕吐。常见于角膜炎、角膜溃疡、虹膜睫状体炎、深层巩膜炎、眼内炎、青光眼、眼内肿瘤等。

2. 眼附属器的病变　①眼睑、泪器和结膜的病变：常表现为定位较明确的浅表疼痛，病变处常有压痛，多为炎症或外伤所致，可有明显的外观异常，一般无视力下降；②眼外肌和眼眶的病变：常表现为球后疼痛，眼外肌病变可引起眼球转动时疼痛加剧，眶内容积增大往往引起胀痛，眼眶炎症如蜂窝织炎等可引起剧烈的眼球深部搏动性疼痛。

3. 视神经病变　因视神经本身并不含感觉神经纤维，所以，视神经萎缩、水肿、缺血多不出现疼痛感；视神经的炎性病变可通过刺激视神经鞘膜的感觉神经纤维末梢，出现球后疼痛，眼球运动时加重，常伴有视功能的损害。

4. 眼邻近器官组织或全身性疾患　通过炎症的直接蔓延、眼部循环和感觉神经受累等引起眼痛。如鼻窦炎、颞动脉炎、三叉神经痛、偏头痛、颅内高压等。

5. 癔症性疼痛。

五、畏光

畏光是指对光的不耐受，患者表现出对光线敏感，光照射下不适感。正常眼在强光照射下表现的畏光，属于一种生理状态。畏光常见于以下情况：

1. 各种导致进入眼内光线过多的眼部改变　①各种原因的瞳孔散大：如阿托品等药物性散瞳，动眼神经损伤等；②先天性或外伤性虹膜缺损或无虹膜；③虹膜色素过少：如白化病。

2. 各种激惹眼前节、使眼对光线的敏感性增加的眼病　①眼前部炎症：结膜炎、角膜炎、虹膜睫状体炎等；②眼前节损伤：电光性眼炎、角结膜异物和外伤等；③青光眼等。

3. 其他　视疲劳，偏头痛，神经衰弱，脑神经病变，奎宁、砷剂、碘剂等中毒，麻疹、流感等传染病，长期暗环境下作业等。

六、流泪与溢泪

（一）流泪

指泪液分泌过多来不及经泪道排出，而流出结膜囊之外。任何影响泪液分泌神经反射弧的各种理化和情感因素或病变均可引起流泪。

可见于：①情感因素或理化因素刺激：如喜、怒、哀、乐，冷风、强光、烟尘、刺激性化学物质等；②眼前节炎症或异物刺激：如结膜炎、角膜炎、结膜结石、角结膜缝线等；③干眼症时泪膜不稳定可引起反射性流泪；④泪腺炎症或肿瘤；⑤全身应用强副交感神经兴奋剂如胆碱类药物、新斯的明等；⑥全身疾病如麻疹、百日咳、面神经痛、三叉神经痛、支气管哮喘、甲状腺功能亢进等。

（二）溢泪

指泪液经泪道排出受阻而导致的泪液流出结膜囊之外。任何影响泪液正常引流的结构和（或）功能的异常均可导致溢泪。

常见于：①泪点的缺如或闭塞；②泪点位置和（或）虹吸功能异常：如睑外翻；③泪道管腔的狭窄、阻塞或者闭锁；④泪道瘘管。

七、干眼

干眼（dry eye）即眼干燥感，由于人体对干燥的感觉模糊，因此患者常主诉为眼睛的干涩感、异物感、烧灼感、痒感、视疲劳、难以名状的不适等。常见于各种原因引起的泪液质、量或泪液动力学改变导致的泪膜不稳定。详见第五章眼表疾病。

八、白瞳症

白瞳症（leukocoria）表现为瞳孔区呈现白色或黄白色反光（"猫眼样反光"）。常伴有严重的视力下降和斜视。常见于白内障、视网膜母细胞瘤、眼内炎、早产儿视网膜病变、永存原始玻璃体增生症、视网膜毛细血管扩张症（Coats病）、眼内寄生虫、视网膜全脱离等。

九、眼球位置异常

正常情况下，人在平视正前方时，双眼视轴平行，眼球突出外侧眶缘12～14mm，两眼间差值不超过2mm。但是，由于存在种族、家族以及屈光状态等因素的影响，眼球突出度存在着个体差异。眼球位置异常表现为：

（一）斜视

斜视（strabismus）为平视正前方时，双眼视轴不能维持平行而发生偏斜。任何遗传、发育或后天性因素引起眼球运动系统和融合功能异常的疾患均可能出现眼位的偏斜。详见第十五章斜视与弱视。

（二）眼球突出

通常将眼球突出度大于14mm，或两眼间差值大于2mm视为病理性眼球突出，常见于各种原因引起的眶内容积增大。甲状腺相关性眼病是引起成人单眼和双眼眼球突出最常见的原因。此外，眼眶或邻近组织的炎症、肿瘤、血管畸形以及外伤等也可引起眼球突出。高度近视、先天性青光眼、眼睑退缩等由于眼球或眼眶的解剖异常而表现出的眼球突出，临床上称为假性眼球突出。

（三）眼球内陷

指一眼或双眼向眶内凹陷，常见于眼外伤、先天性发育异常、各种陈旧性眼病导致的眼球萎缩、老年性眶脂肪萎缩或脱水状态等引起的眶容积减小等。

十、眼球运动异常

（一）眼球震颤

眼球震颤（nystagmus）以眼球的不自主运动为特征，常伴有视力低下。多表现为节律性、不自主的眼球往返运动，可呈水平性、垂直性、斜向性、旋转性或混合性。根据眼球震颤的形式可以分为摆动型和跳动型。

1. 摆动型眼球震颤　眼球呈钟摆式往返运动，速度不变。

（1）知觉缺陷性眼球震颤：眼注视功能未发育形成的弱视性眼球震颤，在患者试图注视时眼球震颤更加明显。见于先天性白内障、早产儿视网膜病变、高度屈光不正等。

（2）职业性眼球震颤：长期低照度下工作，视锥细胞长时间抑制后中心视力减退出现的眼球震颤，常见于矿工、排字工等。

2. 跳动型眼球震颤　眼球呈明显速度不同的往返运动，即先缓慢地转向某一方向（慢相），达到一定程度后，突然以急跳式运动返回（快相）。

（1）视动性眼球震颤：双眼注视向同一方向移动的物体时出现的眼球震颤，是一种生理性现象。

（2）迷路性眼球震颤：由迷路的刺激或功能障碍引起，常伴眩晕。

（3）中枢性眼球震颤：常由小脑、前庭、内侧纵束等的病变引起，常伴中枢神经系统损害症状。

（二）眼球运动障碍

眼球运动障碍，表现为运动范围、速度受限和双眼运动协调性减弱。常见于神经源性疾病如动眼神经麻痹；肌源性疾病如先天性眼外肌发育异常、眼外肌外伤、炎症、纤维化、重症肌无力；机械性限制如眶壁骨折使眼外肌嵌顿、眶内肿瘤压迫、眼科手术如视网膜脱离手术外加压等造成眼外肌活动受限。

十一、角膜混浊

表现为角膜的透明性消失或减弱。常见于角膜水肿、炎症浸润、溃疡、新生血管、外伤、角膜变性及营养不良、角膜瘢痕、角膜葡萄肿等。

十二、瞳孔变形

表现为瞳孔变大、缩小、不规则等。常见于青光眼、虹膜睫状体炎、虹膜前或后粘连、外伤性虹膜根部离断、先天性虹膜缺损、先天性永存瞳孔膜、瞳孔异位、多瞳症等。

第三节　眼　科　检　查

一、视功能检查

视功能检查是评估被检者主观上对事物认知和分辨能力的常用方法。包括视力、视野、色觉、明适应与暗适应、对比敏感度、立体视觉等视觉心理物理学检查以及视觉电生理检查。

（一）视力

视力，又称中心视力，主要反映黄斑区视功能。检查视力是测量人眼分辨二维物体形状和位置的能力，即测定能够认识其形状的最小的视网膜上的成像。外界物休两个端点与眼的结点连线在眼前所形成的夹角为视角（图3-8）。被兴奋的两个视锥细胞间必须至少隔开一个未被兴奋的视锥细胞，才能分辨两个点，否则不能区别两点（图3-9），这时需要的视角大约等于1′视角，所以将正常的最小视角定为1′视角。

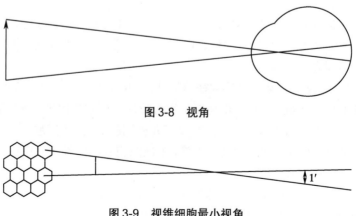

图3-8　视角

图3-9　视锥细胞最小视角

根据视角原理可以用各种视标、数字及图制成各种形式的视力表。如标准对数视力表上 1.0 行的 E 字符号，在 5m 处看其整个字符在视网膜上形成 5′ 角，其每一笔画的宽度和每一笔画间空隙的宽度各形成 1′ 角（图 3-10）。临床常用的视力表有国际标准视力表、标准对数视力表、ETDRS（early treatment diabetic retinopathy）视力表、近视力表、儿童视力表等。

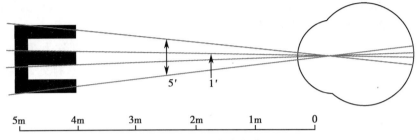

图 3-10 视标与视角

临床把 5m 或 5m 以外的视力称远视力；阅读（25～40cm）时的视力称近视力。正常远视力≥1.0，世界卫生组织（WHO）规定一个人较好眼的最佳矫正视力 <0.3 但≥0.05 时为低视力（low vision）；<0.05 时为盲（blindness）。

1. 远视力检查　应将视力表悬挂在光线适宜处，避免阳光直射，悬挂高度以 1.0 行视标与被检眼等高为宜，检查距离为 5m。详见本套教材《眼屈光检查》（第 2 版）视力检查部分。

2. 近视力检查　临床常用标准近视力表或耶格（Jaeger）近视力表。详见《眼屈光检查》视力检查部分。

3. 视力记录方法　我国采用小数制和五分记录法两种方式，远视力检查距离为 5m，记录为 0.1～1.0、1.2、1.5 或 4.0～5.0、5.1、5.2 等；数据分析时应该将小数记录法转换为五分记录；西方国家多采用分数制，检查距离常为 6m 或 20ft（英尺），记录为 6/60、6/30、6/12、6/6、6/5 或 20/200、20/40、20/20 等，数据分析时采用 LogMar 记录分析，我国的小数记录法 1.0 或者五分记录法 5.0，西方国家的 20/20，均相当于 LogMar 的 0.1。

4. 婴幼儿视力检查　婴幼儿无法准确表达，可以通过下述方法了解：①婴幼儿注视能力、追踪光线和物体的能力，可大致了解患儿视力情况。常采用手电筒光或大小不同、色泽鲜艳的物体置于被检婴幼儿前方，观察其能否注视灯光或物体，观察其头部或眼球能否跟随眼前移动的目标。②两眼注视能力有无差别，了解双眼视力差异。可采用交替遮盖法来检查，若遮盖一眼患儿表现如常，遮盖另眼时表现躁动不安并试图拒绝或避开遮盖物，提示拒绝遮盖侧视力优于对侧眼。

定量检查可以使用选择性注视法，其检查用具是一系列成对的图片：一片为黑白相间、宽窄相等的条栅图片，另一片为平均灰度与条栅相同的均匀灰色图片（图 3-11）。检查时，同时出示一对图片，观察婴幼儿是否注视条栅图片。如被检者注视条栅图片表示具有相应的视力；如视力较差，则只对宽条栅有反应，对较细的条栅图片反应与对应的灰色图片无明显区别。

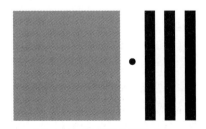

图 3-11 选择性注视检查卡

5. 主视眼　人的双眼在视物时并不平衡，其中有一眼在向大脑传递物像信息时是起主导作用的，称为主视眼，也叫优势眼。主视眼形成与屈光不正程度、视觉发育过程中不同信息调控、用眼习惯等有关。可以使用主视眼测试卡进行检查。

（二）色觉

色觉（color vision）是指人眼感知和辨别色彩的能力，是人眼视网膜视锥细胞的一种重要功能。色觉障碍包括色盲及色弱,色盲最常见者为红绿色盲。

色觉检查是就业、入学、服兵役及从事交通运输、美术等工作前体检的必需项目,亦用于一些获得性色觉障碍疾病的诊断和鉴别诊断。

色觉检查应该在明亮的自然光线下进行,有以下几种常用方法。

1. 假同色图 又称色盲本。在同一幅色彩图中既有相同亮度、不同颜色的斑点组成的图形或数字,也有不同亮度、相同颜色的斑点组成的图形或数字。正常人根据颜色来辨认,而色盲者仅能以明暗来判断。检查方法详见《眼屈光检查》。

2. 色相排列法 常采用 FM-100 色彩试验及 D-15 色盘试验。此法为在固定照明条件下,令被检者将许多形状与大小一致但颜色不同的色相子按色调依次排列,根据其排列顺序是否正常来判断有无色觉障碍及其程度和类型。

3. 色觉镜 是检查色觉异常的一种较准确方法。利用红光与绿光适当混合后可形成黄光的原理,观察被检者调配红光和绿光的比例,来判断有无色觉障碍及其程度和类型。Nage Ⅰ色觉镜被认为是诊断先天性红绿色觉异常的金标准,Nage Ⅱ色觉镜可用于检测蓝色觉异常。

(三)视野

视野是指眼固视正前方时,所能感知到的外部空间范围。反映的是黄斑中心凹以外视网膜感光细胞的功能,又称周边视力。距注视点 30°以内范围的视野称中心视野;30°以外为周边视野。

当视野狭小时,从事交通工具驾驶或本身及周围物体有较大范围活动的工作时,会有障碍,甚至行路也有困难。因此,世界卫生组织规定无论中心视力好坏,视野小于 10°者为盲。

1. 正常视野 同一被检眼采用不同大小、不同颜色的视标检查,所得视野范围不同。用 3mm 直径白色视标检查,正常人单眼动态视野的平均值是:上方 56°,下方 74°,鼻侧 65°,颞侧 90°(图 3-12)。蓝、红、绿色视野依次递减 10°左右。生理盲点的中心在注视点颞侧 15.5°,水平中线下 1.5°处,其垂直径为 7.5°,水平径 5.5°。生理盲点的上下缘可有狭窄的视盘附近大血管的投影暗点。正常视野还包括视野范围内各部分光敏度正常。视野检查结果通常还会受到被检者精神状况、鼻梁高低、瞳孔大小、上眼睑位置等的影响。

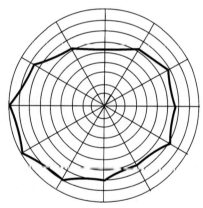

图 3-12 正常视野

2. 视野检查的种类

(1)动态视野检查:以同一刺激强度的视标,由视野周边部不可见区向中心可见区匀速移动,以探测不可见区与可见区的分界点,称为动态视野检查。该检查主要是用于测量等视线和检测暗点的范围。其优点是检查速度快,适用于周边视野的检查;缺点是对小的、旁中心相对暗点发现率低。

(2)静态视野检查:在视野的某点上由弱至强呈现一系列不同刺激强度的视标,被检者刚能感受到的刺激强度即为该点的视网膜光敏感度或光阈值。该检查是一种精确的视野定量检测,目的在于量化每一个检测位点的光敏感度。

3. 常用的视野检查方法

(1)对比法:属于动态视野检查法。通过比较检查者的正常视野和被检者的视野,来粗略估计被检者的视野是否正常。该方法不需仪器、操作简便,但不精确,不能供以后做对比。

（2）弧形视野计：是一简单的动态周边视野计。视野屏是一半径33cm半环弧形板，又叫视野弓，可围绕其中心点旋转，其内面有角度刻度（图3-13）。是一种比较原始的粗略定量方法。

（3）Goldmann视野计：为投射式半球形视野计（图3-14）。半球屏半径33cm，其视标大小及亮度能精确调控，半球形背景照度均匀且可矫正，因此，检查的量化性、准确性、可重复性及敏感性明显增加。可用于检测周边视野和中心视野。该视野计为现代视野技术奠定了基础。

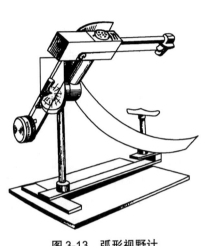

图3-13　弧形视野计

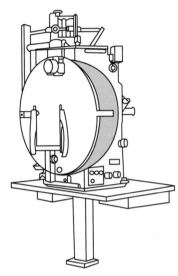

图3-14　Goldmann视野计

（4）平面视野计：最常用的是Bjerrum屏，包括1mm见方的黑色视屏、视标（常用2mm白色视标）与照明装置（图3-15）。视屏与被检眼的距离为1m，为弧形视野计的3倍，故视野缺损的图也放大3倍，因此适合于发现较小的中心视野（即30°以内的视野）缺损。

（5）自动化静态定量视野计：临床常用Humphrey视野分析仪和Octopus视野计（图3-16）。自动视野计拥有针对青光眼、黄斑疾病、神经系统疾病的特殊检查程序，能自动监控被检者的固视情况，克服了检查者的主观人为因素，提高了检查结果的可重复性、可信性、可比性，可对多次随诊的视野进行分析，提示视野缺损是改善或恶化。但检查前需要检查者选择检测试验位点的数量和位置等，设计被检测的视野模式。

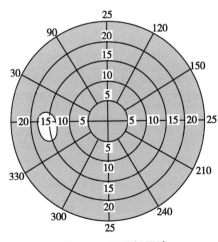

图3-15　平面视野计

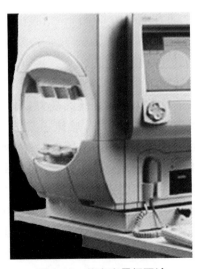

图3-16　静态定量视野计

（6）Amsler 方格：主要用于中心注视区约 10° 范围的视野检查。方格表为 10cm 见方的黑纸板，被白线条等分成 400 个小方格，每小格长宽均为 5mm，线条均匀笔直、方格大小相等，板中央的白色小圆点为注视目标（图 3-17）。该方法简单易行，结果迅速准确，主要用于测定中心、旁中心暗点，特别是对黄斑疾病的检查具有重要意义。

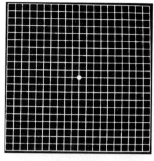

图 3-17 Amsler 方格

（四）对比敏感度

对比敏感度（contrast sensitivity function，CSF）是指在不同明暗背景下，人眼对不同空间频率的条栅视标的识别能力。空间频率是指 1′ 视角所含条栅的数目（即周数），用周 / 度（c/d）表示。对比敏感度由黑色条栅与白色间隔的亮度决定。把人眼所能识别的最小对比度称为对比敏感度阈值。阈值越低视觉系统越敏感。因此，对比敏感度有助于早期发现及监测某些与视觉有关的眼病，如青光眼、黄斑疾病、糖尿病性视网膜病变等视网膜、视神经疾病以及屈光间质混浊疾病。临床以不同视角对应的不同空间频率作横坐标，条栅与空白之间亮度的对比度作纵坐标，来绘制对比敏感度曲线。正常人该曲线似倒"U"形。

（五）暗适应

从明处进入暗处时，人眼起初一无所见，随后逐渐能看清暗处的物体，这种对光的敏感度逐渐增加并最终达到最佳状态的过程称为暗适应。暗适应是视网膜感光细胞特别是视杆细胞的重要机能，可反映人眼光觉敏感度是否正常，可对夜盲症状进行量化评价。

正常人最初 5min 暗适应提高很快，随后减慢，8～15min 时再次加快，15min 后又减慢，直到 50～60min 时达到稳定的最高峰。在 5～8min 时暗适应曲线有一转折点（α 曲，kohlrausch 曲），代表视锥细胞的暗适应过程结束，其后完全是视杆细胞的暗适应过程。常用检查方法有：

1. 对比法 暗适应正常的检查者与被检者同时进入暗室，在同等条件下，比较两人在暗室内可辨别出相同物体的时间。该法简单易行，可粗略地判断受检者的暗适应功能。

2. 暗适应仪检查 常用的有 Goldmann-Weeker 暗适应计、Hartinger 暗适应计等，其内部均有可调光强度的照明和记录装置，并绘制被检者暗适应曲线。

（六）立体视觉

立体视觉（stereoscopic vision）又称深度觉，是人感知各种物体立体形状、相互间空间位置关系的能力。是大脑高级中枢对双眼物像综合分析的结果，为高级心理、生理反射。双眼单视、双眼视差为其基础。单眼视力下降较双眼视力对称性下降更能引起立体视觉障碍。临床可采用同视机法、立体视觉检查图片或计算机立体视觉检查系统等进行立体视觉检查。

（七）视网膜潜视力

视网膜潜视力，即视网膜的视觉能力。普通视力检查是眼科临床上最基本的检查项目，它反映的是整个视觉系统的视力，而对于一些术前看不清眼底的白内障患者或其他一些屈光间质混浊的患者而言，临床上常常对患眼进行视网膜潜视力评价，可为白内障手术的视力预后评估提供参考。常用的潜视力检查法有干涉法视力检查，是一种用空间光栅产生干涉条纹以测定潜视力的方法。

（八）视觉电生理检查

外界物体成像于视网膜后，需转化为生物电，经神经冲动传至视皮质形成视觉。视觉电生理检查就是通过检测视觉系统的这些生物电活动来了解视功能。该检查属于无创、客观的检查方法，特别适用于检查不合作的幼儿、智力低下者及伪盲者。

临床常用的视觉电生理检查，包括眼电图（electro-oculogram，EOG）、视网膜电图

（electroretinogram，ERG）和视觉诱发电位（visual evoked potential，VEP）。近年来，随着多焦视觉电生理技术的发展和应用，除了传统视网膜电图和视觉诱发电位以外，又有了多焦视网膜电图（multifocal ERG，mfERG）和多焦视觉诱发电位（multifocal VEP，mfVEP），见表3-2。

1. 眼电图　EOG 是不加额外光刺激时眼球的静息电位。其产生的前提是感光细胞与视网膜色素上皮的接触和离子交换。因此，主要反映视网膜色素上皮和光感受器复合体的功能，其异常表现常见于视网膜色素上皮、光感受器细胞病变以及中毒性视网膜疾病等。也可用于检测眼球位置和眼球运动的变化。

2. 视网膜电图　ERG 是光刺激视网膜时，从角膜或相应部位记录的视网膜总和电反应。依据刺激条件分为闪光 ERG（flash-ERG）、图形 ERG（pattern-ERG）、局部 ERG（local-ERG）、多焦 ERG（multifocal-ERG）等。闪光 ERG 是视网膜受到闪光刺激后从角膜面记录到的生理电反应，主要反映视网膜第一、二级神经元的功能；图形 ERG 是用光栅或棋盘格图形翻转刺激视网膜从角膜面记录到的生物电反应，主要反映视网膜第三级神经元的功能；两者联合应用，则可反映全视网膜的功能。局部 ERG 是给黄斑以局部光刺激，在角膜面记录到的生物电活动，主要反映黄斑部视网膜的功能。

3. 视觉诱发电位　VEP 是视网膜受闪光或图形刺激后在枕叶视皮质所产生的电活动，实际上是一种视皮质受信号刺激产生的脑电图。视路的任何病变包括视网膜病，均可以引起 VEP 异常。图形 VEP 适用于屈光间质透明且合作的被检者，主要反映黄斑中心凹功能。闪光 VEP 常用于婴幼儿、屈光间质混浊和不合作者，以及视力损伤严重、不能作图形 VEP 检查者。

表 3-2　视网膜组织结构与相应的电生理检查

视网膜组织结构	电生理检查
色素上皮	EOG
光感受器	ERG 的 a 波
双极细胞、Müller 细胞	ERG 的 b 波
无长突细胞等	ERG 的 Ops 波
神经节细胞	图形 ERG
视神经	VEP 和图形 ERG

二、眼部检查

一般在良好的自然光线或人工照明下，先右眼后左眼，由外至内，从前到后，按解剖部位系统、有序地进行。

检查时注意：①双眼对比，利于发现异常；②传染性眼病时，先健眼后患眼，以免交叉感染；③不合作患儿，可在麻醉下进行，或让家长将其手足及头部固定，使用开睑钩开睑，而不用手强行掰开，以免眼球受挤压，引起患眼眼球穿孔或破裂；④眼痛及刺激症状重者，可在 0.5% 丁卡因表面麻醉后检查；⑤检查角膜溃疡、角膜软化及眼球穿通伤患者，应动作轻柔，勿挤压患眼，以防眼内容物脱出；⑥遇有化学性烧伤时，立即用大量生理盐水或清洁自来水冲洗，同时清除结膜囊内异物，然后再进行病史采集、系统检查。

（一）裂隙灯显微镜检查技术

裂隙灯显微镜检查技术是一项非常重要的眼科基本检查技术。常用的检查法有弥散光照明法、直接焦点照明法、后部反光照明法、镜面反光照明法、间接照明法、角膜缘散射照明法等，用于检查眼前段，包括眼睑、结膜、泪膜、角膜、巩膜、前房、虹膜、瞳孔、晶状体和前段玻璃体。裂隙灯显微镜附加前房角镜、前置镜、三面镜等附件后，可进一步检查前房角、玻璃体和眼底。若附加眼压计、照相机、激光仪等则用途更为广泛。

（二）眼附属器检查

1. 眼睑　对比观察双眼睑有无异常：正常情况上下睑缘紧贴眼球表面，上睑缘位于10～2点上方角膜缘处，遮盖上方角膜1～2mm。观察眼睑位置、形态，睑裂大小及睫毛有无异常；观察上下睑缘有无异常。若存在上睑下垂，则需要检查提上睑肌力量。触诊双眼睑有无异常。

2. 泪器

（1）观察泪腺及泪囊前皮肤有无红肿、瘘管，触诊有无压痛及肿块。如有肿块，应判断其质地、硬度、移动度，是否伴有眼球突出或移位。

（2）暴露上下泪点，观察其大小是否正常，有无外翻、闭塞，压迫泪囊区时有无分泌物自泪小点溢出（注：泪囊区红肿时不可压迫）。

（3）泪道检查

1）荧光素钠试验：将1%～2%荧光素钠滴入结膜囊内1滴，2min后擤鼻，如涕中带有绿黄色，即表明泪道可以通过泪液。

2）泪道冲洗：表面麻醉后，用钝圆针头自下泪小点注入生理盐水，根据冲洗时阻力及液体流向判断：①冲洗无阻力，液体顺利进入鼻咽部，表明泪道通畅；②冲洗有阻力，部分自泪小点反流，部分进入鼻咽，提示鼻泪管狭窄；③冲洗有阻力，液体完全从原路返回，表明泪小管阻塞；④冲洗液自下泪点注入，由上泪点反流，提示泪总管/鼻泪管阻塞，若同时有黏液脓性分泌物则提示鼻泪管阻塞合并慢性泪囊炎。

3）X线碘油造影或超声检查：可显示泪道阻塞部位及泪囊大小，为手术提供参考依据。

4）泪道探通术：诊断性泪道探通术有助于证实泪道阻塞的部位。

（4）泪液功能检查

1）泪液分泌试验（Schirmer试验）：分为Schirmer 1和Schirmer 2试验。前者主要评价泪腺功能，短于10mm为异常；后者主要评价副泪腺功能，表面麻醉后进行，短于5mm为异常。

2）泪膜破裂时间（tear breaking-up time，T-BUT）：需在裂隙灯、钴蓝光下进行。受检眼结膜囊内滴2%荧光素钠1滴，瞬目数次，使泪膜均匀着色，进行检查。正常人为10～45s，若短于10s则提示泪膜不稳定。当瞬目后泪膜不能重新完整遮盖角膜时T-BUT为0s。

3. 结膜

（1）球结膜：检查有无充血、出血、水肿、染色、睑裂斑、翼状胬肉，以及有无异物、结节和分泌物等。

（2）睑结膜及穹窿结膜：注意观察其有无充血、水肿、乳头、滤泡、瘢痕、结石和睑球粘连以及有无异物及分泌物潴留等异常。

4. 眼球位置及运动

（1）嘱被检者头正位，正视前方，观察其双眼是否对称，角膜位置有无偏斜，有无眼球震颤，有无突出或凹陷。

（2）眼位检查：可使用角膜映光法，粗略估计眼球偏斜方向及斜视度：采用点光源检查，观察反光点偏离瞳孔中心的位置（图3-18）。

（3）眼球运动检查：嘱患者向左、右、上、下，及右上、右下、左上、左下各方向注视，了解眼位和眼球运动情况（图3-19）。该法常与角膜映光法联合应用。

（4）眼球突出度：我国人眼球的突出度在12～14mm（平均为13.6mm），两眼差值不超过2mm。高于或低于此数时，可考虑为眼球突出或内陷。可用Hertel突眼计进行测量。

5. 眼眶　观察双侧眼眶是否对称，触诊眶缘有无缺损、肿块、压痛、搏动等。

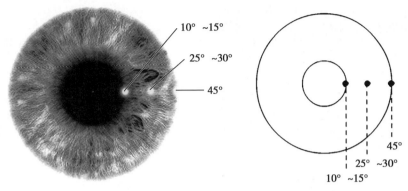

图 3-18 角膜映光法检查眼位

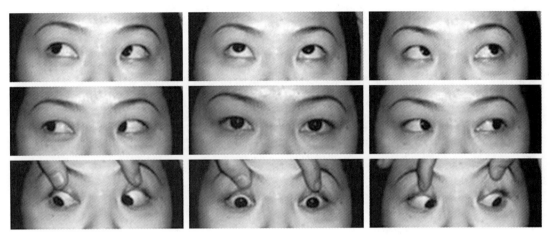

图 3-19 眼球运动检查

（三）眼前节检查

眼前节指位于晶状体以前的部分，包括角膜、巩膜、前房、虹膜、瞳孔和晶状体。

1. 角膜 观察角膜形状、大小、曲度、透明度、角膜后有无沉着物，检查有无上皮缺损、异物、新生血管及混浊，检查角膜知觉及角膜内皮情况等。

（1）角膜大小：可用米尺测量，若横径大于 13mm 为大角膜，小于 10mm 为小角膜。

（2）角膜透明度：角膜上任何不透明现象均为角膜透明度异常。常见的原因有角膜炎症、溃疡、瘢痕、新生血管、变性等。

（3）角膜厚度：裂隙灯下任何厚度不均匀的现象都提示异常，应该进一步检查。具体厚度可以用超声或光学仪器测量。

（4）角膜上皮：疑有角膜上皮缺损时，可用荧光素钠染色，以 1%～2% 荧光素钠滴入结膜囊内，1～2min 后观察，缺损区染色呈淡绿色（图 3-20）。角膜异物、疑有角膜伤口渗漏时，亦可使用角膜荧光素钠染色法清晰显示部位及范围。

（5）角膜曲度：粗略而简单易行的方法是 Placido 映照法。观察 Placido 板在角膜上的映像：正圆形为正常，椭圆形为规则散光，扭曲形为不规则散光（图 3-21）。精确测定可用角膜曲率计或角膜地形图检查。

（6）角膜知觉：嘱被检者正视前方，用一无菌细棉纤维条，自其侧面移近，用末端轻触角膜，注意勿使其看到棉条。知觉正常者出现瞬目反射。同法检查另一眼，双眼进行比较。若瞬目反射迟钝，表示知觉迟钝；瞬目反射消失，表示知觉麻痹。也可以用 Cochet-Bonnet 触觉测量器定量检查，方法为将触觉测量仪的尼龙丝垂直接触角膜中央，观察眼睑瞬目反射，能引起眼睑瞬目反射的最长尼龙丝长度为角膜知觉的阈值，以毫米表示，数值越大表示知觉越敏感，越小表示越迟钝。

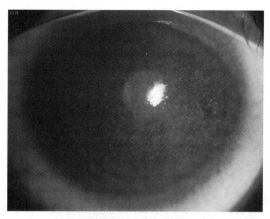

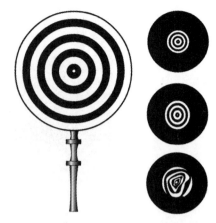

图 3-20　角膜荧光素染色检查,示角膜上皮点状染色　　图 3-21　角膜曲度 Placido 映照检查法

（7）角膜内皮：一般采用角膜内皮显微镜检查角膜内皮细胞的数量、密度、形态等,临床常用于白内障、青光眼等手术的术前评估以及角膜内皮病变的诊断和鉴别。

2．巩膜　在自然光线或人工照明下观察巩膜有无黄染、充血、色素沉着及结节等,触诊有无压痛。

3．前房　主要检查前房的深浅和房水的透明性。浅前房有潜在发生闭角型青光眼的危险,房水混浊、积脓、积血等可提示眼部炎症、外伤或肿瘤等。

（1）前房深浅检查

1）简易方法：用手电光在受检眼外眦处平行虹膜照向内眦,若鼻侧虹膜被完全照亮为深前房;反之可能为浅前房。

2）裂隙灯检查：可将窄裂隙光聚焦在颞侧缘部角膜做一个细窄的角膜光学切面,同时照亮周边虹膜,角膜和虹膜之间的暗区就是周边前房深度,比对前房深度和角膜厚度的比例,通常这个比例在 1/3 以上,若小于 1/4 则表示房角窄,提示有发生闭角型青光眼的可能,应作进一步检查。该法仅间接反映房角的宽度,不能代替前房角镜检查。

3）前房角镜检查：通常使用间接前房角镜,通过光线折射或反射观察前房角各结构,判断房角的宽窄和开闭（图 3-22）。前房角由前壁、后壁及两壁所夹的隐窝三部分组成。在前房角镜下,正常房角结构由前至后依次为：①Schwalbe 线：又称前界环,为一白色、有光泽、略突起的细线,是角膜后弹力层终止处;②小梁网：为半透明、浅棕灰色小带,是多孔的网状结构,为房水的排出通路,Schlemm 管位于其内,巩膜静脉窦位于其外侧,其滤过的功能部分位于后 2/3;③巩膜突：为紧接于小梁网之后的一灰白色或淡黄色细线,是房角前壁的终点;④睫状体带：为一棕黑色带,组成房角隐窝;⑤虹膜根部：为虹膜的最周边部,组成房角后壁,是房角隐窝的起点。

临床根据前房角镜下所见,对前房角做出分级。常用的是 Scheie 分级法：分为宽角、窄角Ⅰ～Ⅳ共 5 级。即静态下：全部前房角结构可见者为宽角;只能看到部分睫状体带者为窄Ⅰ;只能看到巩膜突者为窄Ⅱ;只能看到前部小梁者为窄Ⅲ;只能见到 Schwalbe 线者为窄Ⅳ。

（2）房水透明度：可用房水闪辉（Tyndall 征）来判断有无房水混浊。即房水混浊时,用圆锥光束照射前房,可在房水的光学空间内看到灰色闪辉光带。

4．虹膜　观察其色泽、纹理,有无新生血管、粘连、结节、异物、萎缩,有无虹膜震颤、缺损或离断等。

5．瞳孔检查　对比观察双侧瞳孔形状、大小、位置等,检查瞳孔反射。正常成年人双眼瞳孔等大等圆,在自然光线下,直径约为 2.5～4mm,儿童及老年人稍小。

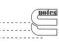

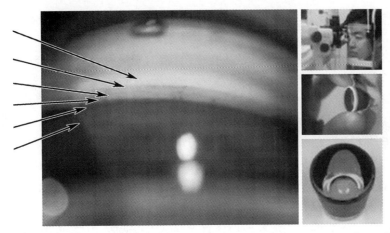

图 3-22　前房角镜检查,箭头从上到下分别为角膜后壁、Schwalbe 线、小梁网、巩膜突、睫状体带和虹膜

检查瞳孔的各种反射对于眼睛及全身病的诊断都有重要意义,常用的检查有:

（1）直接对光反射:在暗光照明环境中用手电筒直接照射一眼瞳孔,该眼瞳孔迅速缩小。正常人双眼瞳孔的缩小与扩大反应是相等的。

（2）间接对光反射:在暗光照明环境中,用手半遮盖右眼（或左眼）使该眼既不受手电筒照射,被检查者又能观察到瞳孔运动,手电筒直接照射左眼（或右眼）瞳孔时,右眼（或左眼）瞳孔迅速缩小。

（3）Marcus-Gunn 瞳孔:也称相对传入性瞳孔反应缺陷（relative afferent pupillary defect,RAPD）,是在双眼直接间接对光反射均存在但两侧强弱不一致的情况下表现的一种医学征象。手电筒分别照射双眼检查到双侧瞳孔均缩小,然而缩小程度不一致。然后快速交替照射,当明亮的光线从未受影响的眼睛快速移动到相对传入障碍的眼睛时,相对传入障碍的眼睛仍能感受到光线,然而瞳孔收缩力度不够而表现出扩大的征象（图 3-23）。

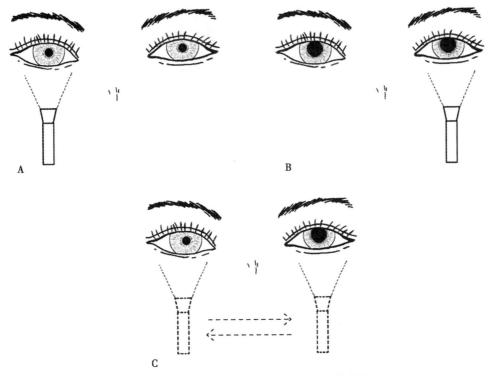

图 3-23　Marcus-Gunn 瞳孔（左眼为患眼）

A. 光照右眼,双眼瞳孔缩小；B. 光照左眼,双眼瞳孔缩小但较弱；C. 快速交替照射,右眼瞳孔缩小,左眼瞳孔扩大

（4）集合反射：先令被检者注视一远方目标，然后再嘱其立即注视距离被检者眼前15cm处目标，观察瞳孔情况。正常人两眼瞳孔缩小。

（5）Argyll-Robertson 瞳孔：特点是瞳孔小，直接对光反射消失而集合反射存在，见于神经梅毒。

6. 晶状体：观察晶状体的透明程度，如有混浊应注明其部位、形态、颜色等；观察晶状体形态、位置等。必要时散瞳检查。

（四）眼后节检查

眼后节指位于晶状体后表面以后的部分，包括玻璃体、视网膜、脉络膜和视盘（视乳头）。检查应在暗室内进行，可散大瞳孔详细观察，散瞳前需了解病史，浅前房者不宜散瞳以免诱发急性闭角型青光眼。

1. 检查顺序　一般遵循先观察玻璃体有无异常，如混浊、积血、机化、闪辉等。后检查视盘，观察色泽、形态、大小、边界、杯盘比、有无隆起、充血等。再沿视网膜血管走向检查视网膜，依次检查颞上、颞下、鼻上、鼻下象限。主要观察：①血管形态、管径粗细、有无血管搏动、动静脉交叉压迹、异常血管等；②各象限视网膜色泽、透明度，有无出血、渗出、水肿、色素改变，有无变性、裂孔、脱离等；③黄斑区有无异常。

2. 目前常用方法　有直接检眼镜检查、双目间接检眼镜检查、裂隙灯显微镜联合特殊透镜（前置镜、三面镜等）检查。

（1）直接检眼镜检查法：直接检眼镜所见为眼底正立像，放大倍率约16倍，适于观察后极部微小病变，如微血管瘤、细小渗出、色素改变等。缺点是视野范围小且无立体感。

（2）双目间接检眼镜检查法：双目间接检眼镜构造由照明系统、目镜、物镜（集光镜）及附件组成。间接检眼镜像是通过放置在检查者和被检者之间的 +15～+30D 范围（常用 +20D）的透镜而产生的。该透镜具有两种功能：①它将照明系统的出瞳和观察系统的入瞳成像在被检者瞳孔处；②它将被检者的眼底像成在检眼透镜和检查者之间。双目间接检眼镜目前临床常用，与直接检眼镜相比，其特点有：①双眼同时观察，立体感好；②可视范围大，可检查到赤道部之前的周边部视网膜；辅以巩膜压迫器，可观察到锯齿缘，利于寻找视网膜周边部病变；③照明光线强弱可调。缺点是所见眼底像为倒立的放大 4 倍的虚像，即左右、上下颠倒，检查者需要一段时间学习适应。

（3）裂隙灯显微镜检查法：一般在充分散瞳下，借助特殊透镜进行检查。①前置镜（从 +50D 到 +120D 不等）：检查时置于被检眼角膜前约 10mm 处，可见赤道以后范围眼底的立体倒像，数值越大放大比例越高结构显示越清晰，然观察范围越小，散瞳状态下，令被检者向各方向转动眼球可以扩大观察范围。②三面镜：表面麻醉后置于角膜表面进行检查，通过反射镜所见眼底物像为反射像。因其内有倾斜角度分别为 75°、67°、59° 的三个反射镜面，故眼底各部及其前房角均能检查。

（五）眼压测量

眼压即眼内压（intraocular pressure，IOP），指眼球内容物作用于眼球壁的压力。正常人眼压在 10～21mmHg，且双眼眼压差异≤5mmHg，24h 眼压波动≤8mmHg。眼压测量方法有指测法及眼压计测量法。

1. 指测法　是用手指的感觉判断眼压的一种简单、易行方法（图 3-24），属于定性估计眼压。其准确度依赖于检查者的经验。Tn 表示正常眼压，T+1、T+2、T+3 表示眼压轻、中、重度增高，T-1、T-2、T-3 表示眼压稍低、较低、极低。

2. 眼压计测量法　临床常用的眼压计分为压陷式和压平式两类。

（1）压陷式眼压计测量：以 Schiötz 眼压计为代表（图 3-25），设计原理是眼球表面受压而发生凹陷的程度，与眼内压的高低有关；压陷越深，眼压越低。

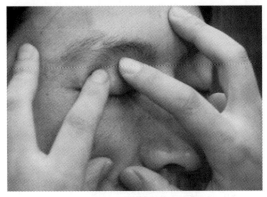

图 3-24　眼压指测法检查

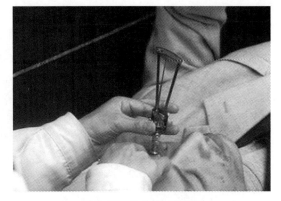

图 3-25　Schiötz 眼压计

（2）压平式眼压计测量：目前常用的有 Goldmann 压平眼压计和非接触式眼压计。

1）Goldmann 压平眼压计：装在裂隙灯显微镜上使用（图 3-26）。其原理为可变的重量压平恒定面积的角膜，所需重量越大，眼压越高。其测量值基本不受眼球壁硬度和角膜弯曲度的影响，是目前较准确、可靠的眼压计。

2）非接触式压平眼压计：其原理是利用一种可控制的、其压力具有线性增加特性的空气脉冲，将角膜中央部恒定的面积压平，通过监测系统获得角膜表面反射的光线和角膜压平到该程度的时间，换算出眼压值。该眼压计最大优点是：彻底避免接触式眼压计的潜在性交叉感染，不需麻醉。缺点是测量数值可能偏低。

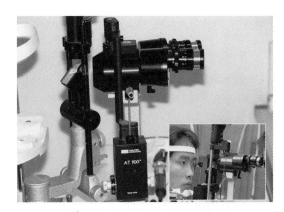

图 3-26　Goldmann 压平眼压计

3）其他压平眼压测量方法如 Perkins 手持式压平眼压计，主要用于测量床旁和麻醉患者眼压。Tonopen、Accupen 等笔式压平眼压计等，是一种接触性眼压计，尖端通过传感装置可以测量其所受压力，与 Goldmann 眼压计关联性较好，可以用于测量儿童、水肿和受损伤的角膜。缺点是测量准确性较低。

三、眼科特殊检查

（一）眼部超声检查

超声检查（ultrasonography）是利用超声波的声能反射，形成波形或图像，从而反映机体结构和病理变化的物理诊断技术。眼及眼眶位于人体的前部表层，声学解剖界面清楚，声衰较少，是适于超声检查的部位之一。

1. A 型超声　是以波峰形式显示探测组织每一声学界面的回声，并按其返回探头时间的先后依次排列于基线上，形成与探测方向一致的一维图像。波峰高度表示回声强度。目前临床常用于生物学测量，如角膜厚度、前房深度、晶状体厚度及眼轴长度的测量（图 3-27）。A 型超声的检查方法有直接接触测量法和浸入式测量法。前者有时可能出现探头压迫或者接触不全造成结果不准确，后者需要眼杯的辅助，操作相对费时，准确性高。现代眼科生物学测量很多情况下采用光学测量，然而，在严重白内障光学测量不能实现或条件有限没有购置光学测量仪器的单位，需要 A 超进行生物学测量。

2. B 型超声　是以亮度不同、大小不等的光点形式，将界面反射的回声构成与声束轴向及探测方向一致的声像图,光点亮度表示回声强度,属于二维图像(图3-28)。一般采用直接探查法检查,可以形象、准确地显示被探查组织结构,并能实时扫描动态改变。临床广泛用于眼后段疾病、眼眶及眶周病变、眼外伤等的检查与诊断。

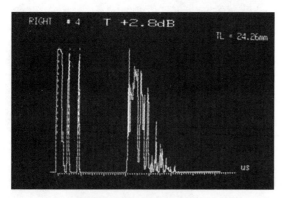

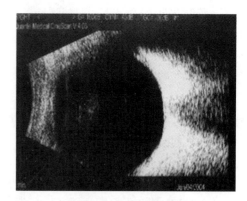

图3-27 A超测量眼轴,四个波峰从左到右分别代表角膜、晶状体前表面、后表面、视网膜

图3-28 正常B超图像

3. 超声生物显微镜(ultrasound biomicroscopy,UBM) 一种超高频率B型超声,超声频率为50MHz或100MHz,探测深度50MHz为5mm左右,100MHz为2.5mm左右,分辨率高,约为B型超声的10倍。因此,可像生物显微镜一样对眼前段组织结构进行检查。该法是目前唯一能在活体状态下显示后房与睫状体的检查方法。临床常用于检查前房角及前后房、睫状体、晶状体位置等,可辅助诊断前部脉络膜脱离及房角后退、眼前段异物以及角巩膜疾病等(图3-29)。

4. 彩色多普勒血流成像(color doppler flow imaging,CDFI) 当超声探头与血流中的红细胞之间有相对运动时,回声频率会发生改变(即频移):红细胞向探头运动,回声频率增加;背离探头运动,回声频率降低。此现象称为多普勒效应。CDFI就是利用该原理,将眼部血流特征以彩色形式叠加在B型超声图上显示。通常将流向探头的血流定为红色(常为动脉),背离探头的为蓝色(常为静脉);血流速度越快,颜色越明亮(图3-30)。临床常用于检查眼底血管性疾病、眼内肿瘤、眶内肿瘤等。

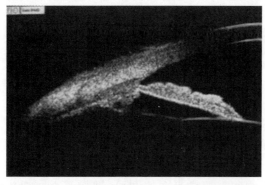

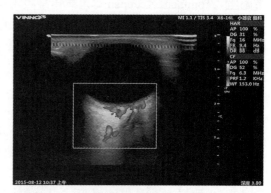

图3-29 UBM显示前房角、虹膜以及睫状突等

图3-30 彩色多普勒检查,彩色表示球后血流

(二)眼部照相

临床上常常需要进行眼部照相,眼前段疾病比如角膜感染性疾病,眼后段疾病比如糖尿病性视网膜病变等,照相目的是保存好图片以便治疗过程中随访对照。另外,一些典型的特征性病例、少见病罕见病等都需要以图片的形式保存下来。科学研究时也需要定期拍照以备对照。

1. 眼前段照相 在裂隙灯上进行,通常采取直接照明法和后部反光照明法进行拍摄。

2. 眼底照相 分为普通彩色眼底照相、免散瞳眼底照相、欧堡200全景眼底照相。普通彩色照相需散瞳后进行拍摄，获得后极部眼底成像。免散瞳眼底照相采用红外光作为照明，不会引起反射性缩瞳。在3mm瞳孔下即可获得眼底后极部照片。无赤光眼底照相滤过红光，蓝绿光曝光眼底，可看到视网膜表层对蓝绿光的反射光。欧堡200全景眼底照相可在不散瞳状态下快速拍摄200°视野的眼底。另外，还有Retcam眼底照相，可为不能配合的小儿进行眼底照相检查。

（三）共焦激光扫描检查

1. 角膜共焦生物显微镜（confocal microscopy） 是利用共焦激光对活体角膜进行不同层面的扫描、清晰显示角膜各层次超微结构的一种无创伤的活体生物显微镜检查技术。因其具有较高的放大倍率、高图像对比和高分辨率，临床常用于角膜病变的诊断与鉴别诊断，尤其在丝状真菌、棘阿米巴性角膜炎时可以辅助检查诊断。

2. 共焦激光眼底断层扫描 共焦激光眼底断层扫描，用于获取和分析眼后段三维地形图，并能够随时间的变化对视盘进行动态三维定量描述及分析。临床主要用来观察视神经的损伤及青光眼的进展。

3. 共焦激光扫描检眼镜（confocal scanning laser ophthalmoscope，CSLO） 采用弱激光束扫描眼底，在光路上设置一可变共焦装置，从而获得不同层面的反射光线信息，经计算机处理，构建出眼底地形图。该检查是以三维图像形式展现眼底状况。可以动态观察视网膜形态、判断生理凹陷深度、测量杯盘比值或视盘边缘面积等。适用于视盘、视网膜特别是黄斑部疾病检查。

（四）光学相干断层成像术

光学相干断层成像术（optical coherence tomography，OCT）是基于相干光干涉的光学成像技术，该检查能显示组织的显微形态结构，类似于组织病理学观察的作用。在医学上被称为"光学活检"，具有非侵入性、非接触性、高分辨率、快速等特点。

1. 眼前段OCT检查 OCT用于眼前节成像中，使用更长波长的光源，减少眼底视网膜成像信号的干扰，目前临床常用的眼前节OCT光源波长为1310nm，可以完整地获得整个前房的结构。可用于圆锥角膜的诊断、角膜移植术前术后的随访、前房参数的测量、干眼的诊断等（图3-31）。

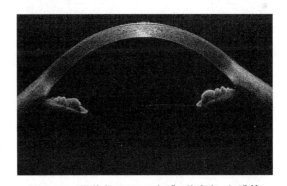

图3-31 眼前段OCT示角膜、前房角、虹膜等

2. 眼后段OCT检查 OCT检查在低倍镜下的视野范围是30°，检查者可通过眼底摄像机观察到眼底图像。扫描同时，检查者可看到视网膜的扫描图案，这样就可获取指定部位的眼底断层扫描图。主要用于检查黄斑部疾病和视盘及神经纤维层的扫描。经计算机处理，图像伪彩色以红色表示高反射率，黄色和蓝绿色表示中等的反射率，黑色表示最低反射率（图3-32）。

3. OCT-血流成像（Angio-OCT也称OCTA，共聚焦激光眼底血流成像） OCTA是近年来由David Huang and Yali Jia发明推广的一种新型高清成像技术，利用血管内血液流动作为对比介质而无需注射造影剂的共聚焦激光眼底血管成像技术，用于分析视网膜和脉络膜血液循环，具有无创、快速、三维成像等优势，能分层观察、定量分析，且不同于注射造影剂的血管造影，没有时间依赖性。在检测黄斑区脉络膜新生血管方面有广泛的临床应用。局限性是目前的技术只能检查后极部3mm×3mm或6mm×6mm的眼底（图3-33）。

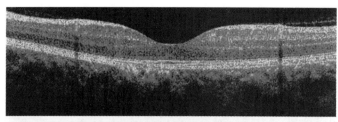

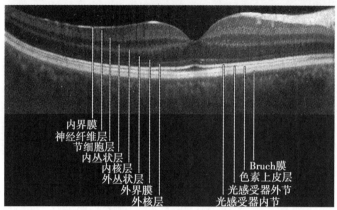

内界膜
神经纤维层
节细胞层
内丛状层
内核层
外丛状层
外界膜
外核层

Bruch膜
色素上皮层
光感受器外节
光感受器内节

图 3-32 正常黄斑 OCT

（五）角膜形态检查

1. 角膜曲率计（keratometer） 是测量角膜前表面的曲率半径、屈光力和散光轴的仪器。分析时以 K 表示曲率，一般角膜正常 K 值为 43～44D。由于该检查仅能测量角膜中央区域，对角膜旁中央、周边区以及角膜后表面无法测量，因此，在评估病变的角膜及角膜屈光手术前、后复杂的曲率分布状况时，角膜曲率计不能说明整体角膜的弧度变化情况，亦不能将其作为主要的检查手段。临床上主要有 Javal-Schiötz 型和 Bausch-Lomb 型角膜曲率计。Javal-Schiötz 型双像系统是固定而改变光标大小的二位角膜曲率计（固定双像法），Bausch-Lomb 型双像系统是叮变的一位角膜曲率计（可变双像法）。

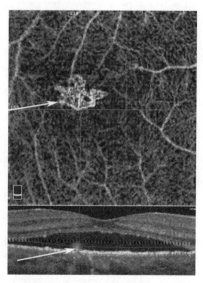

图 3-33 脉络膜新生血管膜，箭头所指为新生血管

2. 角膜地形图（corneal topography） 由 Placido 盘衍变而来。组成包括 Placido 盘投射系统、实时图像监测系统、计算机图像处理系统。该检查可对角膜约 10mm 范围内的区域进行测量，图像处理系统可将捕捉到的圆环影像数字化，然后再用彩色编码绘制出角膜地形图。优点是检查快速、结果直观，然而仅限于对角膜前表面进行分析。近几年有基于 Scheimpflug 摄像扫描原理的 Pentacam 全景眼前节扫描分析系统及 Sirius 三维角膜地形图，可以检查角膜前后表面高度及形态，真正了解角膜全貌。临床常用于：①角膜屈光手术前、后的检查，以便于手术方案的制订、术后疗效的评价以及术后角膜曲率变化的了解；②对异常角膜的诊断，如圆锥角膜等；③指导硬性角膜接触镜的验配和镜片设计；④了解各种眼内手术角膜切口缝线对角膜屈光度的影响等。

通常，正常角膜中央区较陡峭，向周边逐渐变扁平，变化约 4.00D。

（六）波前像差测量

波前像差测量仪是应用光线追踪原理对人眼像差进行测量、分析的一种检查仪器。该仪器可以较精确地测量出包括角膜、晶状体在内的球差、彗差等各类或各阶像差值，精确反映出球镜、柱镜值（可精确到 0.01D），确定不规则散光的量和轴向。常用于：①指导屈光手术的个体化治疗；②帮助鉴别难以识别的角膜疾病，如早期圆锥角膜与高度散光；③解释一些临床现象，如单眼复视、眩光等。

（七）角膜内皮细胞检查

检查角膜内皮细胞的大小、形态及数量的变化对临床上诊断许多眼病及内眼手术术前角膜功能判断具有重要的参考价值。利用计算机程序化的角膜内皮细胞分析系统，可定性分析角膜内皮细胞形态，定量分析内皮细胞密度及面积等。

（八）眼科生物学测量

在强调精准治疗的环境下，生物学测量的重要性日益突显。角膜屈光手术前需要角膜形态检查、直径和厚度测量，以及眼轴长度测量。有晶状体眼人工晶状体植入术前，需要角膜直径、前房深度、睫状沟直径以及眼轴长度测量。白内障术前需要角膜曲率、角膜直径、前房深度、晶状体厚度、眼轴长度等测量，这些参数主要通过光学或超声的方法获得，近年来临床应用日渐广泛的扫频 OCT，可以实现上述全部参数的测量。

（九）眼底血管造影

1. 荧光素眼底血管造影（fundus fluorescence angiography，FFA） 是眼科临床常用的、基本的眼底血管造影方法。

（1）基本原理：利用荧光素钠，通过激发光刺激，使眼内血液循环中的荧光素钠被激发出荧光，再经过屏障滤光片，摒除非荧光素钠发出的眼底反射，使眼内充盈荧光的血管、荧光渗漏及组织染色处显影，得到显影为白色、背景为黑色的图像，然后用高速敏感的摄像系统进行拍摄或录像。因 FFA 出现脉络膜血管影像的时间仅几秒，故本检查主要反映视网膜血管的情况。

（2）正常 FFA 表现

1）臂 - 视网膜循环时间为 10～15s。

2）血管造影分五期：①视网膜动脉前期或脉络膜循环期：表现为脉络膜背景荧光、视盘淡弱荧光、睫状视网膜动脉充盈；②动脉期：动脉层流→动脉充盈，约 1～1.5s（图 3-34A）；③动静脉期：动脉充盈→静脉层流，视网膜毛细血管网显影清晰，约 2.5～3s（图 3-34B）；④静脉期：静脉层流→静脉充盈，静脉荧光均匀一致，动脉内荧光强度逐渐变淡或消失（图 3-34C）；⑤晚期：一般指注射荧光素钠 5～10min 后。

3）黄斑暗区：表现为黄斑区背景荧光暗淡。

（3）FFA 异常眼底荧光图像：

1）视网膜血循环改变：表现为视网膜血管充盈迟缓、充盈缺损、充盈倒置与逆行充盈。常见于视网膜动静脉狭窄或阻塞及视网膜侧支血管和动静脉短路。

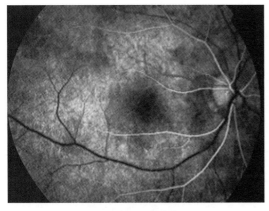
图 3-34A 动脉期

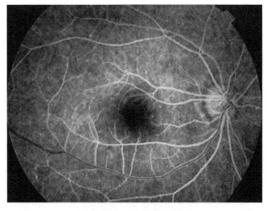
图 3-34B 动静脉期

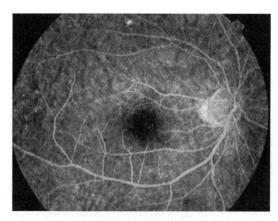

图 3-34C　静脉期

2）强荧光和荧光渗漏：表现为窗样缺损，常见于视网膜色素上皮萎缩、先天性色素上皮减少等引起的透见荧光；荧光渗漏，常见于微动脉瘤、新生血管、视网膜和脉络膜渗漏引起的强荧光。

3）弱荧光：表现为荧光屏蔽和血管充盈缺损，常见于玻璃体或视网膜前出血、视网膜中央动脉阻塞、糖尿病性视网膜病变、视网膜静脉阻塞患者等。

2. 吲哚青绿血管造影（indocyanine green angiography，ICGA）　是以吲哚青绿为造影剂，以近红外光作为激发光，进行脉络膜血管造影检查的技术。吲哚青绿可以较好地穿透黑色素、血液、渗出液和浆液性分泌物。因此，ICGA 是 FFA 的一种重要补充，特别适用于显示隐蔽的脉络膜新生血管和其他脉络膜血管异常。临床主要用于脉络膜疾病、视网膜色素上皮疾病、黄斑下新生血管等疾病的诊断与鉴别诊断。

（十）电子计算机断层扫描

电子计算机断层扫描（computed tomography，CT）是电子计算机与传统 X 线断层摄影技术相结合的一种检查方式。眼科常用于以下病人的检查：①眼球突出；②白瞳症；③视盘水肿；④眼外伤；⑤不明原因的视力减退；⑥双侧视野缺失；⑦眼眶病变等。

正常眼 CT 表现为：①双侧眼眶对称，眶骨影像密度高；②视神经呈条状中等密度影，与眼外肌、眼动静脉平扫密度相似，普通 CT 平扫不能显示视神经周围的鞘间隙；③眼部血管在增强 CT 中明显强化；④眼外肌在水平层面和矢状重建可显示整条肌肉，冠状面扫描各直肌断面呈类圆形点状软组织密度影；⑤球后眶脂体呈低密度区；⑥泪腺为中等密度影；⑦眼球壁呈环形中等密度影（眼环），水平层面可显示出虹膜、角膜，晶状体密度与眼球壁相似，房水与玻璃体呈低密度，与水相似。

（十一）磁共振成像

磁共振成像（magnetic resonance imaging，MRI）是利用人体各组织中的氢核在一定频率电磁波的作用下发生共振，吸收能量，电磁波终止后，氢核恢复原态并发射电磁波。该波经 MRI 系统回收、计算机处理和图像重建，得到人体的断层图像。

MRI 分辨率高，可多平面成像。检查时无辐射损害，患者无痛苦，因而在眼科具有较广泛的适应证。如视觉障碍、眶内肿瘤、眼部炎症等。但若体内有磁性金属异物则禁止 MRI 检查，如眼内异物、心脏起搏器、人工关节、骨钉、内耳金属假体等。

（赵云娥　巩　玲）

参 考 文 献

郑琦. 眼视光技术综合实训. 北京：人民卫生出版社，2012.

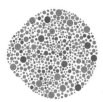

第四章 眼 睑 病

学习目标

1. 掌握：睑腺炎、睑板腺囊肿、睑缘炎、睑内翻、睑外翻、上睑下垂的概念、病因、临床表现及治疗原则。
2. 熟悉：眼睑恶性肿瘤的临床表现及治疗原则。
3. 了解：其余眼睑疾病的病因、临床表现及治疗原则。

第一节 概 述

一、眼睑的结构与功能特点

眼睑呈帘状覆盖在眼球前面，分上睑、下睑两部分，起保护眼球的作用。眼睑由睑板支撑、维持较为固定的形态，外被薄而富有弹性的皮肤、内衬光滑的结膜以适应眼睑在眼球表面滑动；眼轮匝肌和提上睑肌相互配合，使眼睑与眼球表面紧密贴合，启闭自如。眼睑的瞬目运动，既可以及时清除眼球表面的尘埃或微生物，将泪液均匀地散布于角膜表面，防止角膜干燥；又可以在强光刺激、异物或外伤时保护眼球；瞬目过程中产生的负压泵效应，还可以促使泪液从泪小点引流向鼻泪管。睑板腺分泌的脂质，参与形成泪膜。眼睑睫毛有遮挡灰尘及减弱强烈光线的作用。眼睑的血循环丰富、皮下组织疏松，创伤后伤口愈合迅速，但在炎症、外伤等疾病时肿胀也较明显，致病微生物感染后组织反应强，易蔓延扩散。

二、眼睑的疾病特点

临床上常见的眼睑疾病主要有炎症、眼睑解剖及功能异常（包括先天性异常）、肿瘤等。当眼睑的解剖结构和功能发生异常时，可导致眼睑疾病发生，如睑内翻、睑外翻、上睑下垂等。另外，身体其他部位的皮肤病变都可在眼睑的皮肤发生，如病毒性睑皮炎、接触性睑皮炎、基底细胞癌、鳞状细胞癌等。

眼睑在颜面部，位置表浅，许多疾病只需肉眼观察就可以做出诊断。眼睑的静脉缺少静脉瓣，且与面静脉相延续，因此，在眼睑发生炎症时切不可随意挤压患处，以免导致感染向眼眶深部组织及颅内扩散。

眼睑皮肤是颜面皮肤的一部分，故眼睑疾病可以影响患者的容貌。在眼睑病的治疗过程中，需要注意保持眼睑的完整性及其眼睑与眼球的正常关系，维护眼睑功能。在眼睑外伤处理时，应尽量不切除皮肤，分层缝合；肿瘤切除时，应考虑整形；脓肿切开引流时，应考虑切口的选择。总之，在进行眼睑疾病的治疗特别是手术和外伤处理时，应考虑患者的美容需要。

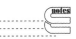

第二节　眼 睑 炎 症

一、睑腺炎

睑腺炎（hordeolum）是眼睑腺体因细菌感染引起的急性、化脓性炎症，俗称"麦粒肿"。临床按感染部位不同，分为外睑腺炎（外麦粒肿）和内睑腺炎（内麦粒肿）两类。前者指睫毛毛囊或其附属的皮脂腺（Zeis 腺）或变态汗腺（Moll 腺）的感染，后者指睑板腺的感染。

【病因】　大多为葡萄球菌，特别是金黄色葡萄球菌感染导致。

【临床表现】　局部呈现红、肿、热、痛等急性炎症的典型表现。外睑腺炎的炎症反应主要位于睫毛根部的睑缘处，开始时红肿范围较弥散，触诊时可发现明显压痛的硬结，患者疼痛剧烈，同侧耳前淋巴结可有肿大和压痛（图 4-1）。如果外睑腺炎邻近外眦角时，疼痛会特别明显，还可引起反应性球结膜水肿。内睑腺炎因局限于睑板内，肿胀比较局限，疼痛明显，同样有硬结和压痛等表现（图 4-2）。

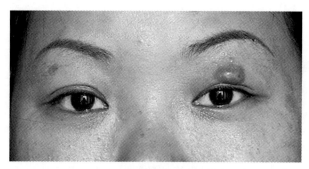

图 4-1　外睑腺炎，脓肿形成

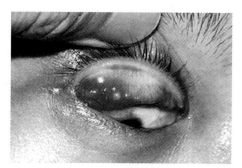

图 4-2　内睑腺炎

睑腺炎发生 2～3 天后，硬结软化，可形成黄色脓点，脓肿形成。外睑腺炎向皮肤面发展，可自行破溃排出脓液；内睑腺炎多向睑结膜面发展，向结膜囊内破溃，少数患者可向皮肤面破溃。睑腺炎破溃后炎症明显减轻，1～2 天内症状可逐渐消退。一般一周左右痊愈，也有未经排脓而自行吸收消退者。

若致病菌毒性强烈，或患者是体弱、抵抗力差的儿童、老年人或是患有糖尿病等慢性消耗性疾病抵抗力下降，睑腺炎可在眼睑皮下组织扩散，形成眼睑蜂窝织炎。此时整个眼睑红肿，可波及同侧颜面部。眼睑睁开困难，触诊坚硬，明显压痛。球结膜反应性水肿，严重者可暴露于睑裂之外。可伴有发热、寒战、头痛等全身症状。如处理不及时，可引起败血症或海绵窦血栓而危及生命。

【诊断】　根据患者的临床表现，容易做出诊断。很少做细菌培养来确定致病细菌。

【治疗】

1. 早期给予局部热敷，每日 3～4 次，每次 15～20min，以便促进眼睑血液循环，促进炎症消散。局部滴用抗生素滴眼液，每日 4～6 次，休息时可使用抗生素眼膏，严重者可口服抗生素，以便控制感染。

2. 当脓肿形成后，应切开排脓。外睑腺炎的切口应在皮肤面，与睑缘相平行，使其与眼睑皮纹相一致，以尽量减少瘢痕。如果脓肿较大，应当放置引流条。内睑腺炎的切口在睑结膜面，与睑缘相垂直，以免过多地伤及睑板腺管。

3. 当脓肿尚未成熟时不宜切开，更不能挤压排脓，否则会使感染扩散，导致眼睑蜂窝织炎，甚至海绵窦脓毒血栓或败血症（二维码 4-1）。

二维码 4-1
动画　睑腺炎的病因及临床表现

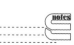

二、睑板腺囊肿

睑板腺囊肿（chalazion）是睑板腺特发性无菌性慢性脂性肉芽肿性炎症，又称霰粒肿。

【病因】 睑板腺出口阻塞是其直接发病因素。引起睑板腺出口阻塞的疾病有慢性结膜炎或睑缘炎、维生素A缺乏、睑板腺导管内结石等。因腺体出口阻塞，分泌物潴留在睑板内，对周围组织产生慢性刺激而发病。

【临床表现】 多见于青少年或中壮年，可能与其睑板腺分泌功能旺盛有关。多发生于上睑，也可以上、下眼睑或双眼同时发生，可单发或多发，也可反复发作。病程进展缓慢。患者多无自觉症状，大的囊肿可压迫眼球，引起散光而使视力下降；发生在上睑的大的囊肿，患者可有沉重感，严重者可以出现上睑下垂。临床常表现为眼睑皮下的圆形韧性无痛性肿块，边界清楚，大小不一，与皮肤无粘连、无压痛。肿块对应处皮肤无红肿，对应睑结膜面呈紫红色或灰红色。囊肿较小者，仔细触摸才能发现；较大者可使皮肤隆起，易于观察。小的囊肿可以自行吸收，但多数情况下囊肿大小长期不变或逐渐长大，质地变软。也可自行破溃，排出胶样内容物，在睑结膜面形成肉芽肿。睑板腺囊肿若继发感染，临床表现与内睑腺炎相同（图4-3）。

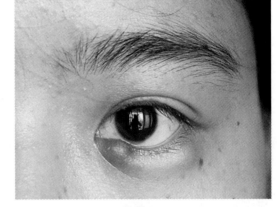

图4-3 睑板腺囊肿（多发）

【诊断】 根据患者的临床表现即可做出诊断。但对于复发性或老年人的睑板腺囊肿，应将切除物进行病理检查，以排除睑板腺癌。

【治疗】

1. 小的睑板腺囊肿可不予治疗或热敷待其自行吸收。

2. 对较大的囊肿，应在局部麻醉下行手术切除。用睑板腺囊肿镊子夹住囊肿部位的眼睑后翻转眼睑，在睑结膜面作垂直于睑缘的切口，刮除囊肿内容物，并向两侧剥离囊肿壁并剪除，以防复发（图4-4，二维码4-2）。

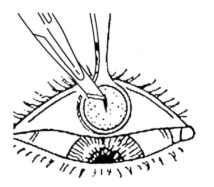

图4-4 睑板腺囊肿刮除术示意图

二维码4-2
视频 手术
切除睑板腺
囊肿

三、睑缘炎

睑缘炎（blepharitis）是指睑缘表面、睫毛毛囊及其腺体组织的亚急性或慢性炎症。临床上主要分为鳞屑性、溃疡性和眦部睑缘炎三种，其中以鳞屑性睑缘炎较多见，而溃疡性睑缘炎症状最严重。

（一）鳞屑性睑缘炎

鳞屑性睑缘炎（squamous blepharitis）是由于睑缘的皮脂溢出过多或睑板腺分泌过多所造成的慢性炎症。

【病因】 尚不十分明确。与局部存在的卵圆皮屑芽孢菌分解脂类物质产生刺激性的脂肪酸有关，或者是继发于睑板腺功能异常的慢性炎症。视疲劳、屈光不正、营养不良和长期使用劣质化妆品也可能是本病诱因。

【临床表现】 多累及双眼，主要症状有眼痒、烧灼感和异物感，睑缘潮红。检查可见睑缘充血、水肿，睫毛和睑缘表面附着灰白色上皮鳞屑，睑缘表面有点状皮脂溢出，形成黄色蜡样分泌物，干燥后结痂（图4-5）。去除痂皮及鳞屑后，可见睑缘充血，但无溃疡或脓点。

睫毛容易脱落,但可再生。病程迁延长期不愈者,可见睑缘肥厚,后唇钝圆,使睑缘不能与眼球紧密接触,泪点肿胀、外翻,溢泪。病情严重者可有泪膜稳定性下降,伴发干眼症状。

【诊断】 根据患者的临床表现及睑缘无溃疡、睫毛脱落可再生等即可做出诊断。

【治疗】

1. 病因治疗 去除诱因,避免刺激因素。如矫正屈光不正、治疗全身性慢性病、

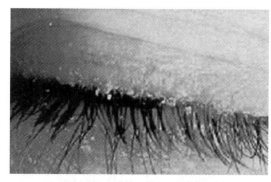

图4-5 鳞屑性睑缘炎(鳞屑)

减少烟酒刺激等。此外应注意营养和体育锻炼,增加身体抵抗力。

2. 局部治疗 用3%硼酸溶液或生理盐水清洁睑缘,拭除鳞屑及痂皮后涂抗生素眼膏,每日2~3次。症状消退后可每日一次,持续2周,以防复发。

3. 全身治疗及干眼治疗 症状较重者,可口服罗红霉素或阿奇霉素等抗生素。干眼症状明显者,使用不含防腐剂的人工泪液支持治疗等。

(二)溃疡性睑缘炎

溃疡性睑缘炎(ulcerative blepharitis)是睫毛毛囊及其附属腺体的慢性或亚急性化脓性炎症。

【病因】 多为金黄色葡萄球菌感染引起,也可由鳞屑性睑缘炎继发感染后转变而成。视疲劳、屈光不正、营养不良和不良卫生习惯可能是其诱因。

【临床表现】 多见于营养不良、贫血或有慢性全身病的儿童。患者以眼痒、刺痛、异物感和烧灼感等为主要症状,但比鳞屑性睑缘炎更为严重。检查可见睑缘充血、水肿明显,皮脂分泌更多,睫毛常被分泌物粘结成束,晨起时明显。睫毛根部散布小脓疱及黄色痂皮,去除分泌物及痂皮后可见睑缘有浅小溃疡。睫毛毛囊因感染而被破坏,可形成秃睫。溃疡愈合后,瘢痕组织收缩,形成倒睫、乱睫,可引起角膜损伤。如病程较久,可引起慢性结膜炎和睑缘肥厚变形,泪点肿胀或阻塞,导致溢泪(图4-6)。

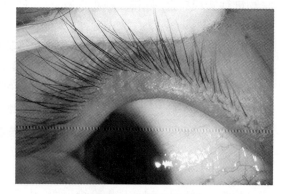

图4-6 溃疡性睑缘炎

【诊断】 根据患者的临床表现及睑缘有溃疡、睫毛脱落不可再生等特点即可做出诊断。

【治疗】

1. 病因治疗 去除各种诱因,注意个人卫生,矫正屈光不正等。

2. 局部治疗 每日局部热敷2~4次,以松解痂皮及分泌物。以3%硼酸溶液或生理盐水认真清洁睑缘,除去分泌物及痂皮、松脱的睫毛及毛囊中脓液。然后用涂有抗生素眼膏的棉签按摩睑缘,每日4次,可配合抗生素滴眼液滴眼每日4次。

3. 顽固病例应进行细菌培养和药敏试验,选用敏感药物进行治疗。

4. 为防止复发,应待炎症消退后继续治疗2~3周。

(三)眦部睑缘炎(angular blepharitis)

【病因】 多因莫-阿(Morax-Axenfeld)双杆菌感染所导致。也可能与维生素 B_2 缺乏有关。

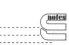

【临床表现】　多见于双眼外眦部。患者有明显的眼痒、异物感和烧灼感。外眦部睑缘和临近皮肤充血、水肿，并有浸渍糜烂，严重者内眦部也可受累。邻近结膜常伴有慢性炎症，表现为充血、肥厚、有黏性分泌物。

【治疗】

1. 病因治疗　去除各种诱因，注意个人卫生。

2. 药物治疗　局部滴用 0.25%～0.5% 硫酸锌滴眼液，每日 3～4 次，局部皮肤涂用抗生素眼膏。口服维生素 B_2 或复合维生素 B。如有慢性结膜炎，应同时滴用抗生素滴眼液进行治疗。

四、病毒性睑皮炎

病毒性睑皮炎（virus palpebral dermatitis）比眼睑细菌性感染少见，临床以单纯疱疹病毒性睑皮炎和带状疱疹病毒性睑皮炎较常见。

（一）单纯疱疹病毒性睑皮炎

【病因】　由单纯疱疹病毒 I 型感染所引起。多见于发热性传染病或呼吸道疾病后，又称为热性疱疹性睑皮炎。机体抵抗力降低是诱因，可在同一个部位多次复发。

【临床表现】　病变可发生于上、下眼睑皮肤，以下睑多见。初发时睑部皮肤出现簇状丘疹，很快形成半透明水疱，周围有红晕，眼睑可以红肿（图 4-7）。自觉刺痛、烧灼感。水疱易破，渗出黄色黏稠液体。一周左右水疱干涸、结痂，痂皮脱落后不留瘢痕，部分患者可见轻度色素沉着。本病可同时累及角膜和结膜。

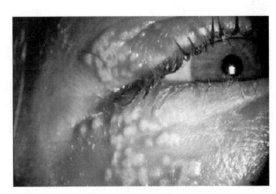

图 4-7　单纯疱疹病毒性睑皮炎

【治疗】　保持眼部清洁，防止继发感染。皮损处涂敷 3% 阿昔洛韦眼膏或 0.5% 碘苷眼膏，眼部滴用 0.1% 阿昔洛韦滴眼液，防止角膜感染。

（二）带状疱疹病毒性睑皮炎

【病因】　由水痘 - 带状疱疹病毒感染三叉神经半月神经节或三叉神经第一支所致。

【临床表现】　发病前多有全身不适、发热、倦怠等前驱症状，随后病变区皮肤出现灼热、感觉过敏及剧烈的神经痛。数日后，患侧眼睑、前额皮肤及头皮潮红、肿胀，出现成簇透明小疱，疱疹沿三叉神经第一支（眼神经）分布区出现，不越过颜面中线。小疱的基底有红晕，疱群之间的皮肤正常（图 4-8）。数日后疱疹内液体混浊化脓，形成深达真皮层的溃疡，此时可出现同侧耳前淋巴结肿大、压痛，发热及全身不适等症状。约 2 周后溃疡结痂脱落，留下永久性皮肤瘢痕。炎症消退后，患处皮肤的知觉数月后方可恢复。部分病人鼻睫神经受累，可同时伴有同侧眼的带状疱疹性角膜炎或虹膜炎。

【治疗】　适当休息、避光，必要时给予镇痛剂和镇静剂。局部治疗以消炎、干燥、收敛、防止继发感染为原则。患处可涂敷抗病毒药物，如 3% 阿昔洛韦眼膏或 0.5% 碘苷

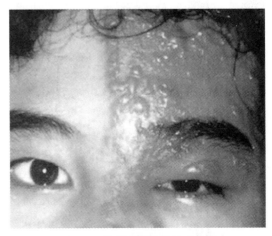

图 4-8　带状疱疹病毒性睑皮炎

眼膏。若继发感染，可加用抗生素滴眼液湿敷，每日 2～3 次。为防止角膜受累，结膜囊内可滴用 0.1% 阿昔洛韦滴眼液。重症患者须全身应用抗病毒药物、抗生素及糖皮质激素。对症状重和病变范围广者，可肌内注射丙种球蛋白和维生素 B_1、维生素 B_2 提高机体抵抗力并促进修复。

五、接触性睑皮炎

接触性睑皮炎（contact dermatitis of lids）是指眼睑皮肤接触某种致敏原或化学物质产生的过敏反应或刺激反应。

【病因】 致敏原常见的是眼局部应用的抗生素、麻醉剂、阿托品、毛果芸香碱、碘、汞等制剂；也可以是与眼睑接触的化学物质，如化妆品、染发剂、角膜接触镜护理液、眼镜架、医用胶布等。全身接触某些致敏物质或某种食物也可发生。

【临床表现】 患者在接触上述致敏原后出现接触部位皮肤红肿、奇痒、烧灼感。急性者眼睑突发红肿，皮肤出现丘疹、水疱或脓疱，伴有微黄黏稠渗液；不久糜烂结痂，脱屑；但全身症状轻微。亚急性者症状发生较慢，常迁延不愈。慢性者可由前两者转变而来，表现为眼睑皮肤肥厚粗糙，表面有鳞屑，呈苔藓状。患者可伴有结膜充血、水肿，角膜上皮脱失。去除病因可痊愈，治愈后可因再次接触致敏原而复发。

【治疗】

1. 立即中断接触致敏原，不好判断致敏原的，应停止接触所有已接触的物质。

2. 局部用药 急性期应用生理盐水或 3% 硼酸溶液进行冷湿敷，局部可涂糖皮质激素眼膏，结膜囊内可滴用糖皮质激素滴眼液。

3. 全身用药 口服抗组胺类药物如氯苯那敏等。反应严重时可口服糖皮质激素类药物，或静脉推注 10% 葡萄糖酸钙 10ml，或静脉滴注加入维生素 C 2～3g 的 5% 葡萄糖液，每日 1 次。

4. 其他 戴深色眼镜可减少光线刺激，减轻症状。

第三节 眼睑位置及功能异常

眼睑的正常位置应该是：①与眼球表面紧密相贴，两者之间仅留有一潜在的毛细间隙，泪液借助该间隙的毛细管吸力，在瞬目动作时向内眦方向流动，并滋润眼表；②上下睑睫毛排列整齐，伸向前方并与角膜形成一定的角度，不接触角膜；③上下睑能紧密闭合，即使在睡眠时也不暴露角膜；④上睑能充分上举达瞳孔上缘，不遮挡视线；⑤上下泪点贴靠在泪阜基底部，使泪液顺利进入泪道。

正常的眼睑位置是保证眼睑生理功能正常的前提，若眼睑位置发生改变，可在不同程度上影响其生理功能，并造成眼球损伤。

一、倒睫与乱睫

倒睫（trichiasis）是指睫毛向后生长，乱睫（aberrant lashes）是指睫毛不规则生长，两者均可致睫毛触及眼球。

【病因】 常见原因为睑内翻，如沙眼、溃疡性睑缘炎、睑腺炎、睑外伤或睑烧伤后眼睑结膜面瘢痕形成，导致睫毛倒向眼球，接触角膜或结膜。少数乱睫可由先天畸形引起。

【临床表现】 倒睫、乱睫多少不一，可以是一根、多根或全部向后或不规则生长，触及角膜或结膜。因倒睫刺激，患者常有眼痛、流泪和异物感。长期刺激下，可导致结膜充血、角膜损伤、角膜新生血管形成、角膜浅层混浊，严重者可引起角膜溃疡。

【诊断】 根据患者症状及检查发现睫毛向后生长接触到角膜，即可明确诊断。

【治疗】

1．如仅有少量倒睫，可用拔睫镊拔除，但因该方法没有破坏毛囊的生发功能，故2～3周后倒生的睫毛还会再生。彻底的解决方法是行电解法破坏倒睫的毛囊并拔除倒睫或在显微镜下切除毛囊。

2．对于倒睫较多者，应手术矫正，方法与睑内翻矫正术相同。

二、睑内翻

睑内翻（entropion）是指眼睑特别是睑缘向眼球方向卷曲的眼睑位置异常。严重时，睫毛和眼睑皮肤也一同倒向眼球，刺激角膜，所以，睑内翻和倒睫常同时存在。

【病因与分类】 根据不同发病原因，睑内翻可分为三类：

1．瘢痕性睑内翻（cicatricial entropion） 是由睑结膜及睑板瘢痕性收缩所致。最常见的是沙眼瘢痕期。此外，结膜烧伤等病之后也可发生。

2．退行性睑内翻（degenerative entropion） 又称老年性睑内翻（senile entropion），常见于老年人下眼睑。由于下睑缩肌无力、下睑皮肤及眶隔松弛，牵制眼轮匝肌的收缩作用减弱；以及老年人眶脂肪减少，眼睑后面缺少足够的支撑所致（图4-9）。

3．先天性睑内翻（congenital entropion） 多见于婴幼儿，因内眦赘皮、睑缘部轮匝肌过度发育或睑板发育不全引起。如果婴幼儿较胖，鼻梁发育欠饱满，也可引起下睑内翻（图4-10）。

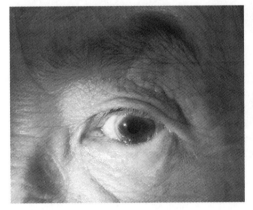

图4-9　退行性睑内翻

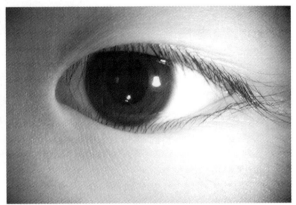

图4-10　先天性睑内翻、倒睫

另外，在眼部炎症刺激引起眼轮匝肌特别是近睑缘的眼轮匝肌反射性痉挛以及眼睑损伤或手术刺激时，也可发生睑内翻，但症状一般持续少于6个月，在刺激因素去除后常可自愈。

【临床表现】 自觉症状较倒睫重。患者有畏光、流泪、异物感、刺痛、眼睑痉挛等症状。检查可见单侧（痉挛性、瘢痕性常见）或双侧（先天性、退行性常见）、眼睑睑缘部（下睑多见）向眼球方向卷曲。倒睫摩擦眼球，可有结膜充血，角膜上皮可脱落；如继发感染，可发展为角膜溃疡；如长期不愈，则角膜有新生血管，并失去透明性，引起视力下降。

【治疗】

1．瘢痕性睑内翻必须手术治疗。目的是通过手术解除睑板因为瘢痕收缩产生的牵引力，使内翻得到矫正，睑缘位置恢复正常。临床常用的手术是睑板切断术和睑板部分切除术。

2．退行性睑内翻症状轻微、倒睫少者，可以拔除倒睫对症治疗；但因病人多是眼睑水平张力减弱等因素导致,故大多需要手术矫正。

3. 先天性睑内翻随生长发育可自行消失,不必急于手术治疗。如内翻严重,长期刺激角膜引起严重并发症的,可手术矫正。

三、睑外翻

睑外翻(ectropion)是指睑缘离开眼球,向外翻转,睑结膜不同程度的暴露在外,可合并睑裂闭合不全。

【病因与分类】 根据不同发病原因,睑外翻可分为三类:

1. 麻痹性睑外翻(paralytic ectropion) 仅见于下睑。由于面神经麻痹,眼轮匝肌松弛,下睑因重量下坠而产生。

2. 瘢痕性睑外翻(cicatricial ectropion) 眼睑因外伤、烧伤、化学伤、溃疡等产生皮肤面瘢痕收缩引起。

3. 退行性睑外翻(degenerative ectropion) 又称老年性睑外翻(senile ectropion),仅限于下睑。由于老年人眼轮匝肌及外眦韧带较松弛而引起(图4-11)。

【临床表现】 轻度睑外翻可产生溢泪,眼部皮肤湿疹。重度睑外翻导致部分或全部睑结膜暴露在外,使睑结膜失去泪液的湿润,产生局部充血,分泌物增加,久之干燥粗糙,肥厚、角化。因眼睑闭合不全,角膜失去保护,角膜上皮干燥脱落,易引起暴露性角膜炎或溃疡。

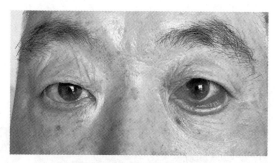

图 4-11 左下睑退行性睑外翻

【治疗】

1. 瘢痕性睑外翻、退行性睑外翻须手术治疗。

2. 麻痹性睑外翻应在病因治疗同时,防止暴露性角膜炎。局部涂用眼膏或牵拉眼睑保护角膜和结膜,或作暂时性睑缘缝合术。

四、眼睑闭合不全

眼睑闭合不全(lagophthalmus)指上、下眼睑不能完全闭合,导致部分或大部分眼球暴露的情况,又称兔眼。

【病因】 常见于面神经麻痹时眼睑轮匝肌麻痹,使下睑松弛下垂;瘢痕性睑外翻、先天性眼睑缺损;眼眶肿瘤、甲状腺功能亢进等导致眼球突出,超过眼睑所能遮盖的程度;全身麻痹或重度昏迷时可发生暂时性功能性睑闭合不全。

少数正常人睡眠时,睑裂也有一缝隙,但角膜不会暴露,称为生理性兔眼。无临床意义。

【临床表现】

1. 轻度眼睑闭合不全 患者在用力闭眼时,眼睑尚可闭合,但在睡眠时不能闭合,因眼球在闭眼时反射性上转(Bell 现象),所以角膜仍可以被上睑遮盖保护。而下方暴露的部分球结膜则会发生充血、干燥,久之肥厚、角化(图4-12)。

2. 重度眼睑闭合不全 因角膜暴露,表面无泪液湿润而干燥,导致暴露性角膜炎或角膜溃疡。大多数患者因眼睑不能紧贴眼

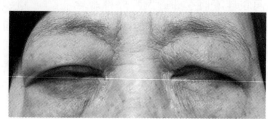

图 4-12 眼睑闭合不全

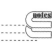

球,发生溢泪。

【治疗】

1. 首先针对病因进行治疗。针刺疗法可能对部分面神经麻痹患者有效。瘢痕性睑外翻者应手术矫正。对于突眼患者应查找病因进行治疗。

2. 病因未去除前应采取有效措施保护角膜。可频繁滴人工泪液以滋润眼球表面,并滴抗生素滴眼液、涂眼膏保护角膜。必要时可用密合的眼罩做成"湿房"防止角膜干燥。神经麻痹性眼睑闭合不全者可缝合睑缘,防止暴露性角膜炎。

五、上睑下垂

上睑下垂(ptosis)是指上睑的提上睑肌和 Müller 平滑肌的功能不全或丧失,导致上睑部分或全部下垂,遮盖角膜上缘超过 2mm 的异常状态。轻者不遮盖瞳孔,但影响美观;重者瞳孔部分或全部遮盖,影响视功能。

【病因与分类】 临床分为先天性和获得性两大类。

1. 先天性 主要由于动眼神经核或提上睑肌发育不良所致,有遗传性。

2. 获得性 因动眼神经麻痹、提上睑肌损伤、交感神经疾病、重症肌无力及机械性开睑运动障碍,如上睑的炎性肿胀或新生物。

【临床表现】

1. 先天性 常为双眼,但两侧可不对称。可伴有眼部其他先天异常如斜视、内眦赘皮、眼球震颤等。若瞳孔被眼睑遮盖,患者为克服视力障碍,常以额肌收缩来补偿提上睑肌功能的不足,表现为额肌紧缩,形成耸眉、皱额现象,额部皱纹明显;患者常常仰头视物。单侧上睑下垂者,患眼可形成弱视(图4-13)。

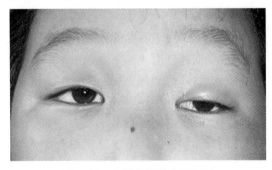

图 4-13 左眼先天性上睑下垂

2. 获得性 患者多有相关病史或伴有其他症状,如提上睑肌损伤等外伤史;动眼神经麻痹可能伴有其他眼外肌麻痹症状,可产生斜视;交感神经损害有 Horner 综合征;重症肌无力所致者具有晨起时轻午后重的特点,注射新斯的明后症状好转。

【治疗】

1. 先天性 以手术治疗为主。如下垂严重,遮盖瞳孔可致弱视者,应尽早手术。

2. 获得性 主要针对病因治疗和药物治疗,如大量维生素 B 类药物、能量合剂、活血化瘀中药及理疗等系统治疗半年以上,无效时再考虑手术治疗。

六、内眦赘皮

内眦赘皮(epicanthus)指遮盖内眦部垂直的半月状皮肤皱褶,为常见的发育异常。见于鼻梁扁平发育不饱满的幼儿,有遗传性。

【临床表现】 常为双侧。皮肤皱褶起自上睑,呈新月状绕内眦部走行,至下睑消失。少数患者由下睑向上延伸,称为逆向性内眦赘皮(图4-14)。患者的鼻梁低平,捏起鼻梁皮肤,内眦赘皮可暂时消失。常伴有内

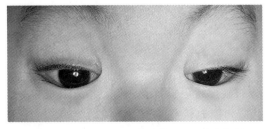

图 4-14 双眼逆向性内眦赘皮、下睑睑内翻

眦侧倒睫。本病可合并其他眼部畸形如上睑下垂、睑裂缩小、内斜视、眼球向上运动障碍及先天性睑内翻。

【诊断】　根据临床表现可做出诊断。本病需注意与共同性内斜视鉴别,可用交替遮盖法与之鉴别。

【治疗】　一般不需治疗。如严重影响外观者可行整形手术治疗。合并其他异常时,应酌情手术矫正。

七、特发性眼睑痉挛

特发性眼睑痉挛(blepharospasm)是指面神经支配区域肌肉痉挛,多见于中老年人。

【病因】　尚不明确。

【临床表现】　轻者眼轮匝肌出现不自主的、阵发性、频繁抽搐。重者抽搐明显,导致睁眼困难,影响外观和视物。

【治疗】　轻者可用针灸治疗或肉毒杆菌毒素 A 小剂量注射于眼轮匝肌肌肉内,药物治疗无效者可手术治疗。

八、睑裂狭小综合征

睑裂狭小综合征(blepharophimosis syndrome)亦称先天性小睑裂,是一种常染色体显性遗传病。

【临床表现】　患者的睑裂比正常人明显狭小,同时可伴有上睑下垂、内眦赘皮、内眦间距过宽、下睑外翻、鼻梁低平、上眶缘发育不良等一系列眼睑和颜面发育异常,呈现一种特殊的面容(图 4-15)。

【治疗】　主要是通过分期进行整形手术,改善容貌外观。

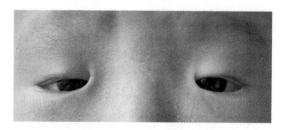

图 4-15　先天性睑裂狭小综合征

第四节　眼　睑　肿　瘤

眼睑肿瘤分为良性和恶性两大类,以良性肿瘤多见。临床上,大多数眼睑良性肿瘤容易确诊,治疗以手术切除为主;恶性肿瘤的确诊需要病理诊断。在眼睑肿瘤治疗时,除考虑肿瘤的预后外,还应考虑到保护眼睑的功能和美容问题。

一、良性肿瘤

(一)眼睑血管瘤

眼睑血管瘤(hemangioma of the lid)是先天性血管组织发育异常,多见于婴幼儿(图 4-16)。

1. 毛细血管瘤(capillary hemangioma)临床最常见,由增生的毛细血管和内皮细胞组成。出生时或出生后不久发生,数月内迅速生长,逐渐长大呈桑葚状或草莓状,压之不退色,大多数在 7 岁时可自行消退。少数深的血管瘤可能累及眼眶,导致眼眶扩大。患眼可因血管瘤的压迫产生散光,导致屈光参差、弱视或斜视。

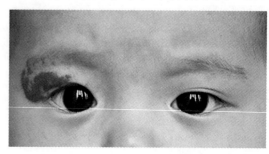

图 4-16　眼睑血管瘤

因毛细血管瘤有自行退缩的趋向，因此可先观察，到 5 岁以后治疗。如因肿瘤太大导致睁眼困难，阻挡瞳孔时，为避免造成弱视，应选择早期手术治疗。治疗方法可以选用向血管瘤内注射长效糖皮质激素、冷冻或手术切除治疗。

2. 海绵状血管瘤（cavernous hemangioma）是发育性血管瘤，常在 10 岁前发生，为成人眼眶最常见的良性肿瘤。由内皮细胞衬里、管壁有平滑肌的大血管腔组成，可有血栓形成和钙化。颜色暗红或青紫色，啼哭时肿瘤增大。该瘤不会自行退缩，可以采用瘤体内注射硬化剂、手术、放疗等方法治疗。

（二）眼睑色素痣

眼睑色素痣（nevus of the lid）多数出生时便有，少数在青春期出现，婴幼儿时期生长快，到成年时期逐渐停止发展，极少部分可发生恶变，成为黑色素瘤。色素痣的形态大小不一。依据色素痣的表面形态分为：斑痣、毛痣、乳头状痣、睑分裂痣、太田痣等（图 4-17）。

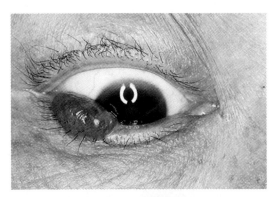

图 4-17　眼睑色素痣

斑痣与皮肤表面一致，不隆起，表面无毛发；毛痣隆起于皮肤表面，其上有毛发生长；乳头状痣突起于皮肤呈乳头状，颜色深黑，可有豌豆大小；睑分裂痣分布于上下睑皮肤，闭眼时形成一个完整的痣，为先天异常；太田痣是先天性眼皮肤黑色素细胞增多导致，出现于出生时或稍晚，围绕眼眶、眼睑和眉部皮肤的一种色素斑片，好发于东方人和黑人，无恶性潜势，如发生于白人，则有恶性潜势。

色素痣为良性肿瘤，一般不需治疗。但要避免搔抓及刺激，防止恶变发生。如近期迅速长大，颜色加重，或血管扩张有出血倾向，则应考虑有恶变可能，应及时手术彻底切除，送病理检查确诊。如为美容需切除时，必须完整而彻底，否则残留的痣细胞可能因为手术刺激而恶变。

（三）眼睑黄色瘤

眼睑黄色瘤（xanthelasma of the lid）是发生于眼睑的真皮组织病变，多见于老年女性。病变常见于上睑近内眦皮肤，多为双侧，呈柔软的扁平黄色斑块。约 1/3 的患者血脂高于正常，故患者首先应注意饮食调配。一般不必治疗，因美容需要可手术切除、冷冻或激光治疗，但祛除后有复发的可能。

二、恶性肿瘤

（一）基底细胞癌

基底细胞癌（basal cell carcinoma）是眼睑最常见的恶性肿瘤，多见于中老年人，男性多于女性，好发于下睑及内眦区皮肤。初起时为珍珠样小结节，轻度隆起，半透明，质地坚硬，生长缓慢。逐渐增大，边界模糊，表面可见毛细管扩张或色素沉着，肿瘤中央部出现溃疡，基底硬而不平，表面覆盖有痂皮或色素沉着，易误认为色素痣或黑色素瘤（图 4-18）。溃疡边缘潜行，形状如"火山口"并逐渐向周围组织侵蚀，引起广泛破坏。病人早期多无

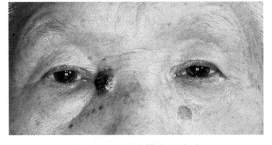

图 4-18　眼睑基底细胞癌

自觉症状,但在继发感染、严重破坏组织后可产生剧烈疼痛。基底细胞癌罕有转移,最常见转移部位是局部淋巴结,其次肺、骨、肝、脾及肾上腺。肿瘤可直接侵犯鼻窦或颅内,导致病人死亡。

基底细胞癌早期治疗效果好。该肿瘤对放射治疗敏感,但由于放疗并发症较多,因此临床仍然以手术切除为主。

(二)皮脂腺癌

皮脂腺癌(sebaceous gland carcinoma)占眼睑恶性肿瘤的第二位,主要原发于睑板腺,故又称睑板腺癌,也可起源于 Zeis 腺。多见于中老年女性,好发于上睑。初起时无自觉症状,眼睑皮肤正常,可在眼睑皮下触及小结节,与睑板腺囊肿相似(图4-19)。以后逐渐增大,睑板弥漫性斑块状增厚。相应的睑结膜呈黄色隆起(图4-20)。随肿块逐渐增大后,可形成溃疡或呈菜花状。肿瘤可向眶内扩展,侵入淋巴管,并发生转移。少数患者经血液循环转移至肺、肝、脑和骨组织。

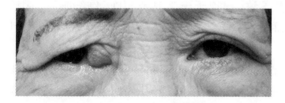

图 4-19 皮脂腺癌

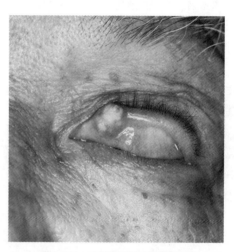

图 4-20 皮脂腺癌(结膜面观)

皮脂腺癌恶性程度高。如不及时治疗,可以感染、溃疡出血或转移死亡。该癌肿对放射线治疗不敏感,治疗以手术为主。由于皮脂腺癌与睑板腺囊肿极相似,因此对老年人睑板腺囊肿应做病理检查,对切除后复发者更应警惕。

(三)鳞状细胞癌

鳞状细胞癌(squamous cell carcinoma)是起自皮肤或黏膜上皮的恶性肿瘤,占眼睑恶性肿瘤的第三位。常见于中老年人,男性居多。好发于睑缘皮肤黏膜移行处。生长缓慢,患者无疼痛感。初起时像乳头状瘤,逐渐形成溃疡,边缘稍隆起,质地坚硬,可发生坏死和继发感染。其恶性程度比基底细胞癌高,发展快,破坏严重。肿瘤不但可侵犯皮下组织、睑板、眼球、眼眶和颅内,还可经淋巴系统向远处淋巴结转移(图4-21)。

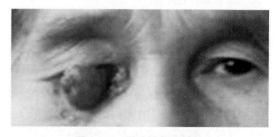

图 4-21 眼睑鳞状细胞癌

治疗以手术切除为主。根据肿瘤大小,确定眼睑切除范围,再行放射治疗。对于少数已经出现颅内转移或远处转移的患者,可以采用化学治疗。

(巩 玲 薛正毅)

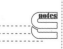

参 考 文 献

1. 贾松，崔云. 眼科学基础. 北京：人民卫生出版社，2012.

2. 杨培增，范先群. 眼科学. 第 9 版. 北京：人民卫生出版社，2018.

3. 葛坚，王宁利. 眼科学. 第 3 版. 北京：人民卫生出版社，2015.

4. 刘祖国. 眼科学基础. 北京：人民卫生出版社，2004.

5. 瞿佳. 眼科学. 第 2 版. 北京：高等教育出版社，2015.

6. 李美玉. 眼科学. 北京：北京大学医学出版社，2003.

7. 李筱荣. 眼病学. 第 3 版. 北京：人民卫生出版社，2017.

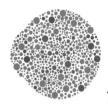

第五章 泪器疾病

学习目标

1. 掌握：慢性泪囊炎的病因、临床表现及治疗原则。
2. 熟悉：泪腺炎和泪腺肿瘤的临床表现和治疗原则。
3. 了解：泪道狭窄或阻塞的常用检查方法及治疗措施。

泪器（lacrimal apparatus）分为泪液分泌系统和泪液排出系统两部分。

泪液分泌系统包括：泪腺、副泪腺（Krause 腺、Wolfring 腺等）、结膜杯状细胞。泪腺反射性分泌泪液，受情绪影响或外界刺激（如角膜异物、理化因素刺激、药物等）时，其分泌量会大大增加，能起到冲洗和稀释刺激物的作用；副泪腺为基础分泌腺，人出生后或出生后数周，基础分泌腺即不分昼、夜，不分清醒、睡眠，开始不间断的分泌，它只有泪腺的 1/10，分泌的泪液量虽少，但足够维持角膜、结膜等眼表的湿润，一般不会发生眼干；而分散在结膜中的杯状细胞分泌黏蛋白，黏蛋白可以黏附营养因子，当杯状细胞受破坏时，也会引起眼部不适，严重者可导致角结膜干燥、上皮变性；泪液呈弱碱性，泪液量如果过多会造成流泪，而泪液量过少又会造成干眼。

泪液排出系统称为泪道，包括泪点、泪小管、泪总管、泪囊和鼻泪管。正常情况下，眼睑的瞬目运动将泪液涂布到眼表，泪液少部分通过眼表面蒸发消失，大部分通过虹吸现象进入泪点，通过眼轮匝肌的"泪液泵"作用，经泪点、泪小管、泪囊和鼻泪管排入鼻腔，当排出受阻时，泪液不能流入鼻腔而溢出眼睑之外，就会出现溢泪，如出现泪道狭窄、阻塞或慢性泪囊炎等。

临床上泪液分泌系统和排出系统的病变统称为泪器疾病。多见于炎症、变性肿瘤、外伤及先天性异常等。

第一节 泪液分泌系统疾病

一、泪腺炎

泪腺炎（dacryoadenitis）临床上分为急性泪腺炎和慢性泪腺炎。

（一）急性泪腺炎

急性泪腺炎（acute dacryoadenitis）较少见，一般单侧发病，主要见于儿童。

【病因】 多为病原体感染所致，以金黄色葡萄球菌或肺炎链球菌最常见，也可见于某些病毒，感染可由眼睑、结膜、眼眶等邻近组织蔓延而来，也可从远处转移而来。

【临床表现】 患者眼眶外上方皮肤红肿、疼痛、流泪、上眼睑水肿下垂呈"S"形，检查可见表面红肿，有明显压痛，结膜充血、水肿，有黏性分泌物。提起上睑，使眼球下转，可见

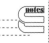

泪腺部位肿大充血,严重者可使眼球向下内侧移位,耳前淋巴结肿大,可伴有全身不适,体温升高。2～3周后可有脓性分泌物流出结膜囊,疼痛逐渐减轻(图5-1)。

【治疗】 病因和对症状治疗。

1. 全身应用抗生素,局部热敷。

2. 脓肿形成时,应及时切开引流,睑部泪腺炎可通过结膜切开,眶部泪腺化脓则可通过皮肤切开排脓。

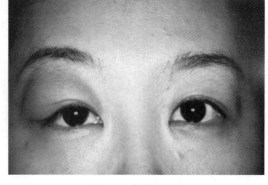

图5-1 急性泪腺炎

（二）慢性泪腺炎

慢性泪腺炎(chronic dacryoadenitis)为病程进展缓慢的一种增生性炎症,多为双侧性。

【病因】 可由急性泪腺炎迁延而来,但原发者多与全身疾病如结核、白血病、淋巴瘤等有关。病理活检可明确病因。

【临床表现】 进展缓慢,眼眶外上方可出现包块,一般无疼痛,但可有触痛。随病程发展肿瘤逐渐长大,可伴有上睑下垂,眼球可向内下偏斜,患眼向外上、方注视时可有复视,但眼球突出少见。

【治疗】 针对病因或原发疾病治疗。无效时考虑手术切除。

二、泪腺肿瘤

临床上泪腺肿瘤在眼眶占位性病变中位居首位。其中50%为炎性假瘤或淋巴样瘤,50%为上皮源性肿瘤。在原发性上皮瘤中,良性与恶性各占一半,泪腺肿瘤以泪腺混合瘤为常见,泪腺癌较少。

（一）泪腺混合瘤

泪腺混合瘤(mixed tumour of the lacrimal gland)又称多形性腺瘤,是泪腺肿瘤中最常见的,一般为良性,有恶变倾向。肿瘤组织因含有上皮及黏液样间质组织,故称为混合瘤。

【临床表现】 多见于青年人,好发于单侧,早期可无症状,随病程发展,眼眶外上方出现包块,眼球向内下方移位;局部可触及肿块,表面光滑,边界清楚,无压痛,CT扫描可显示肿瘤的位置、大小以及泪腺窝骨质有无破坏。对于生长较快特别是CT显示泪腺窝明显骨质破坏者,应考虑恶性混合瘤,病理活检可以确诊(图5-2)。

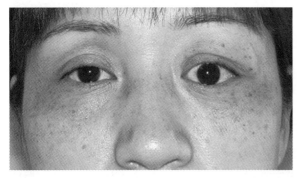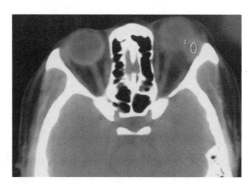

图5-2 泪腺混合瘤

【治疗】 手术切除。应尽可能连同包膜完整切除,以减少复发或恶变。

（二）泪腺囊样腺癌

泪腺囊样腺癌(adenoid cystic carcinoma of the lacrimal gland)是起源于泪腺导管肌的恶性肿瘤。本病病程短,进展快,复发率高,预后不良。

【临床表现】 多见于女性,患者疼痛明显,伴眼球突出及眼球运动障碍,常有复视和视力障碍。CT扫描可显示骨质遭破坏。(图5-3)。

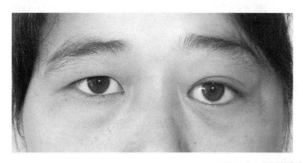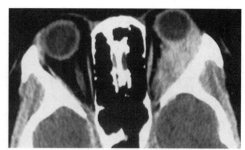

图5-3 泪腺囊样腺癌

【治疗】 手术切除是主要治疗方法。因肿瘤无包膜或包膜不完整,易向周围组织和骨质浸润生长,手术不易彻底清除,术后应放射治疗。

第二节 泪液排出系统疾病

一、急性泪囊炎

急性泪囊炎(acute dacryocystitis)大多由于慢性泪囊炎急性发作而来,与细菌毒力强或机体抵抗力降低有关。

【病因】 常见的致病菌为金黄色葡萄球菌或溶血性链球菌。儿童患者常常为流行性感冒嗜血杆菌感染。

【临床表现】 患眼充血、流泪,内眦处有脓性分泌物。检查可见眼睑肿胀,结膜充血,泪囊区皮肤红肿、疼痛,可波及颜面部,重者可引起眶蜂窝织炎,脓毒血症等。患者可出现不适、畏寒和发热等。数日后脓肿形成,从皮肤面破溃,脓液排出,炎症减轻。有时可形成泪囊瘘管,经久不愈(图5-4)。

【治疗】 早期局部热敷,全身使用足量抗生素控制炎症。炎症期切忌泪道冲洗或泪道探通,以免感染扩散,如脓肿形成,则应

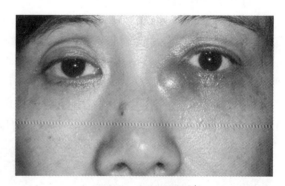

图5-4 急性泪囊炎

切开排脓,放置橡皮引流条,待伤口愈合,炎症完全消退后,按慢性泪囊炎治疗。

二、慢性泪囊炎

慢性泪囊炎(chronic dacryocystitis)是一种较常见的眼病,多见于中老年女性。

【病因】 由于沙眼、泪道外伤、鼻炎、鼻中隔偏曲、下鼻甲肥大、急性泪囊炎迁延等使鼻泪管下端阻塞,泪液滞留,继发细菌感染引起。常见致病菌为肺炎链球菌和葡萄球菌。

【临床表现】 主要症状为溢泪。检查可见结膜充血,下睑皮肤出现湿疹,挤压泪囊区,有黏液或黏液脓性分泌物自泪点流出。有些病例可见到泪囊区囊性肿物。

慢性泪囊炎的患者当发生眼外伤或施行内眼手术时,易引起化脓性感染,导致细菌性角膜溃疡或化脓性眼内炎。因此,慢性泪囊炎对眼球构成的潜在威胁应引起足够的重视,

在内眼手术前,必须先对泪囊炎进行治疗。
(图 5-5)。

【治疗】

1. 药物治疗 抗生素滴眼液点眼,点眼前先将泪囊分泌物挤出,每日 3～4 次。或冲洗泪道,冲洗后注入抗生素药液。

2. 手术治疗 可行泪囊鼻腔吻合术,在中鼻道鼻骨上开窗,将鼻腔黏膜和泪囊黏膜相吻合,近年来鼻内镜,逐渐应用于泪囊鼻腔吻合,如果患者不能耐受上述术式,可行泪囊摘除术,但术后仍然溢泪。

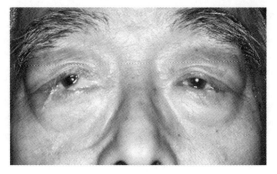

图 5-5 慢性泪囊炎

三、泪道阻塞或狭窄

泪道阻塞或狭窄是指由于炎症、外伤、先天畸形等原因,导致泪点、泪小管、鼻泪管狭窄或阻塞,引发溢泪。

【病因】

1. 泪点异常:包括泪点狭窄、闭塞或缺如。

2. 泪小管至鼻泪管的阻塞或狭窄:包括先天性闭锁、炎症、肿瘤、外伤、异物、药物毒性(氟尿嘧啶类药物、碘苷滴眼液)等导致泪道狭窄或阻塞。

3. 其他原因:如鼻腔炎症、鼻甲肥大导致鼻泪管阻塞等。

【临床表现】 主要症状为溢泪。结膜充血,由于长期泪液浸渍,下睑和面颊部湿疹性样改变。患者经常揩拭眼泪,可致下睑外翻,从而加重溢泪,最终形成泪囊炎。

泪道阻塞或狭窄可发生在泪道的任何部位,所以必须确定具体狭窄或阻塞部位,才能选择正确及时的治疗方案。常用的检查方法有:

1. 染料试验 在双眼结膜囊内滴入 1 滴 1% 荧光素钠溶液,5 分钟后观察和比较双眼泪膜中荧光素消退情况,如一眼荧光素保留较多,表明该眼可能有相对性泪道阻塞;或滴入 1% 荧光素钠 2 分钟后,用一湿棉棒擦拭下鼻道,若棉棒带绿黄色,说明泪道通畅或没有完全性阻塞。

2. 泪道冲洗 用冲洗针头从泪点注入生理盐水,根据冲洗液流向,判断有无阻塞及阻塞部位。有以下几种情况:①冲洗无阻力,液体顺利进入鼻腔或咽部为泪道通畅;②冲洗液原路返回者为泪小管阻塞;③冲洗液自下泪点注入,由上泪点反流为泪总管阻塞;④冲洗有阻力,部分自泪点返回,部分流入鼻腔为鼻泪管狭窄;⑤冲洗液自上下泪点反流,同时有黏液脓性分泌物流出为鼻泪管阻塞伴慢性泪囊炎(图 5-6、图 5-7)。

3. 泪道探通术 泪道探通不仅可以证实泪道阻塞的部位,还可治疗新生儿泪囊炎(图 5-8)。

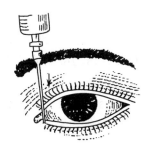
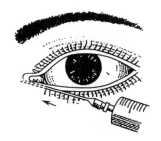

图 5-6 泪道冲洗术

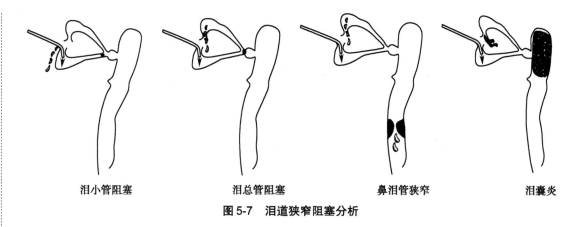

泪小管阻塞　　　　　泪总管阻塞　　　　　鼻泪管狭窄　　　　　泪囊炎

图 5-7　泪道狭窄阻塞分析

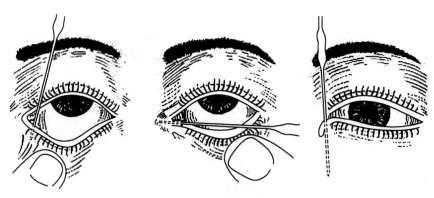

图 5-8　泪道探通术

4. 碘油造影　可以准确地显示泪囊大小及阻塞部位。

【治疗】

1. 泪点狭窄或闭塞　可用泪点扩张器扩张或探针直接刺穿。

2. 泪点缺如、泪点位置异常　可采用手术治疗。

3. 婴儿泪道阻塞或狭窄　早期可在局部反复按摩,同时滴抗生素滴眼液,每日 2～3 次,坚持数周,若保守治疗无效,患儿半岁以后可考虑行泪道探通术。

4. 泪管阻塞　可试用泪道硅管留置治疗。也可采用激光治疗泪管阻塞,通过探针引导导光纤维至阻塞部位,利用 YAG 激光的气化效应打通阻塞,术后配合插管或置线,可提高疗效。对于泪总管阻塞,可采用结膜 - 泪囊鼻腔吻合术。

5. 鼻泪管阻塞　可行泪囊鼻腔吻合术。

四、泪道功能不全

泪道功能不全是指在泪道无器质性病变的情况下出现溢泪症状,主要由以下原因所致。

1. 泪点外翻　当患者患有结膜肥厚、老年性下睑松弛、面神经麻痹、瘢痕性睑外翻等疾病时,会引起泪点外翻,泪小管的虹吸作用会减弱,泪液不能很好地进入泪道,而眼轮匝肌功能不全或麻痹,又使眼轮匝肌对泪小管、泪囊的机械性压力减弱或消失,泪液排出障碍,从而导致溢泪。

2. 瓣膜功能不全　鼻泪管出口处有一黏膜活瓣(Hasner 瓣),对鼻泪管起阀门作用,阻止空气逆行至泪囊,如瓣膜发育较小或薄弱,可导致空气逆行潴留至泪囊内,触之有捻发音,阻碍泪液引流而出现溢泪。

【临床表现】　单侧或双侧溢泪。

【治疗】 去除病因。如有泪点位置异常可进行手术矫治。

（石润梅　薛正毅）

参 考 文 献

1. 贾松, 崔云. 眼科学基础. 北京: 人民卫生出版社, 2012.

2. 惠延年. 眼科学. 第 6 版. 北京: 人民卫生出版社, 2004.

3. 惠延年. 眼科学. 第 7 版. 北京: 人民卫生出版社, 2008.

4. 杨培增, 范先群. 眼科学. 第 9 版. 北京: 人民卫生出版社, 2018.

5. 葛坚. 眼科学. 第 2 版. 北京: 人民卫生出版社, 2010.

6. 廖树森. 五官科学. 第 2 版. 北京: 人民卫生出版社, 1987.

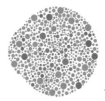

第六章 眼表疾病

学习目标

1. 掌握：干眼的定义、临床表现、分类及诊治原则。
2. 熟悉：泪液动力学和眼表疾病的治疗原则。
3. 了解：Stevens-Johnson 综合征以及睑缘炎相关角膜结膜病变的临床表现。

第一节 概　　述

从解剖学的角度看，眼表是指上、下眼睑缘间眼球表面的黏膜上皮（包括角膜上皮、结膜上皮）及泪膜等所有的结构。泪膜覆盖在眼球表面，健康的泪膜可以维持眼表上皮正常结构及功能，而眼表上皮细胞（包括杯状细胞及非杯状细胞）分泌的黏蛋白成分又参与泪膜的构成，因此眼表上皮和泪膜之间相互依存，相互影响，共同保证清晰视功能的获得和维持。

一、眼表的解剖生理

（一）眼睑

眼睑覆盖在眼球表面，眼睑闭合时可保护并避免眼表遭受外界有害因素的侵袭；眼睑的睑板腺可分泌脂质，它和由结膜的杯状细胞分泌的黏液、泪腺及副泪腺分泌的水样泪液共同构成了泪膜；正常人每 5～10s 发生一次眼睑的非随意性瞬目动作，这样不仅使泪膜在眼表均匀地分布，而且还调节眼表泪液的流量及蒸发速度，从而维持眼表泪膜的正常与稳定。而眼睑结构和功能一旦受损，会造成眼表上皮的损害和干眼。如临床上常见的严重的化学伤、热烧伤以及机械性外伤损伤眼睑时，眼睑不能正常闭合和分泌脂质，就可能引起眼表上皮的损害，导致暴露性角膜炎、角膜溃疡，甚至角膜穿孔，视力下降甚至失明。另外，由于眼球的暴露和瞬目功能的减少或不能，可导致泪液过度蒸发、泪液分布障碍、泪膜不稳定，从而引起干眼症。

（二）结膜上皮

眼表上皮来源于各自的干细胞。干细胞是一类具有多向分化潜能和自我复制能力的原始的未分化细胞。据研究结膜干细胞可能来源于结膜穹窿部或睑缘的皮肤黏膜结合处，或均匀地分布于眼表。在睑缘附近，结膜上皮移行为眼睑皮肤角化的复层鳞状上皮，而在角膜缘附近结膜上皮移行为角膜上皮。光滑的结膜利于眼球的转动和眼睑的开闭，使泪膜均匀分布于眼表。结膜上皮内含有大量的杯状细胞，它分泌的黏蛋白构成泪膜的最内层，这对泪膜的正常结构和功能起着十分重要的作用。当结膜结构遭到破坏，比如瘢痕性类天疱疮时，结膜面大量瘢痕形成，导致瘢痕性睑内翻、倒睫，继而引起角膜损伤、溃疡、角膜新生血管，会造成泪膜的不稳定，最终导致干眼。

（三）角膜上皮

角膜上皮来源于角膜缘干细胞。因为干细胞不断的增生、分化和迁移，所以角膜上皮是高度分化并可以迅速进行自我更新的组织。角膜缘位于角膜和巩膜的移行区，在外观上，角膜缘上方可见 1mm 的半透明区和后部延续的约 0.75mm 宽的白色巩膜区。角膜缘的细胞密集，细胞层数约在 10 层以上，细胞呈小的颗粒状，在基底部乳头形成特殊的栅状上皮结构，称为 Vogt 栅栏，其中含有色素和丰富的血管网，角膜缘 Vogt 栅栏区乳头状结构中的某些基底细胞就是角膜缘干细胞。

角膜缘干细胞的特点：①位于角膜缘基底部，占整个角膜上皮细胞 0.5%～10%；②做水平向心运动和垂直向上运动；③增生潜力高，细胞周期长，分化程度低，不对称细胞分裂；④含有丰富的蛋白酶。角膜缘干细胞是分开角膜和结膜的独特结构，是角膜上皮增生和移行的动力来源，其功能是维持角膜上皮的完整性。

角膜缘干细胞功能正常是角结膜重建的基础。如果角膜缘干细胞缺失可导致眼表功能异常，表现为角膜上皮的结膜化，新生血管形成，基底膜破坏，炎性细胞浸润，持续性角膜上皮缺损不能愈合。裂隙灯检查可见角膜上皮不规则、混浊、点状或片状上皮缺损，严重者可见血管翳，最终导致角膜瘢痕形成、角膜溃疡和视力丧失。

二、泪液动力学

（一）泪液的一般性状

泪液是一种水样液体，主要由泪腺分泌，少量由副泪腺分泌，此外还混合有来自眼睑的 Zeis 腺、Moll 腺和睑板腺分泌的脂性液体和结膜的杯状细胞分泌的黏液。24 小时的泪液分泌量每眼约为 1.5～2ml。泪液的外观轻度浑浊，正常情况下泪液生成速率为 1.0µl/min，折射率为 1.336，与房水接近，泪液的黏稠度略高于水，泪液的 pH 值范围为 7.1～7.8，正常的泪液渗透压为 295～309mOsm/L。渗透压主要由泪液中的 K^+、Na^+、Cl^- 和 HCO_3^-、蛋白质和其他可溶性物质调节。保持泪膜的正常渗透压对水分在泪膜和角膜、结膜上皮细胞之间的流动具有重要意义。

（二）泪液的成分

泪液的化学成分较复杂，98%～99% 是水。蛋白质含量低，泪液中含有 IgA、IgG、IgE 等免疫球蛋白，IgA 含量最多，由泪腺中浆细胞分泌。这些免疫球蛋白能较有效地抵抗外来病毒或细菌抗原，溶菌酶和 γ- 球蛋白以及其他抗菌成分共同组成眼表的第一道防御屏障。泪液中 K^+、Na^+ 和 Cl^- 浓度高于血浆。泪液中还有少量葡萄糖（5mg/dl）、尿素（0.04mg/dl），其浓度随血液中葡萄糖和尿素水平变化发生相应改变，人泪液含有多种氨基酸，泪液成分的动态变化影响着寄生在眼表结膜囊内微生物菌群的生长繁殖。

（三）泪液动力学

泪液是维系眼表角膜、结膜健康的一个重要保证。泪液在眼表面具有以下四个动态的循环过程：泪液的生成、泪液的分布、泪液的蒸发和泪液的清除，其中任何一个环节出问题，泪液就会失去平衡状态。

1. 泪液的生成　泪液由泪腺、副泪腺、睑板腺和结膜杯状细胞分泌，泪液生成的各种成分不足将导致泪液缺乏性干眼；生成泪液的质的异常也会导致泪膜不稳定，引起干眼。

2. 泪液的分布　各种泪液成分进入结膜囊后，眼睑通过瞬目动作将泪液均匀分布到整个眼表面，瞬目反射弧为：角膜结膜等感受器→三叉神经（传入神经）→大脑皮质参与→面神经（传出神经）→眼睑肌肉。瞬目运动依赖于瞬目反射弧的完整，并受到眼表局部条件以及心理状态和环境的影响，正常人 5～10 秒瞬目一次。许多病理状态可以直接或间接改变瞬目频率，影响泪液在眼表的正常分布，从而造成角膜结膜干燥。

3．泪液的蒸发 一部分泪液在眼表面蒸发，但如果泪液蒸发过快，会导致干眼症状。泪液的脂质层在防止泪液的过度蒸发中起着重要作用。在标准的室内条件下，Mishima 测定泪液蒸发率为 $2.2\sim3.7\mu l/(h\cdot cm^2)$，当用生理盐水冲除泪脂质之后，泪液蒸发率可高达 $40\sim45\mu l/(h\cdot cm^2)$。因此，脂质层的缺乏和不稳定可引起蒸发过强型干眼；此外泪液的蒸发还受风、环境温度的影响，经常户外作业、高温、空调环境均会加速泪液的蒸发，引发干眼。

4．泪液的清除 蒸发后剩余的浓缩泪液通过瞬目运动和毛细管的虹吸作用进入泪小点、泪小管、泪囊，经鼻泪管流入下鼻道。如泪液排出延缓，将引起泪液排出延缓型干眼。

（四）泪液的功能

1．机械性冲洗、清洁功能 正常情况下，泪液不断从眼表流过，洗掉眼球表面的灰尘和微生物，清除正常脱落的上皮细胞碎片。当眼表受到刺激时，则引起反射性流泪，大量泪液进一步稀释和冲洗掉灰尘和微生物，从而保持眼球表面的清洁及角膜的透明度。

2．润滑以利眼睑和眼球的运动 泪液位于角结膜表面，为角膜和结膜的上皮细胞提供正常的湿润环境；此外，泪液在眼睑和眼球之间起润滑作用，可以减少眼睑的瞬目和眼球转动时的摩擦力，便于眼睑和眼球的运动。

3．提高角膜的光学性能 角膜是眼球的屈光系统中屈光力最大的组织，约为 43.05D，而其屈光力始于角膜表面的泪膜。当光通过泪膜与角膜相一致的界面时，屈光力发生最大的改变。泪液在眼表面形成泪膜，填补了角膜上皮表面的一些细微的不规则处，使角膜表面变得平滑，有光泽，能均匀反射光线，从而提高角膜的光学性能，利于形成清晰的视觉。

4．防御致病微生物对眼表的侵袭 眼表直接暴露在含有各种致病微生物的环境中，但正常情况下并不致病，是因为泪液中含有溶菌酶、乳铁蛋白、多种免疫球蛋白和补体等。溶菌酶能溶解一些细菌的细胞壁，乳铁蛋白能摄取细菌生长代谢所必需的铁，免疫球蛋白能较有效地抵抗外来病毒或细菌抗原，起到抑菌和杀菌的作用，因此泪液对防御眼表感染起重要作用。

5．营养作用 泪液有营养角结膜上皮的作用。因为泪液能为眼表上皮提供氧气和带走二氧化碳和其他代谢产物。

三、泪膜

泪膜（tear film）是泪液在结膜囊内均匀地分布，形成一层液体的薄膜。泪膜位于角膜结膜的表面，对维持眼表的正常结构和生理功能起着重要的作用，眼表面泪膜-空气界面是重要的屈光表面。泪膜厚 $7\sim10\mu m$，由外向内分为三层：脂质层、水样层和黏液层（图 6-1 及二维码 6-1）。

二维码 6-1
泪膜彩图

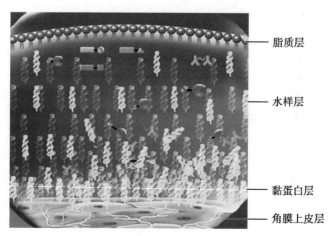

——脂质层

——水样层

——黏蛋白层

——角膜上皮层

图 6-1 泪膜

1. 脂质层 位于泪膜最表面，主要由眼睑中的睑板腺分泌，厚0.1～0.2nm，主要功能是提高泪膜表面张力，控制水分蒸发。

2. 水样层 是泪膜的主体，在角膜前平均厚度为6～10nm，占泪膜厚度的98%，由泪腺和副泪腺分泌，主要成分有无机盐和各种有机物等，功能是为角膜提供营养，并带走代谢产物。

3. 黏液层 又叫黏蛋白层，位于泪膜最里层，其厚度只有0.02～0.05nm；由结膜的杯状细胞和角结膜上皮细胞共同分泌，黏蛋白黏附于眼表上皮的表面，其基底嵌入角、结膜上皮细胞的微绒毛之间，降低表面张力，使上皮细胞由疏水性变为亲水性，使水液层均匀涂布于眼表，从而保证了泪膜的形成和稳定。如果黏蛋白缺乏，水液层就不能很好涂布于眼表，眼表干燥继而引起眼表上皮损伤，因此黏液层对于泪膜形成至关重要。

泪膜主要功能为：①填补上皮间的不规则界面，保证角膜的光滑；②湿润及保护角膜和结膜上皮；③通过机械冲刷及内含的抗菌成分抑制微生物生长；④为角膜提供氧气和所需的营养物质。泪液的质和量的正常及泪液动力学的正常可以维持泪膜的健康和稳定，从而保证泪膜正常的生理功能。

四、泪功能检查法

（一）裂隙灯检查

裂隙灯下投射在角结膜表面的光带和下睑睑缘的光带的交界处可见泪液的液平，这是泪河，泪河的高度可在一定程度上反映泪液分泌量的多少。这也是检查是否存在泪液分泌障碍的重要体征。正常情况下，泪河的高度不小于0.3mm。

此外常规的结膜、角膜、眼睑等部位的裂隙灯检查可发现引起干眼的原因，对一些中重度的干眼可确诊。

（二）泪液分泌试验（Schirmer试验）检查

Schirmer试验最为常用，根据检测方法的不同可分为SchirmerⅠ和SchirmerⅡ两种。SchirmerⅠ试验反映泪液分泌的总量。SchirmerⅡ试验测量反射性泪液分泌。

（三）泪膜稳定性检查

泪膜破裂时间（BUT）最为常用。

泪膜最外层的脂质层对于维持泪膜稳定起重要作用，近年来基于光学成像原理的泪膜镜和泪膜脂质层干涉成像仪为评价泪膜稳定性提供了更客观和准确的检测方法，此外还可使用共焦显微镜观察泪膜脂质层相对厚度来评价泪膜稳定性。

BUT结果的重复性较差，不建议单纯用BUT诊断干眼症，有条件的可用虎红或丽丝绿染色及Schirmer试验联合BUT试验诊断干眼症。

（四）角膜染色

1. 荧光素染色 临床最为常用，可直接观察到角膜上皮的病变情况。

2. 虎红染色和丽丝胺绿染色 可将失活变性细胞和缺乏黏蛋白覆盖的角结膜上皮细胞着染，容易被受检者接受。

（五）泪液渗透压的测定

微量泪液收集管从靠近泪阜的泪河处取0.1μl泪液，然后用渗透压测量仪进行检测，正常人的渗透压为295～309mOsm/L，干眼症时泪液渗透压增高。具有较高的干眼早期诊断价值。

（六）乳铁蛋白含量测定

泪腺分泌量减少，乳铁蛋白含量也下降，正常人泪液乳铁蛋白含量的正常值为1.46mg/ml±0.32mg/ml，40岁后开始下降，70岁后明显下降。69岁以前如低于1.04mg/ml，70岁以后如低于 0.85mg/ml，则可诊断干眼。在干眼患者中泪液乳铁蛋白值下降，且随着病程进展而持续下降。

（七）泪液清除率检查

泪液清除率检查目的在于了解泪液清除有无延迟，可应用荧光光度测定法检测。

（八）血清学检查

了解自身抗体的存在，Sjögren 综合征（SS）患者常见抗核抗体、类风湿因子等阳性。

（九）角膜地形图检查

角膜表面的规则性对角膜的光学质量具有重要影响。近年来发现正常人角膜表面规则指数很低为 0.63，睁眼后 10s 增加为 0.84，而干眼患者的表面规则指数则为 1.4，持续睁眼 10s 后则上升为 6.8，干眼患者角膜表面规则指数比正常人高，且增高程度与干眼严重程度呈正相关，提示角膜表面规则指数可作为干眼诊断的指标之一。

（十）活检及印痕细胞学检查

印痕细胞学检查是用醋酸纤维素滤纸粘取眼表上皮细胞层，经染色后通过研究细胞形态结构、细胞间的连接及其他细胞成分（如炎性细胞）、鳞状上皮化生的程度以及杯状细胞的情况，用以早期诊断眼表疾病。干眼症患者眼表上皮细胞染色的异常表现为：结膜杯状细胞密度降低、细胞核质比增大、上皮细胞鳞状化生，角膜上皮结膜化。通过计算结膜中杯状细胞密度，可间接评估疾病严重程度。印痕细胞学在诊断眼表疾病的实验室检查中，敏感度为 100%，特异性为 87%，是一种诊断干眼的重要实验室检查。

五、泪液功能单位

泪液功能单位（tear function unit，TFU）是由角膜、结膜、眼睑、睫毛、泪腺、副泪腺及其之间的神经链接组成的解剖和功能单位。其对平衡泪膜稳态、形成眼表光滑界面、维持眼表健康状态和避免外界环境刺激均具有重要意义。其中任何一部分损伤均会使泪膜丧失稳态，引发一系列病理生理变化，导致干眼。TFU 通过神经系统调节泪液的分泌，从而使泪膜达到稳态。在正常情况下，神经系统可通过调节泪腺、睑板腺和杯状细胞分泌以维持眼表状态。

六、眼表疾病的治疗原则

（一）眼表疾病的概念

眼表疾病（ocular surface disease，OSD）指损害角膜、结膜及泪膜等眼表正常结构与功能的疾病。眼表由健康的眼表上皮和稳定的泪膜共同构成，二者相互影响，缺一不可。任何导致角结膜和泪膜改变的因素都将导致眼表的损害。眼表疾病是临床常见的眼病，概括起来应包括所有的结膜病、浅层角膜病、睑缘炎、泪腺疾病、泪道疾病等。近年来，随着新型检测手段（角膜地形图、印迹细胞学、共焦显微镜）的发明、研究和应用，对眼表细胞结构和功能的认识更加深入和细致，发现当眼表面上皮病变时，会出现两种病理类型，①角膜缘干细胞缺乏（limbal stem cell deficiency），即表现出不同程度的结膜上皮长入（角膜结膜化）或血管化等，角膜缘干细胞缺乏常见于先天性无虹膜症、眼表化学伤、接触镜所致眼病、眼表多次手术、长期局部滴眼剂的损伤、角膜炎、Stevens-Johnson 综合征等各种眼表疾病；②鳞状上皮化生（squamous metaplasia），即眼表面上皮细胞向皮肤表型的异常分化。鳞状上皮化生常见于翼状胬肉、睑裂斑、化学伤、Stevens-Johnson 综合征、瘢痕性类天疱疮等各种眼表面疾病患者中，二者均可以加重泪膜的不稳定，引起严重的视功能障碍或致盲。

（二）眼表疾病的治疗原则

任何原因导致的眼表疾病都应积极治疗，目的就是尽可能地恢复眼表正常结构，使其功能最大限度地恢复。消除诱发因素，采取多种药物联合使用以及手术治疗等。对于各种原因所致眼表疾病的药物治疗详见其他章节的表述，这里不再重述。

眼表的正常与稳定是维持角膜透明性和形成清晰视觉的重要保证。近年来，随着对眼表面泪膜的生理和病理及细胞生物学特性、结膜干细胞、角膜缘干细胞等方面的深入研究和认识，眼表重建手术不断得到重视并广泛应用于临床，通过手术来恢复眼表的完整性及其上皮细胞正常功能，最终促进患眼视力恢复。

眼表重建手术的不断发展和完善，也使原本认为严重的以及难治的眼表疾病得到了治疗机会。眼表是一个整体，正常的眼睑解剖及生理功能、稳定的泪膜、正常表型的眼表上皮、眼表上皮干细胞的功能正常以及眼表神经支配与反射功能正常等几个因素，共同维系和保证了眼表的健康。因此，眼表重建手术就是从以下几个方面着手，根据每个患者的眼部具体情况，采取综合性措施来恢复患者眼表的整体结构和功能。①重建正常的泪膜，如自体颌下腺移植；②结膜眼表重建，如自体结膜移植术、羊膜移植术、羊膜移植联合结膜移植等；③角膜眼表重建，如角膜缘干细胞的自体或同种异体移植、羊膜移植联合角膜缘干细胞移植等；④眼睑重建，如眼睑皮肤缺损、睑板缺损、睑结膜缺损、眼睑全层缺损等的重建修复术；睑内翻、睑外翻的矫正术等，来恢复眼睑正常的闭合功能。

眼表重建必须严格掌握适应证，根据患者眼表损伤的程度及范围，实施针对性手术方案，并进行及时而正确的术后处理（减轻炎症、抑制排斥反应等），才能保证手术获得成功。

第二节 干 眼

干眼（dry eye disease，DED）是眼表的一种多因素疾病，特征是泪膜稳态的丧失并伴有眼表症状，其病因包括泪膜不稳定、泪液高渗性、眼表炎症与损伤和神经感觉异常。

【病因和分类】 干眼的发病机制复杂。泪膜不稳定、泪液渗透压升高、眼表炎性反应与损伤以及神经异常是干眼主要的病理生理学机制。干眼的危险因素主要有老龄、女性、高海拔、糖尿病、翼状胬肉、空气污染、眼药水滥用、使用视屏终端、角膜屈光手术、过敏性眼病和部分全身性疾病等。女性是干眼最显著的危险因素，但在65岁以上的人群中，干眼患病危险性的性别差异消失。

（一）干眼的病因分类

2017年国际泪膜与眼表协会（Tear Film & Ocular Surface society，TFOS）发表了最新版干眼专家共识（Dry Eye WorkshopⅡ，DEWSⅡ）提出干眼按病因分类应包含水样液缺乏型、蒸发过强型和混合型干眼。

该分类法强调了环境因素对干眼的影响。环境因素又分为内环境和外环境。前者指能增加干眼发病风险的特殊生理状况，包括自然瞬目频率、睑裂宽度、年龄、雄激素水平、全身用药、使用视频终端等；外部环境包括周围生活环境（低湿度环境、高风速环境等）、职业环境等。

混合型干眼，即同时存在引起水样液缺乏和蒸发过强病因的干眼。干眼炎性反应和组织损伤是一种恶性循环，其发展到一定程度均会同时具有水液缺乏和蒸发过强的特征。可以说临床诊断和治疗的干眼基本均属于混合性干眼。

（二）干眼的临床表现分类

DEWSⅡ从临床角度（主要根据干眼的症状和体征）提出了新的干眼分类方法（图6-2）。

【临床表现】

1. 症状 最常见症状是眼疲劳、异物感、干涩感、烧灼感、眼痒、流泪、畏光、眼红、视物模糊、视疲劳等。

 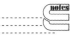

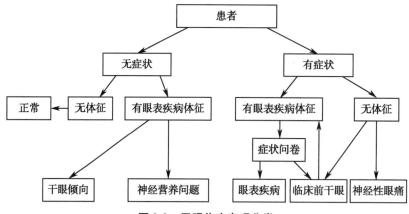

图 6-2 干眼临床表现分类

准确评估患者的症状，有助于帮助医师评估并选择进一步的检查项目。将患者描述的症状标准化并定量。为了增强临床研究的标准化，通常采用量表的形式收集症状。量表由患者或研究对象本人填写，不受医师或研究者的影响。在评估过程中，这些量表通常对眼表不适程度、相关视觉症状、对日常生活的影响或与健康相关的生活质量进行评估。

目前较常用的评估量表包括干眼问卷（dry eye questionnaire，DEQ）、干眼问卷 5 项（DEQ-5）、干眼相关生活质量评分问卷、干眼对日常生活的影响问卷、McMonnies 问卷、眼部舒适指数问卷、眼表疾病指数评分（ocular surface disease index，OSDI）问卷、干眼症状评估量表和标准化干眼患者评估量表等。每种量表的侧重点和对干眼的筛查标准各不相同。OSDI 是在临床研究中应用最为广泛的问卷，其可以评估症状频率、环境诱发因素和视觉相关的生活质量。临床多采用广泛普及的 OSDI 问卷或者简单有效的 DEQ-5 作为评估量表。

2. 体征 结膜充血、球结膜增厚、水肿、皱褶，泪河变窄或中断、结膜囊可见黄色黏丝状分泌物，睑裂区角膜上皮不同程度点状脱落，角膜上皮缺损区荧光素着染，1% 虎红染色阳性，可出现丝状角膜炎，继发细菌感染后出现角膜溃疡、穿孔，严重影响视力。

睑板腺功能障碍患者除上述表现外，还可见睑缘充血，增厚或钝圆，腺体开口周围毛细血管扩张，睑板腺开口处因分泌物阻塞，而呈黄白色凸起变形位移，挤压有黄白色牙膏样或混浊液态分泌物，炎症反复发作后，睑板腺大部分萎缩（图 6-3 及二维码 6-2）。挤压眼睑常没有分泌物出现，可伴随反复发作的睑板腺囊肿，更严重者则出现角膜血管翳、角膜溃疡及睑外翻。

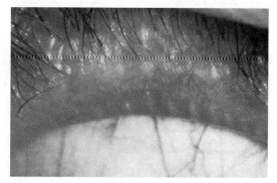

图 6-3 睑板腺开口阻塞

二维码 6-2
睑板腺开口
阻塞彩图

3. 特殊的定性或定量检查 在对患者进行问卷调查之后，应对患者主诉的视觉不适症状进行相应的检查，包括像差和光散射检查等。

泪膜功能的检查常用的有泪液分泌功能检查、酚红棉线检查、泪液渗透压测量等，但是并没有一个是特异性试验。因此对干眼的诊断，应该将病史、临床表现和几项诊断性检查结合起来进行综合分析。

【诊断】 干眼的临床表现分类方法与干眼的诊断紧密结合。患者同时具有眼表不适症状和眼表疾病体征，并与过敏性结膜炎、感染性结膜炎、视疲劳等鉴别诊断后，可确诊为干眼；若患者具有眼表不适症状，但无眼表疾病体征，应考虑神经性眼痛或临床前干眼；若患者无眼表不适症状,但有眼表疾病体征,应考虑眼表神经营养性疾病或干眼倾向患者。

因干眼的症状不具有特异性,有些与结膜炎、屈光不正的病人症状相似,因此干眼的诊断应慎重,避免误诊和漏诊。临床诊断干眼的检查内容依次为病史询问、症状询问、临床检查、辅助检查。

【治疗】 针对病因是治疗干眼的关键。许多干眼患者可能是水液缺乏和蒸发过强两种因素并存,开始治疗干眼之前,首先应明确患者以哪一型为主,以便采取针对性措施。然而由于引起干眼的原因非常复杂,许多患者常常难以查出病因,一些全身病引起者,其全身治疗往往疗效不佳,对于这些患者,缓解干眼症状则是治疗的首要目的。

(一)泪液缺少的治疗

1. 人工泪液替代治疗 人工泪液替代仍然是临床治疗干眼使用最为广泛的方法之一。它可以增加眼表的湿度,使角膜表面光滑,增加视敏度。人工泪液替代可分为水样人工泪液替代和脂质人工泪液替代。

常用的人工泪液有甲基纤维素类、透明质酸、聚丙烯醇、卡波姆、右旋糖酐等,近年来还出现有添加特殊成分的人工泪液,比如含维生素 A 的人工泪液、含乳铁蛋白的人工泪液、含细胞因子的人工泪液、含磷脂饱和及不饱和脂肪酸以及甘油三酯等含脂质的人工泪液。

人工泪液品种繁多,但没有一种人工泪液是完美的。最佳的泪液替代品是自家血清。人工泪液的使用一天最好不要超过 6 次。熟悉每一种药物的成分、含量、作用机制、优缺点及价格,根据每一位干眼患者的病因、眼表损害情况、严重程度及经济条件,合理选择人工泪液制剂,对于严重患者应尽量使用不含防腐剂的人工泪液,以避免防腐剂的毒性作用加重眼表和泪膜的损害。

2. 延长泪液在眼表停留时间

(1)泪小点栓子及泪小点封闭:泪小点栓子可以阻塞泪小点,减少泪液的排出,延长泪液在眼表的停留时间,可以明显减少人工泪液的使用频率。此方法安全、有效、可逆、无痛苦,值得临床推广。较严重的干眼患者在使用泪小点栓子无溢泪后还可考虑行永久性泪小点封闭术。

(2)湿房镜:通过提供一个密闭环境,减少眼表面的空气流动,减少眼表面泪液的蒸发。

(3)加湿器:通过提供相对湿润的环境,减少眼表面泪液的蒸发从而达到保存泪液的目的。

3. 刺激泪液分泌 包括水样和黏液分泌剂、脂质刺激、口腔分泌刺激和鼻腔分泌刺激等多种泪液刺激方法。

(二)眼睑问题的治疗

眼睑问题包括眼睑的炎症、蠕形螨虫感染和睑板腺功能障碍等,可以注意眼睑卫生,抗菌消炎,热敷按摩等物理治疗手段。

1. 睑缘清洁 注意眼睑卫生,强调睑缘的清洁。睑缘的清洁包括热敷、按摩和擦洗三步。首先用热毛巾热敷眼睑 5～10min,以软化睑板腺分泌物;然后将手指放于眼睑近睑缘皮肤处,边旋转边向睑缘方向按摩推压,以排出分泌物;接着用棉签蘸少许无刺激性的香波或专用药液如硼酸水溶液擦洗局部睑缘和睫毛。

2. 炎症与感染 有炎症者抗菌消炎,蠕形螨虫感染时可采用茶树精油等治疗。

3. 物理手段睑板腺堵塞可采用热敷按摩,也可用强脉冲光(IPL)、导管内探查和清创除垢多种物理措施治疗。

(三)眼部暴露问题的处理

针对眼部暴露的具体位置和病因采用针对性治疗,如角膜暴露、睑内翻和外翻等。此外治疗性角膜接触镜也是很好的选择。可选用治疗性软性接触镜(绷带型接触镜和硬性透气性巩膜镜片。对于轻、中度干眼患者，治疗性角膜接触镜可明显减轻患者的症状，并减少角膜荧光素染色；但对于重症患者来说，却不宜配戴治疗性角膜接触镜。

（四）抗炎治疗

可选用糖皮质激素和非糖皮质激素免疫调节剂。

1．糖皮质激素 可短期局部使用激素，如类固醇。

2．非糖皮质激素免疫调节剂 眼表面的免疫炎症反应在干眼的发病机制中起十分重要的作用。如环孢素A、他克莫司、非甾体抗炎药、神经肽等。

3．全身和局部抗生素对炎症的调节作用 睑缘炎患者部分由细菌感染引起，需要进行抗菌治疗。大环内酯治疗：多西环素50mg口服，2次/d。需连续服用数周或数月。

（五）手术方法

可根据不同病因选用结膜手术、羊膜移植、大涎腺移植和小涎腺自体移植等手术。

1．水液缺乏型干眼可以考虑颌下腺移植增加泪液分泌。自体游离颌下腺移植对重症干眼患者有效。其分泌量适中，成分更接近生理泪液，且含表皮生长因子，并发症少。

2．合并有其他眼睑动力学异常的情况，必要时可考虑睑缘缝合或缩小睑裂手术。对皮肤松弛症、上睑下垂和下睑异常等患者行眼睑矫正术。

（六）饮食及营养补充

饮食及营养补充在干眼发病及治疗中有一定的积极作用。饮食及营养补充包括足够的摄入水分、必需脂肪酸、乳铁蛋白及Omega3等其他营养素。

（七）改善环境

长期在空调环境、经常使用电脑、夜间驾车等可使瞬目次数减少、眼表暴露时间延长、泪液蒸发过多，从而导致干眼，因此要积极改善生活和工作环境。

（八）心理管理

在行为及心理研究方面，干眼患者的睡眠及情绪障碍的患病率显著高于健康人，抑郁及应激等心理因素与干眼的相关性也越来越受到重视。对患者适当地进行心理干预，有利于干眼的治疗。此外，干眼是慢性疾病，多需长期治疗，要帮助患者树立坚持治疗的信心。

第三节 Stevens-Johnson 综合征

Stevens-Johnson 综合征是一种急性的致命性的皮肤和黏膜的炎性水疱样病变。可发生在某些感染或口服某些药物后。典型者表现为皮肤 - 眼 - 黏膜受累三联征。见于儿童和青年，女性多见，本病有自限性。

【病因与发病机制】 Stevens-Johnson 综合征的发生与多种因素有关，如全身用药（磺胺、青霉素）局部用药、病毒细菌等感染、恶性肿瘤和胶原血管性疾病等。但其发病机制并未完全证实。

【临床表现】

1．症状

（1）全身症状：包括发热、咽痛、不适、关节痛和呕吐，皮肤和黏膜出现水疱样变化和烧灼感。

（2）眼部症状：眼红、异物感、流泪、畏光、视力下降等。

2．体征

（1）急性期：眼部可出现双侧卡他性、化脓性和假膜性结膜炎；严重的前葡萄膜炎；角膜溃疡，其持续时间一般为2～4周。

（2）慢性期：眼部出现结膜瘢痕化、睑球粘连、泪膜异常、倒睫、睑内翻、角结膜炎和睑

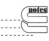

缘炎,易造成角膜混浊、角膜血管化、角膜溃疡甚至角膜穿孔。

（3）全身体征：皮肤和黏膜可见重症多形性红斑；早期出现口腔糜烂、口腔炎、吞咽困难；生殖器部位可有水疱和大疱样损害。

【诊断和鉴别诊断】 根据全身皮肤黏膜相关病变病史,结合眼部检查,可以明确诊断。临床上主要与下列疾病进行鉴别。

1. 眼类天疱疮 是一种慢性进行性的自身免疫性疾病,60岁以上人好发,结膜和口腔黏膜病变发生率高,皮肤受累较少见,无明显诱因,实验室检查可发现抗基底膜抗体、类风湿因子和抗核抗体。

2. 沙眼 沙眼进入慢性期后,眼部也可以出现结膜瘢痕、倒睫、睑球粘连、角膜混浊、干眼等,但很少伴随其他部位黏膜病变及皮肤病变。

【治疗】

1. 眼部治疗 保持眼部清洁；局部应用抗生素眼药水和眼药膏；滴用不含防腐剂的人工泪液；使用免疫抑制剂；糖皮质激素的应用应当慎重并密切观察其并发症的发生；手术治疗晚期并发症,例如：倒睫、睑内翻,通过羊膜移植、角膜缘干细胞移植、板层角膜移植进行眼表重建。

2. 全身治疗 炎症的控制是十分关键的。根据药物敏感试验的结果选择抗生素。可将硝酸银溶液湿敷于脱落的皮肤处。也有将人类尸体皮肤、胎盘羊膜或异种植片（例如猪皮）遮盖在局部,起到减轻疼痛、预防感染的作用。同时要维持患者的体液平衡,严密监测呼吸功能、营养状态,要耐心细致地护理。

第四节 Sjögren综合征

Sjögren综合征是一种累及全身多系统的疾病。如累及泪腺、唾液腺时淋巴细胞和浆细胞浸润,造成泪腺增生,结构功能破坏。症候群包括：干眼症、口干、结缔组织损害（关节炎）,还可合并脉管炎。只要有以上两个症状即可诊断。绝经期妇女多发。

【病因与发病机制】 病因至今尚未明确。发病机制可能与遗传或先天性免疫系统异常,获得性抗原（如病毒感染）改变自身抗原和外源性抗原与特异遗传易感性相互作用等有关。

【临床表现】

1. 症状 主要表现为自觉眼干、眼痛、异物感,疼痛有朝轻暮重的特点。

2. 体征

（1）结膜：睑裂区结膜充血、畏光,伴黏丝状分泌物。

（2）角膜：角膜上皮点状缺损,多见于下方角膜,丝状角膜炎也不少见,甚至部分患者可出现边缘性角膜病变或边缘性角膜溃疡。

裂隙灯检查泪河宽度几乎消失。泪膜消失,可出现弥漫角膜上皮荧光染色和丝状物附着。泪液分泌试验异常,Schirmer I 和 Schirmer II 值都低于正常。结膜和角膜虎红染色及丽丝胺绿染色阳性均有助于临床诊断。

【诊断】

1. 原因不明的眼及口腔干燥症状。

2. 原因不明的干燥性角结膜炎（至少具备 Schirmer 试验、泪膜破裂时间及角结膜活性染色这三项中的两项阳性）。

3. 有泪腺和唾液腺的组织学特异所见（通过黏膜活检证实有淋巴细胞浸润）。

4. 有唾液腺受累证据或者血清抗核抗体、抗 DNA 抗体、抗 ENA 抗体和类风湿因子等阳性。除第一项外,再加后三项中的一项即可确诊。在诊断上,还须与重度沙眼、眼类天疱疮、眼部化学伤、Stevens-Johnson 综合征等形成的结膜过分瘢痕化,导致副泪腺、结膜杯状细胞分泌不足及泪腺开口阻塞所造成的干眼相鉴别。

【治疗】 主要治疗干眼症。治疗措施要有针对性。可采用人工泪液,封闭泪点,湿房镜等措施。有角膜上皮病变的病例可点细胞生长因子滴眼液,每日4~6次。

第五节 睑缘炎相关角膜结膜病变

睑缘炎相关角膜结膜病变(blepharokeratoconjunctivitis,BKC)是一组继发于后睑缘炎和混合睑缘炎的角膜和结膜病变。多见于中老年人群,常双眼发病,可复发。中国 40 岁以上人群的调查数据显示50.7% 的睑缘炎患者并发BKC。

【病因与发病机制】 睑缘炎通过机械刺激,细菌代谢产物及异常的脂质造成眼表刺激与损伤,导致角膜结膜组织的炎症以及免疫反应。睑缘炎时睑板腺分泌的脂质的量和成分发生改变,泪膜的稳态性受到破坏,引起睑板腺开口阻塞、角化及睑缘瘢痕化后,睑板腺分泌的脂质不发能达到睑缘,使泪膜的脂质的质和量发生改变,导致泪膜稳定性下降,泪液不能均匀的涂布于眼表,使泪液水分蒸发过快引起角结膜病变。故睑缘炎时由于炎性因子释放、脂质成分异常、泪液水分蒸发过快,泪液渗透压升高等因素共同作用导致角膜结膜病变。

【临床表现】

1. 症状 主要表现为反复眼红、分泌物增多、异物感、流泪、畏光、视力下降等,严重者可影响视功能。

2. 体征

(1)结膜:结膜血管丰富,结膜充血是常见的体征之一,结膜分泌物增多呈泡沫状,结膜充血、水肿、结膜乳头增生,浅层瘢痕形成。

(2)角膜:角膜病变中有浅点状角膜上皮糜烂、丝状角膜炎;角膜周边浸润、溃疡;角膜新生血管或角膜血管翳形成;角膜云翳和瘢痕,角膜变薄不平。

3. 分类 依据体征临床可分轻度、中度和中度三大类。

(1)轻度:睑缘轻微充血,仅有少量鳞屑,或脂栓,脂栓按压时易挤出,呈透明油样,不伴有角膜病变。

(2)中度:睑缘充血,脂栓,睑板腺开口阻塞,挤压时分泌物呈黄色或黄白色,相对固化,不易被挤出,或挤出物呈条状,不伴有睑缘角化,可伴有结膜充血,可有下方周边角膜点状上皮病变,如有角膜新生血管则越过角膜缘≤3mm。

(3)重度:睑缘充血明显并增厚,脂栓,按压睑缘分泌物不能被挤出,可有睑缘角化,可伴有结膜充血,角膜浸润,伴有典型的束状角膜炎、新生血管翳以及灶性角膜浸润,严重者甚至出现角膜溃疡。

【诊断要点】 ①存在睑缘炎,尤其是后部睑缘炎;②常双眼发病;③反复发作,或慢性迁延的角结膜炎症;④睑缘细菌培养或螨虫检查阳性。需要与单纯疱疹病毒性角膜炎相鉴别。另外,有效治疗睑缘炎后,角结膜病变可迅速得以控制,也可帮助诊断。

【治疗】 一般情况下,睑缘炎相关性角结膜病变的治疗需要首先控制睑缘炎;相关性角结膜病变的治疗主要以局部治疗为主,包括局部非甾体抗炎药、糖皮质激素、免疫抑制剂、人工泪液及预防性抗菌药的应用。

对于轻度睑缘炎相关角膜结膜病变的患者,可以使用非甾体抗炎滴眼液治疗;当炎症介于轻度至中度之间时,加用弱效激素,同时使用不含防腐剂的人工泪液,再局部加用抗菌药眼膏;对于中度睑缘炎相关角膜结膜病变的患者,先用激素冲击治疗后,再使用非甾体抗炎滴眼液,同样给予人工泪液和眼药膏的治疗;对于重度的病人,激素治疗前提下,如果治疗持续较长时间,可以换成免疫抑制剂,继续加入眼膏或者抗菌的药物治疗。

对于不同的睑缘炎和睑缘炎相关角膜结膜病变的患者,应该给予每一个患者个体化的治疗方案。根据疾病严重程度和对角膜损伤程度,判断应给其多长时间的激素治疗,使眼表的炎症得到控制,再采用非甾体药物的治疗,这样才能避免疾病的反弹,保证治疗有效性的同时又可以确保安全性。

(张艳明)

参 考 文 献

1.　贾松,崔云. 眼科学基础. 北京:人民卫生出版社,2012.

2.　JonesL,DownieLE,KorbD,et al. TFOS DEWSⅡmanagement and therapy report. Ocul Surf,2017,15(3):575-628.

3.　Bron,De Paiva,Chauhan,et al.TFOS DEWS II pathophysiology report. Ocul Surf,2017,15(3):438-510.

4.　Wolffsohn,Arita,Chalmers,et al. TFOS DEWS II Diagnostic Methodology report. Ocul Surf,2017,15(3):539-574.

5.　Novack,Asbell,Barabino,et al. TFOS DEWS II Clinical Trial Design Report[J]. Ocul Surf,2017,15(3):629-649.

6.　Sullivan,Rocha,Aragona,et al. TFOS DEWS II Sex,Gender,and Hormones Report. Ocul Surf,2017,15(3):284-333.

7.　孙旭光. 解读国际泪膜与眼表协会 2017 年干眼专家共识中的性别及性激素与干眼. 中华眼科杂志,2018,54(2):90-92.

8.　徐建江,洪佳旭. 解读国际泪膜与眼表协会 2017 年干眼专家共识中的干眼处理与治疗. 中华眼科杂志,2018,54(4):249-251.

9.　洪晶. 解读国际泪膜与眼表协会 2017 年干眼专家共识中的干眼病理生理机制. 中华眼科杂志,2018,54(6):415-417.

10.　刘祖国,张晓博. 解读国际泪膜与眼表协会 2017 年干眼专家共识中的干眼定义与分类. 中华眼科杂志,2018,54(4):246-248.

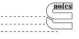

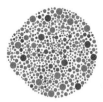

第七章　结　膜　病

学习目标

1. 掌握：常见结膜炎的临床特点、诊断与治疗。
2. 熟悉：结膜的免疫防御机制及免疫性结膜炎的病因、临床表现、诊断及治疗。
3. 了解：结膜下出血的病因，治疗及结膜变性疾病的临床表现和治疗。

第一节　概　　述

结膜（conjunctiva）是一层薄而半透明的黏膜，表面光滑，覆盖于眼睑后和眼球前的一层半透明黏膜组织，由球结膜、睑结膜和穹窿部结膜三部分构成，睑结膜与睑板结合紧密，角结膜缘外的球结膜和穹窿部结膜则与眼球结合疏松，便于眼球运动。结构完整的结膜对眼球具有保护和屏障作用，可防止病原微生物的侵袭。除此之外，结膜含有丰富的淋巴组织，包含免疫球蛋白，中性粒细胞和淋巴细胞、肥大细胞、浆细胞等，与其他黏膜组织一样，促进参与调节性免疫应答的发生。结膜富含神经和血管，球结膜的动脉血供来源于眼动脉分支的睫状前动脉，结膜感觉由第 V 对脑神经眼支、眶上神经、滑车上神经和眶下神经分支支配。结膜腺体分泌物对结膜和角膜具有湿润和保护作用。由于结膜与外界相沟通，所以各种各样的微生物、外来异物和灰尘、紫外线等均可引起结膜的病变。

第二节　结膜炎总论

结膜与外界环境的多种理化因素和微生物相接触，眼表的特异性和非特异性防护机制使其具有一定的预防感染和使感染局限的能力，当这些防御能力减弱或外界致病因素增强时，将引起结膜组织的炎症反应，其特征是血管扩张、渗出和细胞浸润，这种炎症统称为结膜炎（conjunctivitis）（二维码 7-1）。

一、结膜炎的病因

二维码 7-1
动画　结膜炎

结膜炎是眼科最常见的疾病之一，其病因分为微生物性和非微生物性两大类，也可分为内源性和外源性。外源性微生物最常见，如细菌、衣原体、病毒、真菌等直接感染致病。各种物理刺激如风沙、烟尘、紫外线等和化学损伤如酸碱烧伤、有毒气体等也可引起结膜炎。内源性病因除全身性疾病（如结核、梅毒）可导致结膜病变外，免疫性疾病也是常见的结膜炎病因。结膜炎也可因邻近组织如角膜、巩膜、眼睑、眼眶、鼻腔、鼻窦、泪器等的炎症蔓延而致。

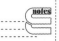

二、结膜的免疫防御机制

结膜的防御机制分非特异性和特异性两大类。

（一）结膜的非特异性免疫防御

结膜的非特异性防御主要靠上皮层完成。上皮层的活跃增生能快速修复结膜的损伤；上皮细胞具有吞噬功能，能吞噬衣原体、包涵体及某些细菌；上皮表面含有较多的杯状细胞，能包裹细菌异物，分泌免疫球蛋白 A，防止细菌侵入。另外结膜组织中的副泪腺分泌泪液，可以起到溶菌、杀菌、免疫扩大和免疫杀伤的作用。

（二）结膜的特异性免疫防御

结膜含有大量的免疫活性细胞，主要有：淋巴细胞、浆细胞、肥大细胞和树突状细胞及上皮层 Langerhans 细胞等，它们构成结膜的特异性免疫防御系统。淋巴细胞在这些区域呈疏松形式的聚集，含有 T 细胞、B 细胞和分泌 Ig 的浆细胞，可以随时与侵入的致病因子进行局部的特异与非特异性免疫应答。白细胞（包括淋巴细胞、吞噬细胞、多形核白细胞）可通过其表面的相应配体（如 LFA-1）与 ICAM-1 发生黏附来介导在结膜上皮层的迁移和免疫激活反应。

三、结膜炎的分类

结膜炎根据病情和病程可分为超急性、急性或亚急性、慢性结膜炎，一般而言，病程少于三周为急性结膜炎，而超过三周者为慢性结膜炎。根据病因可分为感染性（细菌性、衣原体性、病毒性、真菌性）、免疫性、化学性、物理性、全身疾病相关性、继发性和不明原因性结膜炎等。按结膜对病变反应的主要形态可分为乳头性、滤泡性、膜性/假膜、瘢痕性和肉芽肿性结膜炎。

四、结膜炎的症状

结膜炎的共同症状有：患眼异物感、烧灼感、痒、畏光、流泪。当病变累及角膜时，出现明显疼痛、流泪及视力下降。

五、结膜炎的体征

1. 结膜充血　可由多种因素刺激引起，包括病原微生物、化学因素、物理因素等，急性结膜炎最常见的体征。结膜充血的特点是表层血管充血，以穹窿部明显，向角膜方向充血减轻，色鲜红，可随结膜移动而移动，可伸入角膜周边形成角膜血管翳，滴用肾上腺素后充血消失（图 7-1）。结膜充血与睫状充血的鉴别见第三章表 3-1。

2. 结膜分泌物　分脓性、黏液脓性或浆液性三种。淋球菌和脑膜炎球菌感染主要引起脓性分泌物。细菌性结膜炎分泌物量多，常为黏液性或脓性，可粘住睫毛和睑缘，常致患者晨醒时睑裂被大量分泌物所粘连。病毒性者分泌物量少，呈水样或浆液性。过敏性者分泌物如春季卡他性结膜炎常为黏稠丝状。

3. 结膜水肿　血管扩张时的渗出液进入到疏松的球结膜下组织，导致结膜水肿，严重时球结膜可突出于睑裂之外。结膜水

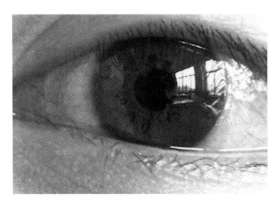

图 7-1　结膜充血

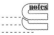

肿的出现可以早于细胞浸润和分泌物增多等体征,球结膜及穹窿结膜较睑结膜明显。

4. 结膜乳头增生 无特异性,乳头由增生肥大的上皮层皱叠或隆凸而成,裂隙灯下检查见中心有扩张的毛细血管到达顶端,并呈轮辐样散开。常见于慢性结膜炎、沙眼及春季卡他性结膜炎(图7-2)。

5. 结膜滤泡 滤泡形成一般较乳头大,隆起呈丘状。裂隙灯下检查可见其边缘有血管包绕,这是由于结膜上皮层下淋巴细胞局限性聚集,各有一生发中心所形成。正常滤泡位于下穹窿睑板表面,如果位于上睑板处,则多为衣原体、病毒或药物性结膜炎。正常儿童和青少年的滤泡组织丰富(图7-3)。

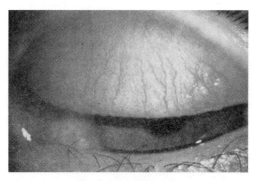

图7-2 睑结膜乳头增生

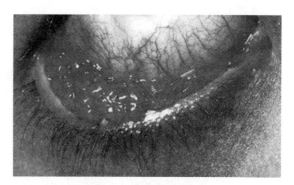

图7-3 下眼睑结膜滤泡

6. 结膜的真膜和伪膜 真膜和伪膜是由脱落的结膜上皮细胞、白细胞、病原体及富含纤维素性的渗出物混合形成。真膜是严重炎症反应渗出物在结膜表面凝结而成,累及整个上皮,强行分离易导致出血,常见于乙型溶血性链球菌感染和白喉杆菌感染。伪膜是上皮表面的凝固物,容易剥离,常见于严重的腺病毒感染、淋球菌性结膜炎和自身免疫性结膜炎(图7-4)。

7. 结膜下出血 多见于严重的结膜炎如Kochweeks杆菌结膜炎或腺病毒、肠道病毒所致的急性流行性结膜炎。一般为点状或片状,色鲜红,出血量多时呈黑红色,边界清晰。非大量出血者1～2周可自行吸收,不留痕迹(图7-5)。

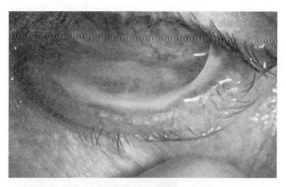

图7-4 伪膜

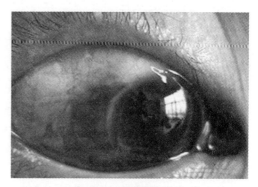

图7-5 球结膜下出血

8. 结膜肉芽肿 由增生的纤维血管组织和单核细胞、巨噬细胞所构成。常见于睑板腺囊肿、梅毒、猫抓病、结节病等。

9. 结膜瘢痕 单纯的结膜上皮损伤不会导致瘢痕的产生,只有损害累及基质层才形成瘢痕。瘢痕早期表现为结膜穹窿变浅,上皮纤维化。随着病程的发展,结膜穹窿的变浅明显加重。长期的结膜瘢痕可引起睑内翻和倒睫等,严重的甚至导致结膜穹窿消失、睑球粘连,如眼类天疱疮病。膜性结膜炎后期可导致上皮下纤维化和睑球粘连。特发性结膜炎瘢痕常呈灶性且位于巨乳头的中央，最后可导致结膜下穹窿广泛性收缩，但一般不出现睑内翻和倒睫。沙眼的睑结膜瘢痕最早在上睑结膜的睑板下沟处形成，称为 Arlt 线，渐成网状，以后全部变成白色平滑的瘢痕。

10. 假性上睑下垂　由于细胞浸润或瘢痕形成使上睑组织肥厚、重量增加而造成下垂，多见于沙眼、浆细胞瘤等。轻度上睑下垂也可由炎症细胞浸润 Müller 肌造成。

11. 耳前淋巴结肿大　病毒性结膜炎常引起此征，可有压痛，细菌感染者极少见。

六、结膜炎的诊断要点

临床上可根据结膜炎的基本症状和常见体征，如分泌物增多、结膜充血、水肿等作出诊断。实验室的细胞学、病原体等检查可确诊结膜炎的病因。根据病程结膜炎可分为急性和慢性两种类型。

1. 临床检查　根据主要体征出现的不同部位可鉴别诊断不同病因的结膜炎，其中结膜滤泡和乳头出现的位置、大小、形态等均是重要的诊断和鉴别诊断的依据。如沙眼上睑乳头则较下睑更为严重，而包涵体性结膜炎的滤泡增生性改变则多见于下睑。此外分泌物的性质及多少，真膜（伪膜），角膜炎及血管翳是否存在，耳前淋巴结是否肿大等，皆有助于结膜炎的临床诊断。

2. 细胞学检查　不同病原体引起的结膜炎，其细胞反应也不相同。做结膜分泌物涂片或刮片（Gram 染色、Giemsa 染色）检查，对鉴别诊断有一定意义。刮片的取材部位应选择在炎症最明显的区域。如果多形核白细胞增多，常为细菌或衣原体的感染；单核细胞增多，多见于病毒性感染；巨噬细胞增多，常见于沙眼；如胞质内见有包涵体，多见于包涵体性结膜炎；嗜酸性粒细胞增多，则多见于春季卡他性结膜炎。

3. 病原学检查　分泌物的病原学检查能更准确的诊断结膜炎，更正确的用药。临床常用分泌物涂片直接查找细菌，如淋球菌。必要时可做细菌和真菌的培养、药物敏感试验，迅速筛选最有效的药物。如无细菌生长则应考虑衣原体或病毒感染，需做分离鉴定。如果是病毒性结膜炎，患者血清抗体滴度可明显升高。近年来，免疫荧光、酶联免疫测定、聚合酶链反应（PCR）等方法可有效到检测病原体。

七、结膜炎的治疗原则

根据病因治疗，局部给药为主，必要时全身用药。急性期忌包扎患眼。

1. 局部用药　是最有效的给药途径。根据病原微生物，选用敏感的抗菌药物和（或）抗病毒滴眼剂。重症患者可联合用几种抗生素类药物。白天频繁点滴眼剂，晚上涂眼药膏。

2. 冲洗结膜囊　当结膜囊分泌物较多时，可用生理盐水或 3% 硼酸水冲洗，每天 1～2 次，清除结膜囊内的分泌物，避免溅入健眼，引起交叉感染。

3. 全身治疗　严重的结膜炎如淋球菌性结膜炎和衣原体性结膜炎，全身治疗首选青霉素或头孢类药物。

八、结膜炎的预防

结膜炎多为传染性疾病，因此必须做好预防与控制流行。应强调个人卫生，勤洗手，不用手和衣袖拭眼，所用的脸盆、毛巾等必须与他人分开，并经常煮沸、暴晒消毒，防止传染他人。对公共场合如浴室、餐厅等要进行卫生宣传，定期检查和加强管理。如果一眼患结膜炎，不要遮盖患眼，因遮盖后分泌物不能排出而存积于结膜囊内，更利于细菌的繁殖，使结膜炎加剧。特别要防止医源性交叉感染，医务人员检查过患者后须洗手消毒。对公共服务场所如理发店、托儿所、游泳池要定期检查，避免造成爆发性传染。

第三节 细菌性结膜炎

正常情况下结膜囊内可有细菌存在,大约 90% 的人结膜囊可分离出细菌。常见的正常菌群主要是表皮葡萄球菌、类白喉杆菌和厌氧痤疮短棒菌苗,这些细菌可通过释放抗生素样物质和代谢产物,减少和抵抗其他致病菌的侵袭。但当致病菌强于宿主的防御能力或宿主的防御能力减弱时,如干眼、长期使用糖皮质激素及免疫抑制剂时就可能患上细菌性结膜炎。按发病快慢可分为超急性(24h 内)、急性或亚急性(几小时至几天)、慢性(数天至数周)。超急性多由奈瑟淋球菌和奈瑟脑膜炎球菌引起。急性结膜炎常由金黄色葡萄球菌、Kochweeks 杆菌、肺炎链球菌、流感嗜血杆菌引起。慢性结膜炎多见于金黄色葡萄球菌、变形杆菌、大肠杆菌、Morax-Axenfeld 双杆菌、假单胞菌属感染。急性结膜炎患者表现为不同程度的结膜充血和结膜脓性、黏液性或黏液脓性分泌物,伴乳头增生。通常有自限性,病程在 2 周左右,局部有效治疗可以减轻炎症程度和缩短疾病持续时间,给予敏感抗生素治疗后,在几天内痊愈。慢性结膜炎临床表现无明显特点,无自限性,治疗需仔细寻找病因。

一、超急性细菌性结膜炎

超急性细菌性结膜炎(hyperacute bacterial conjunctivitis)由奈瑟菌属细菌(奈瑟淋球菌和奈瑟脑膜炎球菌)引起。特点为发病急、进展快(24h),结膜充血、水肿、伴有大量脓性分泌物,约有 15%～40% 患者可迅速引起角膜炎、角膜溃疡,治疗不及时,几天后可发生角膜穿孔,严重威胁视力。也可伴有其他并发症,如前房积脓性虹膜炎、泪腺炎和眼睑脓肿。

【病因】 淋球菌性结膜炎成人患病主要通过生殖器 - 眼接触传播而感染,新生儿主要是分娩时经患有淋球菌性阴道炎的母体产道感染。奈瑟脑膜炎球菌性结膜炎最常见患病途径是血液型播散感染,也可以通过呼吸道分泌物传播。成人淋球菌性结膜炎较脑膜炎球菌性结膜炎更为常见,而脑膜炎球菌性结膜炎多见于儿童。

【临床表现】

1. 淋球菌性结膜炎 新生儿在出生后 2～5 天发病,多为产道感染,生后 7 天发病者为产后感染。双眼常同时受累。有畏光、流泪、结膜高度水肿,还可有假膜形成。因有大量脓性分泌物不断从睑裂流出,故又称"脓漏眼"。如不及时治疗可导致角膜穿孔、眼内炎。并常有耳前淋巴结肿大及压痛。患者可同时并发关节炎、肺炎等其他部位感染。成人淋菌性结膜炎临床表现类似新生儿,但相对较轻,角膜并发症少且发生较晚。

2. 奈瑟脑膜炎球菌性结膜炎 表现类似淋菌性结膜炎,严重者可发展成化脓性脑膜炎,危及生命。

【诊断】

1. 根据结膜有无充血、有无大量脓性分泌物等症状作出诊断。

2. 根据对结膜刮片和分泌物涂片进行的 Gram 染色和 Giemsa 染色检查、细菌培养以及药物敏感试验、血培养等检查,对其病原体进行确定。

【治疗】

1. 局部治疗

(1)冲洗结膜囊:用无刺激性的生理盐水或 3% 的硼酸水对结膜囊进行频繁冲洗,直至脓性分泌物消失。新生儿也可使用 5 000～10 000U/ml 的青霉素冲洗结膜囊或滴眼。

(2)局部使用有效的抗生素进行滴眼,急性期每 1～2h 1 次。目前常使用的抗生素有广谱氨基糖苷类及喹诺酮类药物(后者婴幼儿禁用),病情严重者可联合使用合成抗生素滴眼

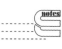

剂,5 000～10 000U/ml 青霉素。

2．全身用药

（1）新生儿用青霉素 G 100 000U/(kg·d)，静脉滴注或分 4 次肌注，连续 7 天。用头孢曲松钠(0.125g，肌注)或头孢噻肟钠(cefotaxime，25mg/kg，肌注或静注)，每 8h 或 12h 1 次，连续 7 天。

（2）对于成年人可大剂量肌内注射青霉素或头孢曲松钠，连续 5 天。青霉素过敏者可用大观霉素(2g/d，肌注)或喹诺酮类药物。

【预防】

1．注意隔离，避免传染，一眼患病时防止另一眼感染。

2．医护人员在接触病人后应及时洗手消毒以防交叉感染。

二、急性或亚急性细菌性结膜炎

急性或亚急性细菌性结膜炎(acute or subacute conjunctivitis)又称急性卡他性结膜炎，俗称"红眼病"。传染性极强，多发于春秋季，可散发感染，也可流行于集体生活场所。

【病因】 急性或亚急性细菌性结膜炎最常见的致病菌是肺炎链球菌、流感嗜血杆菌、Kochweeks 杆菌和金黄色葡萄球菌。病原体可随季节变化，有研究显示冬季主要是肺炎双球菌，春夏季节则多为流感嗜血杆菌。

【临床表现】 发病急，潜伏期 1～3 天，两眼同时或相隔 1～2 天发病，发病 3～4 天达高潮，以后逐渐减轻，病程少于 3 周。

1．金黄色葡萄球菌性结膜炎 患者多伴有睑缘炎，任何年龄均可发病，晨起大量黏液脓性分泌物粘住眼睛而睁眼困难，较少累及角膜。

2．肺炎双球菌性结膜炎 有自限性，儿童发病率较高，潜伏期 2 天。结膜充血，黏液脓性分泌物在 2～3 天后达到高峰。可有结膜下出血、球结膜水肿、上呼吸道感染。

3．流感嗜血杆菌性结膜炎 流感嗜血杆菌是儿童细菌性结膜炎的最常见病原体，潜伏期 24 小时，症状 3～4 天达高峰，抗生素治疗 7～10 天痊愈。流感嗜血杆菌Ⅲ型感染可并发卡他性边缘性角膜浸润或溃疡。儿童感染可引起眶蜂窝织炎。

4．其他 白喉杆菌引起的结膜炎偶见于儿童，可有耳前淋巴结肿大和假膜形成，主要导致干眼、睑球粘连、倒睫和睑内翻。本病传染性强，需全身使用抗生素。

【诊断】

1．根据病史和体征，发病急，结膜充血及黏液脓性分泌物等表现，即可作出诊断。

2．根据结膜刮片和分泌物涂片的 Gram 染色和 Giemsa 染色检查、细菌培养以及药物敏感试验、血培养等检查，对其病原体进行确定。

【治疗】

1．当分泌物增多时，给药前先用 3% 硼酸水或生理盐水冲洗结膜囊。

2．目前常使用选用广谱氨基糖苷类或喹诺酮类抗生素，早期频繁点眼，睡前涂抗生素眼膏。

3．合并角膜炎时，按角膜炎处理。

4．伴有咽炎或化脓性中耳炎者同时全身应用头孢类抗生素。

三、慢性细菌性结膜炎

慢性细菌性结膜炎(chronic conjunctivitis)为多种原因引起的结膜慢性炎症，也可由急性结膜炎演变而来。

【病因】 慢性细菌性结膜炎的常见致病菌是金黄色葡萄球菌和摩拉克菌。此外，还可由不良环境刺激引起,如风沙、烟尘、有害气体等。眼部周围的刺激,如倒睫、慢性泪囊炎、慢性睑缘炎及睑板腺功能障碍等也可引起结膜慢性炎症。

【临床表现】 进展缓慢,持续时间长,症状多样化,主要为眼部痒、异物感、眼睑沉重和视疲劳等。结膜轻度充血,可有睑结膜增厚、乳头增生及黏液性或白色泡沫样分泌物。金黄色葡萄球菌感染常伴有溃疡性睑缘炎或角膜周边点状浸润。

【诊断】

1. 根据病史及体征,发病缓慢,病程长,结膜轻度充血,乳头增生等表现,即可作出诊断。

2. 根据结膜刮片和分泌物涂片的 Gram 染色和 Giemsa 染色检查、细菌培养以及药物敏感试验、血培养等检查,对其病原体进行确定。

【治疗】 用敏感抗生素局部或全身治疗,往往需要长期治疗。治疗同时包括眼睑及睑板腺的清洁和按摩。对慢性难治的病例需口服多西环素 100mg,1～2 次 /d,持续数月。

第四节 衣原体性结膜炎

衣原体是介于细菌和病毒之间的微生物,最常引起的眼部感染包括沙眼、包涵体性结膜炎、性病淋巴肉芽肿性结膜炎等。

一、沙眼

沙眼(trochoma)是由沙眼衣原体(chlamydia)感染所致的一种慢性传染性结膜角膜炎,曾经在我国是视力减退甚至失明的主要原因。我国的汤飞凡、张晓楼等于 1956 年用鸡胚培养的方法在世界上首次分离出了沙眼衣原体。20 世纪 70 年代后,尤其是近些年,随着生活水平的提高、卫生常识的普及和医疗条件的改善,我国沙眼的发病率大大降低。

【病因】 沙眼由 A、B、C 或 Ba 抗原型沙眼衣原体感染人的结膜、角膜上皮细胞所致。

【临床表现】 潜伏期约为 5～12d。通常侵犯双眼。多发生于学龄前和低年学龄儿童,瘢痕并发症不明显。但在 20 岁左右时,早期的瘢痕并发症才开始变得明显。成人沙眼为亚急性或急性发病过程,早期即出现并发症。

1. 症状 多为急性发病,病人有异物感、畏光、流泪和黏液性分泌物。数周后转入慢性期,可无症状或仅有眼疲劳。病情长期反复迁延可导致并发症出现,加剧视力下降甚至失明。

2. 体征 急性期可出现眼睑红肿,结膜充血、乳头增生、睑结膜及穹窿部布满滤泡。可合并弥漫性角膜上皮炎及耳前淋巴结肿大。慢性期角膜血管翳及睑结膜瘢痕为特有体征。

重复感染或合并细菌感染时,症状加剧,视力减退。晚期发生睑内翻与倒睫、上睑下垂、睑球粘连、角膜混浊、实质性角结膜干燥症、慢性泪囊炎等并发症。

【临床分期】 我国在 1979 年制定了适合我国国情的分期方法。即:

Ⅰ期(进行活动期):上睑结膜乳头与滤泡并存,上穹窿结膜模糊不清,有角膜血管翳(图 7-6A)。

Ⅱ期(退行期):上睑结膜自瘢痕开始出现至大部分变为瘢痕。仅留少许活动病变。

Ⅲ期(完全瘢痕期):上睑结膜活动性病变完全消失,代之以瘢痕,无传染性(图 7-6B)。

同时还制定了分级标准:

根据活动性病变(乳头和滤泡)占上睑结膜总面积的多少,分为轻(+)、中(++)、重(+++)三级。占 1/3 面积以下者为(+),占 1/3～2/3 为(++),占 2/3 以上者为(+++)。

角膜血管翳的分级法:将角膜分为四等份,血管翳侵入上 1/4 以内者为(+),达到 1/4～1/2 者为(++),达到 1/2～3/4 者为(+++),超过 3/4 者为(++++)。

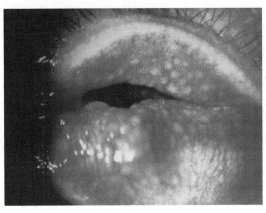

图 7-6A 活动期沙眼

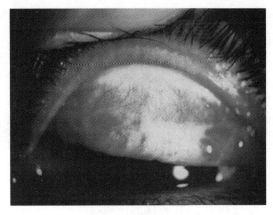

图 7-6B 瘢痕期沙眼

【诊断】

1. 典型的沙眼可根据结膜的乳头和滤泡、结膜瘢痕及角膜血管翳作出诊断。沙眼的诊断至少需具备以下两项:①上睑结膜滤泡;②角膜缘滤泡及其后遗症(Herbert 小凹);③典型的睑结膜瘢痕;④上方角膜血管翳。

2. 实验室检查有助于沙眼的鉴别诊断。结膜刮片后行 Giemsa 染色或 Diff-Quik 染色可显示包涵体,但并非总能找到。也可用荧光抗体染色、酶联免疫测定、PCR 等方法来检测沙眼衣原体。

【治疗】

1. 局部治疗 局部滴用 0.1% 利福平眼药水等抗生素类滴眼液。夜间用金霉素眼膏、四环素眼膏、红霉素眼膏等涂结膜囊。疗程持续 10～12 周。

2. 全身治疗 急性期或严重的沙眼应全身应用抗生素,一般用药疗程为 3～4 周。

3. 对并发症的治疗 对睑内翻并发症应行手术矫正,对严重角膜血管翳行羊膜移植术或联合板层角膜移植术。

4. WHO 提出控制沙眼四要素,即"SAFE"战略 S(surgery)即手术矫正沙眼性睑内翻;A(antibiotics)即抗生素治疗活动性沙眼感染人群;F(facial cleanliness)即清洁眼部;E(environmental improvements)即改善环境,通过改善水的供应、卫生和居住环境预防沙眼。

【预防】 沙眼是一种持续性的慢性疾病,其预防相当重要。应培养良好的卫生习惯,避免接触传染。预防措施和重复治疗应结合进行。

二、包涵体性结膜炎

包涵体性结膜炎(inclusion conjunctivitis)是 D～K 型沙眼衣原体通过性接触或产道传播引起的一种急性或亚急性滤泡性结膜炎。多为双侧,由于表现有所不同,临床可分为新生儿和成人包涵体性结膜炎。

【临床表现】

1. 成人包涵体性结膜炎 潜伏期 3～4 天,可单眼或双眼发病。表现为轻、中度眼红、眼部刺激征和黏液脓性分泌物。睑结膜和穹窿部结膜滤泡形成,并有不同程度的乳头增生。耳前淋巴结肿大。3～4 个月后,炎症逐渐减退,但结膜肥厚和滤泡可持续存在 3～6 个月。可有角膜上皮或上皮下浸润,或细小表浅的血管翳。

2. 新生儿包涵体性结膜炎 又称新生儿包涵体性脓漏眼。潜伏期 5～12 天。多双眼发病。开始是水样或少许黏液样分泌物,随病情发展分泌物增多并呈黏液脓性。此时多表现出畏光。睑结膜乳头增生。新生儿结膜浅层尚未发育,故 2～3 月内无滤泡形成。部分病例可有假膜、结膜瘢痕、角膜混浊及耳前淋巴结肿大。大多数新生儿衣原体结膜炎是轻微自限的。但亦可引起其他部位感染如呼吸道感染、婴儿肺炎、中耳炎,严重者危及生命。

【诊断】 根据临床表现诊断不难。新生儿包涵体性结膜炎根据结膜刮片检查可与沙眼衣原体、淋病奈瑟菌等引起的结膜炎鉴别。新生儿包涵体性结膜炎上皮细胞的胞质内可检出嗜碱性包涵体。

【治疗】

1. 全身治疗 衣原体感染可波及呼吸道、胃肠道,因此全身用药很有必要,并且要对其性伴侣进行检查和治疗。婴幼儿在治疗眼部的同时,不应忽略其他部位衣原体感染的治疗。婴幼儿可口服红霉素,成人口服多西环素,治疗 3 周。

2. 局部治疗 使用 0.1% 利福平、15% 磺胺醋酰钠等滴眼。

【预防】 应重视卫生知识特别是性知识教育。产前检查及治疗孕妇生殖道衣原体感染是预防新生儿包涵体性结膜炎的关键。

第五节 病毒性结膜炎

病毒性结膜炎(viral conjunctivitis)是一种常见的结膜炎,可由多种病毒引起。病程及病理变化因个体免疫状况、病毒感染类型而各异。临床上按病程可分为两类:一类以急性滤泡性结膜炎为表现形式,主要包括流行性角结膜炎、流行性出血性结膜炎、咽结膜热、单纯疱疹病毒性结膜炎和新城鸡瘟结膜炎。另一类以亚急性或慢性结膜炎为表现形式,包括传染性软疣性睑结膜炎、水痘-带状疱疹病毒性睑结膜炎、麻疹病毒性角结膜炎等。

一、腺病毒性角结膜炎

腺病毒性角结膜炎是一种重要的病毒性结膜炎,传染性强。主要表现为急性滤泡性结膜炎,常合并有角膜病变。腺病毒是一种脱氧核糖核酸(DNA)病毒,现可分为 37 个血清型。腺病毒性角结膜炎主要表现为流行性角结膜炎和咽结膜热两大类。

(一)流行性角结膜炎

流行性角结膜炎(epidemic keratoconjunctivitis)是一种传染性极强的接触性传染病,潜伏期为 5~7 天。

【病因】 由腺病毒 8、19、29 和 37 型腺病毒(人腺病毒 D 亚组)引起。

【临床表现】 起病急,症状重,双眼先后发病。主要症状有眼红、疼痛、畏光、伴有水样分泌物。急性期眼睑水肿、睑球结膜显著充血、球结膜水肿,睑结膜及穹窿部结膜 48 小时内出现大量滤泡。结膜滤泡可被水肿的结膜所掩盖。耳前淋巴结肿大并有压痛。偶有结膜下出血,少数严重者可形成结膜伪膜或真膜。也可出现腺病毒性角膜炎,随病程进展病变由轻到重,早期表现为上皮型角膜炎,继后发生上皮下和浅基质层点状浸润。浸润呈圆形,形态和大小基本一致,直径 0.5~1.5mm,边界模糊,数个至数十个不等,可集聚成簇位于角膜中央区。视力可略受影响,以后恢复正常。角膜混浊斑点可于数月后逐渐吸收,也有持续数年者。成人多局限于外眼表现;儿童可有全身症状,如发热、咽痛、中耳炎、腹泻等。

【诊断】 根据急性结膜炎的滤泡和炎症晚期出现的角膜上皮下浸润,水样分泌物,及结膜刮片见大量单核细胞,即可诊断。

【治疗】 局部治疗为主。急性期使用抗病毒类滴眼液,合并细菌感染时加用抗生素治疗。出现严重的伪膜或真膜、角膜基质浸润、上皮或上皮下角膜炎引起视力下降时,可使用低浓度的糖皮质激素滴眼剂,病情控制之后应逐渐减量,避免复发。另外,局部冷敷和使用血管收缩剂对症治疗。

【预防】 必须采取措施减少感染传播。所有接触感染者的东西必须清洗消毒,避免交又感染。经常洗手，尽可能避免接触此类患者。

（二）咽结膜热

咽结膜热（pharyngoconjunctivalfever），由腺病毒 3、4、7 型引起的一种表现为急性滤泡性结膜炎伴上呼吸道感染和发热的病毒性结膜炎，多见于 4～9 岁儿童和青少年。

【临床表现】 发病急骤，通常为单眼。前驱症状为全身乏力，体温升高至 38℃以上。患眼烧灼感、异物感、流泪、眼红，眼部滤泡性结膜炎及一过性浅层点状角膜上皮炎，并伴有咽痛和耳前淋巴结肿大。病程 10 天左右，有自限性。

【诊断】 根据临床表现即可诊断。结膜刮片中见大量单核细胞。

【治疗与预防】 无特殊治疗。发病期间勿去公共场所，减少传播机会，避免交叉感染。

二、流行性出血性结膜炎

流行性出血性结膜炎亦称急性出血性结膜炎（acute hemorrhagic conjunctivitis，AHC），是 1969 年以来世界范围暴发流行的新型急性传染性眼病。病原为微小核糖核酸病毒科中的肠道病毒 70 型（EV70）或柯萨奇病毒 A24 型（CA24v）。本病的潜伏期很短，起病急。其接触传染性极强，一旦流行，传播快、波及面广，对人民生活、工作和社会生产造成很大影响。日常学习生活的密切接触是主要传播方式，最常见的是携带患眼分泌物的手，在人群之间直接接触传播，或经毛巾、课桌等公共用品间接传播。人群普遍易感，患病后对本病具有一定免疫力，但不同类型病毒之间无交叉免疫。全年均可发病，以夏秋季常见。

【临床表现】 流行性出血性结膜炎潜伏期为 18～48h。自觉眼不适感 1～2h 后即开始眼红，并很快加重。主要临床表现为明显的眼刺激症状，刺痛、沙砾样异物感、烧灼感、结膜充血、眼睑水肿、分泌物增加、畏光、流泪。典型特征是结膜下出血，初为睑结膜和球结膜针尖大小的点状出血，继而出现斑片状结膜下出血。本病有自限性，自然病程 1～2 周，一般无后遗症，预后较好。

【诊断】 夏秋季节一个地区、单位集中出现多个潜伏期极短、急剧发病、接触传播很快的急性结膜炎患者，须高度警惕急性出血性结膜炎的流行。依据病史、接触史和流行病学史，结合临床症状、体征作出流行性出血性结膜炎的临床诊断。

【治疗与预防】

1. 目前无特殊有效的治疗方法。抗生素、磺胺药对本病无效。抗病毒滴眼液对有些病毒株有抑制作用，基因工程干扰素滴眼剂有广谱抗病毒作用，中药金银花、野菊花、板蓝根、薄荷等热熏敷或提取液滴眼可缓解症状。

2. 病期休息有利于隔离与康复。

第六节 免疫性结膜炎

免疫性结膜炎（immunologic conjunctivitis）以前又称变态反应性结膜炎，是结膜对外界过敏原的一种超敏性免疫反应。据不完全统计，全球每年 5% 的人群患不同类型的过敏性眼病，免疫性结膜炎逐渐成为发病率最高的眼表疾病之一。结膜位于眼球表面，经常暴露在外，易与空气中的致敏原接触，也容易遭受细菌或其他微生物的感染，药物的使用也可使结膜组织发生过敏反应。眼表结膜接触各种过敏原，包括植物花粉、动物毛皮碎屑、空气粉尘、尘螨、真菌、化妆品、药物等后，致敏白细胞产生抗原，将抗原信息呈递给免疫效应细胞，激活了 I 型超敏反应，部分过敏性结膜炎中亦有Ⅳ型超敏反应的参与。

国际上趋向于根据起病的时效对眼表过敏症进行分类。一类为急性眼表过敏症，包括季节性过敏性结膜炎、常年性过敏性结膜炎和接触性结膜炎，占眼表过敏症的 80%～90%。

另一类是慢性眼表过敏症,包括春季角结膜炎、巨乳头性结膜炎和特应性角结膜炎,占眼表过敏症的 10%~20%。由体液免疫介导的免疫性结膜炎呈速发型,临床上常见的有花粉热、异位性结膜炎和春季角结膜炎;由细胞介导的则呈慢性过程,常见的有泡性角结膜炎。眼部的长期用药又可导致药物毒性结膜炎,有速发型和迟发型两种。还有一种自身免疫性疾病,包括干燥性角结膜炎、结膜类天疱疮、Stevens-Johnson 综合征等。

一、春季角结膜炎

春季角结膜炎(vernal keratoconjunctivitis,VKC)又名春季卡他性结膜炎、季节性结膜炎等,是一种反复发作的双侧慢性眼表疾病。多在春夏季发作,热带地区可以常年发病。有环境和种族倾向。主要影响儿童和青少年,20 岁以下男性多见,持续 5~10 年。严重者危害角膜,可影响视力。

【病因】 病因尚不明确,通常认为和花粉过敏有关,各种微生物的蛋白质成分、动物皮屑和羽毛等也可能致敏。紫外线照射也可能是诱因。春季角结膜炎是体液免疫和细胞免疫均参与的超敏反应,即 I 型超敏反应(速发型超敏反应)和 IV 型超敏反应(迟发型超敏反应)的组合。

【临床表现】 主要表现是眼部奇痒,尤其在夜间症状加重。此外,还有疼痛、异物感、烧灼感、畏光、流泪和黏性分泌物增多。根据眼部体征的不同,临床上把春季角结膜炎分为睑结膜型、角结膜缘型及混合型。

睑结膜型的特点是睑结膜呈粉红色,上睑结膜巨大乳头呈铺路石样排列(图 7-7)。乳头形状不一,扁平外观,包含有毛细血管丛。裂隙灯下可见乳头直径在 0.1~0.8mm之间,彼此相连。荧光素可使乳头顶部着染,在乳头之间及其表面常有一层黏性乳白色分泌物,形成伪膜。下睑结膜可出现弥散的小乳头。结膜滤泡少见。一般炎症静止后结膜乳头可完全消退,不遗留瘢痕。

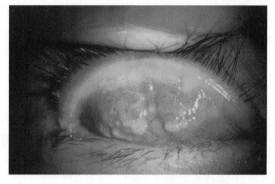

图 7-7 春季角结膜炎

角结膜缘型的临床特点是在角膜缘有黄褐色或污红色胶样增生,以上方角膜缘明显。上下睑结膜可出现小乳头。

混合型者睑结膜和角膜同时出现上述两型检查所见。

各种类型春季角结膜炎均可见角膜受损,以睑结膜型最为常见。主要由肥大细胞及嗜酸性细胞释放炎症介质引起角膜弥漫性点状上皮角膜炎,甚至形成盾形无菌性上皮缺损,多分布于中上 1/3 角膜称为"春季溃疡"。角膜上方可有微小血管翳,极少全周角膜血管化。

春季角结膜炎可并发上睑下垂,与继发性乳头肥大造成眼睑重量增加有关。本病还与圆锥角膜、特应性白内障的发生有一定关联性。

【诊断】

1. 病史 季节性反复发作。

2. 眼部奇痒,角膜受累时有畏光、流泪、异物感。

3. 上睑结膜乳头增生呈铺路石样或角膜缘部胶样结节。

4. 显微镜下结膜刮片每高倍视野出现 2 个以上嗜酸性粒细胞,即可作出诊断。

【治疗】

1. 春季角结膜炎是一种自限性疾病。发病期间首先要避免接触致敏原。冰敷和低温环境下可使病人感觉舒适。

2．目前临床上可供选择的抗过敏药物种类较多，根据治疗靶点的不同可分为抗组胺药、肥大细胞稳定剂、双效作用（抗组胺和稳定肥大细胞）药物、糖皮质激素、非甾体激素类抗炎药，免疫抑制剂和血管收缩剂等七大类。

（1）肥大细胞稳定剂最好在接触过敏原之前使用，对于已经发作的患者治疗效果较差。目前多主张在春季角结膜炎易发季节每日滴用细胞膜稳定剂4～5次，预防病情发作或维持治疗效果，待炎症发作时才短时间使用糖皮质激素进行冲击治疗。

（2）抗组胺药可拮抗已经释放的炎症介质的生物学活性，减轻患者症状，与肥大细胞稳定剂联合使用治疗效果较好。可减轻眼部不适症状。

（3）非甾体抗炎药在过敏性疾病发作的急性阶段及间歇阶段均可使用，对缓解眼痒、结膜充血、流泪等眼部症状及体征均显示出一定的治疗效果。

（4）糖皮质激素对迟发性超敏反应有良好的抑制作用。急性期患者可采用激素间歇疗法，先局部频繁（例如每2h1次）点眼，应用激素5～7天，后迅速减量。

（5）顽固的睑结膜型春季角结膜炎病例可在睑板上方注射0.5～1.0ml短效激素或长效激素。但要注意长期使用会产生青光眼、白内障等严重并发症。另外人工泪液可以稀释肥大细胞释放的炎症介质，同时可改善因角膜上皮点状缺损引起的眼部异物感，但需使用不含防腐剂的剂型。

（6）对于经一系列药物治疗效果不佳的或依赖皮质激素病例局部使用2%环孢霉素A或FK506可改善症状，并减少糖皮质激素的使用。

（7）用药原则：在缓解期和间歇期，以预防为主，可单独使用肥大细胞稳定剂，色苷酸二钠滴眼液，每日2次。同时使用眼表润滑剂，增加眼部舒适感。轻度过敏，可单独使用双效作用药物，或抗组胺药联合肥大细胞稳定剂。中度过敏，使用双效作用药物或抗组胺/肥大细胞稳定剂，联合非甾体激素。重度过敏，使用双效作用药物及糖皮质激素。经过一系列药物治疗仍有强烈畏光以至于无法正常生活的顽固病例，局部应用2%环孢素A可以很快控制局部炎症及减少糖皮质激素的使用量。但是在停药2～4个月后炎症往往复发。

二、过敏性结膜炎

过敏性结膜炎（allergic conjunctivitis）是由于眼部组织对过敏原产生超敏反应所引起的结膜炎症。通常是指那些由于接触药物或其他抗原而过敏的结膜炎。有速发型和迟发型两种。引起速发型的致敏原有花粉、角膜接触镜及其清洗液等；药物一般引起迟发型，如睫状肌麻痹药阿托品和后马托品，氨基糖苷类抗生素，抗病毒药物碘苷和三氟胸腺嘧啶核苷，防腐剂硫柳汞和乙二胺四醋酸及缩瞳剂等。

【临床表现】 接触致敏物质数分钟后迅速发生的为Ⅰ型超敏反应，眼部瘙痒、眼睑水肿和肿胀、结膜充血及水肿。极少数的病人可累及呼吸道等为系统性过敏症状。在滴入局部药物后24～72h才发生的为迟发Ⅳ型超敏反应。表现为眼睑皮肤急性湿疹、皮革样变。睑结膜乳头增生、滤泡形成，严重者可引起角膜上皮剥脱，角膜可见斑点样上皮糜烂、脱失。长期不愈造成色素沉着、皮肤瘢痕、下睑外翻。再次接触致敏原症状又复出现。

【诊断】

1．有致敏原接触史，再次接触致敏原时可反复发作。

2．眼部瘙痒。

3．眼睑及结膜水肿，上睑结膜可见乳头和滤泡。

4．角膜一般不受累。结膜囊分泌物涂片发现嗜酸性粒细胞增多。

【治疗】

1．查找过敏原，并避免接触过敏原。

2.局部点血管收缩剂,急性期水肿时可用0.1%肾上腺素或1%麻黄碱。充血水肿严重者用糖皮质激素眼药水。伴有睑皮肤红肿、丘疹者,可用2%～3%硼酸水湿敷。非甾体抗炎药、抗组胺药以及细胞膜稳定剂点眼,每日4～5次,可明显减轻症状。

3.严重者可加用全身抗过敏药物或糖皮质激素等。

【注意事项】

1.糖皮质激素滴眼液不宜长期使用。治疗期间应定期监测眼压,防止激素性青光眼发生,并注意继发感染和激素性白内障。糖皮质激素应慎用于角膜或巩膜变薄患者及有单纯疱疹病毒性角膜炎病史者。

2.口服抗过敏药物期间应避免驾驶车辆、管理机器和高空作业。

三、泡性角结膜炎

泡性角结膜炎(phlyctenularkeratoconjunctivitis)是由微生物蛋白质引起的迟发型免疫反应性疾病。特点为角膜缘处结膜上皮下反复出现结节样细胞浸润,结节周围呈现局限性充血。本病可自愈,但极易复发。

【病因】 泡性角结膜炎的确切病因目前尚不明确,通常认为是结膜和角膜上皮组织由内源性微生物蛋白质引起的一种迟发型免疫反应性疾病。常见致病微生物包括:结核分枝杆菌、金黄色葡萄球菌、白色念珠菌、球孢子菌属、沙眼衣原体及寄生虫。

泡性角结膜炎多见于女性、青少年及儿童,特别是营养不良和过敏体质者。不良的卫生习惯、阴暗潮湿的居住环境对本病的诱发也有关系。患者常伴发眼睑、颊部、耳鼻及身体其他部位湿疹、淋巴结核、骨结核等。

【临床表现】

1.泡性结膜炎 患者眼部有轻微异物感。泡性结膜炎初起为实性,多发生在球结膜,可见直径1～3mm的圆形隆起的红色小病灶,周围有充血区(图7-8)。角膜缘处三角形病灶,尖端指向角膜,顶端易破溃,愈合后不留瘢痕,整个病程为10～12天。

2.泡性角结膜炎 结节位于角膜缘,为单发或多发的灰白色小结节,结节较泡性结膜炎者为小,病变

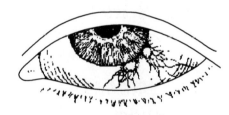

图7-8 泡性结膜炎

处局部充血,病变愈合后可留有浅淡的瘢痕,使角膜缘齿状参差不齐。反复发作后疱疹可向中央进犯,新生血管也随之长入,称为束状角膜炎,痊愈后遗留带状薄翳,血管则逐渐萎缩。初次泡性结膜炎症状消退后,遇有活动性睑缘炎、急性细菌性结膜炎和挑食等诱发因素可反复发作而导致泡性角膜结膜炎。

3.极少数患者疱疹可以发生于角膜或睑结膜。

【诊断】 根据典型的角膜缘或球结膜处实性结节样小泡,其周围充血等症状可正确诊断。

【治疗】

1.局部应用抗生素眼药水,交替使用糖皮质激素眼药水点眼。

2.补充各种维生素,并注意营养,增强体质,多晒太阳。对于反复束状角膜炎引起角膜瘢痕导致视力严重下降的患者可以考虑行角膜移植进行治疗。

四、季节性过敏性结膜炎

季节性过敏性结膜炎(seasonal allergic conjunctivitis)又名花粉热性结膜炎,是眼部过敏性疾病最常见的类型,其致敏原主要为植物的花粉。大多始于儿童期,男性居多。发病具

有季节性,通常在春季。

【临床表现】 通常双眼发病,起病迅速,在接触致敏原时发作,脱离致敏原后症状很快缓解或消失。主要症状为眼痒,也可有异物感、烧灼感、流泪、畏光等表现,双眼在数分钟内迅速水肿,结膜充血并有黏液性分泌物。发病同时可伴有过敏性鼻炎及支气管哮喘的发作。很少影响角膜,偶有轻微的点状上皮性角膜炎的表现。高温环境下症状加重。

【诊断】

1. 季节性发作,突然起病,双眼同时发病。

2. 根据其主要体征,结膜充血及非特异性睑结膜乳头增生,有时合并有结膜水肿或眼睑水肿,一般不累及角膜而做出诊断。

3. 许多患者伴有过敏性鼻炎及哮喘。

【治疗】

1. 避免接触过敏原,可以冷敷眼睑,用生理盐水冲洗结膜囊。

2. 局部治疗 血管收缩剂滴眼液,每日3~4次,抗组胺类药,每日2次。肥大细胞稳定剂滴眼液,每日3次。对于重症患者可用糖皮质激素,每日2~4次。

3. 全身治疗 可口服抗组胺类药物。

【预后】 预后良好,多无视力损害,很少出现并发症。

五、常年性过敏性结膜炎

常年性过敏性结膜炎(perennial allergic conjunctivitis)其致敏原通常为房屋粉尘、虫螨、动物的皮毛、棉麻及羽毛等。其发病率低于季节性过敏性结膜炎。

【临床表现】 患者主诉常年眼部瘙痒,下午或晚间加重,有季节性加重现象。症状通常比季节性过敏性结膜炎轻微。检查时常发现结膜充血、乳头性结膜炎合并少许滤泡、一过性眼睑水肿等。一些患者可能没有明显的阳性体征,仅有眼痒主诉。

【治疗】 由于致敏原常年存在,因此通常需要长期用药。抗组胺类药、肥大细胞稳定剂或双效作用药物(抗组胺和稳定肥大细胞)点眼。糖皮质激素仅在炎症恶化其他治疗无效时才使用,且不宜长期使用。

六、巨乳头性结膜炎

巨乳头性结膜炎(giant papillary conjunctivitis)是由长期配戴角膜接触镜或义眼片引起的一种非感染性免疫性结膜炎,主要累及上睑结膜,因睑结膜表面存在"巨大"乳头(直径≥1.0mm)而命名。发病率较高,配戴接触镜者中有1%~5%发生巨乳头性结膜炎。

【病因】 该病多见于戴角膜接触镜(尤其是配戴材料低劣的软性角膜接触镜者)或义眼,巨乳头性结膜炎发生与抗原沉积及微创伤有密切的关系,为机械性刺激与超敏反应共同作用的结果,其免疫损伤基础为IgE介导的I型速发型超敏反应和细胞介导的Ⅳ型迟发型超敏反应。

【临床表现】

症状:患者常首先表现为接触镜不耐受及眼痒,也可出现视矇(因接触镜沉积物所致)、异物感及分泌物等。持续戴软性接触镜者出现巨乳头性结膜炎的平均时间是8个月,症状最早可在戴软性接触镜的3周出现。而硬性接触镜是平均8年出现巨乳头性结膜炎,最早14个月出现症状。

体征:检查最先表现为上睑结膜轻度的乳头增生(图7-9),之后被大的乳头(>0.3mm)替代,最终变为巨乳头(>1mm)。

Allansmith根据巨乳头性结膜炎的临床表现将其分为4期:

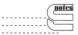

Ⅰ期：在早晨有少量黏液性分泌物；取出镜片时有痒感；镜片表面偶有沉积物；睑结膜外观正常，可伴有轻、中度充血。

Ⅱ期：黏液性分泌物和瘙痒感加重；对接触镜的感觉增加；镜片表面有沉积物；视力轻度下降；常在戴镜后几小时即出现症状，患者戴镜能力下降或受到限制。裂隙灯检查见上睑结膜轻度充血、增厚，睑结膜可见大小不一的乳头，直径多在 0.3mm 以上，相邻的几个乳头可以融合。由于组织增厚而隆起，荧光染色后更清楚。

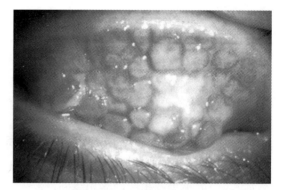

图 7-9 巨乳头性结膜炎

Ⅲ期：黏液性分泌物和瘙痒感明显加重；镜片表面经常有沉积物，很难保持镜片清洁；每次瞬目均有接触镜存在的感觉；镜片移位过度，导致波动性视物模糊；戴镜时间明显减少；上睑结膜明显充血和增厚，血管模糊不清，乳头大小和数目增加，乳头隆起。由于结膜下形成瘢痕，乳头顶部呈白色，荧光素着色。

Ⅳ期：患者完全不能忍受戴镜，戴镜后很短时间就感觉不适；镜片表面很快形成沉积物和污浊；镜片移位很大；黏液性分泌物相当多，严重者在早晨眼睑粘于一起；上睑结膜乳头进一步增大，直径多大于 1mm，乳头顶端扁平，荧光素着色。

【诊断及鉴别诊断】 一般可根据有配戴接触镜或安装义眼的病史，结合临床症状和巨乳头的体征对巨乳头性结膜炎进行临床诊断。

需要与春季结膜炎及细菌性结膜炎鉴别。

【治疗】

1. 一般治疗 更换接触镜，选择高透气性的接触镜或小直径的硬性接触镜，缩短接触镜佩戴时间；加强接触镜的护理，避免使用含有防腐剂及汞等具有潜在抗原活性的护理液；炎症恶化期间，最好停戴接触镜。义眼必须每日用肥皂清洗，在清水中浸泡，置于干燥的地方备用。对有缝线及硅胶摩擦者，如情况许可应加以拆除。

2. 药物治疗 主要是减少肥大细胞的组胺释放，抑制局部炎症。常用的药物有肥大细胞稳定剂、抗组胺剂、糖皮质激素及非甾体抗炎药。糖皮质激素应尽量避免使用，应限于巨乳头性结膜炎的急性阶段，用来减少睑板的充血和炎症，但对于佩戴义眼患者可以放宽使用范围。

七、特应性角结膜炎

特应性角结膜炎（atopic keratoconjunctivitis，AKC）是一种慢性炎症，多伴随特应性皮炎和数种眼表面疾病。发病原因可能与存在于空气中的过敏原（灰尘、螨、皮屑和花粉）、刺激物品（吸烟和污染）有关，也可能与某些食物过敏有关。多为双侧性和对称性，发病年龄在 30～50 岁，也可见于儿童，有男性倾向。这些病人通常有儿童期湿疹史。

【临床表现】 该病通常为双侧性和对称性，主要症状有瘙痒、烧灼感、流泪和各种黏性分泌物。常年发病，在热天症状加重。

特应性角结膜炎主要受累部位为下穹窿和睑结膜。结膜普遍苍白，在上睑结膜也可发生巨大乳头，但大部分因结膜瘢痕而头部变扁平。结膜和表层巩膜血管扩张，有时呈持续性。随着病情的发展，结膜上皮下发生纤维化，可导致结膜的瘢痕化。并有明显的点状上皮性角膜炎和上皮层间微小囊状水肿。眼睑有湿疹样改变，其特征为真皮增厚、表皮脱屑、眼睑皮肤皱褶增大、皮肤色素沉着。

【诊断】　主要根据病史和临床特征进行诊断。

【治疗】

1. 一般处理原则　特应性角结膜炎严重程度不一,治疗效果较差。一般治疗原则应避免刺激、过敏原和灰尘,全身使用抗组织胺药可能有助于缓解某些眼部症状。

2. 药物治疗　局部使用抗组胺药和肥大细胞稳定剂,对某些症状也有一定的作用。润滑剂对于缓解某些眼部症状可具有短效作用。对存在结膜炎症或点状角膜上皮炎的患者,可以局部短期使用糖皮质激素作为紧急治疗措施。对于持续性存在的结膜炎症,或不适于用上述治疗的患者,可以局部或全身使用免疫抑制剂环孢霉素。

八、药物毒性结膜炎

【病因】　药物毒性结膜炎是频繁而长期的局部滴用药物所引起的结膜过敏反应,多见于同一药物连续使用2周左右出现。同时使用多种药物,会使病情出现更早或更严重。常引起反应的药物有阿托品、毛果芸香碱、磺胺类及氯霉素等抗生素眼药。但含有防腐剂的眼药水其防腐剂本身也是致病因素之一。

【临床表现】

1. 主要感觉痒及异物感,轻度烧灼感。合并角膜损害时,有明显畏光、流泪等刺激征。

2. 眼睑红肿,呈湿疹样外观。

3. 睑结膜及穹窿结膜乳头滤泡增生,以下睑为重。球结膜水肿,弥漫性结膜充血,有少量浆液或黏液性分泌物。

4. 角膜并发症偶见,多为上皮或上皮下损害,偶有角膜实质损害及虹膜炎。停用致敏药物后短时间内症状体征均可消退,不留痕迹。若再次用药则会重复发病。

【诊断】

1. 病史询问对诊断有很大帮助。患者在短时间内频繁更换药物,或联合多种药物使用,用药反而使病情加重。

2. 常伴有泪液异常等原发病,如干眼症、不明原因浅表点状角膜上皮病变、隐形眼镜配戴者及角结膜炎的慢性期。

【治疗】

1. 立即停用致敏药物并结膜囊冲洗。

2. 局部使用不含防腐剂、能促进角膜上皮修复的人工泪液或自体血清。应用糖皮质激素滴眼液,但应密切观察。

3. 全身应用抗过敏药物。

【预防】

1. 如发现对某种药物过敏则终生存在,因此终生再不能应用此药物,在以后的就诊中要告诉医护人员自己的过敏药物,以防再次使用。患过敏性结膜炎后应去除刺激物,并及时到医院就诊。

2. 防止医源性药物毒性结膜炎,结膜囊内用药应谨慎,以避免药物本身或眼药防腐剂对眼部的毒副作用;避免随意乱用和滥用药物;避免使用不规范配制的各类眼药或过期药物。

九、自身免疫性结膜炎

自身免疫性结膜炎是一类合并有眼部表现的自身免疫性疾病,常引起眼表上皮损害、泪膜稳定性下降,导致眼表疾病的发生,严重影响视力。主要有 Sjögren 综合征(SS)、结膜类天疱疮、Stevens-Johnson 综合征等疾病(详见第五章)。

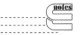

第七节 结 膜 肿 瘤

一、原发结膜良性肿瘤

（一）结膜色素痣

结膜色素痣（conjunctival nevi）为来源于神经外胚层的先天性良性错构瘤，多发于角膜缘附近和睑裂部的球结膜，呈不规则圆形，大小不等，境界清楚，色素痣内没有血管（图 7-10）。如痣体突然变大且表面粗糙、有血管长入提示有恶变的可能。

一般不需要治疗，为美容可以切除，但要注意彻底切除。切除时必须常规送病理检查，一旦发现恶变，应广泛地彻底切除，以免复发。

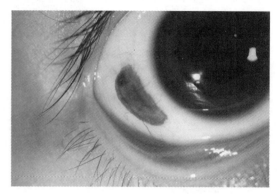

图 7-10 球结膜色素痣

（二）结膜乳头状瘤（conjunctival papilloma）

人乳头状瘤病毒（HPV）6 或 11 亚型，可以诱发眼睑皮肤表皮细胞和血管增生形成寻常疣或者带柄的结膜乳头状瘤。常发生于角膜缘及睑缘部位，瘤体色鲜红，呈肉样隆起。带蒂乳头状瘤由多个小叶组成，外观平滑，有很多螺旋状的血管（图 7-11）。宽基底部的乳头状瘤，表面不规则，有时会播散到角膜。手术后容易复发。

（三）结膜皮样瘤（dermoid tumor）和皮样脂肪瘤（dermolipoma）

是常见的先天性良性肿瘤，皮样瘤常见于颞下角膜缘，表现为圆形、表面光滑的黄色隆起的肿物，其中常见有毛发（图 7-12）。皮样脂肪瘤多见于颞上象限近外眦部的球结膜下，呈黄色、质软的光滑肿块。一般不需治疗。

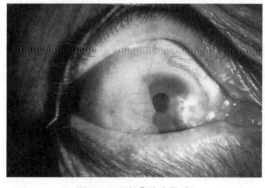

图 7-11 结膜乳头状瘤

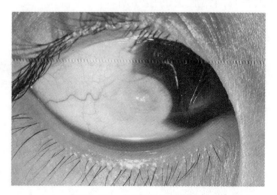

图 7-12 角膜缘皮样肿瘤

（四）结膜血管瘤（conjunctival angioma）

多为先天性，可以为孤立的、团块状或扩张的海绵血管瘤。通常与眼睑皮肤、眼眶毛细血管瘤以及静脉血管瘤有广泛的联系，应注意和结膜毛细血管扩张相鉴别。

（五）结膜囊肿（conjunctival inclusion cyst）

可分为先天性结膜囊肿和后天性获得性结膜囊肿，发生以下穹窿部多见，为透明或半透明圆形突起，囊壁为纤维结缔组织，内衬复层鳞状上皮，腔内为角化物和黏液（图 7-13）。

病人没有任何临床症状,可做定期随访观察。若囊肿较大或临床观察囊肿呈渐进性增大,影响病人外观或主诉有明显眼部症状,则应完整切除囊肿。

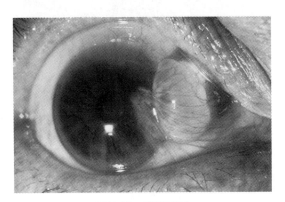

图 7-13 结膜囊肿

二、原发结膜恶性肿瘤

(一)结膜上皮内瘤变(conjunctival epithelial neoplasia, CIN)

CIN 的致病原因常与日光过度照射、人乳头状瘤病毒感染等有关,户外工作人群、吸烟老年男性发病率较高,免疫抑制患者如 AIDS 发展较快。结膜上皮内新生物多生长于睑裂暴露区,近角膜缘处。可以呈乳头状或凝胶状外观常伴有轻度炎症和不同程度的血管异常(图 7-14)。手术是最有效的治疗方法。

(二)结膜鳞状细胞癌

常见的结膜恶性肿瘤,多发于睑裂区的角膜缘处,睑缘皮肤和结膜的交界处或内眦部等部位,很少见于结膜的非暴露区。呈胶质,上皮异常角化(图 7-15)。很少发生转移。彻底切除病灶是最佳的治疗方式,创面用结膜、黏膜或羊膜移植,角膜创面用板层角膜移植修复。

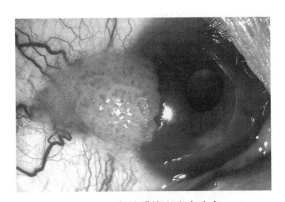

图 7-14 角结膜缘上皮内瘤变

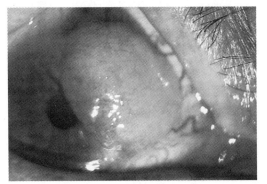

图 7-15 角结膜鳞状细胞癌

(三)恶性黑色素瘤

少见,多数发自后天原发性黑色素瘤,最常见于球结膜或角膜缘(图 7-16),其预后一定程度上取决于病变部位,生长于球结膜的黑色素瘤较发生于睑结膜、穹窿或泪阜处的黑色素瘤预后好。多数结膜黑色素瘤可手术切除,推荐的方法为切除范围包括肿瘤边界外 4mm 处结膜,手术区域的巩膜用无水酒精处理,结膜创缘进行冰冻治疗。结膜切除范围较大时可进行结膜或羊膜移植,防止术后粘连。

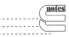

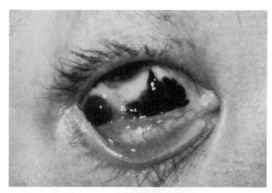

图 7-16 结膜黑色素瘤

第八节 变性性结膜病

一、翼状胬肉

翼状胬肉(pterygium)是一种慢性炎症性病变,因睑裂区肥厚的球结膜及其下的纤维血管组织呈三角形向角膜侵入,形态似翼状而得名。

【病因】 具体病因不明。流行病学显示,患者居住的地理纬度(30°~35°)与翼状胬肉有较大关系。可能与紫外线照射、烟尘等有一定关系。也可能与暴露于日光及风沙下的时间有关。还可能与Ⅰ型免疫变态反应、人乳头状瘤病毒感染等有关。另外,遗传也是其发病中不可忽视的一个因素,家族成员中有翼状胬肉病史的人较正常人更易发生翼状胬肉。总之,局部角膜缘干细胞受损,失去屏障作用可能是发病基础。

【临床表现】

1. 症状 多无自觉症状,但有些患者不定期出现充血,眼部有轻度异物感。当翼状胬肉伸展至角膜时可引起散光,部分遮盖瞳孔时会影响视力。睑裂区肥厚的球结膜及其下纤维血管组织呈三角形向角膜侵入,当胬肉较大时,可妨碍眼球运动。

2. 体征

(1)可单眼或双眼同时发病,胬肉可见于鼻侧或颞侧,以鼻侧多见,两侧同时存在者少见。

(2)典型的翼状胬肉可以分为头、颈、体三部分,它们之间没有明显的分界。翼状胬肉的体部通常起自球结膜,偶尔起自半月皱襞或穹窿部结膜(特别是复发胬肉)。在角巩膜缘翼状胬肉的体部转为颈部。翼状胬肉的头部指的是位于角膜的部分,此处的胬肉与下面的角膜紧密相连(图7-17)。

(3)进展期胬肉头部充血肥厚,头部前端角膜灰色浸润,有时见色素性铁线,它的存在常常是胬肉生长缓慢的表现。静止期胬肉色灰白不充血,较薄,呈膜状。

【诊断和鉴别诊断】 根据翼状胬肉的典型特征即可诊断。但需要与假性胬肉和睑裂斑鉴别。

1. 假性胬肉 没有清晰的头、体、尾的外形特点;可以发生在角膜的任何位置;患

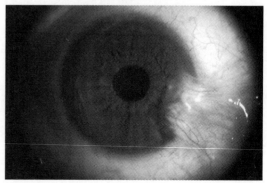

图 7-17 翼状胬肉

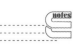

病前常常有明确的外伤如眼部化学伤、热烧伤及炎症病史，其下方常常可以被探针通过。

2.睑裂斑　位于睑裂区角膜两侧的球结膜，微隆起于结膜，呈黄白色的三角形外观。它的成因也与长期户外活动有关，但睑裂斑很少侵入角膜。

【治疗】

1.胬肉小而静止时一般不需治疗，但应尽可能减少风沙、阳光等刺激。

2.胬肉进行性发展侵及瞳孔区，或严重影响外观者可以进行手术治疗（二维码7-2），但有一定的复发率。手术方式有单纯胬肉切除或结膜下转移术，适用于静止期和年长者。胬肉切除＋球结膜瓣转移、移植或羊膜移植术，适用于进行性、术后复发者及胬肉肥厚宽大者。联合角膜缘干细胞移植、自体结膜移植、β射线照射、局部使用丝裂霉素等，可以减少胬肉复发率。

二维码7-2
视频　翼状
胬肉切除联
合自体结膜
移植术

二、睑裂斑

睑裂斑（pinguecula）是睑裂区角巩膜缘连接处水平性的、三角形或椭圆形、隆起的、灰黄色的球结膜下结节（图7-18）。基底向角膜缘，四周有小血管分支包绕。上皮下连接组织透明样变性外观，像脂类沉积在上皮层下。睑裂斑通常无症状。偶尔睑裂斑可能会充血、表面变粗糙，发生睑裂斑炎。

本病多发于中年以上患者，被认为是紫外线诱发胶原变性的结果。睑裂斑主要位于鼻侧区域，因此有学者认为与鼻梁对阳光的反射所导致的光化学损伤有直接关系。此外，眼睑闭合对睑裂区球结膜造成的重复性损伤也被认为是一个致病因素。另外，睑裂斑与翼状胬肉之间的关系尚无定论。

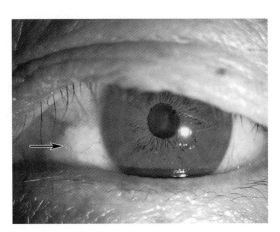

图7-18　睑裂斑

多数睑裂斑不需治疗。发生睑裂斑炎，给予作用较弱的糖皮质激素或非甾体消炎药局部点眼即可。在严重影响外观、反复慢性炎症或影响角膜接触镜的配戴时，可考虑手术切除。

三、结膜结石

结膜结石多见于中年人，睑结膜面上呈黄白色小点，质硬、可单发或密集成群（图7-19）。结石由结膜Henle腺脱落的上皮细胞和变性的白细胞凝固而成，极少有钙质沉着，故并非真正的结石。初起位置较深，以后渐露于结膜表面，可单个或多个，散在或密集。一般无自觉症状和刺激症状，可不必处理。只有在硬结突出于结膜表面时才有异物感，甚至引起角膜擦伤，这时可在表面麻醉下用尖刀或注射针头剔出。

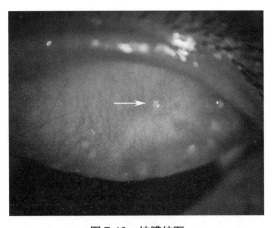

图7-19　结膜结石

第九节 其他结膜病

一、球结膜下出血

球结膜下血管破裂或渗透性增加造成血积聚于结膜下称为球结膜下出血（subconjunctival hemorrhage）。偶尔可由剧烈咳嗽、呕吐、便秘导致出血；眼部炎症或外伤常导致结膜下出血。自发的出血多见于老年人、高血压、糖尿病、血液病、肾炎和某些传染性疾病（败血症、伤寒）等。

【临床表现】 球结膜下出血的形状不一，大小不等，常成片状或团状，也有波及全球结膜下成大片者。少量呈鲜红色，量大则隆起呈紫色，多发生在睑裂区，随着时间的推移，出血常有向角膜缘移动的倾向，也有因重力关系而集聚于结膜下方者。出血量大时，可沿眼球全周扩散。初期呈鲜红色，以后逐渐变为棕色，最后消失不留痕迹。一般 7～12 天内自行吸收。

如果反复发作，应特别着重全身系统疾病的检查。

【治疗】

1. 首先应寻找出血原因，针对原发病进行治疗。

2. 出血早期可局部冷敷，两天后热敷，每天 2 次，可促进出血吸收。

3. 向患者做好解释，以消除其顾虑。

二、结膜松弛症

结膜松弛症（conjunctivochalasis, CCH）是由于球结膜过度松弛和（或）下睑缘张力高，造成松弛的球结膜堆积在眼球与下睑缘和内、外眦部之间形成皱褶，引起眼表泪液学微环境异常，伴有眼部溢泪、干涩、异物感等不适的疾病。

【临床表现】 主要表现就是不自觉的流泪，主要是迎风流泪，进一步发展在屋内也会不自觉的流泪，甚至由于反复流泪擦拭双眼，导致眼睑皮肤红肿。部分老年患者中，内眦部结膜已遮盖在下泪点表面，好似井盖一样，阻塞了泪液的排除，冲洗泪道通畅，但是流泪明显。

【治疗】

1. 无症状的患者无须治疗。

2. 轻症患者可以给予人工泪液或含有碱性成纤维细胞生长因子，重组人表皮生长因子滴眼液，能减轻症状。有痒感，球结膜水肿、充血时，可适量使用含有糖皮质激素类的滴眼液。

3. 当出现夜间眼表暴露或溃疡时，睡前涂药膏，必要时可给予眼罩或睑裂缝合手术。

4. 当上述治疗无效时，可行手术治疗。

扫描二维码 7-3 可见本章图片彩图。

（郝少峰 崔 云）

二维码 7-3

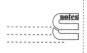

参 考 文 献

1. 贾松，崔云. 眼科学基础. 北京：人民卫生出版社，2012.

2. 赵堪兴，杨培增. 眼科学. 第 8 版. 北京：人民卫生出版社，2013.

3. 卢海，金子兵. 眼科学. 北京：中国医药科技出版社，2016.

4. 杨培增，范先群. 眼科学. 第 9 版. 北京：人民卫生出版社，2018.

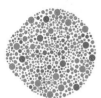

第八章 角 膜 病

第一节 概 述

角膜（cornea）位于眼球前部，和巩膜一起构成眼球的外壁，起到维持眼球形状和保护眼内组织的作用。同时又是屈光系统的重要组成部分，是外界光线进入眼内的第一道窗口。角膜的屈光力（dioptric power）占整个眼球屈光力的70%左右，约为+43D，角膜屈光力的改变将极大地影响整个眼的屈光状态。角膜的生理功能正常与否，除直接影响视力外，还会影响屈光不正的矫正效果。为此，熟练掌握角膜的生理特性及病变时的病理转归状况，为学习眼视光学其他有关学科奠定良好的基础。

角膜病是致盲的主要原因，角膜炎又在角膜病中占主要地位，预防角膜感染、防治角膜病，也是防盲工作的重要任务。

一、角膜的生理与生化

（一）角膜的生理

1. 角膜特点　主要有以下五点：透明、无血管、弯曲度规则、含水量恒定以及三叉神经末梢分布丰富且无髓鞘。

角膜组织高度透明，以适应光学需要，使光线通过无阻而完成屈光功能。为保证角膜的透明性，组织内不含血管，上皮细胞内不含色素，上皮无角化；因此，角膜代谢过程较缓慢，抵抗力低下。一旦发生病变，病程长，修复也慢。

角膜本身无血管，处于免疫学上相对赦免地位。因此角膜移植的成功率是器官移植中最高的一种。

角膜并非标准球面，前表面中央1/3光学区接近球面，其弯曲度规则，使进入眼内的光线，经角膜及其他屈光间质屈折后，聚焦在视网膜上，形成清晰的物像。若弯曲度发生改变，不同径线曲率不一致，而发生散光。

角膜含水量恒定,保障屈光功能的完成,若水分增加会导致角膜水肿,引起角膜混浊而使视力下降。

角膜组织内含有丰富的三叉神经末梢且无髓鞘,保证了角膜的透明及其敏感性和角膜的神经营养作用。当角膜外伤或有炎症时,疼痛及刺激症状明显。

2. 角膜的创伤与修复　角膜上皮层位于角膜表面,结合牢固,是抵御外来微生物侵犯的重要防线。其损伤后可再生,小面积的缺损在没有感染的情况下,可在 24h 内修复且不留瘢痕。但由于角膜暴露在外,上皮层易受损伤,而致病菌感染,形成角膜炎。若有上皮损伤时,要注意预防感染,防止角膜炎的发生。

前弹力层和角膜基质层没有再生能力。当受到破坏后,由排列紊乱的胶原纤维所形成的瘢痕组织所代替,透明性会不同程度的降低;组织修复过程的又一表现就是新生血管的伸入,也会影响角膜的透明性,从而危害视力。后弹力层损伤后由内皮细胞分泌修复。

角膜组织的内皮细胞损伤后不能再生,靠邻近细胞扩大移行覆盖缺损区。内皮细胞层为角膜-房水屏障,可防止过多的房水进入角膜而引起水肿。内眼手术时如果角膜内皮遭受过多损伤,会引起顽固性角膜水肿,组织增厚混浊,甚至出现大泡性角膜变性,导致视力障碍。

（二）角膜的生化

1. 角膜的化学成分

（1）水:角膜的含水量为 72%～82% 之间。

（2）蛋白质:约占 18%～20%,其中可溶性蛋白可能是角膜抗原的决定因素,与角膜移植片的透明存活有密切关系。

（3）酶:角膜内含有各种酶,在上皮和内皮细胞内含量较基质内多,说明上皮和内皮细胞的代谢较基质旺盛。主要为磷酸酯酶、胆碱酯酶、三磷酸腺苷酶、胶原酶、淀粉酶。

（4）黏多糖:存在于胶原纤维间隙,起水合作用。

（5）无机盐:角膜内含有各种无机盐,如钠、钾、钙、镁和锌。此外,还含有氯化物、磷酸盐、乳酸盐和硫酸盐等。

（6）其他:除上述物质外,角膜还含有糖原、氨基酸、维生素 C 和脂质,在某些眼病和角膜营养不良时,脂质含量明显增加。

2. 角膜的营养和代谢　角膜的营养由角膜缘血管网、房水和泪液供给,营养物质到达角膜通过代谢过程所取得的能量,用来供给组织的正常需要,主要维持角膜的透明性和脱水状态。

葡萄糖和氧是参与角膜代谢的主要物质。葡萄糖的代谢,一种是无氧酵解生成乳酸和丙酮酸,另一种是有氧氧化生成二氧化碳和水。前者 1mol 葡萄糖产生 2mol 三磷腺苷(adenosine triphosphate, ATP),后者 1mol 葡萄糖完全氧化产生 36mol ATP,以供给角膜组织正常需要。

角膜代谢所需的氧来自四个途径:角膜缘毛细血管、睑结膜毛细血管、泪膜和房水。睁眼时,角膜上皮所需的氧是通过泪膜从大气中获得,在闭眼时由睑结膜和角膜缘毛细血管弥散而来,角膜基质深层和内皮所需的氧来自房水。长期配戴大而紧的接触镜会造成缺氧,角膜可出现水肿。如果在护目镜(一种密闭的风镜)内充满氮气,也会出现角膜水肿,其原因是无氧条件下角膜上皮产生过量的乳酸,导致角膜基质的肿胀和混浊。

二、角膜的病理

角膜疾病主要有炎症、外伤、变性、营养不良、肿瘤、先天性异常等。其中感染性角膜炎症占有重要地位。

（一）角膜炎症

角膜炎的病因多种多样，以感染性角膜炎症多见。除极少数细菌（淋球菌、脑膜炎球菌）能直接感染角膜外，其他病原菌需要在角膜局部防御机制被破坏或机体抵抗力下降时才致病。角膜中央与周边部在免疫学上存在着显著性差异，角膜缘血供丰富，周边部和角膜缘的淋巴细胞及补体成分含量高于中央部。故角膜周边部或角膜缘易发生免疫性角膜病（如泡性角结膜炎、蚕食性角膜溃疡等），而感染性角膜病易发生于中央区。

（二）角膜变性

角膜变性是继发于炎症、外伤、代谢或老年性退行性变等的角膜混浊，病因不十分清楚。多为后天获得性疾病，发病较晚，多数为成年人患病，无家族遗传性。单眼或双眼发病，病变形态各异，多种多样，可伴有角膜新生血管。角膜变性在临床上比较常见，其临床意义多数不重要，有些还是正常的老年变化过程，如老年环等。多不表现出明显的临床症状，对视力影响不大，故一般不需治疗，严重影响视力者才考虑手术。

（三）角膜营养不良

角膜营养不良是一组与遗传有关的原发疾病。发病年龄较早，大部分在 20 岁以前发病，多数为双眼对称性，好发于角膜中央，不伴有炎症表现，没有新生血管，也不伴有其他眼部或全身病变，病情进展缓慢。目前认为是由于某个或某些基因发生突变，而使角膜组织结构和功能发生改变的过程。其病理改变特征为双眼角膜有异常物质沉积。角膜营养不良通常根据病变累及的角膜层次进行分类，常见有上皮层、基质层和内皮层的营养不良。临床表现为反复发生的角膜上皮糜烂、基质层的不规则斑点状混浊等。

第二节 角 膜 炎 症

一、角膜炎总论

角膜病中以炎症最为多见，炎症中又以感染性病变为主。角膜暴露于外界，易受微生物、外伤、化学、物理性刺激因素影响而发炎。某些全身疾病如免疫反应、中毒、营养不良、泪液分泌障碍等，亦可引起角膜炎（keratitis）。随着角膜接触镜的普遍使用，棘阿米巴性角膜炎的病例报告也逐年增加。炎症所致的角膜浸润、角膜溃疡、角膜瘢痕均可造成角膜透明度及屈光状态的改变，从而不同程度的影响视力，有些严重的并发症还会导致失明。角膜瘢痕至今仍是世界性的致盲原因，发展中国家更为突出。为此，角膜轻度损伤后预防感染，发病后早期正确、迅速作出诊断，及时采取适当治疗措施，对防盲治盲，提高国民整体素质和生活质量，仍具有重要意义。

【病因】

1. 感染源性　完整的角膜上皮为一良好的屏障，可阻挡微生物的侵入。当角膜上皮的完整性遭到破坏后，病原微生物乘虚而入，导致角膜炎。病原微生物多见的为细菌、真菌、病毒、棘阿米巴和衣原体等。

2. 内因　主要是自身免疫性疾病，还有内源性感染，梅毒，结核，麻风等，可导致角膜病变。

3. 邻近组织炎症蔓延　结膜、巩膜、虹膜睫状体的炎症可蔓延至角膜。

【分类】　多按病因分类，如感染性、免疫性、营养不良性、神经麻痹性和暴露性角膜炎等。感染性又根据病原微生物的不同分为细菌性、病毒性、真菌性、棘阿米巴性和衣原体性角膜炎等。

【病理过程】　角膜炎病因各异，但病理过程基本相同，都具有炎症的共同特点，可分为

二维码 8-1
动画　角膜
炎病理变化
过程

以下 4 个阶段：浸润期、溃疡形成期、溃疡消退期和愈合期（二维码 8-1）。

第 1 阶段为浸润期。致病因子侵入角膜，首先引起角膜缘血管网的充血，炎性渗出液及炎症细胞浸入病变区，形成角膜浸润（corneal infiltration）。表现为局限性灰白色隆起、组织增厚、边界模糊的混浊灶。浸润的大小、深浅、形状因病变的性质和病情的轻重而异。浸润经过治疗后吸收，角膜恢复透明可不留瘢痕。

第 2 阶段为溃疡形成期。角膜浸润若未得到控制，因毒素损害和营养障碍，组织可发生坏死、脱落、缺损，形成角膜溃疡（corneal ulcer）。此期溃疡周围及底部出现大量中性粒细胞浸润，邻近的角膜上皮及基质层高度水肿。炎症未获控制溃疡向四周及深部扩展，以致引起虹膜睫状体炎，出现前房积脓。溃疡不断向深部发展可达后弹力层，在眼压的作用下，使透明而富有弹性的后弹力层如水滴样向前突起，形成后弹力层突出。后弹力层一旦穿破形成角膜穿孔，房水涌出，虹膜脱出堵塞于穿孔处并参与角膜修复，形成粘连性白斑。如周边虹膜与角膜粘连范围大，致前房角关闭，继发青光眼。若穿孔发生在角膜中央或不愈合，可形成角膜瘘（corneal fistula）。感染可经瘘管蔓延至眼内，引起眼内炎而毁坏整个眼球。如果角膜的瘢痕组织不够坚固，在高眼压的作用下向前膨隆，因有虹膜组织混杂其中状若葡萄，称角膜葡萄肿（corneal staphyloma）。

第 3 阶段为溃疡消退期。经过治疗后，致病因子对角膜的侵袭被抑制，角膜炎症消退，溃疡边缘浸润减轻，基质坏死、脱落停止。患者症状和体征明显改善。

第 4 阶段为愈合期。炎症得到控制后，角膜浸润逐渐吸收，溃疡底部及其边缘逐渐清洁，周围上皮细胞再生修复覆盖溃疡面，溃疡凹面由瘢痕组织充填而痊愈。溃疡的深浅不同，遗留的瘢痕厚薄不等。浅层的瘢痕性混浊淡薄如云雾，透过混浊部分仍能看清虹膜纹理称为角膜云翳；混浊较厚呈白色半透明，斑点状混浊，仍可看见虹膜称为角膜斑翳；混浊很厚不透明，呈瓷白色，不能透见虹膜称为角膜白斑（图 8-1，二维码 8-2）。

二维码 8-2
动画　角膜
瘢痕

内因性角膜炎，同样可引起角膜水肿、炎性细胞浸润及新生血管。因其位置较深，一般不形成溃疡，修复后基质层内会遗留斑状混浊。

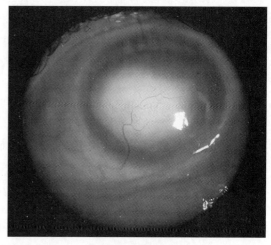

图 8-1　角膜白斑

【临床表现】

常见症状表现为畏光、流泪、眼痛及眼异物感，重者伴有眼睑痉挛，称为眼部刺激症状。睫状充血或混合充血。角膜水肿、浸润、溃疡及修复期的角膜瘢痕均可造成角膜混浊，导致不同程度的视力下降。角膜新生血管有促进损伤修复的作用，但同时也影响了角膜的透明性。前房反应从轻度的房水闪辉到前房积脓不等。房水混浊、瞳孔缩小、虹膜后粘连提示发生了虹膜睫状体炎。

【诊断】

1. 临床诊断　根据典型症状和体征，角膜炎的诊断并不困难。早期诊断和病因诊断较为重要。询问病史要详细，有无角膜异物伤、角膜擦伤，角膜接触镜使用情况。有无全身病如：自身免疫性疾病、营养不良、糖尿病、艾滋病、酒精中毒和其他慢性消耗性疾病；发病前有无感冒发热。初步判断角膜炎是感染性还是非感染性的，并注意病变的深浅、范围及形态，有无波及虹膜睫状体，有无前房积脓等。

2. 实验室诊断　角膜病变区做刮片镜检、微生物培养和药物敏感试验,有助于确诊是哪种病原微生物的感染,并对哪种抗感染药物敏感,为有效治疗提供可靠依据。

【治疗】

1. 治疗原则　积极控制感染,减轻炎症反应,促进浸润吸收,促进溃疡愈合,减少瘢痕形成,避免并发症。

2. 治疗方法

(1) 病因治疗:积极查找病因,治疗原发病。主要针对全身性疾病引起的角膜炎。

(2) 局部抗感染

1) 细菌性角膜炎:应选用敏感的抗生素治疗。初次治疗病原菌不明确时,应根据经验和临床表现,使用有效的或广谱抗生素来控制病情发展,待实验室检查结果出来后,再使用敏感的药物进行治疗。有时为提高疗效,可采用联合用药的方法进行治疗,病情严重者可配合全身用药。

2) 真菌性角膜炎:局部联合两种以上抗真菌药物以提高疗效,减少药物不良反应。目前常用抗真菌药物有多烯类、咪唑类和三咪唑类药物等。病情严重者可给予全身药物治疗。

3) 病毒性角膜炎:使用抗病毒药物进行治疗,联合应用干扰素可提高疗效。防止复发也是病毒性角膜炎的治疗重点。临床常用的抗病毒药物有阿昔洛韦,更昔洛韦眼用凝胶等。

药物只有到达角膜组织并维持足够的时间,才能起到应有的治疗作用。为此,选用合适的使用方法,可以影响药物对角膜作用的强度、效率以及防止不良反应的发生。临床上常用的给药方法有以下几种:①滴眼液,生效快,维持时间短,主要用于急性期,以快速控制感染。②眼膏,生效慢,作用时间长,能减轻眼睑对角膜的摩擦。多用于溃疡修复阶段,保护溃疡面,促进愈合。缺点是有油腻感并模糊视力,一般夜间用眼膏,白天用滴眼液。③球结膜下注射,可提高角膜和前房的药物浓度。在特定情况下,如角膜溃疡发展迅速将要穿孔或使用滴眼液效果不佳时使用。缺点是存在局部刺激性,多次注射易造成结膜下出血、瘢痕化。

(3) 全身抗感染:比较严重的角膜溃疡遇有穿孔,有眼内或全身播散可能,应在局部点眼的同时全身应用抗生素。

(4) 散瞳:减轻炎症反应,预防虹膜后粘连。对角膜溃疡有穿孔危险者则不易散瞳。

(5) 糖皮质激素应用:具有抗炎、减少新生血管及炎症后瘢痕形成的作用。但也有影响上皮愈合和创口修复的缺点。在深层非溃疡性角膜炎,可局部或全身应用,以抑制炎症,缩短病程。细菌性角膜炎急性期、真菌性角膜炎和单纯疱疹病毒性角膜炎的上皮型禁用,单纯疱疹病毒性角膜炎的基质型可与抗病毒药物联合应用。

(6) 手术:对于药物治疗无效、病情急剧发展、可能或已经导致溃疡穿孔,以及眼内容脱出者,可考虑治疗性角膜移植。

(7) 其他治疗:口服维生素 B_2、维生素 C、维生素 A 有助于溃疡愈合。局部应用胶原酶抑制剂如依地酸二钠、半胱氨酸等,可抑制溃疡发展。亦可用中药,以清热祛风为主,活血化瘀法进行治疗。

二、细菌性角膜炎

细菌性角膜炎(bacterial keratitis)是由细菌感染引起的角膜上皮缺损及缺损区下角膜基质坏死的化脓性角膜炎,又称为细菌性角膜溃疡(bacterial corneal ulcer)。病情多较危重,若治疗不及时或得不到有效治疗,可发生溃疡穿孔,甚至眼内感染,最终眼球萎缩而致残。即使药物能控制其发展,也会残留广泛的角膜瘢痕、角膜新生血管、角膜葡萄肿和角膜脂质变性等后遗症,严重影响视力。临床上常见的为革兰氏阳性细菌感染角膜炎和革兰氏阴性细菌感染角膜炎。目前我国最常见的细菌性角膜溃疡是由铜绿假单胞菌感染所致。铜绿假单胞菌性角膜炎是一种由铜绿假单胞菌引起的化脓性角膜炎，特点是症状严重，发展迅猛。可在数小时或1～2天内破坏整个角膜，甚至穿孔。

【病因】

1. 外因　多由于角膜外伤后、角膜异物剔除术后或戴角膜接触镜被病原微生物感染所致。

2. 内因　某些导致机体抵抗力低下的全身病、年老体弱、营养不良、维生素缺乏、免疫缺陷病及全身长期使用免疫抑制剂者等，均可引起发病。

3. 邻近组织炎症影响　慢性泪囊炎未得到及时治疗、干燥性角膜炎、眼局部长期使用糖皮质激素及其他易致角膜上皮脱落的角膜病，可诱发感染。此病还可发生在干眼症、疱疹性角膜炎、神经麻痹性角膜炎、绝对期青光眼等角膜上皮不健康的眼。

戴角膜接触镜者多由于镜片或清洁液被细菌污染而引起发病。常见的病原菌有肺炎链球菌、金黄色葡萄球菌、铜绿假单胞菌、表皮葡萄球菌、肠道杆菌和链球菌等。由于抗生素和激素的滥用，某些条件致病菌也可引起感染，如甲型溶血性链球菌、克雷伯菌、类白喉杆菌和沙雷菌等。

【临床表现】

1. 革兰氏阳性细菌感染角膜炎　也称匐行性角膜炎，常伴有前房积脓，又称前房积脓性角膜炎。起病急，多有角膜创伤或戴角膜接触镜史，淋球菌感染多为经产道分娩的新生儿。

（1）症状：剧烈眼痛、视力下降、怕光、流泪、眼睑痉挛。

（2）体征：睫状或混合充血，眼睑及球结膜充血水肿，溃疡多发生在角膜中央或偏中央呈圆形或椭圆形。常伴有无菌性前房积脓（图8-2）。

病变初起，病损处出现表面隆起的灰白色病灶，明显基质浸润，浸润灶迅速扩大形成溃疡，溃疡表面和结膜囊多有脓性分泌物。虹膜睫状体受细菌毒素刺激，发生房水混浊，角膜后可出现沉淀物，瞳孔缩小，虹膜后粘连，白细胞、纤维素从扩张的血管中渗出，形成前房积脓。炎症继续发展，溃疡向基质深处蔓延，可发生后弹力层突出、角膜

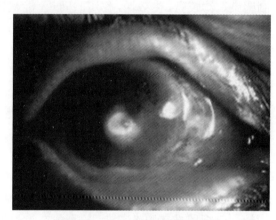

图8-2　革兰氏阳性球菌角膜炎

穿孔、虹膜脱出、粘连性白斑，或引发眼内感染，最终导致眼球萎缩。

2. 革兰氏阴性细菌角膜感染　多表现为快速发展的角膜液化性坏死，铜绿假单胞菌感染性角膜炎最为常见。多发于角膜外伤后感染了铜绿假单胞菌，或应用被铜绿假单胞菌污染的滴眼液、接触镜护理液和眼膏所致。铜绿假单胞菌产生蛋白分解酶，使角膜的胶原纤维溶解，导致角膜组织迅速破溃坏死。

（1）症状特点：起病急，病情严重，发展异常迅速，多在伤后几个小时发病，眼疼剧烈，畏光流泪，视力急剧下降。

（2）体征：可见眼睑红肿，混合充血，球结膜水肿。病变初期，角膜伤处出现灰白色浸润，很快向外扩展形成环形或半环形灰黄色浸润、溃疡，溃疡面和结膜囊有黄绿色脓样分泌物，且有特殊臭味。前房积脓较多为黄白色，有时会充满全前房。环形脓疡区使角膜中央与角膜周围血管网隔绝，阻断了营养供给，加上细菌毒素和蛋白分解酶的作用，溃疡迅速扩大加深，1天左右就会波及全角膜，形成全角膜溃疡，甚至可波及巩膜。

（3）预后：治疗不及时或未得到有效治疗，大部分角膜将溃烂、穿孔、眼内炎，甚至全眼球炎。即使治愈也会因并发症而致失明。部分病例经积极抢救保住眼球，以后可做角膜移植手术，保存部分视力。

【诊断】

1. 革兰氏阳性细菌感染角膜炎

（1）有角膜异物伤或擦伤、慢性泪囊炎或局部长期应用糖皮质激素病史。

（2）起病急，多发生在角膜中央或偏中央呈圆形或椭圆形的病灶。

（3）溃疡面常有黄白色脓性分泌物附着。

（4）常伴有无菌性前房积脓。

（5）涂片检查发现有革兰氏阳性菌。

2. 铜绿假单胞菌性角膜炎

（1）有角膜外伤史或角膜接触镜配戴史。

（2）起病急，来势猛，发展快。

（3）典型的环形浸润或环形溃疡，伴大量前房积脓。

（4）溃疡面常有黄绿色黏脓性分泌物附着。

（5）涂片检查发现有铜绿假单胞菌。

【治疗】 细菌性角膜炎可以造成角膜组织的迅速破坏，应该立即给予积极治疗。初诊患者可以根据临床表现和溃疡的严重程度给予广谱抗生素治疗，然后根据细菌培养和药敏试验的结果调整使用敏感的抗生素。抗生素治疗目的是尽快清除病原菌，由于每种抗生素都只有特定的抗菌谱，因此初诊患者需要使用广谱抗生素或联合使用两种或多种抗菌药物。

对于革兰氏阳性细菌感染角膜炎首选头孢素类，革兰氏阴性细菌感染角膜炎首选氨基糖苷类抗生素（如妥布霉素）。氟喹诺酮类（如左氧氟沙星滴眼液）有强力的杀菌作用，抗菌谱广，对 G^- 菌和许多 G^+ 菌都有抗菌作用。

局部使用抗生素是治疗细菌性角膜炎最有效的途径。频繁点眼可在局部迅速达到抗生素的治疗浓度，还能冲走眼表的细菌、抗原以及具有潜在破坏性的酶，眼膏剂型可增加药物在眼表的停留时间，保持眼表润滑，可用于夜间或儿童给药。结膜下注射能提高角膜和前房的药物浓度。

并发虹膜睫状体炎者，应用 1% 阿托品滴眼液或眼膏散瞳。糖皮质激素可影响溃疡创口愈合，急性期禁止使用糖皮质激素，慢性期可以酌情使用。

如溃疡行将穿孔或已穿孔者，结膜囊涂抗生素眼膏及阿托品眼膏，加压绷带包扎，应及早考虑角膜移植。

三、单纯疱疹病毒性角膜炎

单纯疱疹病毒性角膜炎（herpes simplex keratitis）简称单疱角膜炎，是一种常见的致盲性眼病，其发病率及致盲率均占角膜病首位，也是世界性的重要致盲原因。它是由病毒感染、免疫与炎症反应参与，导致角膜及眼表组织结构受损的复杂性眼病。其特点是复发性强，角膜混浊逐次加重，病变部的角膜感觉常减低或消失。多发生在上呼吸道感染或发热性疾病以后。

【病因与发病机制】 由单纯疱疹病毒感染所致。单纯疱疹病毒分为两型，Ⅰ型是主要感染口腔、唇部和眼部的病毒株；Ⅱ型通常是生殖器病毒株。单纯疱疹病毒性角膜炎是由Ⅰ型感染所致，但Ⅱ型也可导致本病。

单纯疱疹病毒引起的感染分为原发和复发两种类型。单纯疱疹病毒性角膜炎多系原发感染后的复发。原发感染常发生于幼儿，表现为唇部、皮肤疱疹，眼部受累表现为急性滤泡性结膜炎等，常伴有全身症状及耳前淋巴结肿大。原发感染后，病毒在三叉神经节内长期潜伏下来，当机体抵抗力下降，如患感冒等发热性疾病后，全身或局部使用糖皮质激素、免疫抑制剂等药物时，潜伏的病毒被激活，可沿三叉神经逆轴浆流到达眼表或角膜的上皮细胞，导致病毒性角膜炎复发。如此反复发作，可使角膜混浊逐渐加重而导致失明。

【分类】　单纯疱疹病毒性角膜炎目前仍无统一的分类方法。根据机体免疫状态和病毒的毒力，将单纯疱疹病毒性角膜炎分为：角膜上皮型、溃疡型、免疫反应型及变应型。根据角膜的解剖及发病的病理生理进行分类，对疾病的诊断及治疗有较大帮助。这种方法分为：①感染上皮型角膜炎；②神经营养性角膜炎；③角膜基质炎；④角膜内皮炎。

【临床表现】

1. 原发感染　单纯疱疹病毒性角膜炎的原发感染主要表现为角膜上皮型，常伴有全身发热和耳前淋巴结肿大，眼部多表现为急性滤泡性结膜炎、假膜性结膜炎、眼睑皮肤疱疹、点状或树枝状角膜炎。特点是树枝短，出现时间晚，持续时间短，偶尔可发生角膜基质炎。

2. 复发感染　据炎症发生的部位分为浅层型和深层型。点状角膜炎、树枝状角膜炎、地图状角膜炎和边缘性角膜炎属浅层型；角膜基质炎及角膜内皮炎属深层型。无全身症状是复发感染的一大特点（二维码 8-3）。

（1）上皮型角膜炎：发病时眼部出现刺激症状，视力的影响多由病变部位而定。病变区的角膜知觉常减退或消失，周围角膜的敏感性却相对增强，故症状表现为疼痛明显、摩擦感和流泪。检查可见角膜针尖样小泡，近乎透明，灰白色稍隆起，点状或排列成行或聚集成簇，是为角膜疱疹。此期仅持续 10h，常被忽略。角膜染色常为阴性。

排列成行的疱疹，破溃融合，伸出末端有分叉的分支，形成典型的树枝状角膜炎（dendritic keratitis）（图 8-3）。病变边缘的角膜上皮细胞内，往往含有病毒。树枝状病灶进一步扩大融合，大片上皮受损，形成地图状角膜溃疡（geographic ulcer）（图 8-4）。此病常可自限，愈合后很少遗留明显瘢痕，只留下极薄的云翳，一般影响视力较小。

二维码 8-3 动画　单纯疱疹病毒性角膜炎

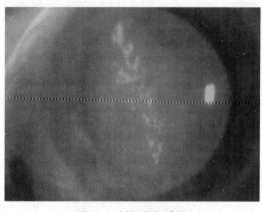
图 8-3　树枝状角膜炎

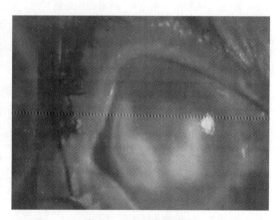
图 8-4　地图状角膜炎

（2）神经营养性角膜炎：可能由感染病毒或免疫反应引起。它的形成是多因素的，包括基底膜损伤，基质内活动性炎症及神经营养的影响，抗病毒药物的毒性作用可加重病情，此病发生不是病毒感染的活动期，而是恢复期和静止期。病灶可局限于上皮表面及基质浅层，也可向基质深层发展。溃疡位于睑裂区，呈圆形边缘光滑，长时间变化不大。处理不当可能会引起角膜穿孔。治疗首先要保护角膜上皮，包扎患眼或用治疗性软镜，停用所有药物，包括含有防腐剂的各种人工泪液。

（3）角膜基质炎：可受多种因素影响，上皮及内皮的病毒感染均会影响到角膜基质，导致角膜基质水肿。角膜基质炎在临床的表现有两种类型：①基质坏死性角膜炎，由于病毒直接感染引起。表现为角膜基质内单个或多个黄白色坏死浸润灶,胶原溶解坏死以及上皮广泛性缺损。还会伴有基质层新生血管、瘢痕、偶出现变薄和穿孔,同时发生虹膜睫状体炎和眼压增高等。②免疫性角膜基质炎,主要为基质内的免疫反应,有的可能合并有病毒的作用。免疫功能正常患者病情有自限性,持续数周或数月后消退。最常见的类型为盘状角膜炎(disciform keratitis),主要表现为角膜基质的 5~8mm 圆盘状浸润及水肿,角膜上皮完整,大小不等的角膜后沉着物附着于基质水肿区的角膜内皮细胞。可伴有虹膜睫状体炎。反复发作的病例可出现角膜新生血管。慢性或复发性盘状角膜炎偶可出现持续性大泡性角膜病变。

(4)角膜内皮炎:根据角膜后沉着物的分布和角膜基质、上皮水肿的形态,可分为盘状、弥漫性和线状三种类型。盘状角膜内皮炎是最常见的类型。主要表现为畏光、疼痛、视力下降,检查可见角膜后沉着物,角膜中央或偏中央基质及上皮水肿,伴有轻、中度虹膜炎。严重者可导致角膜内皮失代偿,而发生大泡性角膜病变。

【诊断】 临床上多依据病史,及角膜病变的形态如树枝状、地图状溃疡灶,或盘状角膜基质炎等体征做诊断。实验室的病毒分离检查,是最可靠的病因诊断。还有单克隆抗体组织化学染色检查、PCR 技术、血清学检查等都有助于诊断。

【治疗】 不同的病变阶段,采用不同的治疗方法。原则是抑制病毒在角膜组织内的复制,减轻炎症反应造成的角膜损害。上皮型角膜炎属于炎症早期阶段,应迅速控制炎症,防止病变扩展到基质深层,应用有效的抗病毒药物抑制病毒活力,控制病情。基质型角膜炎以机体免疫反应为主,可用抗病毒药物联合糖皮质激素治疗,以减轻病毒抗原的免疫反应造成的角膜炎症性破坏。内皮型角膜炎的治疗在抗病毒、抗炎的同时,还要采取保护内皮细胞功能的措施。

1. 药物治疗

(1)抗病毒药:常用的抗病毒药物有 0.15% 更昔洛韦滴眼液和眼膏;阿昔洛韦滴眼液和眼膏。急性期每 1~2 小时滴眼 1 次,晚上涂抗病毒眼膏,严重病毒感染全身口服抗病毒药,避免复发。

(2)糖皮质激素:应用原则为树枝状和地图状角膜炎禁用,以免引起感染扩散。对盘状角膜炎,刺激症状严重者,可与抗病毒药物联合使用糖皮质激素,以减轻炎症反应,缩短病程。

(3)免疫调节剂:常用的有左旋咪唑、干扰素、转移因子等。调节机体免疫功能和增强抵抗力。干扰素具有广谱抗病毒及免疫调节双向功能。

(4)出现虹膜睫状体炎时,应用 1% 阿托品滴眼液和眼膏。

2. 手术治疗 药物治疗效果不明显,溃疡长期不愈合,或出现角膜明显变薄或穿孔者采取相应的手术方法促进愈合。①病灶清创术:多采用机械清创,不要损伤前弹力层,以减少瘢痕形成。目前不提倡用化学方法清创,因易损伤角膜基质,增加瘢痕组织,延缓上皮愈合和导致内皮变性。清创后,患眼加压包扎,以利于促进上皮愈合,减轻症状。②结膜瓣遮盖术:适用于溃疡灶位于光学区以外的长期不愈合的病例,可促使病情稳定。③羊膜遮盖术:能促进溃疡愈合,适用于病灶位于角膜中央或偏中央长期不愈者。④治疗性角膜移植手术:对角膜将要穿孔或已穿孔者应选用。

角膜炎症完全愈合,遗留角膜瘢痕明显影响视力者,可进行光学性角膜移植手术恢复视力。

不论是哪种手术,在术前均应全身使用抗病毒药物,以减轻炎症及预防复发。

四、真菌性角膜炎

真菌性角膜炎(fungal keratitis)为真菌导致的角膜炎,其致盲率较高。由于抗生素和糖皮质激素的广泛应用,以及对本病诊断水平的提高,其发病率呈不断上升趋势。世界范围在赤道部地区发病率高,我国则多发于南方温热潮湿气候环境中的农作物收割季节。

【病因】 多发生于植物性角膜外伤后;或是长期使用抗生素及糖皮质激素者。多数学者认为真菌是条件致病菌,正常结膜囊内能培养出真菌,但不发病。只有在长期使用抗生素致菌群失调,或长期使用糖皮质激素使局部免疫力低下,和角膜上皮的完整性遭到破坏后,才会引起真菌性角膜炎。

致病菌常见的有镰刀菌属、曲霉菌属,弯孢菌属、青霉菌及念珠菌属等。农药和化肥的广泛使用,导致土壤中假单胞菌属减少,影响了假单胞菌属对镰刀菌属的拮抗作用,故出现镰刀菌属大量滋生。国内对真菌性角膜炎的细菌培养和菌种鉴定结果显示:镰刀菌占70%,曲霉菌占10%,白色念珠菌占5%,其他占15%。

【临床表现】 其特点为,起病缓,发展慢,病程亦长,刺激症状轻。

1. 症状 早期仅有异物感,随后可出现眼疼、畏光、流泪等刺激症状。但比起细菌性角膜炎来,各症状都较轻。

2. 体征

(1)菌丝苔被:溃疡多位于角膜中央,呈不规则形,边界清楚,病灶灰白色而欠光泽,外观干燥并粗糙,呈豆渣或苔垢样,表面微隆起,溃疡面常附有黄白色或淡黄色的菌丝苔被。

(2)免疫环:溃疡周围会出现免疫环,为胶原溶解形成的浅沟或抗原抗体反应形成。

(3)伪足:在病灶周围有树枝状浸润,称伪足。

(4)卫星灶:在大病灶周围有些圆形小感染灶,呈圆点状混浊,与大病灶间没有联系。

(5)内皮斑:角膜内皮面可有斑块状沉着物,常见于病灶周围或下方。

(6)前房积脓:多见于丝状真菌感染,前房可出现灰白色积脓,为黏稠或呈糊状。菌丝一旦进入前房,病情较难控制(图8-5)。

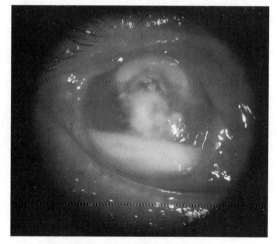

图8-5 真菌性角膜溃疡

【诊断】

1. 病史 ①角膜外伤史,且多为植物性或泥土性;②眼及全身长期应用抗生素或糖皮质激素史;③免疫低下病史,如使用免疫抑制剂及免疫缺陷。

2. 起病缓,病程长,刺激症状较轻,与较重的体征不相符。

3. 实验室检查 真菌涂片及培养,找到菌丝或孢子。有条件者可做角膜共焦显微镜检查,可在疾病早期直接发现活体病灶内的菌丝和孢子。亦可用PCR检查。

【治疗】

1. 局部使用抗真菌药物治疗 包括多烯类(0.25%的两性霉素B眼药水、那他霉素)、咪唑类(如0.5%咪康唑眼药水)或嘧啶类(如1%氟胞嘧啶眼药水)。每0.5～1h点眼一次,增加病灶区药物浓度。晚上涂抗真菌眼膏。对病情较重者,可给结膜下注射。感染明显控制后,可逐渐减少滴眼次数。全身应用可致溶血和肾脏等器官的毒性反应。

2. 手术治疗 包括局部病灶清创术,结膜瓣遮盖术,角膜移植术。

用药物治疗无效或溃疡直径较大位于角膜中央或偏中央的真菌性角膜炎,可考虑角膜移植术。但应严格掌握手术适应证。

若伴有虹膜睫状体炎者,应用1%阿托品滴眼液或眼膏散瞳。糖皮质激素可加速真菌扩散,无论全身或局部皆应禁用。

五、棘阿米巴角膜炎

棘阿米巴角膜炎（acanthamoeba keratitis）由棘阿米巴原虫感染引起。随着角膜接触镜普遍应用，近年发病率呈上升趋势。本病是一种慢性、进行性角膜溃疡，病程较长，可达数月之久。患者多为年轻的健康人，男女比例均等。多数有角膜接触镜配戴或眼外伤史。

【病因】 棘阿米巴普遍存在于淡水、海水、游泳池、空气、谷物、潮湿的土壤、家畜的粪便中，以活动的滋养体和潜伏的包囊形式存在。当处于不利环境时，滋养体被囊包绕，故能抵抗冷冻和干燥，以及城市供水、泳池、浴盆的常规浓度氯的消毒剂。感染途径主要是接触了被棘阿米巴污染了的土壤、各种水源、角膜接触镜和清洗镜片的药液。

【发病机制】 棘阿米巴原虫先与角膜上皮细胞膜上的脂多糖结合，黏附于上皮表面，随后释放活性酶类如神经氨酸酶，致角膜上皮细胞变薄且发生坏死，原虫趁机侵入角膜基质。

【临床表现】

1. 症状 多为单眼发病，个别患者也可双侧发病。起病较缓，有异物感，畏光、流泪、视力下降，并发生与临床体征不相符的严重眼疼，形成"症状与体征分离"现象。

2. 体征 在炎症早期，角膜上皮不规则，上皮粗糙或反复性上皮糜烂，有时出现假树枝状改变。随着病情发展，炎症逐渐浸及基质层，形成基质层的斑状、半环形或环形浸润（图8-6）。有些则发生沿角膜神经分布的放射状浸润，称放射状角膜神经炎。炎症继续发展，浸润很快发展为溃疡，环周有白色卫星灶，可出现角膜后沉着物和前房积脓，后弹力层皱褶，角膜上皮反复剥脱。严重者会发生角膜穿孔。若角膜溃疡累及到角膜缘，可致角膜缘炎，发展成角巩膜炎。

棘阿米巴原虫可与细菌、病毒和真菌混合感染。

【诊断与鉴别诊断】 诊断棘阿米巴角膜炎的主要依据，是从角膜病灶中取材涂片

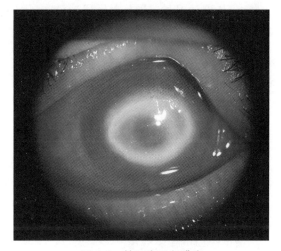

图8-6 棘阿米巴角膜炎

染色，找到棘阿米巴原虫；或刮片培养出棘阿米巴原虫。通过角膜共焦显微镜，可在活体角膜中看到棘阿米巴包囊。棘阿米巴角膜炎的早期须与单纯疱疹病毒性角膜炎的上皮病变相鉴别。此时的误诊率较高。对初发的上皮性病变，并有迁延不愈倾向，同时有角膜外伤或角膜接触镜配戴史，应及时进行角膜病灶的涂片或刮片的实验室检查，有助于鉴别。当发生角膜浸润和溃疡时，要与盘状角膜炎、细菌性及真菌性角膜炎相鉴别。

【治疗】

1. 药物治疗 可选氨基糖苷类、阳离子防腐剂（如0.02%氯己定、0.02%聚六甲基双胍）、芳香族双脒、咪唑类，通常采用联合用药。糖皮质激素：此类药物可加重角膜浸润和基质中胶原组织的坏死。一般不主张使用。后期促进溃疡修复可用表皮生长因子、纤维连接蛋白、眼表润滑剂（如透明质酸等）作为辅助治疗。急性期局部用药1次/h，症状改善后逐渐减少至每天4～6次。疗程4个月以上，至感染完全控制，虫体全部被杀死。此期若中断用药易致炎症复发。

2. 手术治疗 对药物治疗无效，或药物治疗后残留的严重影响视力的角膜基质混浊，可用角膜移植术治疗。术后应继续药物治疗以减少术后复发。

【预防】 应加强对角膜接触镜配戴者的教育，普及接触镜镜片护理知识，严格避免用

自来水或自备液体清洗镜片。不要配戴角膜接触镜去游泳。夜间睡眠时应摘下接触镜,避免角膜缺氧增加感染的危险。

六、角膜基质炎

角膜基质炎(interstitial keratitis)也称为非溃疡性角膜炎(non-ulcerative keratitis),是指发生在角膜基质层的非溃疡和非化脓性炎症,角膜上皮和基质浅层一般不受影响。主要表现为角膜基质水肿、淋巴细胞浸润,并有深层血管形成。

【病因与发病机制】 角膜基质炎可能与细菌、病毒、寄生虫感染有关。最常见的原因是梅毒螺旋体,结核分枝杆菌、麻风杆菌、带状疱疹病毒和单纯疱疹病毒感染也可引起本病。角膜基质炎虽可由致病微生物直接侵犯角膜基质引起,但角膜组织无急性感染的病理改变,可能为病原微生物抗原与血循环抗体发生的剧烈的免疫反应所致。

【临床表现】

1. 症状 疼痛、畏光、流泪、视力下降,伴有水样分泌物和眼睑痉挛。

2. 体征

(1)梅毒性角膜基质炎:多双眼或两眼先后发病。可分为三期:①浸润期:典型的基质层炎症从周边开始,在上方呈扇形分布。外观呈毛玻璃样雾状混浊,伴有睫状充血。浸润逐渐向角膜中央蔓延扩散,使整个角膜呈灰白色弥漫性混浊,基质水肿,组织增厚。常伴有虹膜睫状体炎,房水混浊,角膜后沉着物,瞳孔缩小。②血管新生期:浸润变得更加浓密,血管从周边部侵入深基质层,呈红色毛刷状。初始,新生血管局限在周边呈扇形,数周或数月后,向中央发展侵犯全部角膜。③退行期:角膜浸润逐渐吸收,炎症消退。周边部开始变透明。随着混浊的消退,新生血管内血液减少直至完全消失,在基质层遗留白色条状血管壁,成为先天性梅毒的特征之一。此外,先天性梅毒常合并有其他体征,如马鞍鼻、口角皲裂、Hutchinson齿、前额膨隆、马刀胫骨及神经性耳聋。

(2)结核性角膜基质炎:近年来,虽然结核病有上升趋势,但本病仍较少见。多单眼发病,病程缓慢而长,有反复发作倾向。开始在角膜周边有结节状的中层及深层浸润灶,呈灰黄色,新生血管深浅不一,血管管径大且呈弯曲状,很少形成毛刷状。常伴有虹膜炎。最后,遗留浓厚的角膜瘢痕。

【诊断】 详细询问病史,认真做眼部和全身检查。

梅毒血清学检查常用的有补体结合试验(如 Wasserman 试验)和沉淀试验(如 Kahn 试验),这些试验对于各期梅毒的诊断、治疗效果的判断及发现隐性梅毒均有重要意义。

结核菌素试验阳性和全身结核感染史,有助于结核性角膜基质炎的诊断。

【治疗】

1. 病因治疗 梅毒性角膜基质炎全身驱梅治疗;结核性角膜基质炎全身抗结核治疗。

2. 局部治疗 在炎症急性期,应局部使用睫状肌麻痹剂和糖皮质激素,以减轻炎症及预防虹膜后粘连、继发性青光眼等并发症。炎症消退后遗留的角膜瘢痕,严重影响视力的,可考虑做穿透性角膜移植手术。

七、神经麻痹性角膜炎

神经麻痹性角膜炎(neuroparalytic keratitis)为支配角膜的三叉神经遭到破坏,使角膜敏感性下降,防御能力减弱,角膜出现干燥且也受损伤。以及组胺在组织内过量蓄积而发生的神经营养性障碍性疾病。

【病因】 外伤、手术、炎症和肿瘤压迫等引起三叉神经麻痹。

【临床表现】 角膜感觉减退或消失是本病特点。病程缓慢,症状轻微。有睫状充血及视力下降；但无畏光、流泪、疼痛和眼睑痉挛等刺激症状。病变常发生在角膜中央或偏中央下方。早期改变为角膜上皮水肿和点状缺损，继而发展为大片上皮剥脱，继发感染后成为化脓性角膜溃疡及穿孔，可并发虹膜炎。

【治疗】　早期可采用人工泪液、润滑剂等保护角膜上皮；羊膜遮盖、戴软性接触镜或包扎患眼以促进角膜缺损区的愈合。药物治疗无效者行睑缘缝合术，以减少泪液蒸发，防止角膜及眼表干燥。抗生素滴眼液及眼膏预防继发感染。一旦感染成化脓性角膜溃疡，则按其治疗原则处理。同时，要积极治疗三叉神经损害的原发病。

八、暴露性角膜炎

暴露性角膜炎（exposure keratitis）是角膜失去眼睑保护而暴露在空气中，引起干燥、上皮脱落进而继发感染的角膜炎症。

【病因】　角膜暴露的原因为：眼睑缺损、瘢痕性睑外翻、眼球突出、手术源性上睑滞留或闭合不全。面神经麻痹、深麻醉或昏迷也可引起暴露性角膜炎。

【临床表现】　病变多发生在下方角膜。初期，暴露部位的结膜上皮干燥、粗糙、肥厚、充血，失去光泽。进一步发展，暴露处角膜干燥，小点状上皮损害，继而互相融合成大片上皮缺损，新生血管形成。继发感染出现化脓性角膜溃疡表现。

【治疗】　去除暴露因素，及早恢复正常的眼睑保护功能。病情较轻者，给予人工泪液或角膜润滑剂，频繁点眼，以减轻角膜干燥，促进上皮恢复。为预防感染，加用抗生素滴眼液点眼。夜间用抗生素眼膏保护角膜。病情较重者，选择适当手术治疗，恢复眼睑对角膜的保护功能。

九、蚕食性角膜溃疡

蚕食性角膜溃疡（Mooren ulcer）是目前最棘手的致盲性眼病之一，也是免疫性角膜病的典型代表。多发于中老年人，溃疡起始于颞侧或鼻侧的角膜周边部，溃疡呈犁沟状，有一进行性边缘，发展缓慢，直至毁坏整个角膜。

【病因及发病机制】　蚕食性角膜溃疡确切的病因不十分清楚。许多研究表明，本病可能是一种免疫性疾病，其邻近的球结膜组织中有大量浆细胞、淋巴细胞、组织细胞浸润，并有胶原溶解酶产生；还有免疫球蛋白 IgG、IgM 以及 C_3 沉积。血清中有角膜结膜抗体，且血清中的免疫复合物高于正常人群。其发病机制可能是外伤、感染或许多理化和生物学因素，改变了正常角膜的抗原，导致补体活化，局部浆细胞增多释放胶原溶解酶等免疫反应，使膜组织中的胶原被溶解破坏，发生角膜溃疡。

【临床表现】

1. 症状　剧烈眼痛、畏光、流泪及视力下降。

2. 体征　病变起自睑裂区角膜边缘。初始角膜缘充血和灰色浸润，数周内浸润区出现上皮缺损、溃疡形成。溃疡逐渐向角膜中央区直至另一侧扩展，深度可侵蚀到角膜基质的 1/3 到 1/2，一般不向更深层侵蚀。溃疡靠中央区侧和进行缘呈穿凿样，周边区表面常有新生上皮覆盖和新生血管长入。若没有继发细菌或真菌感染，很少引起穿孔（图 8-7）。

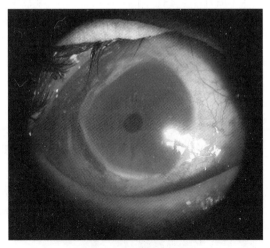

图 8-7　蚕食性角膜溃疡

【治疗】 此病治疗相当棘手。局部可以使用糖皮质激素或胶原酶抑制剂（如 2% 半胱氨酸眼药水）。1%～2% 环孢素 A 油或他克莫司（FK506）滴眼剂滴眼对本病有一定疗效。局部使用抗生素眼药水及眼膏预防继发感染。病情严重或双眼患者，全身应用免疫抑制剂如环磷酰胺、甲氨蝶呤、环孢素 A 有一定疗效。

此病多需要手术治疗。病变轻者，可做球结膜切除联合球筋膜囊灼烙；对病变区的角巩膜病灶可以联合切除、灼烙、冷冻治疗，球结膜缺损较多病例可行羊膜移植；如病变已侵犯瞳孔区或溃疡有穿孔危险者，根据病情选择相应的板层或穿透性角膜移植术。术后应继续药物治疗，预防复发。

十、浅层点状角膜炎

浅层点状角膜炎（superficial punctate keratitis）是一种病因及发病机制不明确的角膜病变，粗糙的点状上皮性角膜炎为其特点。

【临床表现】 发病多见于中、青年，有异物感和畏光现象，视力下降较轻。角膜上皮内出现圆形或椭圆形、细小的灰色点状混浊，呈结节状，中央隆起，突出于上皮表面，好发于角膜中央部。可伴有上皮及上皮下水肿，无浸润，也不诱发新生血管。角膜病灶附近的上皮呈现放射状或树枝状外观，可被误诊为单纯疱疹病毒性角膜炎。

病程经过 1～2 个月后，未经治疗也可自愈，但不久后又复发。病变缓解期的角膜上皮缺损完全消失，或有时会在上皮残留轻微的瘢痕。

【治疗】 急性期局部可用低浓度的糖皮质激素治疗，效果较好，但使用时间不宜太长。还可用治疗性角膜软性接触镜。全身使用维生素类药物治疗，还要选用透明质酸、生长因子等促进角膜上皮修复的药物。

十一、丝状角膜炎

丝状角膜炎（filamentary keratitis）为角膜上皮一部分被剥脱，呈卷丝状，一端附着在角膜表面，另一端游离的一种外观。病因还不十分清楚，可能由多种原因所致，如夜间眼睑闭合不全、干眼症、药物毒性角膜炎、神经营养性角膜炎及病毒感染等。

【临床表现】 症状轻重不一，自觉有异物感、畏光、流泪等，瞬目时加重，闭睑时减轻。角膜表面可见卷曲的丝状物，长度不等，丝状物的一端可随瞬目和手指推动眼睑而移动。丝状物在角膜附着处出现小的灰白色上皮下混浊。用力闭睑可使丝状物脱落而导致角膜上皮剥脱、缺损，随后，在缺损区又重新形成新的丝状物。如此反复发生。

【治疗】 查找原因，对因治疗。如避免戴接触镜时间过长或包眼时间过长。若因丝状物引起异物感明显者，可在表面麻醉下拭去丝状物，然后结膜囊中涂抗生素眼膏，包眼 12～24h 后，适当应用抗生素滴眼液和眼膏，防止继发感染。上皮剥脱后可配戴软性接触镜可减轻症状，同时滴用不含防腐剂的人工泪液及角膜保护剂。并可适当口服维生素类药物。

十二、复发性角膜上皮糜烂

复发性角膜上皮糜烂（recurrent corneal epithelial defects）是指角膜上皮反复发生散在性弥漫性糜烂剥脱的现象。可能是由于上皮细胞基底膜异常，引起上皮与基底膜黏附不良，以致上皮松动易于剥脱所致。

【临床表现】 患者经常感觉眼痛，特别是晨起睁眼时有撕裂样疼痛，可有眼睑肿胀，伴有轻度畏光、流泪、及充血现象。角膜上皮缺损区荧光素染色阳性。剥脱区可上皮化，但很快又发生上皮糜烂剥脱。如此反复发作，部分患者角膜上皮缺损区持续不愈。角膜可出现随瞬目运动来回覆盖眼表的"上皮被膜"。患者可伴有角膜上皮基底膜营养不良、大泡性角膜病变和糖尿病等。

【治疗】 双眼加压包扎 2～3 天，限制患眼活动，有利于角膜上皮愈合。使用 40% 葡萄糖软膏、5% 氯化钠等高渗滴眼液或眼膏，以减轻角膜上皮水肿，润滑保护眼表，防止上皮剥脱。并滴用抗生素滴眼液及眼膏，以防止继发感染。持续治疗 6～12 个月。自家血清点眼有一定效果。反复发作而药物治疗无效者，可考虑手术治疗。

第三节　角膜变性与角膜营养不良

一、角膜老年环

角膜老年环（cornea arcus senilis）是最常见的一种双眼性角膜周边部基质内的类脂质沉着。表现在角膜周边灰白色混浊，宽约 1～2mm，与角膜之间隔一透明带，患者多在 50 岁以上，80 岁以上老人几乎全部都有老年环，无自觉症状。较年轻患者出现时，称为"青年环"可作为诊断动脉粥样硬化的参考依据。此病不影响视力，也不会无限扩展，无须治疗。

二、带状角膜病变

带状角膜病变（band-shaped keratopathy）是主要累及前弹力层的表浅角膜钙化变性，常为严重青光眼、葡萄膜炎、角膜炎的后果，也可见于伴有高血钙的全身病（如维生素 D 中毒、甲状旁腺功能亢进等），以及长期接触汞剂或含汞物品所致。

临床表现为视力下降、刺激症状、异物感。检查可见角膜浅层白色混浊，上皮隆起或破损，呈带状，横贯于睑裂部位，可伴有新生血管。积极治疗原发病，病情轻者可用依地酸二钠滴眼液点眼。严重者，可表面麻醉下刮除角膜上皮，用 2.5% 的依地酸二钠溶液浸洗角膜，通过螯合作用去除钙质。配戴浸有依地酸二钠溶液的软性接触镜，也有较好的疗效。

三、边缘性角膜变性

边缘性角膜变性（marginal degeneration）病因不明，比较少见，又称 Terrien 病，多双侧发病。表现为角膜鼻上象限周边部发生混浊及新生血管，进展缘可有类脂质沉着。随后发生角膜基质层的进行性变性与变薄。角膜变薄扩张引起不规则近视散光，视力进行性减退且无法矫正。

药物治疗无效，早期应验光配镜以提高视力。角膜变薄或有穿孔危险者，应行板层角膜移植术。

四、大泡性角膜病变

大泡性角膜病变（bullous keratopathy）是角膜上皮长期水肿的结果，可见于绝对期青光眼、角膜上皮营养不良、角膜基质炎、葡萄膜炎和无晶状体眼等病。由于角膜内皮功能障碍，失去角膜房水屏障和主动液泵功能，引起角膜基质和上皮下持续水肿，导致大泡形成。临床表现为角膜弥漫性雾状混浊，上皮下形成水泡样隆起，水泡破裂引起眼痛、畏光、流泪和异物感，病程较长者，常发生角膜基质新生血管和基质层混浊而严重影响视力。可用高渗溶液进行治疗，如5% 氯化钠溶液点眼；或采用降眼压和营养角膜的措施。有上皮缺损时，应加用抗生素滴眼液预防感染。配戴软性角膜接触镜能迅速消除症状。对症状顽固者，可做角膜移植手术。

五、脂质变性

脂质变性（lipid degeneration）表现为突然发生的角膜基质层的黄白色混浊，可致视力急剧下降。脂质变性的形状为带有羽毛状边缘的扇形，或致密的盘状。脂质变性的边缘可见胆固醇结晶。脂质变性分为原发性和继发性两种，前者少见，病因尚未清楚。后者多发生在无炎症反应的新生血管化的角膜，与角膜基质炎、外伤、角膜水肿和角膜溃疡等疾病有关。角膜移植手术有助改善视力。

六、角膜营养不良

角膜营养不良（corneal dystrophy）是一种少见的遗传性眼病变。由于某些或某个基因突变，使角膜结构和功能发生变化。近年来，随着分子遗传学的进展，对一些角膜营养不良已找出与其相关的遗传致病基因。临床上较常见的类型有：①上皮基底膜营养不良，也称地图 - 点状 - 指纹状营养不良；②颗粒状角膜基质营养不良；③Fuchs 角膜内皮营养不良等。

本病是原发于角膜的病变，发病年龄较早多在 20 岁以前，病情进展缓慢或静止不变，一般不伴有全身病。病变位于角膜中央，双眼对称发病，病变区不伴炎症，多无新生血管，但具有病理组织特征改变。通常结合病史和眼部改变做出临床诊断。可根据遗传模式、解剖部位、病理组织学、临床表现、超微结构、组织化学等不同做分类。

早期无症状时，无须治疗，当病变影响视力时，可根据类别不同，给予药物或手术治疗。药物治疗包括高渗剂和角膜保护剂营养药。影响视力时可考虑准分子激光治疗性角膜切削术或角膜移植术。

第四节　角膜软化症

角膜软化症（keratomalacia）为缺乏维生素 A 所致的高度营养障碍性疾病，常导致角膜上皮的干燥、软化，最终角膜组织崩溃坏死而失明。多见于 4 岁以下儿童，常累及双眼，是双目盲的重要原因。本病以前在我国生活贫困的农村山区多见，随着生活水平提高和卫生知识的普及，角膜软化症已很少见。但在发展中国家，维生素 A 缺乏仍是致盲原因之一。

【病因】　主要为缺乏维生素 A 所致。缺乏原因为：①摄入量不足：多发生在人工喂养小儿，饮食中维生素 A 含量不足。②吸收不良：多见于消化不良，胃肠道炎症，长期腹泻的患儿。③消耗过量：生长发育快消耗过多；或患麻疹、肺炎等发热消耗疾病，家长卫生知识缺乏，进行不适当的忌口，致使维生素 A 和营养物质的严重缺乏，而发生本病。

【临床表现】

1. 全身表现　身体瘦弱，四肢无力，精神萎靡，哭声嘶哑，皮肤干燥和毛囊角化。可伴有腹泻和咳嗽，可能是消化道和呼吸道上皮角化所致。

2. 眼部表现　病变过程分为三期：

（1）夜盲期：为角膜软化症的早期表现，小儿不易被发现。表现为夜间或暗光下视物困难，主要是维生素 A 缺乏导致视紫红质合成障碍所致。

（2）结膜角膜干燥期：球结膜失去光泽和弹性，眼球转动时，两眦部球结膜出现与角膜缘同心圆的环形皱纹。进一步发展，睑裂部角膜缘的球结膜上出现三角形的干燥斑，灰白色泡沫状，不能被泪液所湿润，基底向角膜缘，称 Bitot 斑。此时，角膜上皮干燥，失去光泽，不沾泪水，角膜知觉减退，继而增厚变性，并有上皮脱落。结膜刮片染色可见大量干燥杆菌和角化上皮细胞。

（3）角膜软化期：早期清晨睁不开眼，角膜呈雾状混浊。随着病情发展，角膜上皮脱落处很快发展为灰白色浸润，进而自溶坏死形成溃疡。溃疡位于角膜中央或偏中央，此时极易发生感染，造成穿孔，最终形成粘连性角膜白斑，或角膜葡萄肿或眼球萎缩而致失明。

世界卫生组织把维生素 A 缺乏的眼部变化分为三个阶段：①结膜干燥，有 Bitot 斑；

②角膜干燥；③角膜溃疡大于1/3角膜。

【治疗】

1. 全身治疗　积极治疗原发病，对发热、腹泻的患儿更要加强营养，防止忌口，多吃富含维生素 A 和蛋白质丰富的食物。口服鱼肝油或肌内注射维生素 AD，同时大量补充其他维生素。

2. 眼部治疗　对于角膜干燥期的病人可给予不含防腐剂的人工泪液或鱼肝油滴剂滴眼，出现角膜溃疡及前房积脓者应予抗生素滴眼液或眼膏点眼，阿托品眼液散瞳，同时配戴软性角膜接触镜防止角膜穿孔。

【护理及预防】

1. 眼部护理　及时清洗分泌物，点眼药时，勿将药液直接滴在角膜上。擦洗分泌物及滴眼药时，动作要轻柔，避免加压于眼球，以免促使溃疡穿孔和眼内容脱出。

2. 注射维生素 AD 时，为防硬结形成或造成感染，严格消毒，应进行深部肌内注射。

3. 婴幼儿口服药物困难者，可用滴管将药物直接滴入口内，保证药物供应量。

4. 注意全身护理　如高热患儿可给予物理降温，避免不适当的忌口，以免加重维生素 A 的缺乏。

5. 合理饮食　应补充富含维生素 A 的食物，如猪肝、胡萝卜、绿叶蔬菜等，及营养丰富且易消化的食物。

第五节　角膜的先天异常

一、圆锥角膜

圆锥角膜（keratoconus）是一种表现为角膜局限性圆锥样突起，伴突出区角膜基质变薄的先天性遗传性疾病，为常染色体显性或隐性遗传。可伴有先天性白内障、Marfan 综合征、无虹膜、视网膜色素变性等其他先天性疾病。

圆锥角膜多发于青春期，双眼同时或先后发病，病程缓慢。表现为视力进行性下降，初期能用近视镜片矫正，晚期难以用普通镜片矫正，用角膜接触镜可改善视力，主要是由高度不规则散光所致（图8-8）。

临床表现特点：①圆锥形成：角膜锥形扩张，圆锥顶端角膜基质变薄明显。②Munson征：患眼下转时，角膜畸形被睑缘弯曲度清楚地显示出来。③Fleischler 环：散瞳后在钴蓝光照明时，可见圆锥底部的角膜上皮内铁质沉着形成的褐色 Fleischler 环。④Vogt线：角膜基质板层皱褶增多呈垂直性条纹。当后弹力膜破裂，房水进入角膜引起上皮和

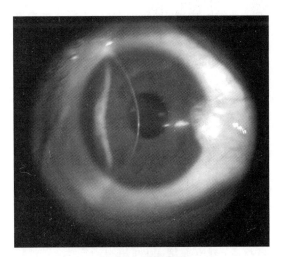

图8-8　圆锥角膜

基质急性水肿，视力明显下降。水肿消退后，角膜顶端残留不规则线状瘢痕和混浊。明显的圆锥角膜易于诊断。病变早期临床表现不典型时诊断较困难，应常规进行角膜地形图检查。其他检查方法还有角膜曲率计、Placido 盘、视网膜检影等。

早期治疗是根据验光结果配戴合适的眼镜，不规则散光者配戴角膜接触镜提高视力。随着硬性透气性角膜接触镜（RGP）在临床上的应用，对于中央小锥形圆锥角膜的早期，也

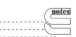

可尝试验配硬性透气性角膜接触镜来矫正视力,但在病人选择上比较严格,还需要进一步随访观察。对于矫正视力不理想或病情发展较快者,应行角膜移植手术。

二、大角膜

大角膜(megalocornea)是一种先天发育异常,角膜直径大于正常水平,而眼压、眼底和视功能均属正常。角膜透明,前房较深,多伴有近视和散光。多为男性双侧发病,无进展,角膜横径>13mm,垂直径>12mm,角膜缘界限清晰。少数合并有虹膜及瞳孔异常,或全身先天性异常等。应与先天性青光眼相鉴别。后者角膜大伴有混浊,角膜缘扩张而界限不清,并有眼压增高现象。

三、小角膜

小角膜(microcornea)是指角膜直径<10mm的一种先天性发育异常,可单独存在,亦常伴有其他先天发育异常,如虹膜缺损、脉络膜缺损、小眼球、先天性白内障等。单眼或双眼发病,角膜扁平,曲率半径增大,常伴有高度屈光不正和弱视。小角膜因眼前段不成比例缩小,前房浅,故易发生闭角性青光眼。

四、扁平角膜

扁平角膜(applanation)是一罕见的临床现象,角膜曲率小于正常,导致角膜呈扁平状态,常伴有眼部其他先天性发育异常。表现为角膜及其相邻巩膜平坦,角膜屈光力低于43D,多为30～35D,多导致远视。角膜基质内可见有弥漫性混浊。由于巩膜组织的侵入,尤其是角膜之上下缘边界模糊,呈现水平性椭圆形角膜。由于前房狭小常伴有闭角青光眼发生。

第六节 角 膜 肿 瘤

一、角结膜皮样瘤

角结膜皮样瘤(corneal dermoid)来自胚胎性皮肤,是一种类似肿瘤的先天性发育异常,属典型的迷芽瘤,胚胎时期胚裂闭合过程中,表皮及附件嵌入组织,肿物由纤维和脂肪组织构成,也可含有毛囊、毛发和皮脂腺。多位于颞侧或颞下方,为跨越角膜缘的大小不一的肿物,外表色似皮肤,边界清楚,表面有纤细的毛发。肿物角膜区前缘可见一条弧形脂质沉着带。少数肿物位于角膜中央,或侵犯全角膜。逐渐增大,可造成散光、视力下降、弱视等。如同时合并有上睑缺损、耳前附件、耳前瘘管及脊柱异常等,称为Goldenhar综合征。小的皮样瘤可随访观察。影响视力者应手术切除为主,联合板层角膜移植术。

二、原位癌

原位癌(carcinoma in situ)又称上皮内上皮癌或Bowen病。多见于60岁以上男性,常单眼发病,发展缓慢,好发于角结膜交界处,弥漫性轻度隆起的肉芽肿样肿物,呈红灰色,血管较多,界限清楚,可向角膜内生长。活体组织病理切片检查可确诊,治疗行肿瘤切除联合板层角膜移植术,预后良好。

第七节 眼局部用药的角膜毒性作用

眼局部给药是治疗眼科疾病最有效的方法。此法简易、方便,可在短时间内到达眼组织作用部位,达到有效的药物浓度,从而起到最直接的治疗效果。众所周知,无论哪种给药途径,药物在治疗疾病的同时,常有可能出现一些不良反应。

眼局部给药最常用滴眼液或眼膏,除药物本身对角结膜有毒性作用外,药物中广泛使用的各种防腐剂和赋形剂,也可起到协同损害作用。滴入结膜囊的药物主要通过角膜(90%以上)进入眼内,经由结膜吸收入眼者甚微,然后分布在眼前节如角膜、房水、虹膜、睫状体等组织。为此,药物对角膜的损害也较为突出,尤其是局部频繁使用某些药物。药物对角膜的毒性作用主要有眼表上皮损伤、抑制角膜基质细胞活性、在角膜中蓄积引起沉淀或色素沉着、降低角膜敏感性及角膜内皮损伤等。

为避免药物对角膜的毒性作用,在选择药物时,应根据病种、眼部微环境、药物特性和毒副作用等情况,进行综合考虑,合理、有效、安全用药,做到既充分发挥眼表用药的优势,又减少或避免药物对眼组织的损害。

扫描二维码8-4可查阅本章彩图。

(刘院斌)

参 考 文 献

1. 葛坚,王宁利. 眼科学. 第3版. 北京:人民卫生出版社,2015.

2. 赵堪兴,杨培增. 眼科学. 第8版. 北京:人民卫生出版社,2013.

3. 贾松,崔云. 眼科学基础. 北京:人民卫生出版社,2012.

二维码8-4

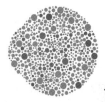

第九章 巩 膜 病

学习目标

1. 掌握：巩膜炎各类型的临床表现、诊断和治疗原则；巩膜外层炎和巩膜炎的鉴别要点。
2. 熟悉：巩膜炎和全身性疾病（风湿、类风湿、结核、痛风、梅毒等）的关系。
3. 了解：先天性巩膜异常的临床特性。

巩膜正常呈均匀的乳白色，不透明，在眼球壁最外层，表面覆盖着透明的球结膜和眼球筋膜。巩膜主要由坚韧而致密的胶原纤维构成，纤维间的细胞成分与血管极少。患病后的病理改变为炎性细胞浸润和肉芽肿性增生反应。在巩膜疾病中，以炎症最常见，急性化脓性感染极少看到。巩膜深层血管及神经较少，而表层巩膜相对来说，有较多的血管，所以炎症多发生在此处。巩膜炎发病缓慢，病程较长，易反复发作。多伴有结核、痛风、类风湿性关节炎等全身免疫系统疾病。

巩膜炎按发生的部位又分为巩膜外层炎和巩膜炎。巩膜的炎症当侵及邻近组织，可出现角膜炎、葡萄膜炎、白内障及青光眼等影响预后。

第一节 巩 膜 炎

一、巩膜外层炎

巩膜外层炎（episcleritis）常位于赤道前，即角膜缘至直肌附着处之间的睑裂暴露区域。病程短、易复发、有自限性、预后佳。女性患病率较男性高，多为成年人，可单眼或双眼发病。其病因不明，部分患者常伴有类风湿性关节炎、痛风、胶原血管病等。

临床上有下列两种类型。

（一）结节性巩膜外层炎

结节性巩膜外层炎最常见，多为急性发病，以巩膜局限性充血性结节为特征，伴有眼红、眼疼、畏光、流泪等症状。结节单个或多个，呈暗红色，可为圆形或椭圆形，直径约2～3mm，结节在巩膜表面可被推动，结节表面的球结膜充血水肿，病变部位有压痛，一般不影响视力，病程两周左右即自愈。大部分病人可多次复发（图9-1）。

（二）单纯性巩膜外层炎

单纯性巩膜外层炎具有周期性急性发作、发作时间短暂、数小时或数天痊愈的特点。症状较轻，自觉有烧灼感、流泪和疼痛，病变部位呈暗红色外观，其巩膜表层和表面的球结膜呈弥漫性或局限性充血水肿，严重者伴有眼睑神经血管性水肿，多不影响视力。可反复发病，但复发部位常不固定，有些妇女于月经期发作。

【诊断和鉴别诊断】 根据病史及上述临床表现,一般可做出诊断,但需与结膜炎和巩膜炎相鉴别。

1. 结膜炎 球结膜充血无局限性,愈近穹窿部愈明显,不伴有巩膜表层血管充血,结膜血管可推动。

2. 巩膜炎 眼部疼痛剧烈,病变部位巩膜充血呈紫红色,滴肾上腺素后充血不消退,且血管充血迂曲,巩膜上结节样隆起不能被推动。

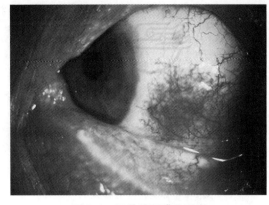

图 9-1 结节性巩膜外层炎

【治疗】 本病为自限性疾病,预后多不留痕迹,对眼球无永久性损害,一般无需治疗。若为了缩短病程和减轻症状,可局部应用糖皮质激素滴眼液,必要时可全身应用非甾体抗炎药或糖皮质激素药物。

二、巩膜炎

巩膜炎(scleritis)或称深层巩膜炎。较巩膜外层炎少见,但发病急,且常伴发角膜及葡萄膜炎症,可造成眼结构和功能的破坏,故病情更为严重,预后不佳。好发于中青年,女性多于男性,50% 以上累及双眼。

巩膜炎的病因多不明,可能与全身感染性疾病如结核、麻风、梅毒、带状疱疹等有关;也可因临近组织如角膜炎、葡萄膜炎、眶内组织炎症直接蔓延而引起;此外,巩膜炎患者多伴有类风湿性关节炎、系统性红斑狼疮、多发性结节性动脉炎等全身免疫性结缔组织疾病,故巩膜炎可能与免疫有关。

在临床上根据发病部位可将巩膜炎分为前巩膜炎及后巩膜炎。

(一)前巩膜炎

前巩膜炎是巩膜炎中最常见的。病变位于赤道部前,双眼可先后或同时发病,患眼会出现明显的疼痛、压痛和刺激症状,部分病例夜间疼痛加重,甚至"痛醒"。有时伴随同侧头痛,视力可轻度下降。裂隙灯检查可见巩膜水肿、巩膜充血呈紫红色、充血的巩膜血管扭曲不能被推动,炎症消退后,病变区巩膜被瘢痕组织代替,巩膜变薄,因葡萄膜颜色显露而使巩膜呈蓝色,在眼压作用下,病变处可形成巩膜葡萄肿。此外,本病尚可并发葡萄膜炎、角膜炎、白内障和青光眼。本病可持续数周,易反复发作,病程迁延可达数月或数年。

前巩膜炎可表现为弥漫性、结节性和坏死性三种类型。

1. 弥漫性前巩膜炎 是巩膜炎中症状最轻且预后相对较好的,很少合并严重的全身性疾病。巩膜弥漫性充血呈紫蓝色,严重者球结膜可高度水肿,炎症可累及一个象限,也可侵及整个前部巩膜(图9-2)。

2. 结节性前巩膜炎 临床症状为剧烈眼痛,眼眶周围疼痛。约半数病人有眼球压痛。局部巩膜呈紫红色充血、肿胀形成结节样隆起,有压痛,结节质硬、不能被推动,结节可单发或多发,可伴有巩膜外层炎(图9-3)。

3. 坏死性前巩膜炎 亦称炎症性坏死性巩膜炎,此型临床上比较少见,但最具破坏性,也是全身严重胶原病的先兆,出现视力下降甚至视力丧失。发病初期局部巩膜出现炎性斑块,炎性反应边缘较中心重,随后可迅速向周围扩展蔓延,严重者巩膜可变薄、坏死。病理变化表现为巩膜外层血管的闭塞性脉管炎,病灶及其周围出现无血管区。此外,还有一种坏死性巩膜炎,其炎性征象不明显,主要表现为进行性巩膜变薄、软化、坏死及穿孔,称为穿孔性巩膜软化症。患者多伴有长期的类风湿关节炎病史。

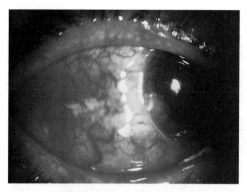

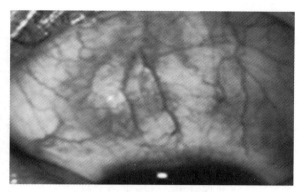

图 9-2 弥漫性前巩膜炎　　　　　　　　　图 9-3 结节性前巩膜炎

【治疗】

1. 病因治疗　积极查找病因并进行相应治疗。

2. 抗炎治疗　①局部使用糖皮质激素滴眼液；②如果局部应用不能控制炎症，可口服非甾体抗炎药，如吲哚美辛 25～50mg，2～3 次 /d，常可迅速缓解炎症和疼痛；③对于严重病例或巩膜出现无血管区，可全身应用糖皮质激素；④全身应用环磷酰胺、环孢素等免疫抑制剂。

3. 并发症治疗　如并发虹膜睫状体炎，应以阿托品散瞳。

4. 手术治疗　对于有坏死或穿孔的巩膜部位，可试行异体巩膜移植术。

（二）后巩膜炎

指发生于赤道后部及视神经周围巩膜的肉芽肿性炎症。较少见，多单眼发病，一般眼前部无明显改变，临床上易漏诊。常见的症状有程度不同的眼痛、伴头痛、视力减退，严重者有眼睑水肿、球结膜水肿、眼球轻度突出、病变侵及眼外肌时可出现眼球运动受限及复视。眼底检查可见视盘水肿、脉络膜皱褶，黄斑囊样水肿，视网膜脱离等。B 超、CT 扫描或 MRI 均显示后部巩膜增厚，荧光素眼底血管造影则有助于与其他眼底疾病鉴别。

眼部并发症有各种角膜炎或角膜病变、白内障、葡萄膜炎、青光眼等。本病应与眶蜂窝织炎鉴别，后者眼球突出更明显。

【治疗】　同前巩膜炎。

第二节　巩 膜 异 常

一、蓝色巩膜

巩膜外观呈均匀的亮蓝色或蓝灰色，角膜缘外稍显淡白色，属于先天性异常，一般视功能多无影响，眼部可并发绕核型白内障、圆锥角膜、青光眼、色盲等，常伴有全身其他组织发育异常，如蓝巩膜 - 骨脆综合征，表现为蓝色巩膜、耳聋及骨脆病，易产生骨折。正常初生儿巩膜发育不成熟，也呈淡蓝色，只有在生后 3 年，巩膜仍持续为蓝色时才诊断本病。

本病无须治疗。如合并眼部其他病变时，参考有关章节，给予相应治疗。

二、巩膜色素斑

巩膜色素斑是在巩膜前表面出现的一些棕色或蓝紫色、黑色的色素斑，属于先天性异常。偶尔前巩膜表面有边界清楚、无一定形状、不隆起、形似地图状黑色大理石的色素斑，称巩膜黑变病（sclera melanosis）。这种色调可以是进行性的，也可以是静止不变的。有些病人具有遗传性。临床上无特殊意义，一般无视功能障碍。无须特殊治疗。

三、巩膜葡萄肿

由于巩膜变薄,在眼压作用下,变薄的巩膜以及深层的葡萄膜向外膨出,并显露出葡萄膜颜色而呈蓝黑色,称为巩膜葡萄肿。膨出位于睫状体区称前巩膜葡萄肿(图 9-4),常见于炎症、外伤合并继发性青光眼;赤道部巩膜葡萄肿一般为巩膜炎或绝对期青光眼的并发症;后巩膜葡萄肿位于眼底后极部及视盘周围,常伴有后部脉络膜萎缩,多见于高度近视眼。早期对前巩膜葡萄肿试行减压术,可缓解葡萄肿的发展。若患眼已无光感且疼痛时,可考虑眼球摘除术。

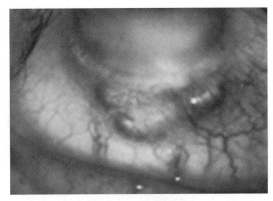

图 9-4 巩膜葡萄肿

扫描二维码 9-1 可查阅本章彩图。

(石润梅)

二维码 9-1

参 考 文 献

1. 贾松,崔云. 眼科学基础. 北京:人民卫生出版社,2012.
2. 惠延年. 眼科学. 第 6 版. 北京:人民卫生出版社,2004.
3. 赵堪兴,杨培增. 眼科学. 第 7 版. 北京:人民卫生出版社,2008.
4. 杨培增,范先群. 眼科学. 第 9 版. 北京:人民卫生出版社,2018.
5. 葛坚. 眼科学. 第 2 版. 北京:人民卫生出版社,2010.

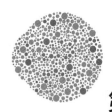

第十章 晶状体疾病

学习目标

1. 掌握:年龄相关性白内障的临床表现、诊断及手术治疗;白内障术后的屈光矫正方法。

2. 熟悉:晶状体相关的生理和生化以及先天性、外伤性、代谢性、并发性、药物(中毒)性、后发性、辐射性白内障的临床表现特点及治疗原则。

3. 了解:晶状体脱位和异形的临床表现特点,了解年龄对晶状体的影响。

第一节 概 述

晶状体是眼屈光系统的重要组成部分,是一个透明的、屈光力约 +19.0D 的双凸透镜,它通过改变自身的形状、厚度进行调节,保证眼前不同距离物像的清晰度。

一、晶状体的生理与生化

晶状体的透明性由其自身的解剖结构特点所决定,晶状体纤维排列整齐而规则,层层相叠,保证了屈光力的一致性。同时,晶状体纤维的蛋白质高度有序也有助于维持晶状体的透明度。晶状体的透明性还依赖于晶状体囊膜的正常通透性及晶状体的正常物质代谢。

晶状体的高屈光力是由晶状体细胞的高浓度蛋白,特别是一种被称为晶状体蛋白的可溶性蛋白所决定。晶状体的蛋白质在一生中极其稳定,以保持其正常的功能。当晶状体蛋白质发生变化时,当晶状体囊膜受损或房水代谢发生变化时,晶状体将发生混浊形成白内障。正常透明晶状体见图 10-1。

晶状体具有独特的透光和折射光功能,它本身不含血管、色素,其营养来自房水和玻璃体,主要通过无氧糖酵解途径来获取能量。

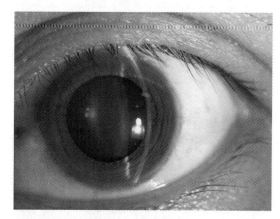

图 10-1 透明晶状体

二、年龄对晶状体的影响

晶状体的大小和重量随年龄的增加而增大,出生时晶状体直径约 5mm、中央厚度约 3.5~4mm,重量 65mg,成人晶状体直径约 9~10mm、中央厚度约 4~5mm,到 90 岁时重量可达 260mg。

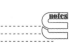

晶状体对紫外线的透过率随年龄增加而降低,一般到50岁以后,晶状体内含水量增多,颜色变黄,透明度降低,对可见光的透过率也降低。

晶状体的屈光力随年龄的变化而变化,幼年时晶状体几乎呈球形,屈光力大,部分代偿短眼轴造成的屈光力不足。随着年龄的增加眼轴增长,晶状体变大变扁,屈光力减低;但由于年龄因素,晶状体核心硬化,屈光指数增加,两者相抵使晶状体总屈光力基本不变。但若晶状体变扁的屈光改变超过了核心硬化的补偿能力,则随年龄的增加而偏远视,反之则偏近视,如核性年龄相关性白内障,甚至会出现屈光指数性高度近视。

随年龄的增加晶状体的调节力降低,出现老视。10岁时,眼的调节幅度可达14D,20岁时约为11D,50岁以上调节力不到2D。

第二节 白 内 障

晶状体病变主要表现在透明度改变(即白内障)和形态、位置的异常(异形、异位和脱位)。这些病变都会产生严重视力障碍。

晶状体的病理性混浊称为白内障(cataract)。世界卫生组织从群体防盲治盲的角度出发,将晶状体混浊并导致矫正视力低于0.5者,称为有临床意义的白内障。白内障是全球第一位致盲眼病,在全球的4 000万~4 500万盲人中,因白内障致盲者占46%。随着全球人口的老龄化,白内障的发病率以及患病人口还在不断上升。白内障患病率随年龄增长而增加,据最新发表的一项中国流行病学调查,男性的年龄相关性白内障患病率由45~49岁的3.23%上升到85~89岁的65.78%,女性的患病率由45~49岁的4.72%上升到85~89岁的74.03%。

【病因和分类】 任何影响眼内环境的因素,如老化、外伤、辐射、代谢异常、药物(包括中毒)、遗传、免疫、局部营养障碍、手术、肿瘤、炎症等,都可以引起晶状体囊膜损坏或使其渗透性增强,失去屏障作用或导致晶状体代谢紊乱,使晶状体蛋白发生变性产生混浊。

日光照射、严重腹泻、营养不良、青光眼、糖尿病、服用糖皮质激素、吸烟、酗酒、遗传等是白内障发生的危险因素。

白内障可按不同方法进行分类:

根据病因:遗传性、年龄相关性、并发性、代谢性、药物及中毒性、外伤性、辐射性、后发性等。

根据晶状体混浊部位:皮质性、核性、囊膜下性。

根据发病年龄:先天性、后天获得性。

根据晶状体混浊形态:点状、冠状、绕核性等。

根据晶状体混浊程度:初发期、未成熟期(又称膨胀期)、成熟期和过熟期。

【临床表现】

1. 症状 渐进性无痛性视力下降。视力下降的程度与晶状体混浊程度和部位有关。此外,患者还可因晶状体混浊出现眩光、对比敏感度下降、单眼复视或多视、色觉改变、屈光改变、视野缺损等症状。

2. 体征 晶状体混浊。在裂隙灯显微镜下以直接焦点照明法或后部反光照明法可看到混浊部位。当混浊局限于晶状体周边部时,需要散大瞳孔后才能被看到。当晶状体混浊严重时,聚光灯下凭借肉眼即可看到混浊。

一、年龄相关性白内障

年龄相关性白内障(age-related cataract)是最为常见的白内障类型,由于多见于45岁以上的中老年人,以往称为老年性白内障。随着年龄增加、患病率明显增高。

【病因】 较为复杂,可能是环境、遗传、营养以及代谢等多种因素综合作用的结果。流行病学研究表明,年龄、职业、紫外线照射过多、过量饮酒、吸烟以及糖尿病、高血压、心血管疾病等与年龄相关性白内障有关。

【临床表现】 多为双眼同时或先后发病,呈渐进性、无痛性视力减退。由于光线通过部分混浊的晶状体时产生散射,可出现畏光、眩光或单眼复视和多视。白内障早期可因吸收水分,晶状体膨胀或晶状体核混浊,使晶状体屈光力增加而产生近视表现。此外,因晶状体纤维吸水后肿胀,注视灯光时可出现虹视。

根据晶状体开始出现混浊的部位不同,在形态学上可将年龄相关性白内障分为皮质性、核性和后囊下性三种类型。

(一)皮质性白内障

皮质性白内障(cortical cataract)最为常见,约占年龄相关性白内障的70%,临床上按其发展过程分为4期:

1. 初发期 皮质性白内障早期表现是裂隙灯显微镜下可见晶状体前、后或赤道部皮质内出现空泡和水隙,水隙从周边向中央逐渐扩大,形成轮辐状混浊。继续发展则在晶状体周边前、后皮质出现放射状、楔形混浊,尖端指向晶状体中心,基底位于赤道部(图10-2)。此时晶状体的瞳孔区尚未累及,一般不影响视力。晶状体混浊发展缓慢,可持续数年,少部分患者,混浊可以迅速加重在数月内视力显著下降。

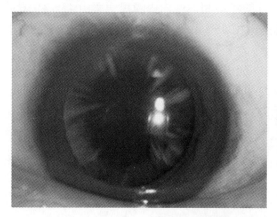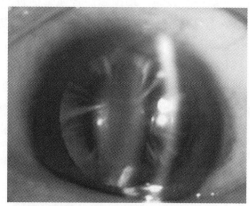

图 10-2 皮质性白内障(初发期,楔形混浊)

2. 未成熟期(又称膨胀期) 晶状体混浊继续加重,呈不均匀灰白色混浊(图10-3)。因皮质吸水肿胀,晶状体的体积增加,将虹膜向前推挤,前房变浅,如患者原来具有急性闭角

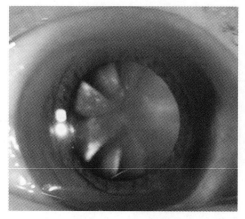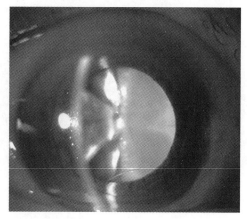

图 10-3 皮质性白内障(膨胀期)

型青光眼的解剖因素,可诱发急性闭角型青光眼发作。以聚光灯斜照检查时,投照侧虹膜在深层混浊皮质和浅层透明皮质之间形成新月形阴影,称为虹膜投影,虹膜投影阳性为此期的特征性体征。此期患者视力明显下降,眼底难以看清。

3.成熟期　膨胀期过后,晶状体内水分逸出,晶状体的体积恢复,前房深度亦恢复正常。晶状体囊膜与核之间的皮质已完全混浊呈乳白色(图10-4)。患眼视力降至眼前手动或光感,虹膜投影阴性,眼底不能窥入。

4.过熟期　成熟期白内障经过数年后,进入过熟期。此时,晶状体内水分继续丢失,体积缩小,囊膜皱缩机化,表面出现钙化点或胆固醇结晶,前房加深。晶状体纤维分解液化成乳白色颗粒,棕黄色的晶状体核

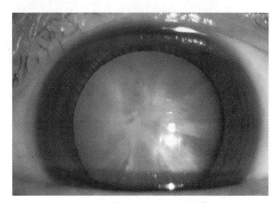

图 10-4　皮质性白内障(成熟期)

(Morgagnian 小体)沉于囊袋下方,称为 Morgagnian 白内障(图10-5、图10-6)。由于晶状体核下沉,瞳孔区可出现相对透明区,视力可能会较前有所提高。晶状体体积缩小后,虹膜和晶状体之间产生缝隙而使虹膜失去支撑,出现虹膜震颤现象。过熟期白内障囊膜通透性增加或出现细小的破裂,液化的皮质漏出,进入房水的晶状体蛋白可诱发自身免疫反应,产生晶状体蛋白过敏性葡萄膜炎。长期存在于房水中的晶状体皮质可继发青光眼,称为晶状体溶解性青光眼。由于悬韧带变性离断,容易出现晶状体脱位。

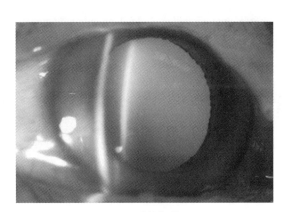

图 10-5　过熟期核下沉

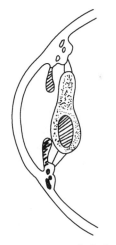

图 10-6　Morgagnian 白内障示意图

(二)核性白内障

核性白内障(nuclear cataract)一般40岁左右开始发病,进展缓慢,高度近视患者多见。混浊初期核为黄色,与正常人的核硬化不易区别,对视力影响不大。随病程进展,核的颜色逐渐加深呈黄褐色、棕色、棕黑色甚至黑色(图10-7)。早期由于核屈光力的增强,病人可出现晶状体屈光指数性近视,高度近视患者可以表现为近视度数渐进加深。后期因晶状体核的严重混浊,视力极度减退,眼底不能窥见。

核性白内障混浊多从胚胎核开始,由于胚胎核密度增大,屈光指数增高,而边缘部位的透明晶状体屈光指数则不变,因此,晶状体的周边部和中央部表现出不同的屈光力而视力表现也不同,这种可以表现出不同焦点的现象即称为双焦点效应。这种情况下小瞳孔验光和散瞳验光的结果一般不一致,往往小瞳孔验光的度数能使患者满意。

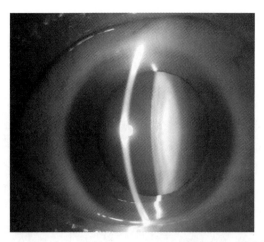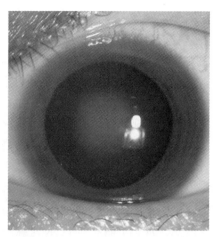

图 10-7 核性白内障

（三）后囊下性白内障

后囊下性白内障（posterior subcapsular cataract）可单独发生，也可与其他类型的白内障合并存在。裂隙灯下可见后囊膜下浅层皮质出现棕黄色混浊，其中有小空泡和结晶样颗粒，外观似锅巴状（图 10-8）。由于混浊位于视轴，早期即可出现明显的生活视力障碍。有一个有趣的现象就是，光线比较暗的环境下视力比较好，而在强光下视力很差，这是因为暗光下由于瞳孔较大射入眼内光线比较充足，而强光使瞳孔明显缩小，视轴区的晶状体混浊就极大地阻碍了光线射入眼内。后期可合并晶状体皮质和核混浊，也可发展至完全性白内障。

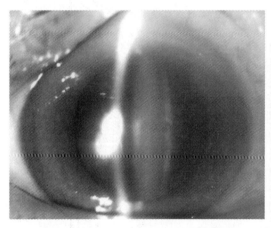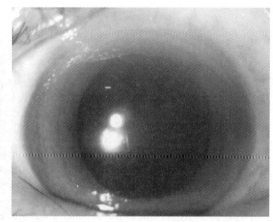

图 10-8 后囊下性白内障

【诊断】 根据患者的年龄、典型的病史、晶状体混浊的形态，排除引起白内障的其他原因如糖尿病、葡萄膜炎等，即可诊断年龄相关性白内障。为充分了解晶状体混浊的情况，应该散瞳，在裂隙灯下进行详细检查。当视力与晶状体混浊程度不相符时，应进一步作检眼镜、眼压、视野、B 超、视觉电生理等检查，防止遗漏其他病变如青光眼、视网膜脱离、视神经病变等。

【治疗】 年龄相关性白内障的治疗一般分为药物和手术治疗两类。

（一）药物治疗

至今为止尚无药物可阻止或逆转晶状体混浊，由于目前对白内障的发生机制有多种学说，因此针对不同的病因学说有不同的药物。

1. 针对营养障碍学说的药物辅助营养类药物如无机物配方、营养性配方等，以补充白内障晶状体缺乏的多种维生素、游离氨基酸和微量元素。

2．针对醌型学说的相关药物 年龄相关性白内障患者晶状体内色氨酸、酪氨酸等代谢异常，产生醌型物质，可氧化损伤晶状体蛋白巯基而使晶状体混浊。卡他灵、法克林等可阻止醌型物质的氧化作用，可能可以延缓白内障进展。

3．抗氧化损伤类药物 谷胱甘肽等对参与晶状体代谢的酶有催化和保护作用。

4．其他药物 如麝珠明目液、石斛夜光丸和障翳散等中药。

（二）手术治疗

手术治疗是白内障患者恢复视力的有效方法。

1．手术适应证 对于白内障来说，手术适应证随着科学技术的发展而不断变迁。过去一般认为当矫正视力低于 0.3 时，属低视力眼，即可手术。目前的普遍原则是，当白内障引起的视力下降影响工作、学习、生活时，即可考虑手术治疗。另外，当白内障引起眼部并发症，或影响其他眼病的治疗时，即使手术不能改善视力，也需要先进行白内障手术，如需要进行眼底激光治疗或玻璃体手术时。

2．术前检查

（1）全身检查：①无影响手术的严重疾病，如高血压、糖尿病患者应将血压、血糖控制在正常或接近正常范围；②进行心电图、肝肾功能、血常规、尿常规及出凝血时间等检查，除外严重的心、肺和肝脏等系统性疾病。

（2）眼部检查：①视功能检查：包括远近视力、矫正远视力，如视力下降至眼前指数或手动时应该检查光感及光定位、色觉；如疑有视神经异常时，应该进行视野检查；②裂隙灯、检眼镜检查：判断晶状体混浊程度，晶状体核硬度，角膜、前房、眼底状况等；散瞳后检查玻璃体、视网膜、黄斑及视神经，排除眼内活动性炎症及眼底病变；③测量眼压；④测量角膜曲率、眼轴长度，以计算人工晶状体度数，随着人工晶状体度数计算公式的发展，现在还主张测量晶状体厚度，前房深度，角膜直径等；⑤角膜内皮镜检查；⑥眼底不能窥入者，必须进行眼部 B 超检查，了解有无视网膜脱离、玻璃体积血和眼内肿瘤等；⑦当疑有视网膜视神经异常疾病时，应该进行眼电生理检查，如视网膜电图（ERG）和视觉诱发电位（VEP）检查；⑧外眼检查，泪道冲洗。不少患者会有泪道阻塞性疾病，如泪道冲洗有脓性液体反流则表示有慢性泪囊炎，此为内眼手术禁忌，必须先进行泪囊手术；眼位检查，有些患者由于单眼长期视力下降可能会出现知觉性斜视，宜在手术前查明告知患者术后有双眼复视需要时间恢复甚至手术矫正的可能。

3．手术方法 历史上，白内障手术包含两大类，一是金针保障术，据历史记载，用一根细针将晶状体悬韧带离断造成医源性晶状体全脱位于玻璃体腔；二是通过切口将晶状体摘除的手术，白内障摘除手术又经历了从大切口到小切口到微切口的变迁。

（1）白内障囊内摘除术（intracapsular cataract extraction，ICCE）：是指将整个晶状体包括囊膜完整的摘除。由于手术切口大，易发生爆发性脉络膜出血、虹膜脱出、细菌性眼内炎、玻璃体疝入前房接触角膜引起角膜内皮损伤、黄斑囊样水肿、玻璃体脱出、视网膜脱离和继发性青光眼等并发症，现已很少应用，只适用于某些非常特殊的情况。

（2）白内障囊外摘除术（extracapsular cataract extraction，ECCE）：是将混浊的晶状体核和皮质摘除而保留后囊膜的术式。由于手术切口变小，减少了对眼内结构的干扰和破坏，玻璃体脱出及视网膜脱离等并发症减少，术中保留的后囊膜为顺利植入后房型人工晶状体创造了条件。但由于术中保留了后囊膜，术后容易发生混浊，形成后发性白内障；切口仍然偏大需要缝合，手术可能诱发较大散光。

（3）超声乳化白内障吸除术（phacoemulsification cataract surgery）：是目前的主流手术方式。它是应用超声能量将混浊的晶状体核乳化后吸除，保留晶状体囊袋的手术方法（二维码 10-1)。由于手术切口小一般无须缝合,可以囊袋内植入折叠式人工晶状体,组织损伤少,手术时间短,术后散光小,视力恢复快。随着超声乳化技术的发展,近年来出现了微切口超声乳化术,该术式在传统超声乳化的基础上,将主切口缩小至 2~2.2mm 以下,实现微切口白内障手术。

(4)飞秒激光辅助的白内障超声乳化手术(femto-second laser assisted cataract surgery):飞秒激光辅助技术可以施行三个步骤。**精准撕囊:**飞秒激光在前囊膜上制作一个理想直径的前囊口;**核的预切割:**用飞秒激光进行预切割或软化核;**切口制作:**在角膜上制作两个理想大小的手术切口;必要时还可以进行散光性角膜切开术松解陡峭轴的角膜降低散光(二维码 10-2)。随后进行超声乳化手术。

4.白内障术后视力矫正　白内障摘除术后,患眼呈高度远视状态,根据患者的实际情况不同,可采取不同的方式矫正视力。

(1)人工晶状体(intraocular lens,IOL):人工晶状体是具有一定屈光力的眼内植入物。按其制造材料可分为硬性和软性可折叠(图 10-9)两种,均为高分子聚合物,具有良好的光学物理性能和组织相容性;按其植入部位不同分为:前房型、虹膜固定型和后房型人工晶状体。人工晶状体植入为白内障术后屈光矫正的最好方法,手术分为一期或二期植入,一期植入是指在白内障摘除后立即进行,二期植入主要是针对无晶状体眼或术后屈光意外进行的矫正。

人工晶状体解决了无晶状体眼因镜片前移所产生的放大、球面像差等光学问题。前房型人工晶状体物像放大率约为 4%,位于虹膜平面的虹膜固定型人工晶状体放大率约为 3%,后房型人工晶状体最接近晶状

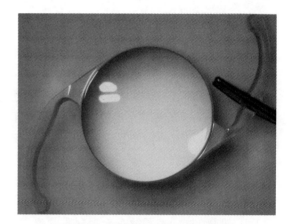

图 10-9　软性可折叠人工晶状体

体生理位置,放大率仅为 1%~2%,为无晶状体眼患者恢复视力、双眼单视和立体视提供了满意的效果。

科技的进步使得近年来人工晶状体的设计和功能方面有了很大进展,涌现出许多新型人工晶状体应用于临床。

1)非球面人工晶状体:这种人工晶状体通过改良前表面或者后表面的曲率来增加负性球差,以平衡角膜的正性球差,减少人眼总球面像差,提高对比敏感度,提高白内障术后视觉质量。

2)散光矫正型人工晶状体(图 10-10):Toric 散光矫正型人工晶状体,在人工晶状体光学部加上一定的柱镜度数,为白内障合并散光的患者带来了更佳的术后视觉质量。

3)多焦点人工晶状体(图 10-11):利用光学原理,将光线分配到不同焦点,满足患者既能看近又能看远的需求。目前的多焦点人工晶状体根据设计原理可分为衍射型、折射型、区域折射型,形成双焦点或三焦点,给大多数患者提供了满足生活需求的全程视力。但是因为焦点分光导致视网膜成像质量的改变,术后对比敏感度会受到一定程度影响,夜间视觉质量会有不同程度的下降,术后需要神经适应的过程。

4)可调节性人工晶状体:根据眼的生理性调节而设计的一类人工晶状体。它通过特殊设计的晶状体襻,依靠睫状肌收缩以及晶状体囊袋舒缩作用,使人工晶状体光学面前后位移而获得一定的调节力。但其调节幅度较小,与理想的可调节人工晶状体还有较大差距。

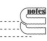

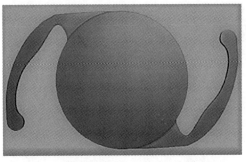

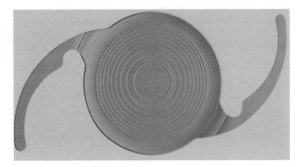

图 10-10　矫正散光型人工晶状体,两侧三个圆点连成直线代表散光轴向

图 10-11　多焦点人工晶状体

5)注入式人工晶状体:保留晶状体囊袋,将混浊的晶状体从囊袋里去除后,注入透明的替代物,依照囊袋的形态固化成有弹性的晶状体形态,保留人眼的调节力,为患者提供良好的远、近视力,这种最接近人体生理状态的人工晶状体,是人工晶状体研制和开发的方向。

(2)框架眼镜:白内障术后无晶状体眼可用高度数(成人通常 +10~+14D)的凸透镜矫正,其优点是经济,易于更换。但高度数的正镜片会带来一系列因光学缺陷所产生的问题:如镜片有 20%~35% 的物像放大率,如果用于矫正单侧无晶状体眼,而对侧眼尚有较好视力的患者,会出现双眼物像不等大,不能融合而发生复视,故不适合矫正单眼手术的患者。用以矫正双侧无晶状体眼也会出现视物变形、视野缩小、像差和色差以及包括环形暗点、眼球旋转放大作用、集合力不足的棱镜作用等问题。由于存在诸多的缺点,仅限在白内障术后没有条件植入人工晶状体时采用。

(3)角膜接触镜:单眼无晶状体眼可配戴角膜接触镜,其耐受性较框架眼镜好,物像放大率为 7%~12%,无环形暗点和球面像差,周边视野正常。缺点是取戴麻烦,使用不当易造成角膜感染。

(4)其他方法:包括屈光性手术如角膜表层镜片术等,目前应用不多。

二、先天性白内障

先天性白内障(congenital cataract)是指出生前后或出生后一年内发生的晶状体混浊,是造成儿童视力障碍和弱视的重要原因,为儿童主要的可治疗致盲性眼病之一。

【病因】　各种影响胎儿晶状体发育的因素都可能引起先天性白内障,常见于以下三种情况:遗传、环境以及不明原因。与遗传有关的多为常染色体显性遗传;环境因素多为妊娠期病毒感染如风疹病毒、营养不良、盆腔受放射线照射、服用某些药物(大剂量四环素、激素、水杨酸制剂、抗凝剂等)、患系统性疾病(心脏病、肾炎、糖尿病、贫血、甲亢、手足搐搦症等)、缺乏维生素 D 等。

【临床表现与分类】　可为单眼或双眼发病。多数为静止性。少数出生后继续发展,直至儿童期才影响视力。可伴或不伴有眼部及全身其他先天性异常。因晶状体混浊的部位、形态和程度不同,形态表现各异。比较常见的有绕核性、前极、后极、花冠状、点状、膜性、核性、粉尘状、盘状、缝性、珊瑚状及全白内障等多种类型(图 10-12、图 10-13)。

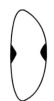 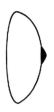 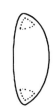 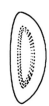 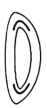 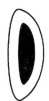 

图 10-12　先天性白内障示意图

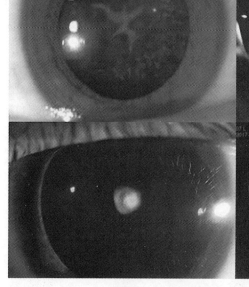
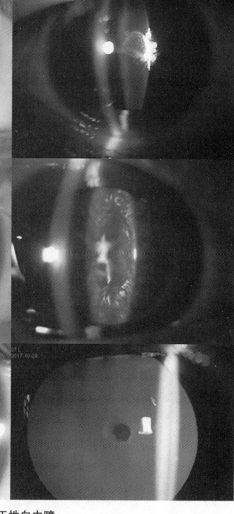

后极性白内障

蓝色点状合并
珊瑚样白内障

前极性白内障

图 10-13　多种形态先天性白内障

【诊断】　根据晶状体混浊的形态和部位来诊断。应注意与其他眼病造成的白瞳症相鉴别。

【治疗】　先天性白内障的治疗目标是恢复视力，防止和减少弱视与盲的发生。对明显影响视力发育的先天性白内障，应尽早手术。在 20 世纪 60 年代，科学家们为中枢视觉通路发展引入了"潜伏期"和"关键期"的概念。虽然目前潜伏期时间尚未达成共识，但是一般认为，单眼先天性白内障儿童最佳的手术年龄是在 4～6 周，中央致密混浊 3mm 以上的双眼先天性白内障的最佳手术年龄是 8 周前。对视力影响不大的，如前极、冠状和点状白内障等，可定期观察。

手术一般采取晶状体吸除联合后囊膜切开联合前段玻璃体切除术，根据患儿年龄和眼部情况决定是否植入人工晶状体。

白内障摘除术后无晶状体眼应及时进行屈光矫正和视力训练，单眼白内障术后应该进行合适的对侧眼遮盖治疗，积极进行患眼视功能的康复训练。常用的矫正方法有：框架眼镜、角膜接触镜和人工晶状体植入。可在幼儿 2 岁左右植入人工晶状体，随着技术进步，有很多更小的婴幼儿眼内植入人工晶状体的成功经验。

三、外伤性白内障

由眼球钝挫伤、穿通伤、爆炸伤、电击伤和化学伤等引起的晶状体混浊称为外伤性白内障（traumatic cataract）。常单眼发病，多见于儿童或青年。

【临床表现】　各种外伤的性质和程度不同，所引起的晶状体混浊也有不同的表现。

1.钝挫伤所致白内障　钝挫伤时瞳孔缘部色素上皮细胞脱落于晶状体前囊膜上（Vossius 环），同时出现囊膜下环形浅层皮质混浊。挫伤严重时晶状体囊膜破裂，晶状体混浊。钝挫伤还可并发前房积血、前房角后退、虹膜根部离断、晶状体脱位、继发性青光眼等（图 10-14）。

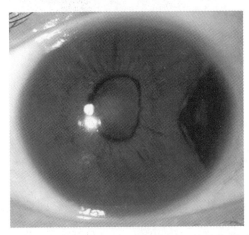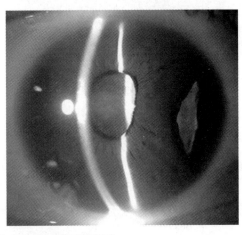

图 10-14　钝挫伤所致白内障伴虹膜根部离断

2.穿通伤所致白内障　眼球穿通伤时往往伴有晶状体囊膜破裂，皮质迅速吸水膨胀形成混浊（图 10-15）。若囊膜破口较小，可自行修复关闭仅形成局限性混浊；若破口较大，晶状体可在短时间内完全混浊，且皮质溢出至前房引起继发性青光眼或葡萄膜炎。若合并有眼内异物，可因炎症反应或铜锈症、铁锈症等导致白内障甚至其他并发症的发生。

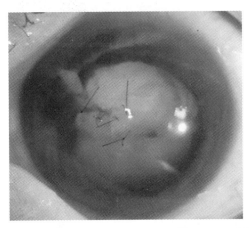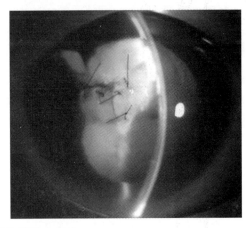

图 10-15　穿通伤所致白内障

3.爆炸伤所致白内障　爆炸时的气浪可对眼部产生压力，引起类似钝挫伤所致的晶状体损伤。爆炸物本身或掀起的杂物也可造成类似于穿通伤所致的白内障。

4.电击性白内障　触电和雷击均可引起晶状体局限性或完全性混浊，多为双侧性、静止性（图 10-16）。

5.化学伤性白内障　碱烧伤不仅可以损伤结膜、角膜和虹膜，而且可导致白内障。碱性化合物可以快速渗透到眼球内部，引起房水 pH 值升高，糖和抗坏血酸水平降低，迅速导致皮质性白内障。由于酸性物质的穿透性相对较弱，酸烧伤一般不易引起白内障。

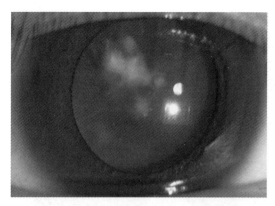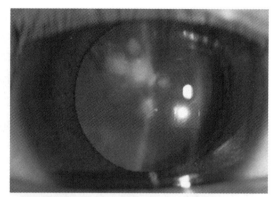

图 10-16　电击性白内障

【治疗】

1. 晶状体局限性混浊对视力影响不大者，可随访观察。

2. 当晶状体严重混浊明显影响视力时，可行白内障摘除及人工晶状体植入术。注意事项参照年龄相关性白内障。

3. 出现并发症的可先对症治疗，必要时手术。

四、代谢性白内障

因代谢障碍引起的晶状体混浊，称为代谢性白内障。糖尿病、半乳糖血症、低钙血症等引起的代谢性白内障最为常见。

（一）糖尿病性白内障（diabetic cataract）

【病因】　血糖增高导致房水中葡萄糖含量增高，使晶状体内葡萄糖异常增高，糖代谢障碍，引起晶状体内渗透压增高，纤维吸水肿胀变性而混浊。

临床上分为两种类型：真性糖尿病性白内障和合并糖尿病年龄相关性白内障。

【临床表现】

1. 真性糖尿病性白内障　多见于 1 型糖尿病患者，常双眼发病，发展迅速。病变过程中可伴有屈光改变；血糖升高时，房水渗入晶状体使之变凸，形成近视；血糖降低时，晶状体内水分渗出变扁平，形成远视。

2. 糖尿病合并年龄相关性白内障　临床多见，临床表现与年龄相关性白内障相似，但发病早且进展快。

【诊断】　根据糖尿病病史及晶状体混浊的形态进行诊断。

【治疗】

1. 严格控制血糖，积极治疗糖尿病。

2. 视力下降影响工作生活时，可在血糖控制后进行白内障摘除及人工晶状体植入术。

3. 合并糖尿病视网膜病变时，应同时治疗眼底病变。

（二）半乳糖性白内障（galactose cataract）

【病因】　多见于婴幼儿，为常染色体隐性遗传病。患儿因缺乏半乳糖 -1- 磷酸尿苷转移酶和半乳糖激酶等，导致半乳糖不能转化为葡萄糖，在体内积聚被醛糖还原酶还原为渗透性很强的半乳糖醇，晶状体内的半乳糖醇吸水肿胀而引起混浊。

【临床表现】　可在出生后数日至数周发病，早期针对性饮食控制后可以逆转。

【诊断】　检测患儿尿中半乳糖有助于诊断：如测定红细胞半乳糖 -1- 磷酸尿苷转移酶活性，或用放射化学法测定半乳糖激酶活性协助诊断。

【治疗】　为控制病情或使白内障逆转，可给予无乳糖（半乳糖）饮食。

（三）手足搐搦性白内障（tetany cataract）

【病因】 该病又称低钙性白内障。多见于先天性甲状旁腺功能不足、甲状旁腺受损及摘除、营养障碍等原因，导致血清钙过低，晶状体囊膜渗透性改变，电解质失衡，代谢障碍导致晶状体混浊（图10-17）。

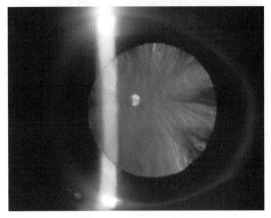

图10-17 低钙性白内障

【临床表现】 三个典型病变，即：手脚搐搦、骨质软化和白内障。常双眼发病，晶状体前后皮质内呈放射状或条纹状混浊，囊膜下有红、绿、蓝色结晶微粒。如低血钙反复发作可发展成全白内障。

【诊断】 可以根据甲状腺手术史、血清钙过低及晶状体混浊等诊断。

【治疗】 补充足量维生素D及钙剂，必要时可给予甲状旁腺制剂。当视力下降明显时可行白内障手术，术前应纠正低血钙。

五、并发性白内障

并发性白内障（complicated cataract）是指眼部炎症或退行性病变等引起的白内障。如葡萄膜炎、视网膜色素变性、视网膜脱离、青光眼、眼内肿瘤、高度近视及低眼压等，使晶状体营养或代谢发生障碍，引起白内障（图10-18）。

【临床表现】 常为单眼发生，一般在原发眼病的后期，发展的程度常与原发眼病病程的发展相一致，但与年龄不成正比，患者常有原发病的表现。眼前节疾病并发的白内障多由前囊膜或前皮质开始，而眼后节疾病引起者则相反。

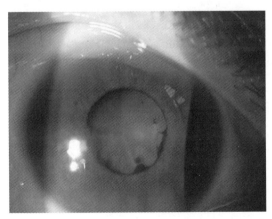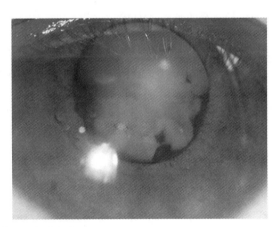

图10-18 葡萄膜炎并发性白内障

【诊断】 根据原发眼病和晶状体混浊相应的形态和位置来进行并发性白内障的诊断。

【治疗】

1. 治疗原发病。

2. 对于已影响工作和生活的并发性白内障，可进行手术，术中根据原发病状况决定是否植入人工晶状体。

3. 葡萄膜炎引起的并发性白内障应在眼部炎症完全控制并静止一段时间（一般为三个月）以后，再考虑手术，术后局部或全身应用糖皮质激素减轻炎症反应。

六、药物及中毒性白内障

长期使用或接触对晶状体有毒性作用的药物或化学物可导致晶状体混浊,称为药物及中毒性白内障(drug or toxic induced cataract)。常见的药物有糖皮质激素、氯丙嗪、缩瞳剂等,化学物品包括三硝基甲苯、二硝基酚、萘和汞等。

【临床表现】 患者有与上述药物或化学物品的接触史。

1. 糖皮质激素性白内障 白内障的发生与用药量和用药时间关系密切。早期晶状体后囊下出现小点状混浊、空泡和结晶等,停药后混浊可逐渐减退,若长期应用可发展为严重白内障,形态上和年龄相关性白内障类似。

2. 缩瞳剂性白内障 缩瞳剂所致的晶状体混浊位于前囊膜下,一般不影响视力,停药后混浊不易消失,但可停止发展。

3. 氯丙嗪性白内障 长期大量服用氯丙嗪后可对晶状体和角膜产生毒性作用。引起晶状体混浊、角膜内皮和后弹力层色素沉着。

4. 三硝基甲苯性白内障 长期接触三硝基甲苯(TNT)可发生白内障,并可以损害肝脏和造血系统。停止接触TNT后晶状体的混浊仍可继续发展,但较为缓慢。

其他如铜、铁、汞、银、锌等金属对晶状体有毒性作用,长期接触这类金属或含金属的药物,容易发生白内障。

【诊断】 根据接触药物和化学药品史,以及晶状体混浊的形态、位置等诊断。

【治疗】

1. 合理用药,定期检查。如需要长期接触一些可能导致白内障的药物和化学药品时,应定期检查晶状体。

2. 已经出现药物和中毒性白内障,应停用药物,脱离与化学药品的接触。

3. 当白内障加重影响工作生活时,可进行手术治疗。

七、辐射性白内障

因放射线所引起的晶状体混浊,称为辐射性白内障(radiation cataract)。

【病因】 由于晶状体囊膜上皮组织对放射线最敏感,囊膜上皮细胞受损后不能发育成正常的晶状体纤维而产生细胞向后移动,形成后囊下皮质的各种形状的混浊,故红外线的热作用、紫外线的光化作用、X射线、γ射线等的生物电离作用以及微波的类似红外线的热作用,均可导致白内障。

【临床表现】

1. 红外线性白内障 也称"热白内障",多见于熔化的高温玻璃和钢铁产生的短波红外线被晶状体吸收后,造成晶状体混浊。强烈的热辐射可导致晶状体前囊膜剥脱,混浊从前极或后极部外层皮质开始,呈金黄色结晶样光泽,逐渐向内发展为板层混浊。

2. 电离辐射性白内障发生白内障的潜伏期与放射剂量大小和年龄有直接关系。初期晶状体后囊膜下有灰白色颗粒状混浊,逐渐发展为环状混浊。前囊膜下皮质呈羽毛状混浊,从前极向外放射,最后形成全白内障。

3. 微波性白内障 大剂量的微波可产生类似于红外线的热作用。晶状体皮质出现点状、羽毛状以及后囊膜下混浊。

4. 紫外线性白内障 晶状体暴露于紫外线、阳光下,可引起蛋白质变性、凝固,形成皮质和后囊下白内障。大剂量紫外线辐射还可诱发急性白内障。

【诊断】 根据长期接触放射线的病史以及晶状体混浊的形态进行诊断。

【治疗】 接触红外线时应佩戴热反射眼镜,以减少晶状体对热的吸收;接触放射线、微波时应佩戴防护眼镜。当白内障影响工作和生活时,可手术治疗。

八、后发性白内障

后发性白内障(after-cataract,secondary cataract)是指白内障囊外摘除(包括超声乳化吸除)术后或外伤性白内障部分皮质吸收后,残留的晶状体皮质或晶状体上皮细胞增生所形成的晶状体后囊膜混浊。

【病因】 白内障囊外摘除术后早期残留的晶状体上皮细胞缓慢增生移行,形成纤维膜样混浊,或伴有成簇细胞团形成的 Elschnig 珍珠样小体。

【临床表现】 主要症状为白内障术后视力下降,体征为晶状体后囊膜灰白色纤维膜样混浊或者 Elschnig 珍珠小体样混浊(图 10-19),视力影响的程度与晶状体后囊膜混浊程度有关。白内障囊外摘除术后晶状体后囊膜混浊的发生率随着病因和手术方式不同而不等,儿童晶状体上皮细胞的增生能力强,后发性白内障发病率几乎为 100%;若儿童首次手术做了前段玻璃体切除术,则只有极少数发生后发性白内障或视轴区混浊。

【诊断】 有白内障囊外摘除术或晶状体外伤史,裂隙灯检查可见晶状体后囊膜混浊即可诊断。

【治疗】 当后发性白内障影响视力时,可用 Nd:YAG 激光将瞳孔区的晶状体后囊膜切开(图 10-20),也可进行手术将瞳孔区的晶状体后囊膜刺开或剪开。儿童的后发障,有时候激光治疗效果不佳,需要行前段玻璃体切除术来切除混浊后囊膜和前段玻璃体。

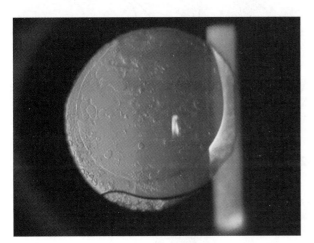

图 10-19　后发性白内障

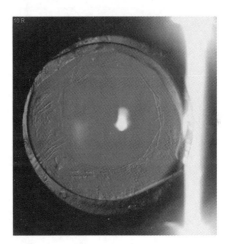

图 10-20　后发性白内障 YAG 激光术后

第三节　晶状体异形与脱位

一、晶状体异形

指晶状体因各种原因而改变原来的形态。最常见的是球形晶状体,其次有圆锥形晶状体以及先天性晶状体缺损等。各种晶状体的畸形绝大多数是先天性的,少部分晶状体畸形与后天获得性眼病有关。

【临床表现】

(1)球形晶状体:晶状体直径小,前后径变长增厚呈球形,屈光力增高,是晶状体性高度近视的主要原因。另外,由于悬韧带松弛使晶状体前移可阻滞瞳孔诱发青光眼。

(2)圆锥形晶状体:在晶状体前极或后极部位因皮质突出而呈现锥形隆起,可形成前极性或后极性白内障,视力影响程度取决于混浊的位置。

(3)先天性晶状体缺损:可与葡萄膜缺损合并存在,多在下方晶状体内赤道部有切迹样缺损,相应部位的悬韧带也缺损,因晶状体各方向屈光力不等而产生不规则散光。

【治疗】 晶状体异形如无症状可不予治疗,球形晶状体并发青光眼者忌用缩瞳剂,因为缩瞳剂使睫状肌收缩而使悬韧带更松弛而加重瞳孔阻滞,治疗应使用睫状肌麻痹剂使晶状体悬韧带拉紧,使晶状体后移解除瞳孔阻滞。如果合并晶状体脱位,可以手术治疗。

二、晶状体脱位

生理状态下,晶状体由悬韧带悬挂于瞳孔区正后方,晶状体的前后轴与视轴几乎一致。若由于先天因素、外伤或某些疾病使悬韧带异常或断裂,可使晶状体位置改变,则产生异位或脱位。晶状体脱位可分为先天性和外伤性,有全脱位和半脱位。

【病因】 晶状体全脱位或半脱位常见于先天性悬韧带发育不全或松弛无力、外伤引起悬韧带断裂、眼内一些病变使悬韧带机械性伸长、眼内炎症使悬韧带溶解变性等。

【临床表现】 先天性晶状体脱位多见于一些遗传病,如马方综合征(Marfan 综合征)等;外伤性晶状体脱位伴有眼部挫伤史及眼外其他损伤体征。

1. 晶状体全脱位 晶状体悬韧带全部断裂,晶状体可脱位至前房内、玻璃体腔内、嵌于瞳孔区甚至脱位于眼球外(图 10-21、图 10-22)。

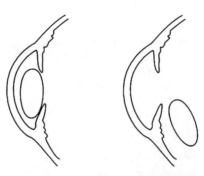

图 10-21 晶状体全脱位

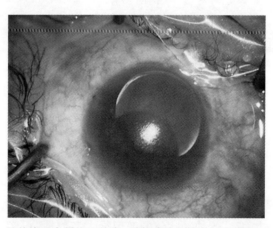

图 10-22 晶状体亚全脱位于前房,引起瞳孔阻滞并继发青光眼,角膜水肿

当晶状体全脱位离开瞳孔区后,患眼的视力为无晶状体眼视力,前房加深,虹膜震颤。脱位早期,晶状体可随体位的改变而移动。全脱位的晶状体如在玻璃体内可与睫状体不断摩擦致使房水分泌过多,会继发青光眼;如脱位晶状体囊膜破裂后,在晶状体蛋白分解吸收过程中,可导致葡萄膜炎和青光眼。

2. 晶状体半脱位 由于部分悬韧带断裂,散大瞳孔后可见部分晶状体赤道部(图10-23)。前房深浅不一,虹膜震颤,玻璃体通过悬韧带断裂区域疝入前房,可产生单眼复视。眼底可见到双像,一个像为通过正常晶状体区所形成,另一个像较小,为通过无晶状体区所见。所出现的症状取决于晶状体移位的程度。如果晶状体的前后轴仍在视轴上,则仅出现由于悬韧带松弛、晶状体形状改变凸度增加而引起晶状体性近视散光。

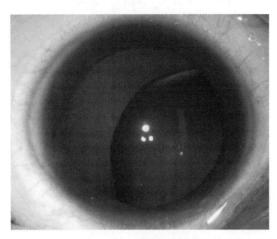

图 10-23 晶状体半脱位

【治疗】

1. 晶状体全脱位 晶状体脱入前房内或嵌于瞳孔区会诱发急性青光眼,应立即手术摘除。脱入玻璃体腔者,如无症状可以随访观察。

2. 晶状体半脱位 如果晶状体透明,且无明显症状和并发症时,可随访观察。其所引起的屈光不正可用镜片矫正,如有发生全脱位危险或所引起的屈光不正不能用镜片矫正时,也可考虑手术摘除晶状体。

扫描二维码10-3可查阅本章彩图。

(赵云娥 贾 松)

二维码 10-3

参 考 文 献

Song P,Wang H,Theodoratou E,et al The national and subnational prevalence of cataract and cataract blindness in China: a systematic review and meta-analysis.J Glob Health,2018,8(1): 010804. doi: 10.7189/jogh.08-010804.

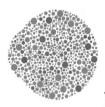

第十一章 青 光 眼

学习目标

1. 掌握：原发性急性闭角型青光眼的临床表现和分期、鉴别诊断及诊治原则。开角型青光眼的早期诊断及治疗。

2. 熟悉：原发性慢性闭角型青光眼的临床表现和诊治原则。熟悉青光眼的分类和检查方法。

3. 了解：继发性青光眼和发育性青光眼的临床表现和诊治原则。

第一节 概 述

青光眼（glaucoma）是全球第二位的不可逆致盲性眼病。世界卫生组织（WHO）预测，2020 年全球原发性青光眼将达到 7 964 万，其中 11.2% 的患者将失明，我国原发性青光眼将达 2 182 万，青光眼患者的绝对数和老年人中患病比例均居世界首位，青光眼防治任务非常艰巨。为了让更多的人认识青光眼这种疾病，避免其对视功能的损害，2008 年世界青光眼协会（WGA）和世界青光眼病人协会（WGPA）共同倡议：每年的 3 月 6 日定为世界青光眼日，这是继 6 月 6 日"爱眼日"后另一个以眼科疾病命名的日子。

一、青光眼定义

青光眼是一组具有病理性眼压升高导致特征性的视神经损害和视野缺损的眼病，眼压升高的程度和视神经对眼压损害的耐受性与青光眼视野缺损和视神经萎缩的发生、发展有关。青光眼具有一定的遗传倾向，不同类型的青光眼具有不同的发病机制，其遗传方式也有所不同，常见常染色体显性遗传、常染色体隐性遗传以及多因子遗传。

二、眼压

眼压（intraocular pressure, IOP）是眼球内容物作用于眼球壁的压力。统计学上 95% 正常人群的生理性眼压范围在 10～21mmHg，平均值为（16±3）mmHg。由于视神经对眼压的耐受力存在个体差异，所以，对某一个个体而言正常眼压不能以某一准确数值来定义。在临床上，一些人的眼压虽已超过正常值的上限，但长期随访并不出现视神经与视野损害，被称为高眼压症。而有些人的眼压虽在正常范围，却发生了典型的青光眼视盘形态与视野损害，则称为正常眼压青光眼。因此，不能以眼压作为判断青光眼的唯一标准，但眼压升高是引起视神经、视野损害的重要因素（二维码 11-1）。

眼压和血压相似，其数值在一天当中不是固定不变的，在正常情况下，24h 眼压波动范围不应 >8mmHg，双眼眼压差不应 >5mmHg。正常眼压不仅反映在眼压的绝对值上，还有双眼对称、昼夜压力相对稳定的特点，同时眼压与体位、心跳、血压、呼吸、运动、液体摄入、全身或局部用药等多种因素有关。

眼球内容物中除房水外，晶状体、玻璃体及眼内血流量对眼压的影响不大，眼压是否稳定取决于房水生成量与排出量是否能达到一个动态平衡。房水循环途径中任何一个环节发生障碍，都会影响到房水生成与排出之间的平衡，引起眼压的波动。临床上的青光眼多为房水外流阻力增加所致。目前各种抗青光眼治疗的方法都围绕着减少房水生成或促进房水排出，以达到重新恢复房水循环平衡，维持正常眼压，保存视功能的目的。

除眼压因素外，遗传、种族、年龄、高度近视与远视，以及任何可以引起视神经供血不足的情况，如心血管疾病、糖尿病、血液流变学异常等，都可能是青光眼的危险因素。

三、青光眼的分类

根据解剖学、病因学和发病机制等因素，将青光眼分为原发性、继发性和发育性三大类。

1. 原发性青光眼（primary glaucoma） 分为：①闭角型青光眼：急性闭角型青光眼、慢性闭角型青光眼；②开角型青光眼。

2. 继发性青光眼（secondary glaucoma）。

3. 发育性青光眼（developmental glaucoma） 分为：①婴幼儿型青光眼；②青少年型青光眼；③伴有其他先天异常的青光眼。

四、青光眼常规临床检查与诊断

青光眼的常规检查项目有眼压、房角、视野和视盘检查。

1. 眼压 应用眼压计测量眼压，常用压平式眼压计、压陷式眼压计和非接触式眼压计。①Goldmann 眼压计：属于压平式眼压计，眼球壁硬度和角膜弯曲度对测量结果影响甚小，是目前较准确可靠的眼压计。②Schiötz 眼压计：属压陷式眼压计，测量结果受巩膜硬度的影响，同时存在角膜接触感染的机会。③非接触式眼压计：适合人群快速筛查，但眼压在小于 8mmHg 和大于 40mmHg 时误差较大。以上三种眼压计均受中央角膜厚度影响。④Icare 眼压计：利用回弹式测量原理，一次性使用的探针可以避免交叉感染，测量结果准确，可用于患者居家使用。⑤Tonopen 眼压计：一种新型压平式眼压计，便携且不受角膜上皮影响，可自动记录并用数字显示多次眼压测量的平均值及其变异系数（图 11-1、图 11-2，以及二维码 11-2，二维码 11-3）。

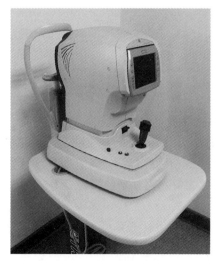

图 11-1 非接触眼压计

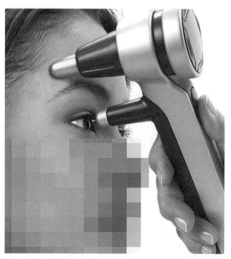

图 11-2 Icare 眼压计

二维码 11-2 非接触眼压计彩图

二维码 11-3 Icare 眼压计彩图

二维码 11-4
眼科学动画
前房角镜检
查-镜下所
见正常结构

二维码 11-5
眼科学动画
前房角镜检
查-Scheie
房角分类方
法

2．房角　开角型或闭角型青光眼的诊断依据就是房角的开放与关闭。可使用以下几种方法：①前房角镜检查是最基本也是最直观的，可以观察到房角内的各种细节。前房角镜下前房角结构（图11-3，二维码11-4，二维码11-5）。②眼前节相干光断层扫描检查（OCT）是非接触式光学扫描，可以观察到扫描层面房角的宽窄和虹膜的形态轮廓，但分辨不清小梁网等细节。③超声活体显微镜检查（UBM）具有前节OCT同样的功用，并可观察虹膜后的后房、睫状体、晶状体和前部玻璃体，以及它们之间的相互关系（图11-4）。④裂隙灯窄光带法：以角膜厚度为参照，将裂隙灯窄光带以60°角侧照在颞侧角膜缘，也可以粗略估计周边前房的宽窄。

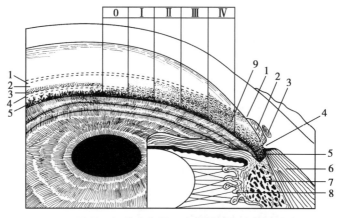

图 11-3　前房角镜下房角解剖示意图

1．前境界线；2．小梁网；3．Schlemm管；4．后境界线；5．睫状体带及梳状韧带；6．睫状肌子午向纤维；7．睫状肌放射状及环状纤维；8．睫状突；9．0～Ⅳ级：小梁色素分级（Scheie）

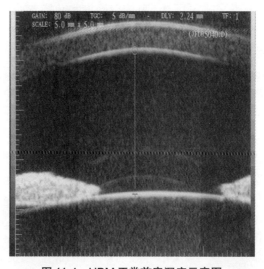

图 11-4　UBM正常前房深度示意图

二维码 11-6
视野检查仪
彩图

二维码 11-7
眼科学动画
正常视野与
病理性视野

3．视野检查　青光眼的视功能改变主要表现为视野损害或缺损。所以，在对青光眼的诊疗过程中视野检查是必不可少的。青光眼视野缺损的类型、发展方式以及视野缺损与视盘改变的关系等都具有一定的特征性，目前中心静态阈值视野检测是青光眼视功能评价的金标准。蓝黄视野、倍频视野检查可发现早期特征性的青光眼视功能损害（图11-5，二维码11-6，二维码11-7）。视野检查详见第二章。

4．视盘检查　视盘改变的检测是诊断青光眼，尤其是原发性开角型青光眼的重要客观依据。目前临床常用检测青光眼视盘改变的方法有：①直接检眼镜检查：方便易行。②裂隙灯显微镜前置镜检查：可以观察视盘表面的轮廓改变。③视盘立体照相：对检查结果可

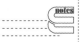

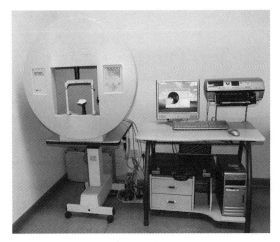

图 11-5 视野检查仪

作永久记录,在国际上一直被认为是评价青光眼的视盘改变"金标准"。④相干光断层扫描(OCT)能够客观定量检测视神经损害,对早期诊断有意义(二维码 11-8)。

二维码 11-8
动画 青光
眼视神经损
伤机制

第二节 原发性青光眼

原发性青光眼是一类病因机制尚不十分明了的青光眼。根据其眼压升高时前房角的状态是关闭还是开放,分为闭角型青光眼和开角型青光眼。

一、闭角型青光眼

原发性闭角型青光眼(primary angle-closure glaucoma,PACG)是指周边虹膜堵塞小梁网或与小梁网发生永久性粘连,导致房水外流受阻,引起眼压升高的一类青光眼。闭角型青光眼的发病有地域、种族、性别以及年龄差异,主要分布于亚洲地区,黄种人发病率最高,白人最少,在我国患病率为 1.79%;多发生在 40 岁以上。根据眼压升高是骤然发生还是逐渐发展,又可分为急性和慢性闭角型青光眼。

【病因和发病机制】 病因尚未充分阐明。目前认为发生原发性闭角型青光眼须具备两个因素,即眼球解剖结构的异常与促发机制的存在。①眼球解剖结构的异常:闭角型青光眼患者多有以下特征:较浅的前房、狭窄的房角、较短的眼轴、相对较小的角膜、晶状体相对较大较厚且位置偏前使眼前段相对拥挤狭小,增加了生理性瞳孔阻滞,使房水从后房经由瞳孔流向前房时的阻力增加而造成后房压力升高,从而将周边虹膜向前推移使原本狭窄的房角很容易发生堵塞或关闭。②促发机制:内在或外在的因素,包括眼局部的或全身性的;生理性的或病理性的。临床上常见的病理生理因素如情绪波动、过度疲劳、近距离用眼过度、暗室环境、全身疾病等,以及气候变化季节更替都可诱发青光眼的发作,神经体液调节失常也与本病有关(二维码 11-9)。

二维码 11-9
动画 闭角
型青光眼瞳
孔阻滞

目前超声波、超声生物显微镜(UBM)、前节 OCT 等生物测量已经证实了闭角型青光眼的解剖结构异常。在促发机制方面,越来越多的关于神经血管调节功能、内分泌因子以及精神心理因素的定量分析等在逐步被揭示。

（一）急性闭角型青光眼

急性闭角型青光眼(acute angle-closure glaucoma)是一种以眼压急剧升高并伴有相应症状和眼前段组织改变为特征的眼病。

【临床表现及分期】 根据急性闭角型青光眼的临床发展规律可分为四个阶段,即临床前期、发作期、间歇缓解期和慢性进展期。

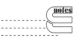

1. 临床前期 急性闭角型青光眼是双侧性眼病,当一眼确诊为急性闭角型青光眼,另一只眼虽无症状,但具有急性闭角型青光眼发生的解剖结构特征,如浅前房和窄房角即可诊断为急性闭角型青光眼临床前期;或无自觉症状但具有急性闭角型青光眼发生的解剖学基础,激发试验阳性者亦属于临床前期。

2. 发作期 当周边虹膜堵塞了房角,引起眼压升高,出现一系列临床症状,即进入发作期。根据发作的临床表现可分为两类:

(1) 先兆期:又称小发作、不典型发作。患者自觉症状轻微,多在劳累或较长时间在黑暗环境中工作或近距离用眼后出现短暂的雾视、虹视,可伴患侧额部疼痛、鼻根部酸胀等,休息或睡眠后自行缓解或消失。上述症状出现时眼压可升高在 40mmHg 以上,结膜可轻度充血或不充血,角膜上皮呈轻度雾状水肿,前房浅,虹膜大多呈膨隆状,瞳孔形态正常,对光反射迟钝。小发作缓解后,一般不留永久性组织损害。

(2) 急性大发作:是急性闭角型青光眼的危重阶段。由于房角突然大部分或全部关闭,导致眼压急剧上升。临床表现为:起病急,患者视力急剧下降,严重者甚至仅存光感;常伴有剧烈的眼痛及同侧头痛,还可出现恶心、呕吐等全身症状。眼部检查可见球结膜水肿、睫状充血或混合性充血;角膜水肿呈雾状混浊、角膜后可有色素颗粒沉着(色素性 KP);前房极浅,房角闭塞;房水混浊;虹膜水肿、虹膜萎缩;瞳孔扩大,对光反应消失;晶状体前囊下出现半透明瓷白色或乳白色混浊斑点(青光眼斑);眼底常因角膜水肿而难以窥见,如用甘油消除角膜水肿后,可见视网膜中央动脉搏动、视网膜出血;眼压多在 50mmHg 以上,甚至可超过 80mmHg。

急性发作后的患眼,常留有永久性的损害,如虹膜扇形萎缩、色素脱失、局限性后粘连,瞳孔散大固定,房角广泛性粘连,晶状体前囊下的青光眼斑(Vogt 斑),这些体征可提示曾经有青光眼急性发作的病史(图 11-6,二维码 11-10)。

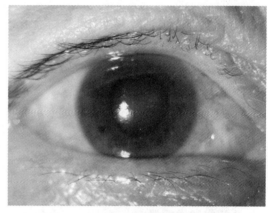

图 11-6 急性闭角型青光眼大发作期

如果急性发作持续时间很短,眼压控制及时,视力一般可以逐渐恢复,视野也可恢复正常,但常遗留不同程度的色觉、对比敏感度损害。如果高眼压持续时间过久,患者可在数日内失明。

3. 间歇缓解期 又称间歇期,小发作或急性发作经治疗或自行缓解,眼压可恢复到正常范围,结膜充血与角膜水肿消退,中心视力恢复到发作前水平或略有下降,房角重新开放或大部开放,小梁网损害不太严重,病情得到暂时的缓解或稳定。

4. 慢性进展期 反复的小发作或急性发作可形成局部的房角粘连,当房角形成广泛的粘连时(通常 >180°),小梁网组织被严重破坏,房水引流减少,出现眼压的持续升高,视盘逐渐凹陷和萎缩,视野开始受损并逐渐缩小,进入慢性进展期。

慢性进展期到一定阶段,高眼压持续时间过久,视神经萎缩,视力无光感(即绝对期)(图 11-7)。

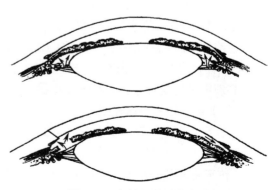

图 11-7 急性闭角型青光眼

（二）慢性闭角型青光眼

慢性闭角型青光眼（chronic angle-closure glaucoma）是一种由周边虹膜与小梁网逐渐发生粘连，小梁网功能逐步受损，房水外流受阻，眼压缓慢升高，最终导致视神经损害和视野缺损的青光眼。这类青光眼多见于 50 岁左右的男性，病程缓慢，临床上难以作出类似急性闭角型青光眼的分期，通常分为早期、进展期和晚期。

【临床表现】　慢性闭角型青光眼患者多有反复发作的病史，发作时可出现轻度的眼痛、头痛和虹视等症状。眼科检查可见周边前房浅，房角狭窄，随病程的进展，周边虹膜前粘连范围可逐渐扩大，眼压也随之缓慢上升，视盘逐渐形成凹陷性萎缩，视野也发生相应的进行性损害。由于没有眼压急剧升高的症状，眼前段组织也没有虹膜萎缩、瞳孔开大等急性闭角型青光眼的体征。因临床症状轻微，患者常常是在常规眼科检查时或病程晚期有严重视野缺损时才被发现，因此更具有潜在的危害性。

【诊断与鉴别诊断】　根据急性闭角型青光眼发作时的典型表现，如起病急，眼痛、眼红、视力急剧下降，前房浅、房角关闭、瞳孔开大、眼压急剧升高等比较容易诊断。但要注意和急性胃肠炎、颅内疾病、偏头痛以及急性虹膜睫状体炎等相鉴别。先兆期小发作持续时间很短，容易漏诊，需根据一过性发作的典型病史、特征性浅前房、窄房角等作出诊断。慢性闭角型青光眼自觉症状不明显，极易被漏诊或误诊，需进行全面的眼部检查，根据眼压中等度升高、浅前房、窄房角、视盘凹陷萎缩和视野缺损等做出诊断。慢性闭角型青光眼主要应与开角型青光眼鉴别。两者鉴别要点是后者前房深度正常，高眼压状态下房角仍保持开放。

【治疗】　闭角型青光眼治疗目的是：解除瞳孔阻滞及其他房角关闭的诱因，重新开放房角，降低眼压防止再次发作。治疗原则是先用药物治疗，迅速降低眼压减少组织损害，待眼压下降后及时选择适当的手术治疗；若药物治疗不能使眼压降至正常，应尽早采用手术方法进行降眼压处理。

急性闭角型青光眼具体治疗时应根据其所处的不同阶段给予相应的治疗。

（1）临床前期：治疗目的是预防发作。主张及时行周边虹膜切除（开）术以解除瞳孔阻滞。对暂时非手术治疗者应给予缩瞳剂预防发作，并定期随访。

（2）急性发作期：治疗目的是挽救视功能和保护房角。应做眼科急诊应全力抢救，以期在最短时间内控制高眼压，减少对视功能的损害并防止房角形成永久性粘连。应同时选择使用缩瞳剂、房水生成抑制剂以及高渗剂等，必要时可行前房穿刺术降低眼压，待眼压被控制后可行眼内或眼外引流手术治疗。

（3）间歇缓解期：治疗目的是阻止病程进展。可施行周边虹膜切除（开）术，防止房角关闭。

（4）慢性进展期：治疗目的是控制眼压。常选择小梁切除术治疗。

（5）慢性闭角型青光眼：早期处理原则同急性闭角型青光眼的间歇缓解期和临床前期。进展期和晚期应行小梁切除术，并给予神经保护治疗。

（6）伴有白内障的闭角型青光眼：原发性闭角型青光眼如伴有具有手术指征的白内障，可考虑行白内障摘除手术。对于房角粘连已久的病例可行白内障摘除联合青光眼滤过手术。

（7）绝对期的青光眼：多需手术缓解症状，可考虑眼外引流的滤过性手术或睫状体破坏手术。有角膜大泡性病变的可配戴软性角膜接触镜（二维码 11-11）。

二、开角型青光眼

（一）原发性开角型青光眼

原发性开角型青光眼（primary open angle glaucoma，POAG）常见于中青年，病程进展缓

二维码 11-11
视频　小梁
切除术录像

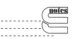

慢,症状隐蔽,24h眼压峰值超过21mmHg,眼压升高时房角始终是开放的,并且没有与眼压升高相关的病因性眼病或全身其他异常。存在获得性青光眼特征性视网膜视神经损害和(或)视野损害。该型青光眼患者男性高于女性,具有种族和家族倾向性。糖尿病、甲状腺功能减退、心血管疾病和血液流变学异常、中高度近视眼以及视网膜静脉阻塞等患者是原发性开角型青光眼的高危人群。

【病因】　开角型青光眼房角外观正常并且是开放的,眼压升高是由小梁途径的房水外流排出系统发生病变,房水流出阻力增加所致。确切的发病机制尚不完全明了,可能与多基因或多因素的基因致病有关。

【临床表现】

1. 症状　多数患者早期无明显症状,少数患者在眼压波动时可出现轻微头痛、眼胀及视力疲劳。多数患者中心视力影响不大,晚期因双眼视野缩小,可有行动不便和夜盲等表现。部分患者早期可有视疲劳,进行性近视加深。

2. 体征

(1) 眼压:早期眼压波动较大,眼压波动与季节、昼夜有关,一半以上患者眼压峰值不在白天,冬季较夏季高。随着病情发展,眼压逐步攀升到中等水平,少有超过60mmHg的。

(2) 眼前节:多无明显异常。前房深度正常,房角开放,且眼压升高不影响房角形态。当视神经与视野损害较重时可出现相对性传入性瞳孔障碍。

(3) 眼底:眼底特征性视网膜视神经损害是诊断开角型青光眼必需的指标,典型表现为视盘凹陷的进行性扩大和加深。早期特征性表现为眼底颞上、颞下象限视网膜神经纤维层缺损,视盘上下方盘沿变窄,视盘杯凹切迹,视盘表面或附近线状出血;晚期视盘呈盂状凹陷,色泽淡白,视网膜中央血管在越过视盘边缘处呈屈膝或爬坡状(二维码11-12)。

(4) 视功能:主要表现为视野损害和缺损,往往伴有对比敏感度的变化。视野检测是评价青光眼病变的严重程度和治疗效果的重要指标。青光眼的视野损害与视网膜神经纤维层缺损、视盘的盘沿变窄、杯凹切迹等损害程度相对应。典型的青光眼视野损害为:①中心视野的损害:早期多表现为旁中心暗点,进一步发展形成弓形暗点、鼻侧阶梯、环形暗点。②周边视野的损害:可与中心视野的暗点同时或稍后出现,多按照鼻上方、鼻下方、颞侧的顺序出现,发展到晚期,仅残存管状视野和颞侧视岛(图11-8,二维码11-13)。

近年来,随着短波长自动视野检查(蓝-黄视野检查)、高通分辨视野检查、运动视野检查以及倍频视野检查等视野检查设备的应用,可以发现更为早期的视野缺损。

原发性开角型青光眼一般为双眼性,但因双眼发病时间不同,双眼在眼压、视盘、视野改变以及瞳孔对光反应方面的表现存在不对称性。

【诊断】　开角型青光眼患者无明显的临床症状,可根据眼压升高、青光眼性视盘改变和相应的视野损害以及房角开放等典型表现可以作出诊断。

【治疗】　治疗原则是先用药物降低眼压,若药物降眼压不满意,则采用激光、手术或联合治疗。对于已有明显视神经和视野损害的病例应手术治疗,并给予相应的视神经保护。

1. 药物降眼压治疗　若局部滴用1~2种药物即可使眼压控制在安全水平,视野和眼底改变不再进展,患者依从性好,则可长期选择药物治疗。常用的眼局部及全身用药主要有:

(1) 拟胆碱作用药(缩瞳剂):常用1%~2%的毛果芸香碱(pilocarpine)眼药水。通过缩小瞳孔解除周边虹膜对小梁网的阻塞,重新开放房角,进而降低眼压。方法:急性发作时,每5~10分钟点眼一次,待瞳孔缩小,眼压降低后改为1~2h一次。注意:每次点药后应压迫泪囊数分钟,以免药物经鼻黏膜吸收引起全身中毒症状。

(2) 碳酸酐酶抑制剂:根据给药途径可分为全身和局部两种剂型。全身用药以乙酰唑胺(diamox)为代表。通过减少房水生成降低眼压。注意:使用后可能出现口周及手脚麻

二维码11-12
动画　原发性开角型青光眼视盘改变

二维码11-13
动画　视野进行性损害

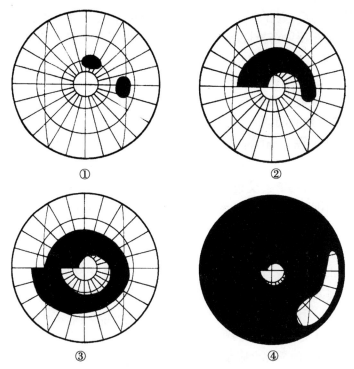

① ②

③ ④

图 11-8 青光眼视野缺损

木,停药后可消失。此药不宜长期服用,因其可引起低血钾、尿路结石、白细胞减少等发生,故多作为短期辅助性用药。局部用药有布林左胺、杜塞酰胺。

(3) β- 肾上腺受体阻滞剂:常用噻吗洛尔、倍他洛尔、美替洛尔、卡替洛尔等滴眼液。作用是抑制房水生成降低眼压。注意:使用时应观察心率变化,心传导阻滞、窦房结功能不全、支气管哮喘的病人忌用。

(4) α2- 肾上腺素受体激动剂:常用选择性 α2 受体激动剂溴莫尼定,其降压作用除了直接抑制房水生成外,还可能与其增加了葡萄膜巩膜途径房水外流有关。

(5) 前列腺素衍生物:可以促进房水经葡萄膜巩膜途径外流,也可增加小梁途径房水外流。常用拉坦前列素、曲伏前列素、贝美前列素和他氟前列素。毛果芸香碱与前列腺素衍生物滴眼液之间存在一定的拮抗作用。

(6) 复方固定制剂:将两种或以上的降眼压药物混合制成一种滴眼液,加强了降眼压疗效,提高了患者用药依从性,并且减少了防腐剂对眼表的损伤。目前主要有前列腺素衍生物 +β- 肾上腺受体阻滞剂,β- 肾上腺受体阻滞剂 + 碳酸酐酶抑制剂,β- 肾上腺受体阻滞剂 + α- 肾上腺素受体激动剂等。

(7) 高渗剂:常用 20% 甘露醇注射液 250ml,快速静脉滴注,可迅速提高血浆渗透压,使玻璃体脱水,进而减少眼内容积,缓解房角阻塞。注意:对年老体弱或有心血管疾病患者,应注意呼吸及脉搏变化,防止发生意外。用药后部分病人可出现头痛、恶心等症状,系因颅压降低所致,宜平卧休息。

(8) 辅助治疗:全身症状重者,可给予止吐、镇静、安眠药物。局部滴用糖皮质激素有利于减轻充血及虹膜炎症反应。

(9) 神经保护性治疗:青光眼治疗除降眼压外,应重视保护视神经。钙离子通道阻滞剂、自由基清除剂、神经营养因子、抗氧化剂(维生素 C、维生素 E)、α2- 肾上腺素受体激动剂及某些中药如葛根素、当归素、黄芩苷以及灯盏细辛等,可能对受损的视网膜视神经组织起一定的保护作用。

2. 激光降眼压治疗 对于年老体弱不能耐受药物治疗的青光眼或当眼局部降眼压药物治疗不理想时,推荐使用选择性激光小梁成形术;对于绝对期的患者可考虑使用激光睫状体光凝术缓解疼痛。

3. 手术降眼压治疗 传统的手术方式是建立房水外引流通道性手术如小梁切除术。对于多次滤过性手术失败的患眼,可采用青光眼减压阀植入手术。

(二)正常眼压性青光眼

正常眼压性青光眼(normal tension glaucoma,NTG)是指眼压保持在统计学正常值范围内,却具有典型的青光眼性视盘凹陷扩大和视野缺损的一种开角型青光眼。据报道NTG约占开角型青光眼的20%~50%,发病年龄多为40~60岁,女性多于男性患者。

【病因】 病因不明,目前普遍认为与相关易感基因、眼局部血液循环障碍、自身免疫等有关。

【临床表现】 早期无明显自觉症状,常因体检时偶尔被发现或出现视野缺损时就诊。典型体征有:视盘的杯凹较浅,颞侧和颞下象限的盘沿更窄,视盘周围的晕轮和萎缩征较多,视网膜视盘出血发生率较高,视盘杯凹与视野损害不成比例。视野与原发性开角型青光眼的视野缺损类似,但缺损更靠近固视点。眼压虽然在正常范围内,日夜波动较大,24h眼压波动>8mmHg,且受体位改变的影响大。

【诊断】 NTG的诊断需综合眼部和全身检查以及完整细致的病史,根据具有类似于原发性开角型青光眼的视盘改变、视野缺损和视网膜神经纤维层损害、峰值眼压<21mmHg、房角开放等特点,且排除造成视神经损害、视野缺损等其他因素即可确定诊断。

【治疗】 NTG的治疗主要是持续平稳地降低眼压达到病情不在进展的安全靶眼压范围,改善微循环,以及视神经保护。当药物和激光治疗难以控制眼压达到目标要求或病情仍在进展时,可考虑手术治疗。

第三节 继发性青光眼

继发性青光眼(secondary glaucoma)是指由于某些眼及全身疾病,或某些手术与药物的应用,干扰了正常的房水循环而引起眼压升高的一组青光眼。继发性青光眼除了眼压增高的危害外,由于其同时伴有严重的原发疾病,因此,病情也更为复杂,预后也往往较差。

一、炎症相关性青光眼

(一)继发于虹膜睫状体炎的青光眼

虹膜睫状体炎引起的青光眼,可为开角型也可为闭角型。炎性细胞及受损的组织细胞碎片等阻塞小梁网,炎性介质和毒性物质损害小梁细胞使其功能失调,而引起房水外流障碍,导致继发开角型青光眼;虹膜睫状体炎症还可形成广泛的周边虹膜前粘连、瞳孔闭锁或瞳孔膜闭,造成房水流出障碍,导致眼压升高,发生继发性闭角型青光眼。

治疗原则:①对急性虹膜睫状体炎继发青光眼时,以控制急性炎症为主,应予充分扩瞳、局部(必要时全身)足量的糖皮质激素,同时配合降眼压药治疗;②陈旧性虹膜睫状体炎合并青光眼时,多需手术治疗,手术前后应给予适量的糖皮质激素治疗,以防手术干扰引起虹膜炎症的复发。

(二)青光眼睫状体炎综合征

青光眼睫状体炎综合征(glaucomatocyclitic crisis)是前部葡萄膜炎伴青光眼的一种特殊形式,以非肉芽肿性睫状体炎伴眼压升高为特征。

临床表现为单眼发病,起病急,可出现视物模糊、虹视等症状。眼部检查:眼压升高达

40～60mmHg，角膜后羊脂状沉着物，多沉积在角膜下方 1/3 区域，前房深，房角开放，房水无明显混浊，不引起瞳孔后粘连。本病属于一种自限性疾病，常能自行缓解，预后较 POAG 好，但易复发，反复发作后可出现视盘萎缩和视野损伤。糖皮质激素、降眼压治疗可以缩短病程。反复发作引起视盘损害和视野缺损的可施行滤过性手术。

二、外伤性青光眼

眼球钝挫伤可以引起眼内出血（前房积血与玻璃体积血）、房角后退以及晶状体、玻璃体位置异常或葡萄膜炎症，造成眼压升高。

钝挫伤引起的前房积血可以阻塞小梁网，或引起瞳孔阻滞，引起眼压升高。眼内出血特别是玻璃体积血时小梁细胞因吞噬过多的血细胞后发生功能障碍，而发生溶血性青光眼；血影细胞因不能变形通过小梁网而堆积阻碍小梁网功能，引起血影细胞性青光眼。另外，长期或复发性玻璃体积血，血红蛋白中的铁离子释出可造成小梁组织的铁锈症，引起血黄素性青光眼。钝挫伤还可以造成房角后退，阻碍房水外流，导致房角后退性青光眼。

外伤性青光眼在抗青光眼治疗时还可进行前房冲洗，必要时联合玻璃体切割术。如果小梁网功能已失代偿，需行滤过性手术治疗。房角后退性青光眼较难用药物控制，在滤过性手术治疗时常需加用抗代谢药。

三、晶状体相关性青光眼

白内障在发展的过程中可诱发闭角型青光眼、晶状体溶解性青光眼和晶状体过敏性青光眼。白内障手术后残留的晶状体物质可导致晶状体颗粒性青光眼。具体详见第九章。

治疗可采用白内障摘除并人工晶状体植入术，如房角已有广泛粘连，可同时联合青光眼手术治疗。

四、新生血管性青光眼

新生血管性青光眼是以虹膜和房角新生血管形成为特征的难治性青光眼。该类青光眼由广泛累及眼后节缺氧或局部性的眼前节缺氧性疾病所引起，房角新生血管伴有的纤维组织膜可阻塞小梁网引起开角型青光眼，最终纤维血管膜收缩，形成周边前粘连，房角关闭。虹膜前表面的纤维血管膜收缩，造成瞳孔缘的色素上皮层外翻，瞳孔固定扩大。

发生虹膜新生血管时，可采用全视网膜光凝术或冷凝术。药物治疗可选用血管内皮生长因子（VEGF）拮抗剂如贝伐单抗、雷珠单抗、VEGF-trap 等眼内注射。手术首选青光眼引流阀植入术，无效的患者可以考虑行冷冻术或光凝术破坏睫状体，减少房水生成，降低眼压。

五、睫状环阻塞性青光眼

睫状环阻塞性青光眼又称恶性青光眼。多见于眼前段手术后，具有特殊的临床表现：眼部充血、疼痛、前房消失，眼压不断升高。确诊后尽快使用 1% 阿托品滴眼散瞳，以解除睫状环阻滞，促使前房重新形成而降低眼压；全身及局部使用降眼压药物，如碳酸酐酶抑制剂、高渗剂；全身应用糖皮质激素，减轻睫状体水肿和炎症，防止房角和虹膜粘连的发生。药物治疗无效者，采用手术治疗，如前部玻璃体切除联合前房成形术、经睫状体平坦部抽吸玻璃体联合前房成形术或晶状体摘除联合前部玻璃体切除及前房成形术。

六、激素性青光眼

眼局部或全身应用激素后引起的开角型青光眼即为激素性青光眼。其临床表现与原发性开角型青光眼相似。眼压升高可在局部或全身使用激素后数天到数年内发生。停用激素后眼压多可恢复正常；如果停药后眼压不下降，可按开角型青光眼治疗。药物治疗无效时选用激光小梁成形术及滤过性手术。

第四节 发育性青光眼

发育性青光眼（developmental glaucoma）是胚胎期和发育期内，前房角发育异常所引起的一类青光眼。发育性青光眼的发病率在新生儿中约占万分之一，是多基因遗传疾病，有明确家族遗传史的约 10%。

一、婴幼儿型青光眼

多在出生后一年内发病，男孩占 65%～76%。早期症状有畏光、流泪、眼睑痉挛。高眼压可引起眼球壁代偿性扩张，眼轴延长，角膜横径可达 12mm 以上（正常新生儿角膜横径9.5～10.5mm），巩膜变薄，呈现浅蓝色，角膜水肿混浊、后弹力层断裂形成 Haab 纹，前房加深，瞳孔扩大，对光反射迟钝或消失，视盘生理凹陷扩大，眼压升高超过24mmHg。本病发病越早，症状越重，预后越差。婴幼儿性青光眼往往形成弱视（图 11-9，二维码 11-14）。

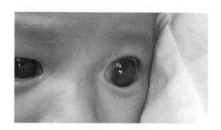

图 11-9 婴幼儿型青光眼

婴幼儿性青光眼应及早发现尽早手术。术式采用房角切开术或小梁切开术和小梁切除术。术后应注意矫正可能合并存在的屈光不正，并纠正弱视。

二维码 11-14
婴幼儿型青光眼彩图

二、青少年型青光眼

青少年型青光眼在一般 6 岁以后，30 岁以前发病。眼压增高一般不会导致眼球壁代偿性扩张，患者通常无症状，直到出现明显的视功能损害如视野缺损，甚至出现失用性斜视时才就诊。本病表现与原发性开角型青光眼相似，诊断和治疗原则也基本相同。

三、伴有其他先天异常的青光眼

这一类青光眼同时伴有眼部或全身其他器官的发育异常，常以综合征的形式表现出来，如前房角发育不全（Axenfeld-Rieger 综合征）、Peters 异常、伴有骨骼、心脏以及晶状体形态或位置异常的青光眼（Marfan 综合征、Marchesani 综合征）；伴有颜面部血管病和脉络膜血管瘤的青光眼（Sturge-Weber 综合征）等等。

本病预后不良，治疗主要依靠手术，但眼压控制往往不理想。

（贾 松）

参 考 文 献

1. 葛坚，王宁利. 眼科学. 第 3 版. 北京：人民卫生出版社，2018.
2. 赵堪兴，杨培增. 眼科学. 第 8 版. 北京：人民卫生出版社，2013.

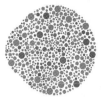

第十二章 葡萄膜疾病

第一节 概 述

葡萄膜（又称色素膜或血管膜），由虹膜、睫状体和脉络膜组成。三者相互连接，血液供应系统同源，病变时相互影响。

葡萄膜富含黑色素相关抗原，视网膜及晶状体也含有多种可致葡萄膜炎的抗原。葡萄膜血流丰富且流速缓慢，这些特点使其易于受到自身免疫、感染、代谢、血源性、肿瘤等因素的影响。葡萄膜疾病以炎症最为常见，另外，还可以发生囊肿、肿瘤、先天性异常和退行性变等疾病。

葡萄膜炎（uveitis）是指发生在葡萄膜、视网膜、视网膜血管和玻璃体的炎症。还有人将视盘炎也归类于葡萄膜炎，葡萄膜炎的概念已等同于眼内炎症。患者常合并全身性自身免疫性疾病，具有反复发作的特点，可产生一些较严重的并发症，是一类常见的致盲性眼病。

（一）病因与发病机制

葡萄膜炎的病因和发病机制非常复杂，目前已报道的病因和类型有一百余种，自身免疫、感染、外伤、肿瘤等均可引起葡萄膜炎，以自身免疫反应引起的最为常见。

1. 感染性因素 外源性和内源性感染均可导致。细菌、病毒、真菌、立克次体、寄生虫等病原体可以直接侵犯葡萄膜或通过外伤、手术直接引起葡萄膜炎，也可通过诱发免疫反应而引起葡萄膜炎。

2. 自身免疫因素 正常眼组织中存在的多种可导致葡萄膜炎的抗原，如视网膜S抗原、黑色素相关抗原、晶状体抗原等，在机体免疫功能紊乱时，可产生对这些抗原的免疫应答，从而引起葡萄膜炎。

3. 创伤与理化损伤 外伤或手术等创伤与理化损伤可以通过激活花生四烯酸代谢产物而引起葡萄膜炎，而炎症发生后又可以导致抗原暴露进一步引起自身免疫反应性炎症。

4. 免疫遗传 目前已经发现某些葡萄膜炎的发生与特定的抗原相关，并有遗传因素参与。

（二）分类

葡萄膜炎的分类方法很多，常用以下几种。

1. 按病因可分为感染性和非感染性两大类

（1）感染性因素：包括细菌、病毒、真菌、立克次体、寄生虫等病原体感染。按照感染来源又可分为内源性感染(通过血液流入眼内)和外源性感染(外伤或手术)。

(2)非感染性因素:分为内源性(主要指自身因素对变性组织、坏死肿瘤组织等产生的免疫反应)和外源性(主要指外来致病因素)两大类。单一病因的葡萄膜炎很少,故临床上还有部分患者很难查出明确的病因。

2. 按病理和临床特征分类 可分为肉芽肿性和非肉芽肿性葡萄膜炎。既往认为前者多与病原体感染有关,后者多与免疫反应有关。实际上二者均可由感染或非感染因素引起,并且一些类型的葡萄膜炎在炎症的不同阶段以及不同个体,既可表现为肉芽肿性炎症,又可表现为非肉芽肿性炎症。

3. 根据炎症累及部位分类

(1)前葡萄膜炎:炎症累及到虹膜或/和睫状体冠部。

(2)中间葡萄膜炎:炎症累及到睫状体平坦部、周边视网膜和玻璃体基底部。

(3)后葡萄膜炎:炎症累及到脉络膜和视网膜。

(4)全葡萄膜炎:前后葡萄膜(包括视网膜)均受累及。

4. 按病程分类 分为急性、慢性和复发性葡萄膜炎。病程少于3个月为急性葡萄膜炎,突然发病;炎症持续达3个月以上为慢性葡萄膜炎,多为隐匿发病;复发性葡萄膜炎则是指葡萄膜炎反复发作,在未治疗的情况下,复发间隔在3个月以上,在复发间隔期内患者无活动性炎症。

第二节 葡 萄 膜 炎

一、前葡萄膜炎

前葡萄膜炎(anterior uveitis)是葡萄膜炎中最常见的类型。约占葡萄膜炎总数的1/2~2/3。包括虹膜炎、虹膜睫状体炎、前部睫状体炎、角膜前葡萄膜炎和巩膜前葡萄膜炎。虹膜睫状体炎(iridocyclitis)属于前葡萄膜炎最常见的类型,是指累及虹膜和睫状体冠部的炎症。

【临床表现】

1. 症状

(1)疼痛:急性期疼痛明显,常伴有畏光、流泪。由于丰富的感觉神经末梢受到炎症刺激所致。受光刺激或眼球受压时更为明显,夜间多加剧。

(2)视力减退:由于屈光间质不清(角膜水肿、角膜后沉着物、房水混浊等)可致视力下降;睫状肌痉挛可引起暂时性近视;黄斑水肿、继发性青光眼及并发性白内障可使视力进一步减退甚至视功能丧失。

2. 体征

二维码 12-1 混合充血彩图

(1)睫状充血或混合性充血:急性前葡萄膜炎多有明显的睫状充血,为睫状前动脉扩张所致。严重病例可以形成混合性充血(图12-1,二维码12-1),可伴结膜水肿。

(2)前房闪辉(anterior chamber flare):虹膜血管壁的血-房水屏障功能遭到破坏,虹膜睫状体血管通透性增加,蛋白质、纤维素性成分的渗出物、炎症细胞等进入房水,使房水混浊。用裂隙灯显微镜观察可见前房

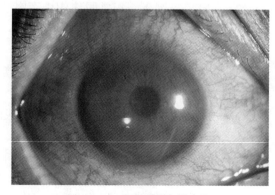
图 12-1 球结膜混合性充血

内白色的光束,属于 Tyndall 现象,称为前房闪辉。前房闪辉并不一定代表有活动性炎症。

（3）前房细胞（anterior chamber cell）：在病理情况下，房水中可出现炎症细胞、红细胞、肿瘤细胞或色素细胞，葡萄膜炎时主要为炎症细胞。裂隙灯检查可见大小一致的灰白色尘状颗粒（图 12-2，二维码 12-2）。严重时，渗出的炎症细胞亦可沉积在前房成为前房积脓。前房细胞代表了炎症存在及其严重程度，是反映眼前段炎症的金标准。当房水中大量炎症细胞沉积于下方房角内，可见到液平面，称为前房积脓（hypopyon）（图 12-3）。

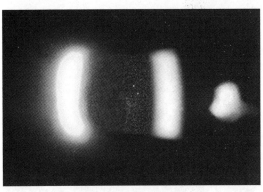
图 12-2 前房细胞

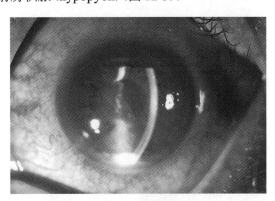
图 12-3 前房积脓

二维码 12-2
视频 前房
细胞运动方
向

（4）角膜后沉着物（keratic precipitate，KP）：炎症细胞或色素沉积于角膜后表面，称为 KP。典型的 KP 位于角膜后壁下方，呈尖向上方的三角形排列。KP 是葡萄膜炎的重要体征。常见有以下几种：①粉尘状 KP 由淋巴细胞、中性粒细胞及浆细胞构成，多见于急性或过敏性炎症；②羊脂状 KP 由类上皮细胞及巨噬细胞构成，多见于肉芽肿性炎症（二维码 12-3）；③色素性 KP 见于陈旧性炎症（图 12-4，二维码 12-4）。

二维码 12-3
羊脂状 KP
彩图

二维码 12-4
动画 KP 的
形成及分类

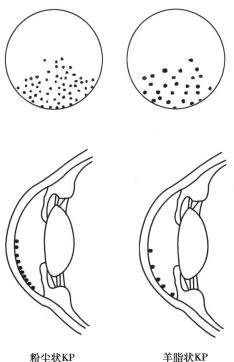

粉尘状KP   羊脂状KP
图 12-4 葡萄膜炎时角膜沉着物

（5）虹膜改变：虹膜充血、水肿，色泽略暗，纹理不清。虹膜的纤维蛋白性渗出和增生物可使虹膜与晶状体前表面粘连在一起，称为虹膜后粘连（posterior synechia of the iris）

（图 12-5）。若出现广泛虹膜后粘连，发生瞳孔阻滞，虹膜被后房水向前推移而呈膨隆状，称为虹膜膨隆（iris bombe）。当虹膜根部与周边部角膜粘连，称虹膜前粘连（anterior synechia of the iris）。炎症损伤可导致虹膜脱色素、萎缩、异色等。炎症还可引起结节状改变（图 12-6）：①Koeppe 结节，是发生于瞳孔缘的灰白色半透明结节，可见于非肉芽肿性和肉芽肿性炎症；②Busacca 结节，是发生于虹膜实质内的白色或灰白色半透明结节，主要见于肉芽肿性炎症；③虹膜肉芽肿，是发生于虹膜实质中的粉红色不透明结节，主要见于结节病引起的前葡萄膜炎。

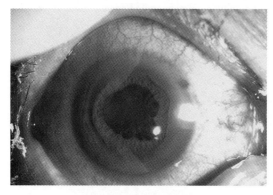

图 12-5　虹膜后粘连

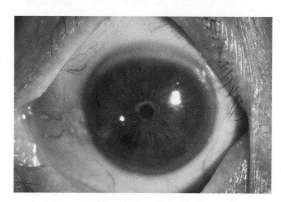

图 12-6　Koeppe 结节和 Busacca 结节

（6）瞳孔改变：炎症刺激使瞳孔括约肌痉挛，瞳孔变小，对光反应迟钝。瞳孔缩小是虹膜睫状体炎重要体征。虹膜后粘连使瞳孔变形，病程长者，局部发生机化，散瞳后瞳孔呈梅花瓣状或不规则形。若后粘连广泛，瞳孔缘全部与晶状体前囊膜粘连机化，前后房水流通受阻，称瞳孔闭锁（图 12-7）。大量纤维蛋白渗出物机化，形成白色膜状物覆盖于瞳孔区，导致视力下降，称为瞳孔膜闭（图 12-8）。

图 12-7　瞳孔闭锁

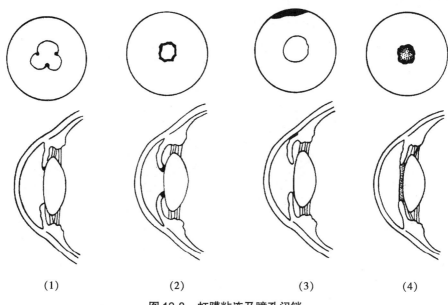

（1）　　　　　　（2）　　　　　　（3）　　　　　　（4）

图 12-8　虹膜粘连及瞳孔闭锁

（7）晶状体改变：色素可沉积于晶状体前表面或遗留下环形色素。

（8）玻璃体混浊：炎症渗出物进入玻璃体前部，可见微尘状、絮状或云雾状混浊。

虹膜睫状体炎时，眼后节一般正常，偶尔可见黄斑囊样水肿和视盘水肿。

【并发症】

1．并发性白内障 由于房水成分改变影响晶状体代谢，在治疗中长期使用糖皮质激素，导致晶状体混浊，主要是晶状体后囊下混浊。

2．继发性青光眼 虹膜睫状体炎时，可因炎症细胞、色素颗粒及组织碎片阻塞小梁网；虹膜周边前粘连、瞳孔闭锁或瞳孔膜闭均可引起房水引流受阻，导致继发性青光眼，严重者视功能丧失。

3．低眼压及眼球萎缩 炎症反复发作，可致睫状体脱离或萎缩，房水分泌减少，引起眼压下降，严重者可导致眼球萎缩。

【辅助检查】 实验室检查包括血常规、血沉等，对怀疑病原体感染所致者，应进行相应的病原学检查。

【诊断及鉴别诊断】 诊断主要根据临床表现，检查有睫状充血、瞳孔缩小、KP、房水闪辉、房水细胞、虹膜纹理不清及虹膜后粘连等即可明确诊断。起病急，病程在 3 个月以内者为急性炎症；发病缓慢，病程超过 3 个月者为慢性炎症。如果没有新的炎性改变及充血，仅有虹膜后粘连及晶状体前囊色素沉着时，表示曾患过虹膜睫状体炎，诊断为陈旧性虹膜睫状体炎。由于多种全身性疾病都可引起或伴发此种炎症，确定病因和伴随疾病对指导本病的治疗、判断预后有重要参考价值。因此，做相应实验室检查十分必要，但确切的病因诊断很困难。

本病应与急性结膜炎、急性闭角型青光眼及眼内肿瘤进行鉴别。

【治疗】 治疗原则：立即散瞳以防止虹膜后粘连，迅速抗炎以防止眼组织破坏和并发症的发生，以及针对病因进行治疗。

1．睫状肌麻痹剂 该类药的主要作用是使虹膜后面与晶状体前面分离，防止或拉开虹膜后粘连；解除瞳孔括约肌和睫状肌痉挛，以减轻充血、水肿及疼痛，促进炎症恢复，减轻患者痛苦。此措施至关重要，特别是对急性患者必须尽快使用药物将瞳孔散大。常用的睫状肌麻痹剂为后马托品、1% 阿托品眼膏或滴眼液、0.25% 托吡卡胺滴眼液或 0.5% 复方托吡卡胺滴眼液，急性期每日涂眼 3 次，小儿可用 1% 阿托品眼膏涂眼，2～3 次 /d，待瞳孔散大后改为 1～2 次 /d。用阿托品滴眼液滴眼时，应压迫泪囊 3～5min，以免药液经泪道进入鼻腔被黏膜吸收引起毒性反应。对炎症恢复期可仅给予复方托吡卡胺滴眼液点眼以活动瞳孔。

2．糖皮质激素 及早应用糖皮质激素，以减轻炎症反应。一般采用局部给药，常用滴眼液有 0.1% 醋酸泼尼松滴眼液、0.1% 地塞米松滴眼液，4～8 次 /d 点眼。可视病情轻重决定滴眼次数。对于伴有全身性疾病、反应性视盘水肿或黄斑囊样水肿者，可酌情全身或眼周注射，但剂量不宜过大，用药时间不宜过长。对于慢性前葡萄膜炎，特别是迁延不愈的顽固性葡萄膜炎或伴全身性疾病的患者，可酌情给予全身激素治疗。

3．非甾体消炎药 本剂主要通过阻断前列腺素、白三烯等炎性介质而发挥抗炎作用。局部点非甾体消炎药，常用滴眼液有双氯芬酸钠滴眼液、普拉洛芬滴眼液等，3～8 次 /d点眼。

4．免疫抑制剂 对糖皮质激素类药物治疗无效而病情严重迁延不愈者，可采用免疫抑制剂治疗。常用药物有环磷酰胺、环孢素、硫唑嘌呤等。

5．病因治疗积极寻找病因，给予相应治疗。

二、中间葡萄膜炎

中间葡萄膜炎（intermediate uveitis）是指累及睫状体平坦部、玻璃体基底部、周边脉络膜及视网膜的炎症性和增生性疾病。包括玻璃体炎、睫状体平坦部炎、后部睫状体炎。多发于40岁以下青壮年，男女相似，常累及双眼，可同时或先后发病。以发病隐匿、病程缓慢为特点。

【临床表现】

1. 症状　发病隐匿，早期症状不明显或自觉眼前有飘动的黑影，重者可视物模糊、暂时性近视。如出现黄斑囊样水肿、并发性白内障等，可有显著的视力下降。部分患者有眼红、眼痛的症状。

2. 体征　玻璃体基底部、睫状体平部、周边部视网膜为最主要的炎症受累部位，也可伴发眼前节和后节受累的某些改变。

（1）眼前节改变：通常无改变或仅有轻微的炎症。部分患者可出现尘状KP，轻度房水闪辉，少量及中等量前房细胞，可出现虹膜前粘连，房角处可有灰黄色胶样渗出。

二维码 12-5
玻璃体雪堤样改变彩图

（2）睫状体平坦部改变：裂隙灯下三面镜检查或超声生物显微镜检查（UBM）检查常可见下方玻璃体基底部和睫状体平坦部渗出和机化形成的雪堤样改变（snowbank），呈白色或黄白色，是本病特征性改变（二维码 12-5）。雪堤样病灶可包绕晶状体后面，形成白色机化膜覆盖在晶状体后囊表面，将严重影响视力。

二维码 12-6
玻璃体雪球样改变彩图

（3）玻璃体改变：玻璃体内炎症细胞和玻璃体呈雪球状混浊（snowball）最为常见（二维码 12-6）。雪球状混浊多见于下方后玻璃体靠近视网膜处，呈现大小一致的灰白色点状混浊。

（4）周边部视网膜脉络膜损害：易发生下方周边部视网膜炎、视网膜血管炎和周边部的视网膜脉络膜炎。

【并发症】

1. 黄斑囊样水肿　最常见，也可出现黄斑前膜、黄斑裂孔等改变。

2. 并发性白内障　常见，多为后囊下混浊，与炎症持续时间和局部应用糖皮质激素有关。

3. 其他　视网膜新生血管、玻璃体积血、增生性玻璃体视网膜病变、视盘水肿和视神经萎缩、视网膜血管炎等。

【诊断与鉴别诊断】　根据典型的玻璃体雪球样混浊，雪堤样改变以及下方周边视网膜血管炎症等改变，可以做出诊断。在临床上易出现误诊或漏诊，所以应仔细检查。三面镜和间接检眼镜是诊断此病的最主要检查方法。UBM检查有助于诊断。应注意与其他伴有玻璃体炎性细胞和混浊的疾病相鉴别。

【治疗】

1. 定期观察　对于视力大于0.5，无明显眼前段炎症者，应定期观察。

2. 对症治疗　视力降至0.5以下或玻璃体混浊明显时进行：

（1）激素治疗：点眼或球结膜下注射糖皮质激素，病情严重者应配合全身用药。长期应用糖皮质激素可加速白内障或诱发青光眼，故应慎用。

（2）免疫抑制剂：在病情难以控制时，可选用免疫抑制剂，首选环孢素，或用苯丁酸氮芥、环磷酰胺等，但应注意药物的毒副作用。

（3）周边部有新生血管增生者可采用睫状体平坦部冷凝。出现视网膜新生血管，可行激光光凝；玻璃体切割术可清除炎性病灶、抗原物质等。

三、后葡萄膜炎

后葡萄膜炎（posterior uveitis）是指累及脉络膜、视网膜色素上皮、视网膜、视网膜血管和玻璃体的炎症性疾病。脉络膜血管源于睫状后短动脉,可单独发病。但因脉络膜与视网膜邻接,并供应视网膜外层营养,二者关系密切,常相互波及。包括脉络膜炎、视网膜炎、脉络膜视网膜膜炎、视网膜脉络膜炎、视网膜血管炎、神经视网膜炎、视网膜色素上皮炎等类型。

【临床表现】

1. 症状　主要取决于炎症受累的部位及严重程度。早期多无症状或仅有闪光感。当炎症渗出造成玻璃体混浊时出现眼前飘动的黑影。当累及到黄斑时出现明显的视力下降。

2. 体征

(1) 玻璃体混浊:由炎性细胞及渗出物进入玻璃体所致。玻璃体呈尘埃状或絮状混浊,严重时看不清眼底。

(2) 局灶性脉络膜炎:视网膜血管下可见大小不一、境界不清的黄白色渗出。

(3) 弥漫性脉络膜炎或脉络膜视网膜炎。

(4) 视网膜血管炎:出现血管鞘,血管闭塞和出血等。

(5) 视网膜水肿、黄斑水肿。

(6) 晚期视网膜有色素围绕黄色或白色萎缩斑。

(7) 可以出现渗出性视网膜脱离,增生性视网膜病变、视网膜或视网膜下新生血管、玻璃体积血等。

(8) 一般不出现眼前段改变,偶尔可出现前房闪辉、房水中少量炎症细胞。

【诊断】　根据发病特点及典型的临床表现即可诊断。荧光素眼底血管造影(FFA)对判断视网膜、视网膜血管及视网膜色素上皮病变有很大帮助,吲哚菁绿脉络膜血管造影(ICGA)有助于判定脉络膜血管受累程度。B超、OCT、CT、MRI等影像学检查可能帮助确定炎症性质、部位及查找病因。血清学检查、眼内液病原体直接涂片检查、聚合酶链反应(PCR)测定感染因子的DNA、病原体培养、抗体测定等,有助于病因诊断。

【治疗】

1. 抗感染治疗　若明确感染因素,给予相应的抗感染治疗。

2. 免疫抑制剂治疗　由于免疫因素引起的炎症主要用免疫抑制剂,如环孢素、甲氨蝶呤、环磷酰胺、苯丁酸氮芥等。

3. 激素治疗　糖皮质激素局部和全身治疗。单侧受累可给予糖皮质激素后Tenon囊下注射治疗;双侧受累可采用全身用糖皮质激素治疗。

4. 对糖皮质激素仍不能控制的严重、顽固的后葡萄膜炎,则谨慎选用免疫抑制剂治疗或二者联合应用。在治疗过程中须注意免疫抑制剂的毒副作用。

四、全葡萄膜炎

全葡萄膜炎(panuveitis)是指发生于虹膜睫状体、视网膜和(或)脉络膜的炎症,眼前段和眼后段可同时或先后受累。

全葡萄膜炎是我国常见的葡萄膜炎类型,主要有Vogt-小柳原田综合征和Behcet病性全葡萄膜炎,它们也是我国葡萄膜炎中最易致盲的类型。当病原体感染引起以房水和玻璃体炎症为突出表现时,称为眼内炎(endophthalmitis)。

五、几种常见的葡萄膜炎类型

(一)强直性脊柱炎伴发的葡萄膜炎

强直性脊柱炎(ankylosing spondylitis)是一种病因不明,主要侵犯骶髂关节和脊柱的慢性进行性关节炎。约25%伴发急性前葡萄膜炎。90%患者HLA-B27阳性。好发于青壮年,男性占大多数。

【临床表现】 临床上50%患者无症状。主要有腰背疼和僵直,早晨尤为显著,活动后减轻。多数表现为复发性非肉芽肿性前葡萄膜炎,严重者前房积脓。多双眼受累,反复发作可致虹膜后粘连、继发性青光眼和并发性白内障等。

【诊断】

1. 主要根据腰骶部疼痛、骶髂关节、脊柱改变和复发性非肉芽肿性前葡萄炎的临床特点进行诊断。

2. X线检查可发现软骨板模糊、骨侵蚀、骨硬化、关节间隙纤维化、钙化、骨化及骨性强直等改变。

3. HLA-B27抗原阳性有助于诊断。

【治疗】 主要使用糖皮质激素滴眼液、睫状肌麻痹剂和非甾体消炎药(详见前葡萄膜炎)。脊柱病变由相关科室治疗。

(二)Behcet病

Behcet病(Behcet's disease)是一种以复发性的葡萄膜炎、口腔溃疡、皮肤损害和生殖器溃疡为特征的多系统受累的综合病征。常累及双眼,男性多于女性。

【临床表现】

1. 眼部改变 表现为反复发作的非肉芽肿性前葡萄膜炎,细小的KP,前房积脓为重要的特征。典型眼底改变为视网膜炎、视网膜血管炎以及后期的视网膜血管闭塞。常见的并发症为并发性白内障、继发性青光眼、增生性视网膜病变和视神经萎缩等。

2. 口腔溃疡 为多发性,反复发作,疼痛明显,一般持续7～14天。

3. 皮肤损害 呈多形性改变,主要表现为结节性红斑、痤疮性皮疹、溃疡性皮炎等。针刺处出现结节和疱疹(皮肤过敏反应试验阳性)是此病特征性改变。

4. 生殖器溃疡 疼痛性,溃疡较深,愈后遗留瘢痕。

5. 其他 关节红肿疼痛、血栓性静脉炎、神经系统损害、消化道溃疡、附睾炎等。

【诊断】 国际Behcet病研究组制定诊断标准是:

1. 复发性口腔溃疡(1年内至少复发3次)。

2. 以下四项出现两项即可确诊:

(1)复发性生殖器溃疡或生殖器瘢痕。

(2)眼部损害(前葡萄膜炎、后葡萄膜炎、玻璃体内细胞或视网膜血管炎)。

(3)皮肤损害(结节性红斑、假毛囊炎、脓丘疹或发育期后的痤疮样结节)。

(4)皮肤过敏反应性试验阳性(二维码12-7～二维码12-10)。

【治疗】

1. 散瞳 眼前段炎症明显者进行散瞳治疗。

2. 糖皮质激素 眼前段受累,可给予滴眼剂;眼后段受损,短期内造成视功能严重破坏者,可球结膜下注射,也可大剂量短期全身应用,病情缓解后改为维持量。亦可与免疫抑制剂联合应用。应注意毒副作用。小剂量激素与环孢素合用效果较好。

3. 免疫抑制剂 在激素治疗3个月以上炎症不能控制时,首选苯丁酸氮芥0.1mg/(kg·d),联合中医辨证治疗,无效时选择其他免疫抑制剂。

4. 并发症治疗 继发性青光眼、并发性白内障应在炎症完全控制下,慎行手术;手术易诱发葡萄膜炎复发,预后不良。

(三)Vogt-小柳原田综合征

Vogt-小柳原田综合征(Vogt-Koyanagi-Harada syndrome,VKH综合征)又称为特发性葡萄膜大脑炎,是以双侧肉芽肿性全葡萄膜炎为特征的疾病,常伴有脑膜刺激征、听力障碍、

二维码12-7
前房积脓彩图

二维码12-8
眼底照相彩图(Behcet病患者视网膜血管炎导致血管闭塞呈白线状)

二维码12-9
口腔溃疡彩图

二维码12-10
皮肤过敏反应阳性彩图

白癜风、毛发变白或脱落。好发于30~40岁的青壮年。多见于黄种人，是国内常见的葡萄膜炎类型之一。容易反复发作，病程长，也是常见的致盲性葡萄膜炎类型之一。

【临床表现】 此病有典型的临床进展过程。

1. 前驱期（葡萄膜炎发病前约1~2周内），患者多有感冒样或其他前驱症状，表现为颈项强直、头痛、耳鸣、听力下降和头皮过敏等改变。

2. 后葡萄膜炎期（葡萄膜炎发生后2周内），典型表现为双侧弥漫性脉络膜炎、脉络膜视网膜炎、视盘炎、视网膜神经上皮脱离、视网膜脱离等（二维码12-11）。

3. 前葡萄膜受累期（发病后约2周~2个月），除了后葡萄膜炎的表现以外，出现尘状KP、前房闪辉、前房细胞等非肉芽肿性前葡萄膜炎改变。

4. 前葡萄膜炎反复发作期（约于发病2个月后），典型表现为复发性肉芽肿性前葡萄膜炎，眼底色素明显脱失呈晚霞样改变，Dalen-Fuchs结节，以及并发性白内障、继发性青光眼等眼部并发症。

在病程的不同时期，还可出现白发、脱发、白癜风等眼外改变（图12-9，图12-10，二维码12-12~二维码12-14）。

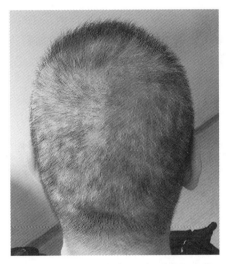

图12-9 Vogt-小柳原田病 脱发和白发

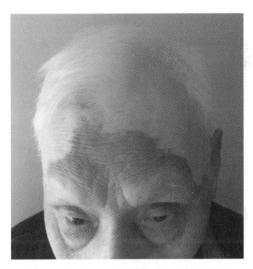

图12-10 Vogt-小柳原田病 皮肤白癜风

【诊断】 根据典型的病史及特征性的改变即可诊断。

【治疗】 对初发者主要给予泼尼松口服，一般开始剂量为1~1.2mg/(kg·d)，于10~14天开始减量，维持剂量为15~20mg/d（成人剂量），治疗多需要8个月以上。对于复发的患者，通常给予其他的免疫抑制剂，如苯丁酸氮芥、环磷酰胺、环孢素等。

（四）Fuchs综合征

Fuchs综合征（Fuchs syndrome）又称Fuchs虹膜异色性葡萄膜炎或Fuchs虹膜异色性虹膜睫状体炎，是以虹膜脱色素为特征的慢性非肉芽肿性葡萄膜炎。好发于青年，男多于女，90%单眼发病。

【临床表现】 表现为轻度的前葡萄膜炎，以中等大小KP或星状KP（二维码12-15、二维码12-16）、少量前房细胞、虹膜脱色素或萎缩（图12-11）、无虹膜后粘连为其特征，常见并发症为并发性白内障和继发性青光眼。

【治疗】 一般不需要糖皮质激素治疗，更不需要全身治疗。对于并发性白内障可行白内障摘除术和人工晶状体植入术。对于眼压升高甚至继发性青光眼者，按照抗青光眼原则治疗。

二维码12-11
VKH患者
眼底照相彩
图

二维码12-12
VKH患者
外观照相彩
图（头发脱
落致头发稀
疏）

二维码12-13
VKH患者
外观照相彩
图（睫毛变
白、眼睑周
围白癜风）

二维码12-14
动画 Vogt-
小柳原田综
合征

二维码12-15
中等大小和
尘状KP彩
图

二维码12-16
Fuchs综合
征KP示意
图

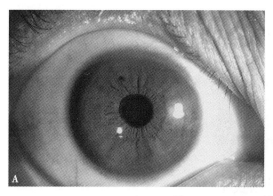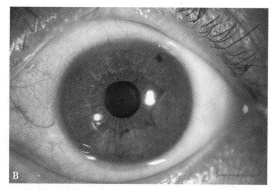

图 12-11 Fuchs 综合征,双眼虹膜异色
A. 右眼虹膜色素正常; B. 左眼虹膜脱色素

(五)交感性眼炎

交感性眼炎(sympathetic ophthalmia)是指发生于一眼穿通伤或内眼手术后的双侧肉芽肿性葡萄膜炎,受伤眼被称为诱发眼,另一眼被称为交感眼。可发生于外伤或手术后 5 天至 56 年内,但多数发生于 2~8 周内。

【病因】 主要由于外伤或手术后造成眼内抗原暴露并激活自身免疫应答所致。

【临床表现】 常发病隐匿,多为肉芽肿性炎症。临床可表现为各个部位的葡萄膜炎,其中以全葡萄膜炎多见。眼底可出现与 Vogt- 小柳原田综合征相似的晚霞样改变及 Dalen-Fuchs 结节。此外,也可出现如白癜风、白发、脱发、听力下降等改变。

【诊断】 眼球穿通伤或内眼手术史,对本病诊断有重要价值,也是与 Vogt- 小柳原田综合征、晶状体蛋白过敏性葡萄膜炎等病相鉴别的重要依据。

【治疗】 对眼前段受累者,给予糖皮质激素和睫状肌麻痹剂点眼治疗。对于后葡萄膜炎或全葡萄膜炎者,应选择糖皮质激素及免疫抑制剂全身治疗。

【预防】 眼球穿通伤后应及时修复伤口,避免葡萄膜组织嵌顿,同时使用糖皮质激素,对本病可能有预防作用。对修复无望难以保存视力的眼球破裂伤,可考虑进行眼球摘除术。但摘除受伤眼球对本病是否有预防作用,尚有争议。

第三节 葡萄膜先天异常

葡萄膜先天异常多与早期胚眼的发育过程中胚裂闭合不全有关。

一、永存瞳孔膜

永存瞳孔膜(persistent pupillary membrane)是胚胎时期晶状体表面的血管膜吸收不全的残迹。有丝状和膜状两种,一般一段始于虹膜小环,另一端附着在对侧的虹膜小环外,或附着于晶状体前囊。永存瞳孔膜通常不影响视力和瞳孔活动,不需要治疗。位于瞳孔中央的较厚的永存瞳孔膜,可以手术或激光治疗。

二、虹膜缺损

虹膜缺损(coloboma of the iris)分为典型性和单纯性虹膜缺损。典型性虹膜缺损(图 12-12)是位于下方的完全性虹膜缺损,形成尖端向下的梨形瞳孔,缺损的边缘有色素上皮覆盖,常伴有睫状体或脉络膜缺损等其他眼部先天畸形。单纯性虹膜缺损为不合并其他葡萄膜异常的虹膜缺损,表现为瞳孔缘切迹、虹膜孔洞、虹膜周边缺损、虹膜基质和上皮缺损等,多不影响视力。

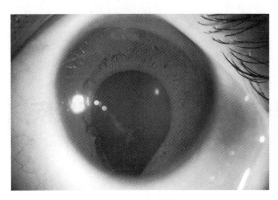

图 12-12 虹膜缺损

三、脉络膜缺损

脉络膜缺损（coloboma of the choroid）分为典型性和单纯性脉络膜缺损。典型性脉络膜缺损多为双眼发生，位于视盘鼻下方（图 12-13），也有包括视盘在内。缺损区表现为无脉络膜，通过菲薄的视网膜可见白色巩膜，边缘多整齐，有色素沉着，常伴有小眼球、虹膜异常、视神经异常、晶状体缺如以及黄斑部发育异常等。单纯性脉络膜缺损较少见，多为单眼，可位于眼底任何部位，以黄斑区缺损最多见，中心视力丧失。无特殊治疗，并发视网膜脱离时可手术治疗。

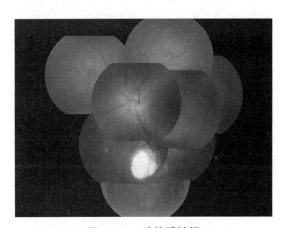

图 12-13 脉络膜缺损

四、无虹膜

无虹膜（aniridia）是一种少见的眼部先天畸形，几乎都是双眼受累，常伴有角膜、前房、晶状体、视网膜和视神经异常，属于常染色体显性遗传。患者可有畏光，常因伴各种眼部异常而视力低下或失明。可佩戴有色眼镜或角膜接触镜减轻畏光不适。

（王毓琴）

参 考 文 献

1. 贾松，崔云. 眼科学基础. 北京：人民卫生出版社，2012.
2. 杨培增，范先群. 眼科学. 第9版. 北京：人民卫生出版社，2018.
3. 杨培增. 葡萄膜炎诊断与治疗. 北京：人民卫生出版社，2009.
4. Yang P, Zhong Y, Du L, et al. Development and evaluation of diagnostic criteria for Vogt-Koyanagi-Harada disease. JAMA Ophthalmology, 2018, 136（9）：1025-1031.

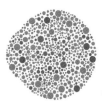

第十三章　玻璃体视网膜疾病

学习目标

1. 掌握：玻璃体积血的常见原因、临床表现及治疗；视网膜动脉阻塞、视网膜静脉阻塞、中心性浆液性脉络膜视网膜病变、近视性黄斑变性、视网膜脱离、糖尿病视网膜病变及高血压性视网膜病变的临床表现及治疗。

2. 熟悉：增生性玻璃体视网膜病变的临床表现；年龄相关性黄斑变性的临床表现及治疗。

3. 了解：玻璃体解剖生理与年龄改变；玻璃体视网膜交界区疾病及玻璃体炎症的临床表现及治疗。

第一节　常见玻璃体疾病

一、玻璃体的解剖生理与年龄改变

玻璃体（vitreous body）是透明的凝胶体，主要由胶原细纤维和填充其间的大分子透明质酸组成，体积约4.5ml，充满眼球后4/5的空腔。玻璃体对晶状体、视网膜等组织有支撑和减震作用，具有维持眼压的功能。同时玻璃体具有高度透明性，对光线的散射较少，是重要的屈光介质。玻璃体内的细胞非常少，因此，玻璃体是人体代谢最为低下的组织之一。玻璃体本身无血管，其营养来自周围的睫状体、脉络膜和视网膜组织。

随着年龄增长，凝胶状态的玻璃体逐渐脱水收缩，水与胶原分离，形成玻璃体液化（liquefaction），凝胶状态玻璃体与液化玻璃体之间的最大区别是后者不含胶原纤维。此时固体成分集聚或有血液及其他成分的侵入，使玻璃体内出现不透明体，因而形成玻璃体混浊。

人出生时玻璃体呈凝胶状，4岁时玻璃体开始出现液化迹象。14～18岁时，20%的玻璃体腔为液体。45～50岁时，玻璃体腔内水的成分明显增多，同时玻璃体凝胶减少。80～90岁时，大约50%以上的玻璃体液化。液化了的玻璃体突破其临界面进入视网膜前，使玻璃体与视网膜内界膜之间分离，导致玻璃体脱离（vitreous detachment），其中以玻璃体后脱离（posterior vitreous detachment，PVD）最为常见。PVD通常为年龄相关性，50岁以上的发病率约58%，65岁以上为65%～75%，无晶状体眼发病率更高（二维码13-1）。

二、飞蚊症

飞蚊症（faoaters）是一种眼科的常见症状，玻璃体液化和后脱离是其主要原因。临床表现为眼前有小点状、细丝状或网状的飘动的黑影，特别是在白色明亮的背景下感觉更为明

二维码13-1
动画　玻璃
体的年龄性
改变

显,有些患者还可能伴有闪光感。眼底检查未发现明显玻璃体及眼底病变者,为生理性飞蚊症,无须特殊治疗。如黑影明显增多或伴有闪光感,视力下降的患者,应散瞳详细检查眼底,包括三面镜检查,注意有无玻璃体积血、玻璃体后脱离、视网膜出血、视网膜裂孔、视网膜脱离等。

三、玻璃体视网膜交界区疾病

(一)黄斑视网膜前膜

黄斑视网膜前膜(macular epiretinal membrane)指在视网膜内表面生长的无血管性纤维增生膜发生于黄斑者,简称黄斑前膜。是老年人影响视力的重要原因之一,又称为黄斑前纤维增生症(premacular fibrosis)、玻璃纸样黄斑病变(cellophane maculopathy)、黄斑皱褶(macular pucker)等。分为特发性和继发性两类,其中,特发性黄斑视网膜前膜多见于55岁以上的老年人,年龄越大,发病率越高,男女均可发病。

【病因】　特发性黄斑视网膜前膜无确切原因,大多数黄斑视网膜前膜属于这一类。继发性黄斑视网膜前膜可发生于视网膜裂孔或孔源性视网膜脱离术后、眼内炎症、视网膜色素变性、视网膜中央静脉阻塞、眼外伤、光凝、冷凝术后等,继发性黄斑视网膜前膜的发生可能是由于内界膜的缺损而激发视网膜胶质细胞的增生所致。

【临床表现】　大多数患者因前膜菲薄而无症状,若黄斑前膜较厚和(或)伴黄斑水肿,患者可表现为视力下降及视物变形。患者玻璃体多无明显浑浊,早期黄斑前膜很薄而透明,不遮挡视网膜血管不引起视网膜变形,常被称为"玻璃纸"膜,眼底检查看不见明显的膜,仅见黄斑区及附近视网膜反光增强。随着病情进展,前膜增厚并收缩,视网膜可见不规则的或放射状皱纹和牵拉线、小血管的扭曲、伸直或变形等改变。严重时可导致黄斑水肿或黄斑区视网膜浅脱离。

【治疗】　绝大多数特发性黄斑视网膜前膜患者能够长期而稳定的保持较好的视力,仅需定期随访,必要时可采取玻璃体手术治疗。

(二)黄斑裂孔

黄斑裂孔(macular hole)是指黄斑区视网膜内界膜至感光细胞层发生组织缺损,形成裂孔。一般分为特发性黄斑裂孔和继发性黄斑裂孔两类。

【病因】

1. 特发性黄斑裂孔多发生于50岁以上的人群,群体发病年龄平均为57～66岁,女性多见,目前认为黄斑中心凹受玻璃体牵拉是其主要原因。

2. 继发性黄斑裂孔由眼外伤、眼科内眼手术、视网膜血管病、眼内炎症、高度近视、黄斑前膜和视网膜变性类疾病等引起。

【临床表现】　患者视力的好坏取决于视网膜损伤的程度,如仅为较早期的板层孔,可保持较好的中心视力,如已形成全层黄斑裂孔,则中心视力锐减。患者多觉视物变形和中心暗点,常伴有色觉障碍。眼底检查见黄斑区有一边界清晰的暗红色裂孔,呈圆形,孔底可有黄色颗粒(图13-1)。OCT检查可清晰看见黄斑裂孔处全层或板层视网膜组织的缺失(图13-2)。

【治疗】

1. 特发性黄斑裂孔一般不发生视网膜脱离,无须为预防视网膜脱离而行激光光凝治疗。若裂孔较大,视力下降至0.5以下,有明显的视物变形,且裂孔形成时间在1年以内时,可行玻璃体切除手术,解除玻璃体对黄斑的牵拉。

2. 继发于高度近视眼的黄斑裂孔发生视网膜脱离的危险性很大,需行玻璃体手术治疗,剥除前膜及内界膜,封闭黄斑裂孔,复位视网膜,阻止病变的进展。

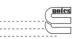

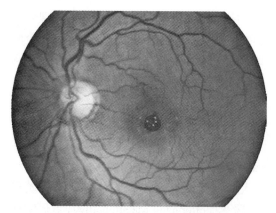

图 13-1　左眼特发性黄斑裂孔：Ⅲ期黄斑裂孔，孔周限局性视网膜脱离

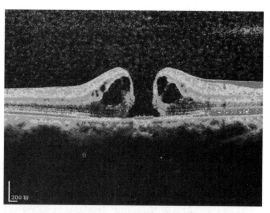

图 13-2　左眼特发性黄斑裂孔（Ⅲ期）OCT 检查：显示黄斑中心区视网膜全层缺失，玻璃体后皮质仍与黄斑粘连

四、增生性玻璃体视网膜病变

增生性玻璃体视网膜病变（proliferative vitreo-retinopathy，PVR）是玻璃体内及视网膜表面无血管的纤维细胞膜的增生，是引起牵拉性视网膜脱离的重要原因。

【病因】　多数患者发生于孔源性视网膜脱离或视网膜复位手术后，部分患者发生于陈旧性视网膜脱离、外伤或炎症性视网膜脱离，其形成机制十分复杂，目前尚未完全清楚。

【临床表现】　临床表现根据增生程度及牵拉视网膜脱离的范围的不同而不同。若引起视网膜脱离，患者常主诉视力下降伴闪光感及黑影。眼压可不同程度下降。玻璃体浓缩、浑浊，视网膜僵硬，出现皱褶、收缩，可环绕视盘环状缩窄呈"餐巾环"样，或收缩成线状使视网膜隆起呈"晾衣竿"样改变，最后导致视网膜漏斗形成和"牵牛花"样视网膜脱离（图 13-3）。

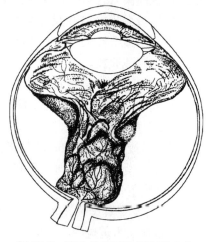

图 13-3　增生性玻璃体视网膜病变

【治疗】　PVR 的治疗取决于增生程度及范围，其治疗主要以手术为主。通过玻璃体切除术，辅以剥膜、激光、冷凝、药物、眼内填充等治疗，封闭所有裂孔，解除视网膜牵拉，减少对细胞的刺激和复发因素。

五、玻璃体积血

玻璃体积血（vitreous hemorrhage）多因眼内血管性疾病或眼外伤引起。

【病因】　正常玻璃体内没有血管，玻璃体积血通常来自视网膜和葡萄膜破损的血管和新生血管出血。常见原因是眼外伤和内眼手术等导致眼球壁血管破裂；视网膜血管疾病（如糖尿病性视网膜病变、视网膜静脉阻塞、视网膜血管炎等）；视网膜裂孔区的血管被牵拉而破裂等导致血液进入玻璃体。

【临床表现】　少量积血时，患者主诉眼前有飘动的黑影，视力下降。眼底检查可见玻璃体内血性浮游物。大量积血时，视力急剧下降，甚至仅存光感，眼底不能窥入（图 13-4）。大量反复出血可引起玻璃体炎症、机化，造成牵拉性视网膜脱离或血影细胞性青光眼等并发症。

【治疗】

1. 药物治疗　新鲜出血应给予止血药物及卵磷脂络合碘片促进玻璃体积血的吸收。

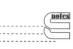

少量玻璃体积血可自行吸收。

2. 手术治疗 大量玻璃体积血及药物治疗 1～3 个月积血不吸收者,应及时行玻璃体手术。对于玻璃体积血合并视网膜脱离者,应尽早行玻璃体手术。

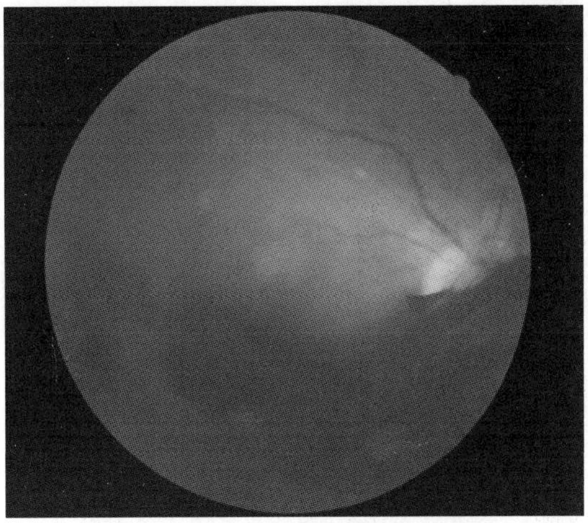

六、玻璃体炎症

玻璃体没有血管,是各种微生物最好的培养基。病原微生物进入玻璃体导致眼内炎。此外,各种类型的葡萄膜炎都会引起玻璃体炎症。

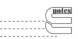

图 13-4 玻璃体积血

【临床表现】

1. 症状 非感染性玻璃体炎常表现为飞蚊症,视物模糊。感染性玻璃体炎症发展十分迅速,细菌性眼内炎通常在外伤或内眼术后 1～7 天,患者突然出现眼痛和视力下降,真菌性感染多发生于术后三周以上。

2. 体征 眼底检查见玻璃体内出现白细胞和炎性渗出物,严重时呈黄色或灰白色混浊,甚至积脓。

【治疗】 针对病因采取积极治疗,以控制炎症,非感染性玻璃体炎的治疗详见葡萄膜炎。感染性眼内炎根据细菌培养和药敏试验结果给予相应的抗生素或抗真菌药,如出现玻璃体化脓,应尽快行玻璃体切除术。对于长期不吸收的玻璃体炎性混浊可行玻璃体切除术。

第二节 视网膜血管病

一、视网膜动脉阻塞

视网膜动脉阻塞(retinal artery occlusion,RAO)是指视网膜中央动脉或其分支动脉阻塞。视网膜中央血管为终末血管,当动脉阻塞后,视网膜急性缺血,视力严重下降,是导致失明的急症之一,预后不良。常单眼发病,多见于老年人,偶见青年人。

【病因与发病机制】 本病多发生于患有高血压、糖尿病、心脏病、动脉粥样硬化的老年人,青年患者较少见。导致阻塞的直接原因主要为血管栓塞、血管痉挛、血管壁的改变和血栓形成,以及从外部压迫血管等。

【临床表现】

(一)视网膜中央动脉阻塞(central retinal artery occlusion,CRAO)

表现为突发无痛性视力丧失,可降至无光感。部分患者在发病前曾有一过性黑矇。患眼瞳孔中等散大,直接对光反射消失或极度迟缓,间接对光反射正常。眼底检查可见视网膜灰白色水肿,后极部尤为明显。由于脉络膜循环正常,透过较薄的黄斑区视网膜可见脉络膜血管呈红色,称黄斑区"樱桃红斑"(图 13-5)。视盘色淡、水肿,边界模糊。视网膜动脉、静脉变细,动脉管径不规则,静脉血流停滞呈节段状,指压眼球不出现动脉搏动。少部分患者有视网膜睫状动脉供应视网膜内层,其供应区可见舌行橘红色视网膜,可保留部分中心视力。荧光素眼底血管造影(FFA)显示视网膜动脉和静脉充盈时间明显延长,灌注不良(图 13-6)。

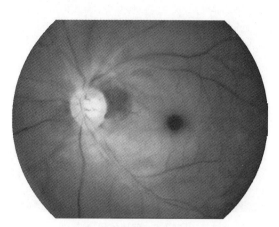

图 13-5 左眼 CRAO：视网膜弥漫性混浊水肿，后极部尤为明显，中心凹呈樱桃红斑

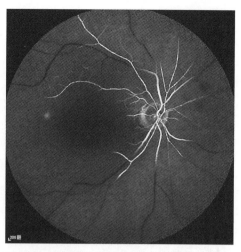

图 13-6 右眼 CRAO 的眼底血管造影："树枝状"的视网膜动脉充盈前锋

（二）视网膜分支动脉阻塞（branch retinal artery occlusion，BRAO）

多由栓子栓塞及炎症引起，颞侧分支常受累。临床表现为视力不同程度下降，视野某一区域突然出现固定阴影。眼底可见阻塞动脉远端变细，阻塞区域的视网膜呈灰白色水肿（图 13-7），有时可在阻塞的分支动脉内见到栓子，如波及黄斑也可出现樱桃红斑。FFA 显示动脉阻塞的部位和弱荧光灌注区。

【治疗】 原则：必须在第一时间采取治疗措施，不可延误。因为视网膜完全缺血90min 后会出现不可逆的视功能损害。应迅速降低眼压，吸氧，扩张血管，溶解栓子或将栓子推向较小分支，最大限度恢复视力，同时积极治疗原发病。

1. 一旦明确诊断，应立即对患者眼球进行按摩。方法是：闭眼后用手指压迫患侧眼球数秒，然后急撤，数秒后重复上诉操作，持

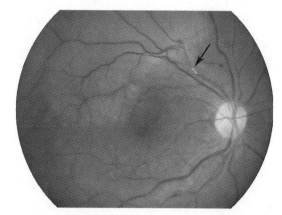

图 13-7 右眼颞上视网膜动脉阻塞：阻塞支动脉变细，动脉内可见栓子（箭头），受累动脉供血区视网膜灰白水肿

续按摩眼球至少15min，以改善灌注，降低眼压，使视网膜血管扩张。

2. 血管扩张剂 急诊时应立即吸入亚硝酸异戊酯或舌下含服硝酸甘油。

3. 行前房穿刺放出房水、口服降眼压药物使眼压下降。

4. 吸氧 吸氧可以增加脉络膜毛细血管血液的氧含量，缓解视网膜的缺氧状态。首选高压氧治疗：纯氧，2～8 个大气压，开始 2 次 /d，每次 90min，三日后改为 1 次 /d。如无高压氧设备，亦可白天每小时吸入 95% 氧气及 5% 二氧化碳混合气体 10min，晚上每 4h 吸入一次，连续数日，但效果稍逊于高压氧。

5. 去除病因 积极查找病因，对因治疗，预防另一只眼发病。局部及全身应用抗凝剂、维生素及神经营养剂；对于确定有血栓形成的需及时进行溶栓治疗或激光碎栓术。

二、视网膜静脉阻塞

视网膜静脉阻塞（retinal vein occlusion，RVO）是指视网膜中央静脉或分支静脉阻塞。是常见的视网膜血管病，发病人群以中老年为主，单眼发病。

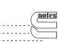

【病因与发病机制】　视网膜静脉阻塞的病因较为复杂，与高血压、动脉硬化、血液黏滞度高和血流动力学异常等密切相关。视网膜中央静脉的主干或其分支阻塞，静脉血回流受阻而淤滞，管壁因缺氧致使渗透性增加，引起广泛的视网膜出血、水肿、渗出，导致视网膜功能严重损害，从而影响视力。

【临床表现】　根据静脉阻塞的部位不同，分为视网膜中央静脉阻塞、视网膜分支静脉阻塞。

（一）视网膜中央静脉阻塞（central retinal vein occlusion，CRVO）

视网膜中央静脉阻塞分为缺血型和非缺血型两种类型。

1. 非缺血型　自觉症状轻微或全无症状，依据黄斑受损的程度，视力可以正常或轻度减退，视野正常或有轻度改变。眼底检查见视盘正常或边界轻度模糊、水肿、充血，黄斑区正常或有轻度水肿、出血。视网膜动脉管径正常，静脉轻度迂曲怒张，沿着视网膜四支静脉可见点状或火焰状出血，偶见棉绒斑。FFA 未见无灌注区，毛细血管扩张，静脉管壁轻度荧光素渗漏。

2. 缺血型　视力损害严重，严重者降至手动，可有浓密中心暗点及周边视野缩窄。眼底检查见视盘高度水肿充血，边界模糊并可被出血掩盖。黄斑区明显水肿和出血，久之多形成黄斑囊样水肿。各象限充血水肿明显，动脉管径正常或变细，静脉显著迂曲扩张如腊肠状，呈暗红色，大量片状点状出血沿静脉分布，并有火焰状出血（图13-8）。常见棉绒斑及新生血管，可导致玻璃体积血及牵拉性视网膜脱离。FFA 可见视网膜毛细血管高度迂曲扩张，形成大量微血管瘤，静脉管壁有大量荧光素渗漏，黄斑区可见点状或弥漫性荧光素渗漏。由于大片出血掩盖了毛细血管，故可见广泛的毛细血管无灌注区。部分病例在数月内出现虹膜新生血管。

（二）视网膜分支静脉阻塞（branch retinal vein occlusion，BRVO）

以颞上支静脉阻塞最常见，鼻侧支阻塞少见。多因视网膜动静脉交叉处，增厚硬化的动脉壁对静脉壁的压迫所致。分为非缺血型和缺血型。患者视力不同程度下降。眼底检查见视网膜动脉变细有硬化改变，阻塞支静脉扩张、迂曲，受阻静脉引流区视网膜出血、水肿及棉絮斑（图13-9）。

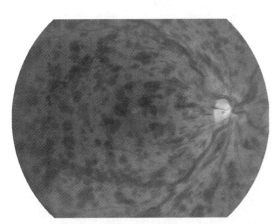

图 13-8　右眼视网膜中央静脉阻塞（CRVO）：四个象限均可见火焰状视网膜内出血，沿迂曲扩张的视网膜静脉分布，视盘和视网膜水肿，黄斑区尤为明显

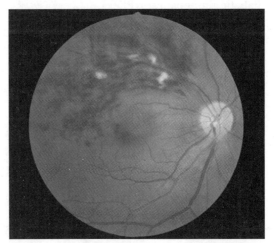

图 13-9　右眼颞上视网膜分支静脉阻塞：阻塞支静脉迂曲扩张，受阻静脉引流区视网膜浅层出血、视网膜水肿及棉绒斑

【治疗】

1. 针对病因进行治疗，如高血压、糖尿病、动脉硬化等原发病的治疗。

2. 药物治疗　如发生黄斑囊样水肿，可于玻璃体腔内或 Tenon 囊下注射曲安奈德，可使水肿在短时间内消退，但常在药物吸收后复发。若黄斑水肿严重，可结合视网膜毛细血管无灌注区及新生血管的情况，予以玻璃体腔注射贝伐单抗、雷珠单抗等抗 VEGF 药物。阿司匹林、双嘧达莫等抗血小板凝聚药物可降低血液黏稠度，如长期使用，还需征询内科有无禁忌。血管炎患者可用糖皮质激素。

3. 激光治疗　缺血型 CRVO 的黄斑水肿可以行格栅样光凝，但视力改善不明显；CRVO 发生后易出现虹膜新生血管，继而并发新生血管性青光眼，全视网膜激光光凝对预防新生血管性青光眼的发生有一定作用。

4. 玻璃体手术　CRVO 出现严重玻璃体积血，药物治疗 1~3 个月后仍不吸收，或已发生牵拉性视网膜脱离者，可予以玻璃体切除合并眼内光凝术。

三、糖尿病视网膜病变

糖尿病视网膜病变（diabetic retinopathy，DR）是指在糖尿病的病程中发生的视网膜循环障碍，造成一些毛细血管无灌注区的局限性视网膜缺氧症。糖尿病可引起眼的多种改变，其中最严重的由糖尿病视网膜病变引起，是主要致盲性眼病之一。

【病因与发病机制】　糖尿病是复杂的代谢性疾病，DR 发病机制尚不明了，糖代谢紊乱是引起 DR 的根本原因，长期的高血糖可导致视网膜毛细血管内皮细胞受损，使其失去屏障功能而发生渗漏，从而引起视网膜水肿及小点状出血，毛细血管闭塞可导致视网膜缺血缺氧，会产生毛细血管代偿性的末端膨大，形成微血管瘤及新生血管，随病情进展不断增多。糖尿病视网膜病变的发生和发展，不仅取决于代谢障碍的程度，而且与糖尿病的类型、发病年龄、病程、血糖控制情况、血压和遗传等因素有关。

【临床表现】

1. 多数糖尿病视网膜病变患者有糖尿病多饮、多尿、多食和疲乏、消瘦等症状。

2. 早期一般无眼部自觉症状，病变累及黄斑后有不同程度的视力下降、视物变形甚至完全失明。

3. 眼底改变　糖尿病视网膜病变分为非增生性糖尿病视网膜病变（nonprdiferotive diabetic retinopathy，NPDR）和增生性糖尿病视网膜病变（proliferatire diabetic retinopathy，PDR）两型。NPDR 眼底主要表现为：①眼底后极部微血管瘤，毛细血管扩张和渗漏，毛细血管无灌注区；②视网膜深层圆点状出血或视网膜前出血；③棉绒斑和大小不一的黄白色点状或片状硬性渗出；④黄斑区病变：水肿、缺血、渗出和微血管瘤，甚至可出现黄斑裂孔；⑤视网膜血管改变：视网膜小动脉闭塞、硬化，小静脉串珠样变（图 13-10）。

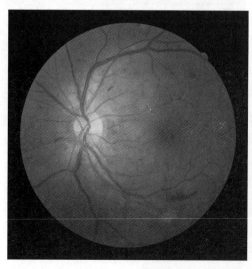
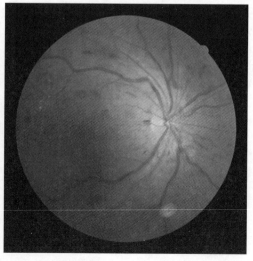

图 13-10　非增生性糖尿病视网膜病变

PDR 眼底主要表现为：视盘周围及后极部新生血管形成，因其管壁结构不健全，易于出血和渗漏（图 13-11），引发纤维细胞增生，视网膜出血和玻璃体积血，进而牵拉视网膜造成视网膜脱离（图 13-12）。

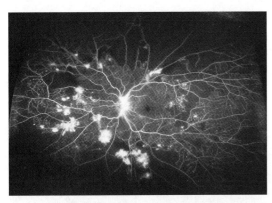

图 13-11　左眼增生性 DR 超广角眼底血管造影：视盘新生血管及多个视网膜新生血管，荧光素渗漏严重；中周及周边部大片视网膜无灌注区

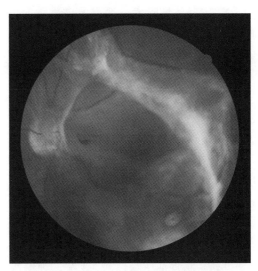

图 13-12　增生性糖尿病视网膜病变

4. 2002 年国际眼科学术会议制定了 DR 新的临床分期标准（表 13-1）。

表 13-1　糖尿病视网膜病变分期标准及黄斑水肿分级（国际，2002 年）

疾病严重程度	散瞳眼底检查所见
无明显视网膜病变	无异常
轻度 NPDR	仅有微血管瘤
中度 NPDR	微血管瘤，存在轻于重度 NPDR 的表现
重度 NPDR	出现下列任一改变，但无 PDR 表现
	1. 任一象限中有多于 20 处视网膜内出血
	2. >2 个象限有静脉串珠样改变
	3. >1 个象限有明显的视网膜微血管异常
PDR	出现以下任一改变：新生血管形成、玻璃体积血或视网膜前出血
糖尿病黄斑水肿分级	
无明显糖尿病黄斑水肿	后极部无明显视网膜增厚或硬性渗出
轻度糖尿病黄斑水肿	远离黄斑中心的后极部视网膜增厚和硬性渗出
中度糖尿病黄斑水肿	视网膜增厚或硬性渗出接近黄斑但未累及黄斑中心
重度糖尿病黄斑水肿	视网膜增厚或硬性渗出累及黄斑中心

NPDR：非增生性糖尿病视网膜病变；PDR：增生性糖尿病视网膜病变

【治疗】　严格控制血糖，治疗高血压、高血脂，定期检查眼底及荧光血管造影。视网膜光凝术目前是治疗 DR 最有效的措施之一。PDR 出现并发症，如玻璃体积血、牵拉性视网膜脱离和孔源性视网膜脱离等，需行玻璃体手术治疗。

1. 药物治疗　早期糖尿病视网膜病变，即轻度和中度的患者可采用中药活血化瘀、改善微循环等药物辅助治疗。玻璃体腔内或 Tenon 囊下注射曲安奈德可用于治疗糖尿病性黄斑水肿。玻璃体腔注射雷珠单抗等抗 VEGF 药物可治疗糖尿病性黄斑水肿和 PDR 的新生血管。

2. 视网膜光凝治疗　是目前糖尿病视网膜病变的主要治疗手段。糖尿病黄斑水肿较为严重时可考虑局部或格栅光凝。全视网膜光凝适用于严重的 NPDR 和 PDR，若患者同时合并黄斑水肿，还需同时做局部光凝。

3. 玻璃体切除术　严重的玻璃积血，玻璃体增生、机化累及黄斑或引起牵拉性视网膜脱离的患者可行玻璃体切除联合眼内光凝术。

四、高血压和动脉硬化的眼底改变

（一）高血压性视网膜病变

高血压性视网膜病变（hypertensive retinopathy，HRP）是指由于高血压导致视网膜血管内壁损害的总称，发生于任何原发性或继发性高血压。

【病因与发病机制】　血压升高初期，视网膜小动脉为控制血容量而痉挛。长期高血压作用于动脉管壁使血管内膜增厚、管壁平滑肌肥厚、玻璃样变性，继之血管硬化。血压的持续升高破坏了血-视网膜屏障，血管平滑肌与内皮细胞坏死，出现视网膜水肿、渗出、出血。

【临床表现】

1. 慢性高血压又称良性高血压，其视网膜病变病变根据进展和严重程度，分为四级：

Ⅰ级：主要是动脉痉挛、变窄。视网膜小动脉反光带加宽，管径不规则，动静脉交叉处压迹虽不明显，但透过动脉管壁见不到其深面的静脉血柱。

Ⅱ级：主要为动脉硬化。视网膜动脉光带加宽，呈铜丝或银丝状外观，动静脉交叉处压迹明显，深面的静脉血管有改变，视网膜可见硬性渗出或线状小出血（图 13-13）。

Ⅲ级：主要为渗出，动脉管径明显变细，视网膜水肿，可见棉绒斑、硬性渗出及片状出血。

Ⅳ级：Ⅲ级眼底改变的基础上有视盘水肿（图 13-14）。

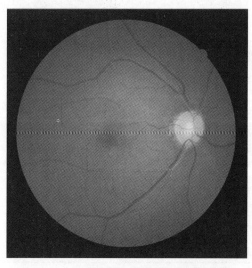
图 13-13　高血压性视网膜病变动静脉压迹

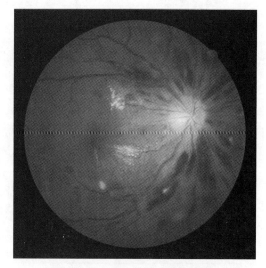
图 13-14　高血压性视网膜病变

2. 急进型高血压性视网膜病变　多见于 40 岁以下青壮年，由于急进型高血压发病率较低，故该病并不多见。常有心、脑、肾等全身多器官损害，多有明显视力下降，最主要的表现为视盘水肿和视网膜水肿。短期内突然发生急剧的血压升高，引起视网膜血管痉挛，通透性增高，致视网膜发生广泛出血和水肿，以及出血棉绒斑和视盘水肿。同时有高血压性脉络膜病变。

【治疗】

1. 低盐、低脂、低胆固醇饮食。

2. 积极治疗高血压，使血压稳定在正常范围内。定期检查眼底。

3. 眼部病变对症治疗 服用维生素 C、芦丁、碘剂及血管扩张剂，促进视网膜水肿、渗出和出血的吸收。

（二）动脉硬化性视网膜病变

动脉硬化性视网膜病变（arteriosclerotic retinopathy）是指由于老年性动脉硬化、动脉粥样硬化和弥漫性小动脉硬化引起视网膜动脉血管的病理改变。

【临床表现】 视网膜动脉弥漫性变细，血管走行变直，分支呈锐角，透明度降低，颜色变淡，反光增强；在动静脉交叉处，可见静脉遮蔽，缩窄或远端膨大现象；晚期动脉变细更明显，可如铜丝状。视网膜后极部可见渗出和出血，一般不伴有水肿（图 13-15）。

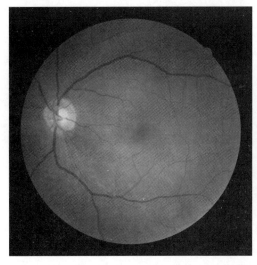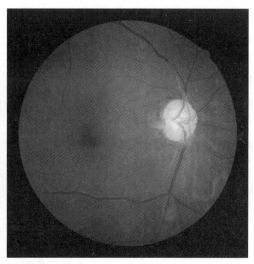

图 13-15 动脉硬化

【治疗】 预防为主，生活规律，膳食合理，注意引起动脉硬化的因素，如血压、血脂等的改变。

第三节 黄 斑 病 变

一、年龄相关性黄斑变性

年龄相关性黄斑变性（age-related macular degeneration，AMD）也称为老年性黄斑变性，是一种黄斑区迟发性、进展性变性疾病，双眼先后或同时发病，视力进行性下降。本病多发于 50 岁以上的老年人，发病率随年龄增加而增高，随着我国人口日趋老龄化，该病已成为老年人重要的致盲性眼病之一。根据临床表现不同，可分为干性（萎缩型）和湿性（渗出性）两类，干性有时可以转化为湿性。

【病因】 病因不明，可能与年龄、性别、种族、遗传、吸烟、黄斑长期慢性光损伤、代谢及营养因素等有关。

【临床表现】

1. 干性老年性黄斑变性 对视力影响较小，预后相对较好，约 90% 的老年性黄斑变性为干性，多发生于 50 岁以上人群。患者早期症状不明显，视野检查可发现 5°～10° 相对性中心暗点，Amsler 方格表检查见方格变形。随着病情进展，双眼视力缓慢进行性下降，伴有视物变形或阅读困难，晚期视力严重下降，有绝对性中心暗点。眼底改变主要为后极部玻璃膜疣和视网膜色素上皮（retinal pigment epithelium，RPE）异常改变。玻璃膜疣是视网膜色素上皮基底膜和Bruch膜之间的视网膜下色素上皮的沉积物，呈黄色、圆形、弥漫性分布。RPE渐进性变性萎缩，出现色素脱失，黄斑区色素紊乱，视网膜色素上皮层变薄，逐渐出现地图状萎缩。FFA典型表现为片状高荧光和片状弱荧光，无荧光素渗漏。

2. 湿性老年性黄斑变性　多发生于60岁以上人群，多为一眼先发病，另一眼可在相当长一段时间后才发病。Bruch膜的变性损害诱发了脉络膜新生血管膜（choroidal neovascularization，CNV）形成，导致黄斑区发生渗出、出血和瘢痕形成。患者中心视力迅速减退，有视物变形、复视、闪光感、色觉异常和绝对性中心暗点。眼底检查在疾病早期可见黄斑部出现大小不等、边界模糊的黄白色渗出性玻璃膜疣。病变进一步发展，CNV开始渗漏，可见灰白色或黄白色病灶，视网膜隆起。如果CNV出血，则可见视网膜出血、视网膜下出血，出血量大时，可穿破视网膜的内界膜进入玻璃体，产生玻璃体积血。病程晚期，黄斑下出血机化，形成瘢痕，中心视力完全丧失。FFA和ICGA检查可显示脉络膜新生血管和渗漏，OCT检查可清楚显示脉络膜新生血管的位置及其引起的其他改变（图13-16，二维码13-2）。

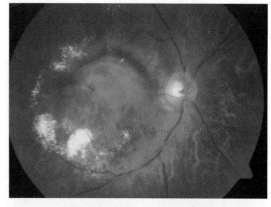

图13-16　右眼湿性ARMD：黄斑病变区（4～5PD）扁平隆起，视网膜下渗出，半环形暗红色出血。病变区边缘环形黄白色脂性（硬性）渗出

【诊断与鉴别诊断】

1. 干性老年性黄斑变性　多发生于50岁以上人群，眼底后极部或黄斑区有色素紊乱、中心凹反光消失，或者有一些大小相似、边界比较清晰的玻璃膜疣，排除了其他眼病以及屈光不正，矫正视力在0.7以上的患者，不应当给予干性老年性黄斑变性的诊断，因其为正常的老年人眼底老年性改变，应当定期观察，注意随访。

2. 湿性老年性黄斑变性　多发生于60岁以上的人群，突然出现严重视力障碍，后极部深、浅层出血伴黄斑部有视网膜下新生血管膜、玻璃膜疣或有黄斑区盘状瘢痕，可以诊断。但需要和脉络膜黑色素瘤、Coats病相鉴别。

【治疗】

1. 干性老年性黄斑变性目前还没有有效治疗方法。早期患者可以通过健康的生活方式、避免强光、合理膳食及早期叶黄素等药物干预预防视力丧失。有些干性老年性黄斑变性患者可转化为湿性老年性黄斑变性，因此，患者应定期复查，以便及时处理。

2. 湿性老年性黄斑变性对于视力的损害主要是由CNV引起的，因此，应尽早处理CNV，使CNV消除或萎缩，阻止其引起的出血、渗出和机化萎缩，保存现有视功能。对于单眼患病、对侧眼健康的患者，还应密切观察健眼。位于中心凹200μm以外的新生血管膜，可以采用激光光凝术，封闭新生血管阻止其进一步发展，但光凝后复发率较高。玻璃体腔注射雷珠单抗、贝伐单抗等抗VEGF药物对阻止CNV形成和CNV消退有较好疗效。视网膜下新生血管膜切除术、光动力疗法（PDT）、经瞳孔温热疗法（TTT）、抗炎药物等治疗方法亦有一定疗效，但还需循证医学的支持。

二、近视性黄斑变性

近视性黄斑变性（myopic macular degeneration）又称病理性近视黄斑病变，见于病理性近视。病理性近视患者眼轴过度增长，使脉络膜、视网膜受损，眼球后极部向后扩张，产生后巩膜葡萄肿。近视性黄斑变性是后巩膜葡萄肿形成后的主要并发症。

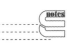

【临床表现】 高度近视，眼球后极部向后扩张，呈现后巩膜葡萄肿，黄斑区玻璃膜破裂产生漆裂纹。视网膜、脉络膜变薄、萎缩，透见脉络膜大血管，呈豹纹状眼底（图 13-17）。由于高度近视眼球后极部向后扩张，视神经斜向进入眼球内，使视盘倾斜。视盘颞侧有脉络膜萎缩弧，称为近视弧（图 13-18）。黄斑区视网膜色素上皮和脉络膜毛细血管层萎缩，脉络膜新生血管形成，可发生出血，患者因出血视力突然下降，视物变形，反复出血可致 Fuchs 斑形成。由于各种退行性改变，会发生玻璃体液化及后脱离，视网膜周边格子样变性，甚至发生黄斑劈裂、黄斑裂孔，导致视网膜脱离。

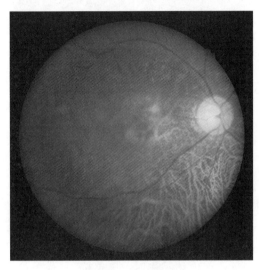

图 13-17 豹纹状眼底

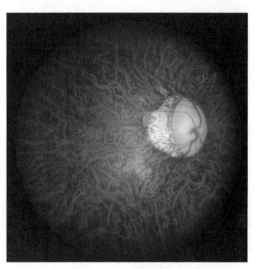

图 13-18 近视弧

【诊断】 根据高度近视病史和典型眼底表现即可诊断。

【治疗】 如果黄斑区脉络膜新生血管小且接近中心凹，无扩大趋势，不主张行激光治疗。目前玻璃体切除术、PDT 治疗、玻璃体腔注射雷珠单抗等方法对治疗近视性黄斑变性疗效较好。

三、中心性浆液性脉络膜视网膜病变

中心性浆液性脉络膜视网膜病变（central serous chorioretinopathy，CSC）是一种局限性的视网膜神经上皮浆液性脱离，病变常位于黄斑部。好发于 25～50 岁健康男性，可单眼亦可双眼发病，易复发，但有自限性。

【病因及发病机制】 目前认为本病的发病机制为脉络膜毛细血管通透性增加引起浆液性 RPE 脱离，后者进一步诱发 RPE 屏障功能破坏，导致 RPE 渗漏和后极部浆液性视网膜脱离。导致脉络膜毛细血管通透性增加的病因和机制目前仍不十分明了。现在较明确的是血液中糖或盐皮质激素的升高与该病的发生有关。诱因多为情绪紧张、用眼过度、长时间驾驶、精神压力大等。

【临床表现】 多数患者在急性发病 3～6 个月后能自行好转，少数患者病程迁延持续 6 个月以上。患眼视力下降，有暗影遮挡，视物变暗、变形、变小、变远或变色等感觉。眼底检查轻者仅见黄斑区视网膜呈闪烁不定的反光，中心凹光反射略弥散；重者可见黄斑区视网膜有约 1～3PD 大小圆形或椭圆形隆起的盘状脱离，其边缘有反光轮，中心凹暗红，光反射消失（图 13-19）。数周后视网膜有玻璃膜疣样改变和黄白色渗出。

FFA 见静脉期黄斑部有一个或多个强荧光渗漏点，逐渐呈喷射状或墨迹样，扩大为强荧光斑（图 13-20）。ICGA 造影可见 RPE 渗漏及相应区域脉络膜毛细血管充盈延迟或高灌注，通透性增强；OCT 检查可见黄斑区神经上皮层浆液性脱离。

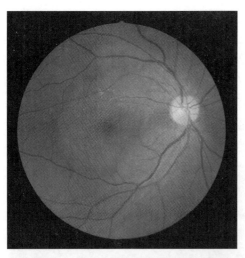

图 13-19　右眼中心性浆液性脉络膜视网膜病变：黄斑区可见 3PD 大小、纵椭圆形扁平盘状浆液性脱离区，中心凹反射消失。盘状脱离区视网膜下可见众多细小黄白点

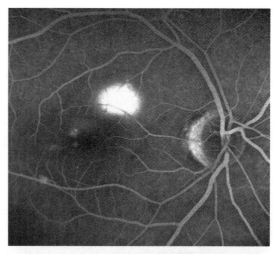

图 13-20　右眼中心性浆液性脉络膜视网膜病变 FFA 检查：静脉期在视网膜浆液性脱离区内出现一个荧光素渗漏点，呈墨渍样弥散扩大

【诊断】　根据本病典型的症状、眼底表现、FFA、OCT 检查等所见可以做出诊断。

【治疗】　目前尚无有效的药物治疗。本病禁用糖皮质激素，因其可加重病情。多数患者在数月内可自愈。但有一部分患者病程迁延反复，对视力影响较大。激光光凝术及 PDT 治疗可以封闭 RPE 渗漏，缩短病程，有利于视力恢复。玻璃体腔注射雷珠单抗、贝伐单抗等抗 VEGF 药物也有较好疗效。

第四节　视网膜脱离

视网膜脱离（retinal detachment，RD）是指视网膜的神经上皮层和色素上皮层之间的分离。可分为孔源性（原发性）、牵拉性及渗出性（又称继发性）三种类型。临床上以孔源性视网膜脱离为最常见。

一、孔源性视网膜脱离

孔源性视网膜脱离（rhegmatogenous retinal detachment，RRD）是在视网膜裂孔和玻璃体液化、牵引的基础上发生的视网膜神经上皮与色素上皮的分离。多见于高度近视眼、老年人、无晶状体眼、眼外伤等。常见的裂孔形态为圆形、半圆形、马蹄形等。

【发病机制】　孔源性视网膜脱离的发生有以下几个因素：视网膜裂孔；玻璃体液化、后脱离，对视网膜产生牵拉；液化的玻璃体经裂孔进入视网膜神经上皮与色素上皮之间。视网膜裂孔形成的原因有视网膜变性萎缩、玻璃体后脱离及牵拉。视网膜变性多位于周边部，最常形成裂孔的变性为格子样变性。

【临床表现】　部分患者发病早期有眼前闪光感和眼前黑影飘动。多数为突然发病，表现为视力下降和视野改变，其改变与脱离的位置和范围有关。视网膜脱离累及黄斑时可出现明显的视力下降。眼底检查可见视网膜脱离区呈青灰色隆起，波浪状起伏，其上有血管爬行（图 13-21）；可找到马蹄形或圆形视网膜裂孔（图 13-22）。裂口最多位于颞上象限。玻璃体有液化、后脱离及棕色颗粒。由于眼内液体过多地通过色素上皮进入脉络膜而发生低眼压。

【诊断】　根据典型的症状和眼底检查可以确诊，屈光介质不清时辅以 B 超检查。

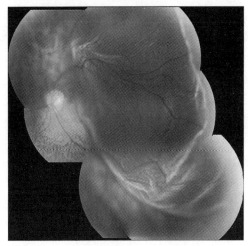

图 13-21　左眼视网膜脱离：脱离的视网膜呈灰白色隆起，脱离的视网膜呈波浪状起伏不平

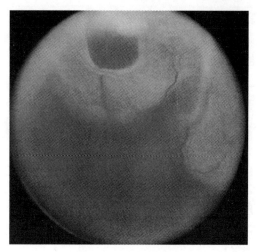

图 13-22　视网膜裂孔

【治疗】　需要尽早手术治疗，治疗原则是手术封闭所有的裂孔，放出视网膜下积液，使视网膜复位。术前仔细查找裂孔是关键，根据裂孔的数目、形态、大小和变性的情况，采用冷凝术、光凝术等方式封闭裂孔，也可以选择巩膜外垫压术、环扎术。对于复杂病例选择玻璃体手术、气体或硅油玻璃体腔内充填等，使视网膜复位。对于视网膜脱离的对侧眼应常规散瞳检查，如发现裂孔应预防性激光治疗。

二、牵拉性视网膜脱离

牵拉性视网膜脱离（tractional retina detachment，TRD）是指因玻璃体视网膜的增生膜或机化组织收缩而牵拉引起的视网膜脱离。

【病因与发病机制】　多见于增生性糖尿病性视网膜病变、早产儿视网膜病变、视网膜静脉阻塞、Eales 病等视网膜缺血引起的新生血管膜的牵拉，以及眼球穿通伤后引起的眼内纤维增生组织的牵拉。

【临床表现】　患者自觉眼前闪光感和视野部分缺损，脱离累及黄斑时视力急剧下降。眼底检查可见玻璃体混浊、纤维化，视网膜脱离的最高点为牵拉部位，呈帐篷状外观。当视网膜粘连处发生视网膜裂孔时，可同时伴有孔源性视网膜脱离。如果是由血管性疾病引起，常有不同程度的玻璃体积血。

【诊断】　根据外伤、炎症、反复玻璃体积血或眼内手术病史以及眼底典型的体征可作出诊断。玻璃体混浊严重者借助 B 型超声波协助诊断，"成角"的视网膜脱离状态是牵拉性视网膜脱离的典型 B 超表现。

【治疗】　治疗原发病，必要时行玻璃体手术，术中尽量切除所有的增生膜以完全解除对视网膜的牵拉，使视网膜复位。

三、渗出性视网膜脱离

渗出性视网膜脱离（exudative retinal detachment，ERD）是色素上皮或脉络膜的病变引起液体聚集在视网膜神经上皮和色素上皮之间，是一种继发性视网膜脱离，有明确原发疾病。

【病因与发病机制】　多见于原田病、葡萄膜炎、恶性高血压、湿性 AMD、Coats 病等。多由于全身性疾病或眼局部循环障碍以及眼内炎症或肿瘤等引起，属继发性视网膜脱离。发病机制为视网膜毛细血管和色素上皮的屏障功能受损，导致血浆或脉络膜液体渗出并积聚在视网膜下。

【临床表现】 眼底可见视网膜脱离，但无视网膜裂孔，脱离可随体位改变而变动。同时存在全身或眼底相应疾患的改变。

【治疗】 针对原发病进行治疗，原发病解除后，视网膜自行复位。

第五节　原发性视网膜色素变性

原发性视网膜色素变性（retinitis pigmentosa，RP）是一组以感光细胞与色素上皮功能进行性丧失为共同表现的遗传性视网膜变性疾病。常双眼受累，男性多于女性。本病有多种遗传方式，可为常染色体显性、常染色体隐性或性连锁隐性遗传，也可散发。本病的临床特征为：夜盲、视野进行性缩小、色素性视网膜病变和光感受器功能不良（视网膜电流图显著异常）。

【临床表现】 夜盲是最早出现的症状，多起始于儿童少年时期，随着病情的进展，视野向心性缩小，晚期为管状视野。大多数患者中心视力正常，直至疾病后期才出现中心视力降低。眼底检查：特征性眼底改变是视网膜色素上皮脱色素、视网膜色素上皮萎缩和色素迁移，表现为视网膜色素沉着和视网膜小动脉缩窄（图 13-23）。早期可见赤道部视网膜色素紊乱，呈椒盐状外观，并向后极部及锯齿缘方向发展。视网膜色晦暗呈青灰色、变薄，出现骨细胞样色素斑块。视网膜血管变细，到晚期极细，但血管无白鞘包绕。视盘早期正常，晚期呈蜡黄色外观。晶状体后囊下混浊是最常见的眼部并发症。视野检查：早期可见中心暗点，继而出现环形暗点，视野进行性缩小，晚期出现管状视野。色觉检查：早期正常，晚期可出现色觉异常，最常见的是蓝色盲，而红绿色盲较少。FFA 检查：早期可有多种异常荧光图像，如窗样缺损、遮挡荧光、荧光素渗漏；晚

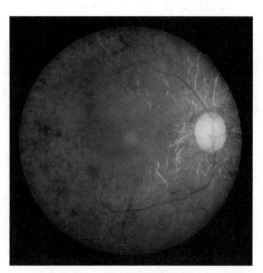

图 13-23　原发性视网膜色素变性

期出现大片弱荧光，可见脉络膜血管。ERG 在发病早期即可出现波形振幅降低及潜伏期延长，严重者出现熄灭性改变。EOG 常表现异常。

【治疗】 目前尚无特殊治疗。提倡患者在户外户外活动时配戴保护性滤光镜，避免精神紧张和身体疲劳，低视力者可试戴助视器。并发白内障可以手术治疗。血管扩张剂、能量合剂以及抗氧化剂的治疗作用尚未确定。对于具体的某个患者来说，基因检测可以明确真正的致病原因，不同类型的视网膜色素变性，其病程发展不同，病变进展快慢不一样，最终的视力预后也不相同，这与突变基因密切相关，因此基因检测可以判断患者疾病的发展过程和预后。查找到致病基因后，可以针对致病基因针对性治疗，目前，国外已经开展了部分类型视网膜色素变性基因治疗的临床试验，如 RPGR 相关的性连锁遗传视网膜变性，MERTK 相关常染色体隐性遗传视网膜色素变性等，在某些领域应该很快将取得突破，获准投入临床应用。此外，国外已有临床试验尝试为 RP 患者植入视觉芯片，所有患者的视力均有不同程度提高，但有眼内炎和结膜糜烂或撕裂的风险。

扫描二维码 13-3 查阅本章彩图。

（许雯怡　王　锐）

二维码 13-3

参 考 文 献

1. 赵堪兴,杨培增. 眼科学. 第8版. 北京：人民卫生出版社,2013.

2. 李凤鸣,谢立信. 中华眼科学. 第3版. 北京：人民卫生出版社,2014.

3. 张承芬. 眼底病学. 第2版. 北京：人民卫生出版社,2010.

4. 黄叔仁,张晓峰. 眼底病诊断与治疗. 第3版. 北京：人民卫生出版社,2016.

5. 刘文. 临床眼底病. 内科卷. 北京：人民卫生出版社,2015.

6. 刘文. 临床眼底病. 外科卷. 北京：人民卫生出版社,2014.

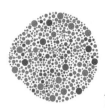

第十四章　视神经及视路疾病

学习目标

1. 掌握:视神经炎、缺血性视神经病变的临床表现。

2. 熟悉:视盘水肿、视神经萎缩的临床表现。

3. 了解:外伤性视神经病变、视路及视中枢病变的临床表现。

视神经是指由视盘至视交叉的一段视觉神经,由视网膜神经节细胞的轴索组成,是中枢神经系统的一部分。视神经轴索在离开巩膜筛板以后有髓鞘包裹,成为有髓神经纤维,但无施万(Schwann)细胞,故损伤后不能再生(图 14-1)。

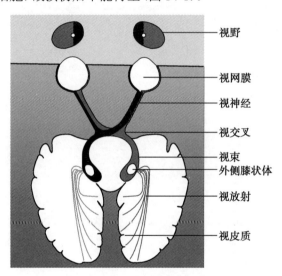

| | 视野 |
| 视网膜 |
| 视神经 |
| 视交叉 |
| 视束 |
| 外侧膝状体 |
| 视放射 |
| 视皮质 |

图 14-1　视神经及视路示意图

视路是视觉传导的神经通路,由视网膜光感受器起,经视神经、视交叉、视束、外侧膝状体、视放射至枕叶皮质的视觉中枢(二维码 14-1)。

视神经及视路疾病的共同眼部表现包括视力和视野的改变,其中视野的检查由于定性和定位的意义在临床上得以广泛采用。此外,临床检查还包括瞳孔的改变、视觉诱发电位检查、荧光素眼底血管造影、CT、磁共振等多种检测手段。

第一节　视神经疾病

一、视神经炎

视神经炎(optic neuritis)泛指累及视神经的各种炎性病变,它是青年人最易罹患的致盲

二维码 14-1
动画　视路
的神经传导

性视神经疾病。视神经炎的病因和分型非常复杂，根据炎症的集中部位可分为视盘炎、球后视神经炎、视神经网膜炎、视神经周围炎等，临床上表现多样，所以视神经炎容易误诊。

（一）视盘炎

是指视神经球内段的急性炎症，常突然发病，视力障碍严重，可累及双眼，也可单眼发病。该病多见于儿童和青壮年，儿童常双眼患病，经治疗一般预后较好。

【病因】 常继发于全身急慢性传染病，也可继发于眼眶、鼻窦、牙周炎症或由葡萄膜炎蔓延引起，另外，烟酒、铅中毒等也可引起该病。有半数病人的病因不清，可能与变态反应，自身免疫性疾病有关。

【临床表现】 多数患者突然发病，视力急剧下降，短期内可降至无光感，可有色觉障碍；常有前额部疼痛，眼球深部痛，眼球转动痛；瞳孔可有不同程度的散大，相对传入性瞳孔阻滞检查阳性（二维码14-2），如双眼发病，可双眼瞳孔直接和间接对光反射消失。检查患眼的眼底可见视盘充血、水肿，表面及边缘有小出血，边界不清，轻度隆起一般不超过2～3D（屈光度）。有时除视盘的病变外，后极视网膜也可出现水肿、出血和渗出，称为视神经视网膜炎。

二维码 14-2
动画 相对传入性瞳孔阻滞

【诊断】 根据病史、视力、眼底及视野等可明确诊断。视野检查可有中心暗点或周边视野缩小，以中心暗点最为常见。视觉诱发电位（VEP）有一定的诊断价值，较好视力的患者可做图形 VEP 检查，典型者可见 P-100 潜伏期延长，振幅降低。荧光素眼底血管造影（FFA）对诊断意义不大，但可用于对假性视盘炎的鉴别诊断。

【治疗】 首先应针对病因治疗。现多采用早期静脉给予大剂量糖皮质激素冲击治疗；抗生素的应用根据有无感染性炎症而定；血管扩张药物可以通过扩张血管，改善微循环起到一定治疗作用。另外，尚可应用其他神经营养药物如维生素 B_1、B_{12}、ATP、辅酶 A、肌苷等。

（二）球后视神经炎

是视神经穿出巩膜后在眶内段、管内段及视交叉前的颅内段所发生的炎症。

【病因】 一般与视盘炎的病因类似。通常因视神经脱髓鞘，阻碍其传导功能，引起视功能的一系列改变：完整的髓鞘是保证视神经电信号快速跳跃式传导的基础，髓鞘脱失使得视神经的视觉电信号传导明显减慢，从而引起视觉障碍。随着病程进展，髓鞘逐渐修复，视功能也逐渐恢复，因此脱髓鞘性视神经炎有自发缓解倾向。

【临床表现】 视力可逐渐下降，也可突然减退，甚至无光感，可单眼也可双眼受累。除视力下降外，还常常表现为色觉异常、瞳孔散大、相对性瞳孔传入障碍检查阳性等症状。眼底早期可无异常，晚期可出现视神经萎缩，视盘变淡或变白。早期眼球运动时可有牵引痛或眶后痛。某些球后视神经炎还伴有全身多发性硬化。

【诊断】 因早期眼底无变化，可根据视力、视野、VEP 来确诊。根据球后视神经炎受累部位不同，视野可呈多种改变：①病变最常侵犯乳头黄斑束，故视野最常见中心、旁中心和哑铃形暗点；②如病变侵犯球后视神经鞘膜及周围神经纤维束时，视野表现为周边视野向心性缩小；③病变累及整个视神经横断面，则表现为全视野缺损。VEP 检查可见 P-100 潜伏期延长，振幅降低。

由于视神经炎常为多发性硬化的首发症状，所以，当怀疑患者有球后视神经炎时，都应请神经科会诊，并行头部 MRI 检查，以确定有无多发性硬化。

【治疗】 球后视神经炎治疗原则和视盘炎类似，首选糖皮质激素治疗，建议给予大剂量甲泼尼龙静脉滴注，可加速视力恢复，降低复发率，同时应根据是否有病因存在给予抗生素治疗。此外，神经营养药物和改善微循环的药物都有一定疗效。

二、缺血性视神经病变

缺血性视神经病变（ischemic optic neuropathy）是由视神经的营养血管发生急性循环障碍所致，临床上分为前部缺血性视神经病变和后部缺血性视神经病变。前者系由后睫状动脉循环障碍造成的视盘供血不足，使视盘急性缺氧水肿，后者系筛板后至视交叉间的视神经血管发生急性循环障碍，因缺血导致视神经功能损害的疾病。

【病因】　眼局部因素多见小视盘无视杯者，全身因素常见于高血压、动脉硬化、心血管疾病等，各种原因导致的供应视盘的筛板前区及筛板区的后睫状动脉粥样硬化所致的血管狭窄或梗死是缺血性视神经病变的常见原因。

【临床表现】　本病多发生在 50 岁以上老年人，常双眼受累，先后发病间隔不一，常突发无痛性视力下降。眼底表现：视盘水肿呈灰白色，边界模糊，隆起一般不超过 3D；也可呈扇形视盘局限水肿，其正常部分表面毛细血管扩张；视盘及其附近视网膜有线状或火焰状出血；视网膜动脉多较细，静脉轻度扩张。后期视盘水肿消退，颜色部分或全部苍白。

【诊断】　根据发病特点、眼底表现和视野等检查可确诊。视野多数表现为与生理盲点相连的弓形或扇形缺损，与视盘的改变部位相对应，常在下方。荧光素眼底血管造影早期视盘缺血部分表现为弱荧光，晚期则无特征性表现。

【治疗】

1．针对全身原发疾病治疗。

2．全身或球后局部应用糖皮质激素以缓解因缺血所致的水肿。如为动脉炎引起，应早期行大剂量糖皮质激素冲击治疗以挽救视力，预防对侧眼发病。

3．全身静脉滴注血管扩张剂，局部应用解痉和改善微循环药物。

4．口服乙酰唑胺，降低眼内压，相对提高眼灌注压。

5．可寻求中医眼科联合治疗。

三、视盘水肿

视盘水肿（papilledema）是视盘非炎症性的被动水肿。引起视盘水肿的原因有多种，但最重要和最常见的原因为颅内压增高：视神经外面的三层鞘膜和颅内的三层鞘膜相连续，颅内的压力可传至视神经，当颅内压力超过眼压时即引起视盘水肿，因此，视盘水肿对临床诊断有无颅内压增高有一定价值，应为临床医师所关注。

【病因】　视盘水肿的常见病因有：①颅内的炎症、外伤和先天畸形等。②眶内占位病变如肿瘤、脓肿、炎症、内分泌性突眼等压迫视神经。③低眼压、葡萄膜炎、后巩膜炎等。④全身病如恶性高血压、肺心病、白血病等。其中颅内占位性病变最常见，主要为脑肿瘤引起。

【临床表现】　一般视力多无影响或轻度模糊，若水肿波及黄斑部或已有早期继发性视神经萎缩变化则可影响视力。根据视盘水肿的发生速度及临床形态有不同分类，临床上常分为早期型、中期发展型和晚期萎缩型。

1．早期型　眼底视盘变化早期无特征性。视盘充血或浅层出血乃由于视盘表面微血管扩张或破裂所致；由于视盘周围各部分神经纤维层密度不同，视盘边缘的模糊一般多先从下方开始，然后至上方，继而扩展至鼻侧，最后颞侧方模糊不清。眼底照相可见，生理盲点扩大特别是水平径线的扩大对早期诊断有价值。荧光素眼底血管造影可有异常：荧光素渗漏使视盘及周围着色呈强荧光，但荧光早期可无明显变化，造影后期视盘边缘可轻微染色，视盘呈一片边界不清的朦胧状强荧光区，注意：荧光素眼底血管造影无变化不能排除最早期视盘水肿。B 超测定视神经直径对早期诊断颅内高压有重要意义。综上，视盘水肿早期诊断不易（图 14-2），但定期仔细观察眼底，包括定期眼底照相仍是最有临床价值的方法。

2. 中期进展型　视盘表面明显隆起，直径扩大，边缘可模糊，呈一团绒毛状或呈蘑菇形外观，视盘表面的微小血管瘤及毛细血管扩张明显，视盘周围可见点状或火焰状出血；视网膜静脉怒张、弯曲，在视盘边缘可呈断续状，若颅内压迅速增高可见大片火焰出血和棉絮状渗出。

3. 晚期萎缩型　不论何种原因引起视盘水肿长期不消退则可转入该型。视盘隆

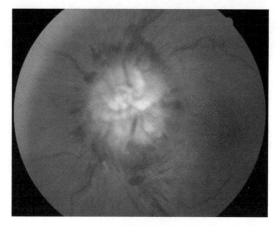

图 14-2　视盘水肿早期眼底像

起度减低但仍呈轻微隆起，其边缘不清，视盘由于长期水肿引起纤维的退行性变而导致胶质增生，其色泽由红色变为灰白色或白色，为继发性视神经萎缩。视网膜血管变狭窄，静脉恢复正常或变细。该型可有不同程度的视力减退，色觉障碍和视野向心性缩小。

【治疗】　积极寻找病因，针对病因治疗，脑瘤应早期手术摘除。对症治疗主要是高渗脱水剂（如甘露醇，山梨醇静脉滴注），如能排除颅内占位性病变，确诊为视盘血管炎视盘水肿型，应用糖皮质激素可取得良好效果。对伴有严重头痛及视神经病变，脱水剂治疗无效者可选用手术（减压术或分流术）。

四、视神经萎缩

视神经萎缩（optic atrophy）是指外侧膝状体以前的视神经纤维、神经节细胞及其轴索因各种疾病导致的视神经传导功能障碍性疾病（图 14-3）。

【病因】　主要由如颅内高压、炎症、变性、缺血、压迫性病变、中毒、外伤、代谢性疾病、遗传性疾病、营养缺乏等多种原因引起。

【临床表现】　主要表现为视力减退和视盘呈灰白色、苍白或蜡黄色。

根据眼底表现，可将其分为原发性、继发性和上行性萎缩三大类。

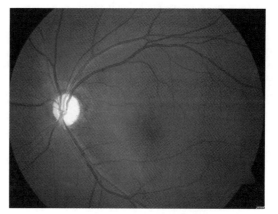

图 14-3　视神经萎缩眼底像

1. 原发性视神经萎缩又称下行性视神经萎缩，为筛板后的视神经、视交叉、视束和外侧膝状体的病变所致。表现为视盘色淡或苍白，边界清楚，凹陷中可见筛板，视网膜血管一般正常。

2. 继发性视神经萎缩是由于长期视盘水肿或视盘炎而引起，表现为视盘色灰白、秽暗、边界模糊不清，因被大量增生的胶质组织或炎性渗出替代而不见生理凹陷，视网膜动脉细，可见血管白鞘。

3. 上行性视神经萎缩系由于视网膜或脉络膜的广泛病变引起视网膜神经节细胞的损害所致，如视网膜色素变性，视盘表现多呈蜡黄色。

【诊断】　根据眼底表现，诊断不难，但需结合多种辅助检查以明确病因，如视野、电生理、CT、MRI 等，必要时需结合神经科检查。

【治疗】　主要为针对原发病治疗，尽早去除病因，尽可能保护残余的神经纤维，保留部

分视力。其他辅助治疗包括营养神经药、血管扩张药、大量维生素、针灸疗法等。

五、外伤性视神经病变

外伤性视神经病变是外力对视神经的冲击性损伤,可导致部分或全部视力的丧失。损伤可位于患眼视神经的任何部位,约 95% 发生于管内段视神经,一般是因外力通过骨质或眼球移动而传递给视神经造成的间接损伤。

【病因】　约 5% 的头部外伤患者可表现为视觉系统不同部位的损伤。外伤性视神经病变最常见于男性,多发生于机动车和自行车事故后,其次是高空坠下、暴力击伤等。

【临床表现】　视力可不同程度减退,甚至无光感,常与损伤同时发生,也有延缓发生者;直接对光反射迟钝或消失,间接对光反射存在;早期眼底可无变化,晚期表现为视盘苍白。

【诊断】　伤后早期可能由于患者昏迷、神志不清,或者是由于颅脑外伤后眼睑肿胀难以打开眼睑而忽略眼科检查,直至患者醒后才发现伤眼或双眼视力减退,甚至无光感。因此,应强调伤后早期即行眼科检查,对于眼睑肿胀明显者可用开睑钩拉开眼睑检查眼部,着重检查瞳孔大小及对光反射有无,以便了解视神经损伤情况,以免延误治疗。另外,尚需结合 X 线、CT、MRI、视觉电生理检查明确诊断和病因。

【治疗】　眼科急症,通常需神经外科、耳鼻喉等多科会诊。一般采用药物治疗和手术治疗。药物治疗主要采用大量糖皮质激素,配合高渗脱水剂,血管扩张剂,神经营养药等,目的在于减轻视神经水肿,改善局部血液循环,增加视神经营养,防止视神经继发性损伤。手术与否的原则是:短期激素冲击等对症治疗无效可试行视神经管减压术,但应以视力有无光感为指标,如无光感,又无视神经管骨折,则不必手术;反之,如有视神经管骨折,则不论有无光感及时间长短则均可行手术取出骨折片,以观疗效。

第二节　视路及视中枢病变

一、视交叉病变

视交叉位于蝶鞍上方,下方为脑垂体,两侧为颈内动脉,上方为第三脑室,周围为海绵窦,前方为大脑前动脉、前交通动脉和鞍结节。

【病因】　视交叉周围组织的病变均可引起视交叉损害。最常见为脑垂体肿瘤,其次为颅咽管瘤、鞍结节脑膜瘤以及血管性病变等。

【临床表现】　病变早期,发生于视交叉下方的肿瘤先引起双眼颞上象限视野缺损,随后出现颞下、鼻下、鼻上象限视野缺损。肿瘤对右眼视野损害的顺序是按照顺时针方向发展,而对左眼则呈逆时针方向,所以大多数脑垂体肿瘤首诊于眼科。视交叉病变的典型表现为双眼颞侧偏盲和双眼视神经萎缩。值得注意的是,一旦出现典型病变,说明已到病变晚期。

【治疗】　治疗原发病对保护视交叉神经是非常重要的。脑垂体肿瘤的早期手术切除后,视功能可显著恢复;而第三脑室肿瘤多伴有颅压增高所致的视盘水肿,常继发视神经萎缩,所以手术后多伴有双眼视功能不佳。

二、视交叉以上的视路病变

（一）视束病变

临床表现为:①双眼非对称性同侧偏盲,双眼视野缺损可不一致。②可有 Wernicke 偏盲性瞳孔强直,即裂隙灯光照射视网膜偏盲侧不引起瞳孔收缩。③晚期引起下行性视神经萎缩。

(二)外侧膝状体病变

极少见。临床表现为:①双眼同侧偏盲,有黄斑回避(在偏盲视野内的中央注视区保留3°以上的视功能区)。②没有 Wernicke 偏盲性瞳孔强直。③晚期引起下行性视神经萎缩。

(三)视放射病变

临床表现为:①双眼一致的同侧偏盲;有黄斑回避;颞侧半月形视野缺损。②没有 Wernicke 偏盲性瞳孔强直和视神经萎缩。③可伴有相应的大脑损害症状:如视幻觉、失读症等。

(四)枕叶病变

临床表现为:①双眼一致的同侧偏盲;有黄斑回避。②没有 Wernicke 偏盲性瞳孔强直和视神经萎缩。③高级视功能障碍。

皮质盲在临床上又称为大脑盲,是由双侧枕叶广泛受损引起的双眼全盲。临床特点为:①双眼盲。②瞳孔对光反射良好。③眼底正常,VEP 异常(二维码 14-3)。

【治疗】 治疗原发病。联合神经科等多科会诊。

(王婧颖 张小猛)

二维码 14-3 动画 不同视路病变引起的视野缺损

参考文献

1. 葛坚,王宁利. 眼科学. 第 3 版. 北京:人民卫生出版社,2015.

2. 李筱荣. 眼病学. 第 3 版. 北京:人民卫生出版社,2017.

3. Kline LB, Foroozan R. 视神经疾病. 徐军,杨庆松,马凯,译. 北京:人民卫生出版社,2014.

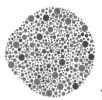

第十五章　屈光不正和老视

学习目标

1. 掌握：屈光、正视、屈光不正及老视的概念。近视、远视、散光的分类。屈光不正及老视的矫正方法。

2. 熟悉：近视、远视、散光及老视的病因、临床表现及治疗方法。屈光手术的分类及治疗原则。

3. 了解：屈光参差的病因、分类、临床表现及治疗方法。了解各类屈光手术的术式特点、适应证、禁忌证及并发症。

第一节　屈 光 不 正

光从一种介质进入另一种不同折射率的介质，在折射面发生的偏折现象称为屈光（refractive）。眼的屈光系统主要由角膜、房水、晶状体和玻璃体构成。当人眼在调节放松状态时，外界的平行光线（一般认为来自5m以外）经眼的屈光系统作用后，聚焦在视网膜黄斑中心凹处形成清晰的像，这种屈光状态称为正视（emmetropia）（图15-1）。正视的临床诊断标准为−0.25～+0.50D。

屈光不正（ametropia refractive error）是指人眼在调节放松状态时，来自5m以外的平行光线经眼的屈光系统后，不能聚焦在视网膜黄斑中心凹处形成清晰的像，又称为非正视眼（ametropia），包括近视、远视和散光（二维码15-1）。

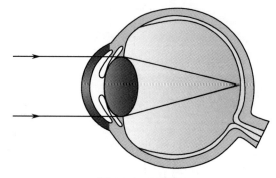

图 15-1　正视眼

二维码 15-1 动画　眼屈光系统的组成和屈光不正的矫正

一、近视

近视（myopia）是指人眼在调节放松状态时，来自5m以外的平行光线经眼的屈光系统后，聚焦在视网膜黄斑中心凹之前的屈光状态（图15-2）。

【病因】　近视的发病机制尚未明确，遗传和环境等多种因素共同参与了近视的发生和发展。

1. 遗传因素　近视眼具有一定的遗传倾向，高度近视尤其明显。

2. 环境因素　近视眼的发生和发展与近距离用眼、光线强弱、阅读物的对比度等关系密切，特别是儿童在生长发育期过度使用手机、电脑和电视等，更容易导致近视的发生。

3. 发育因素　在婴幼儿正视化的过程中，眼轴过度发育将导致近视的形成。

200

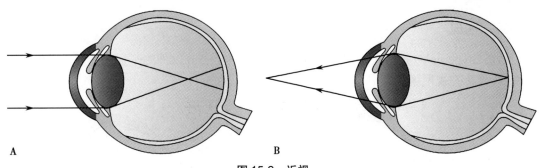

图 15-2 近视
A. 近视（无调节）；B. 近视眼的远点

4．其他因素 验光配镜不当、眼调节功能紊乱、睡眠不足、微量元素缺乏等，都会不同程度的加重眼睛负担，促使近视发生。

【分类】 近视的分类方法很多，可根据近视的程度、屈光成分及病程等来区分。

1．根据近视的程度分类

（1）轻度近视：-3.00D 以内。

（2）中度近视：-3.25～-6.00D。

（3）高度近视：-6.00D 以上。

2．根据屈光成分分类

（1）轴性近视：由于眼球前后径（眼轴）延长，调节放松状态下，平行光线进入眼内聚焦于视网膜之前，而眼其他屈光成分基本正常。

（2）屈光性近视：眼轴基本在正常范围内，由于角膜前表面或晶状体表面曲率过大、屈光间质屈光指数过高等屈光因素异常所引起的近视。

3．根据病程分类

（1）单纯性近视：指在生长发育期发生、发展，进行性加深。近视度数一般在 -6.00D 以内，用适当的镜片即可将视力矫正至正常。

（2）病理性近视：此类近视患者近视度数通常超过 -6.00D，是指在生长发育相对静止后，近视仍进行性加深。

【临床表现】

1．远视力降低，近视力正常 近视患者主要表现为看不清远处物体。轻度或中度近视，除视远模糊外，并无其他症状。

2．视疲劳 如有散光或屈光参差，可能易有视疲劳症状。

3．外隐斜或外斜视 由于视近时不使用或少使用调节，相应减弱集合的作用，可诱发眼位向外偏斜，形成外隐斜或外斜视。

4．眼球改变 主要表现为眼球前后径变长，眼球向前突出。出现视网膜和脉络膜的萎缩变薄及视盘变形等眼底后极部病变，常合并玻璃体液化及后脱离、视网膜脱离、青光眼和白内障等并发症，由于眼球后极部扩张，形成后巩膜葡萄肿，尤其多见于高度近视患者。

5．病理性近视的表现 一般近视度数较高、远视力差，常伴有夜间视力差、飞蚊症、漂浮物、闪光感等症状，眼部组织还会发生一系列病理变化，如豹纹状眼底、漆裂纹、Fuchs 斑和视网膜周边格子样变性、视网膜下新生血管等。与正常人相比，病理性近视患者在年龄较轻时就可能出现玻璃体液化、混浊和玻璃体后脱离，发生视网膜裂孔、脱离，黄斑出血的风险也大大升高。

二、远视

远视（hyperopia）是指人眼在调节放松状态时，来自 5m 以外的平行光线通过眼的屈光系统后，聚焦在视网膜黄斑中心凹之后的屈光状态（图 15-3）。

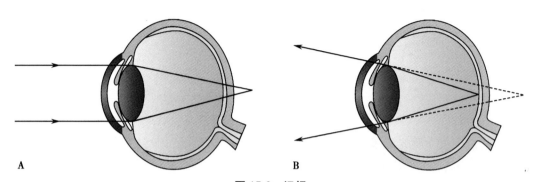

图 15-3　远视
A. 远视（无调节）；B. 远视（调节）

【病因】　远视从本质上来说是由于眼球的眼轴相对较短或眼球屈光成分的屈光力下降所致。

1. 生理性眼轴缩短　在出生时，人的眼轴平均约为 16mm，从眼轴的长短来看几乎都是远视。但这种远视是生理性的，随着年龄的增长，眼轴逐渐变长，至成人发展为正视或接近正视。

2. 病理性眼轴缩短　如眼内肿瘤、眼眶肿物、球后新生物、球壁水肿和视网膜脱离等，均可导致眼轴长度相对变短，形成远视。

3. 眼屈光介质或其表面曲率变化　如先天性扁平角膜、糖尿病患者在治疗中引起的病理变化，如晶状体向后脱位、晶状体缺如等。

【分类】　远视可根据程度、屈光状态、调节作用等来区分。

1. 根据远视的程度分类

（1）低度远视：+3.00D 以内。

（2）中度远视：+3.25～+5.00D。

（3）高度远视：+5.00D 以上。

2. 根据屈光成分分类

（1）轴性远视：由于眼球前后径（眼轴）相对过短所致。

（2）屈光性远视

1）曲率性远视：眼球屈光系统中任何屈光成分的表面曲率变小所致，常由角膜引起，如扁平角膜等。

2）屈光指数性远视：眼球屈光系统中任何屈光介质的屈光指数减弱所致，常由于晶状体变化所致。

3）屈光成分缺如：晶状体后脱位或无晶状体表现为高度远视。

3. 根据调节作用分类

（1）隐性远视：能被调节所代偿的那一部分远视，称为隐性远视，在未行睫状肌麻痹验光时难以发现。

（2）显性远视：在未行睫状肌麻痹验光时表现出来的远视，即为矫正至正视状态的最大正镜度数。

（3）全远视：是隐性远视和显性远视之和，为睫状肌麻痹时所能接受的最大正镜度数。

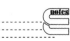

（4）绝对性远视：是调节无法代偿的远视，只能通过镜片矫正。即为未行睫状肌麻痹验光时至正视状态的最小正镜度数。

（5）功能性远视：是调节所掩盖的远视，在未行睫状肌麻痹验光时可以被发现的远视，为显性远视与绝对性远视之差。

【临床表现】

1. 视力随远视程度不同而变化　轻度远视，远、近视力均可正常；中高度远视或调节不足的患者，远、近视力均不好。

2. 视疲劳　由于远视眼无论看远或看近都必须动用调节作用，故更容易产生视疲劳。视近稍久则视力模糊、眼球沉重、压迫感、酸胀感、眼球深部疼痛或有不同程度头痛，严重者甚至引起恶心呕吐等症状。

3. 内斜视　视远时需要动用调节，视近时动用更多调节，容易引起调节和集合联动失调，轻者出现内隐斜，重者出现内斜视。

4. 眼球改变　主要表现为眼球前后径相对短、眼球小，常伴前房浅、房角窄，可发生闭角型青光眼。

三、散光

散光（astigmatism）是由于眼球在不同子午线上屈光力不同，平行光线经过该眼球屈光系统后不能在视网膜上形成单一焦点，而是形成两条焦线和最小弥散斑的屈光状态（图 15-4）。

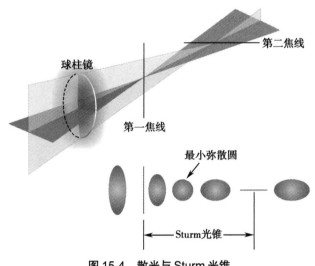

图 15-4　散光与 Sturm 光锥

【病因】　散光主要是屈光成分在视轴上的不对称排列以及屈光指数的异常改变等引起。

1. 曲率因素　分为生理性因素和病理性因素。

（1）生理性因素：正常人一般为顺规性散光，角膜微量的顺规散光常会被晶状体逆规散光所中和。随着年龄的增长顺规散光逐渐变为逆规散光。

（2）病理性因素：圆锥角膜、睑板腺囊肿、肿瘤等可影响角膜曲率诱发散光。

2. 眼球各屈光成分位置异常　各种原因的晶状体位置偏斜可引起散光，如晶状体脱位或半脱位等。

3. 折射率的改变　由于眼睛的各屈光间质的曲率不同或屈光间质中各部分的折射率不等导致，如白内障或糖尿病患者的散光。

【分类】　散光根据不同的来源可分为角膜散光和晶状体散光，其中角膜散光所占比重最大。

1. 规则散光按子午线定位分为（图15-5）：

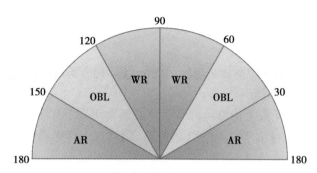

图15-5　规则散光按子午线定位分类

（1）规则散光：规则散光（regular astigmatism）是指最大屈光力的子午线与最小屈光力的子午线呈相互垂直的散光状态。

1）顺规散光（astigmatism with the rule）：最大屈光力主子午线在90°±30°范围内的散光。

2）逆规散光（astigmatism against the rule）：最大屈光力主子午线在180°±30°范围内的散光。

3）斜轴散光（oblique astigmatism）：位于以上两者之间的散光。

（2）规则散光根据各子午线与视网膜的位置关系分为5种类型（图15-6）。

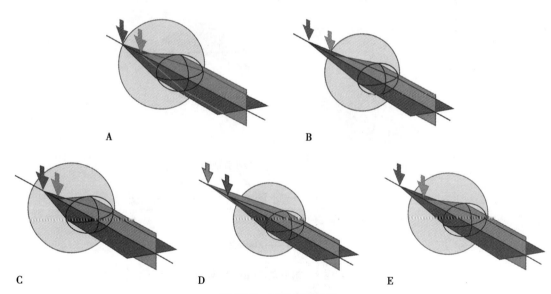

图15-6　五种类型散光

A. 单纯性近视散光；B. 单纯性远视散光；C. 复性近视散光；D. 复性远视散光；E. 混合散光

1）单纯近视散光：为一条主子午线上的平行光线聚焦在视网膜上成像，和它垂直的另一条子午线上的平行光线聚焦在视网膜前成像。

2）单纯远视散光：为一条主子午线上的平行光线聚焦在视网膜上成像，和它垂直的另一条子午线上的平行光线聚焦在视网膜后成像。

3）复性近视散光：平行光线经两条相互垂直的主子午线后均聚焦在视网膜前成像，但成像的前后位置不同。

4）复性远视散光：平行光线经两条互相垂直的主子午线后均聚焦在视网膜后成像，但成像的前后位置不同。

5）混合散光：平行光线经两条互相垂直的主子午线后，一条聚焦在视网膜前成像，另外一条聚焦在视网膜后成像。

2. 不规则散光　是指眼球各子午线的屈光力不同或（和）在同一子午线上各部分的屈光力也不同，不能形成前后两条焦线，也不能用柱镜片矫正，常见于圆锥角膜、角膜云翳或角膜瘢痕等。

【临床表现】

1. 视力减退　其程度由于散光性质、屈光度高低及散光轴向等不同有较大差异。一般低度数散光患者无视力减退症状，稍高度数的散光患者可伴有视力减退症状，并伴有重影等现象。高度散光的患者，多由于合并子午线性弱视或其他情况异常，其视力减退明显，有些难以获得良好的矫正视力。

2. 视疲劳　也是散光眼常出现的症状，表现为眼痛、流泪、重影、视力不稳定、近距离工作不能持久、头痛等视疲劳症状。散光眼患者为了提高视力，常用改变调节、眯眼、斜颈等方法进行自我矫正。

四、屈光参差

双眼屈光度数不等者称为屈光参差（anisometropia）。当参差量小于 1D 时，我们称之为生理性屈光参差，当超过 1D 时，就有可能出现各种视觉问题。

【病因】

1. 发育因素　由于两眼轴发育不一致，引起屈光参差。

2. 遗传因素　屈光参差有遗传因素影响，具体发病机制尚不明确。

3. 其他　由外伤、手术及某些眼病等引起，如穿孔性外伤或严重的化学伤后引起的瘢痕、白内障摘除术、Duane 综合征等。

【临床表现】

1. 视疲劳　屈光参差为保持融合功能或融合困难时，易出现头晕、视物模糊等视疲劳症状。

2. 弱视　在视觉发育期内，有些屈光参差病例可因不用或主动抑制屈光不正严重的眼而导致弱视。双眼单视的破坏容易使人缺少极为重要的立体视。

3. 交叠视力　屈光参差超过 2.50D 以上的会因两眼视网膜物像大小不等而引起融合困难，影响双眼单视，形成看远看近分别使用左右眼的交叠视力。

第二节　老　视

一、调节和集合

调节（accommodation）是指人眼通过屈光系统的改变，使得外界物体能够清晰地聚焦在视网膜上的能力。调节主要是通过晶状体前表面曲率增加而获得。通常认为调节产生的机制是：正视眼视远处目标时，睫状肌处于松弛状态，晶状体悬韧带保持一定的张力，晶状体在悬韧带的牵引下，其形状相对扁平；当视近处目标时，环形睫状肌收缩，睫状冠所形成的环缩小，晶状体悬韧带松弛，晶状体由于弹性而变凸。调节主要是晶状体前表面的曲率增加而使眼的屈光力增强（图 15-7，二维码 15-2）。调节力也以屈光度为单位。如一正视者阅读 40cm 处的目标，则此时所需的调节力为 1/0.4m=2.50D。

眼所能产生的最大调节力称为调节幅度（amplitude，AMP）。调节幅度与年龄密切相关，儿童和青少年调节幅度大，随着年龄增长，调节幅度将逐渐减小而出现老视。

二维码 15-2
动画　调节
的过程

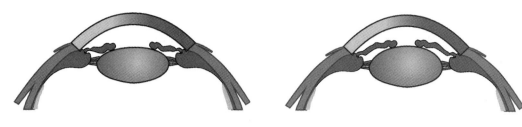

A. 视远处目标　　　　　　　　　　　　　　B. 视近处目标

图 15-7　调节作用的机制

产生调节的同时会引起双眼内转，该现象称为集合（convergence）。调节越大，集合也越大，调节和集合是一个联动的过程，同时引起瞳孔缩小。因此，调节、集合和瞳孔缩小称为眼的三联动现象，又称近反应。

二、老视

老视（presbyopia）指随着年龄的增长，晶状体弹性逐渐下降，睫状肌和悬韧带功能也逐渐变弱，从而引起眼的调节功能逐渐下降，从而引起视近困难的现象，俗称老花。老视既不是病理状态，也不属于屈光不正，而是一种生理现象，每个人均会发生老视。

【影响因素】

1. 年龄　老视的发生和发展与年龄直接相关。人眼在青少年时期的调节能力较强，约为 15.00~25.00D，随着年龄的增长，晶状体密度逐渐增加，调节幅度逐渐下降，到了 40 岁左右，眼的调节能力已不足以舒适地完成近距离工作，到了 50 岁左右，调节力更低，大部分都需要矫正（图 15-8）。

2. 原有的屈光不正状况　远视患者老视出现较早；近视患者配戴凹透镜矫正，因镜眼距减少调节需求，老视出现较晚；而配戴角膜接触镜的近视者，由于角膜接触镜配戴在角膜上，其矫正后的光学系统接近正视眼，则比戴普通框架眼镜者出现的要早。

3. 其他症状　老视出现的早晚也和工作距离、身高、阅读习惯以及全身健康状况等有关。

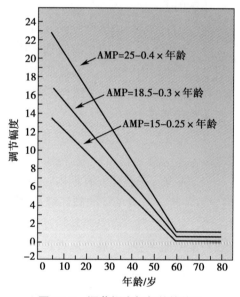

图 15-8　调节幅度与年龄的关系

【临床表现】 老视者的不适感觉因人而异，它与个人基础屈光状态、用眼习惯、职业及爱好等因素都有关。

1. 近距离工作或阅读困难　阅读时看不清楚小字体，不自觉地把书报拿到更远的地方才能看清，而且所需的阅读距离随着年龄的增加而增加。

2. 阅读需要更强的照明　晚上看书喜欢用较亮的灯光。因为光线较亮，瞳孔缩小，景深增加，而且文字之间对比度增加，阅读相对较为容易。

3. 视近不能持久　因为调节力减退，老视者需要在接近双眼调节极限的状态下近距离工作，所以不能持久。甚至会出现眼胀、头痛等视疲劳症状。

第三节　屈光不正与老视的矫治

随着现代生活方式的改变和年龄增长等原因，被各种屈光问题困扰的人群越来越庞大，

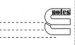

如何有效地矫治,给人们带来更好的视觉质量成为我们面临的一大难题。屈光不正及老视的矫治方法可基本分为两大类,即非手术矫正方法和手术矫正方法。

一、非手术矫正

非手术矫正包括框架眼镜和角膜接触镜两种方法。

1. 框架眼镜　框架眼镜因其安全、简便、经济等优点而被广泛使用,它既可以矫正人眼的屈光不正、保护眼睛,还可以作为美观的装饰品。

(1)近视:用负透镜矫正。近视眼镜本身不能治疗近视眼,但有助于矫正与提高远视力。

(2)远视:用正透镜矫正。轻度远视如无症状且未表现出调节集合的异常则不予矫正。如有视疲劳和内斜视,虽然远视度数较低也应予以矫正。中高度远视应戴镜矫正以增加视力,消除视疲劳。

(3)规则散光:一般轻度且无症状者可不处理,否则应使用环曲面镜片矫正。

(4)屈光参差:能适应者应予充分矫正;对不能适应者,可适当降低高度数眼的屈光度。

(5)老视:附加正镜矫正,用来补偿调节的不足,改善视近功能。老视可选择单光镜、双光镜和渐变多焦点眼镜矫正。

2. 角膜接触镜　可用于矫正各类屈光不正。其优点是视力清晰、视野宽阔、自然面容,并在特殊眼病时可起到一定辅助治疗作用。角膜接触镜根据材料分为软性角膜接触镜(soft contact lens,SCL)和硬性透气性角膜接触镜(rigid gas permeable contact lens,RGP)。

(1)近视:配戴角膜接触镜可以避免负镜片的缩小效应,提供较大视野,尤其适用于高度近视患者。高度近视患者也可以考虑选择透氧性较好的RGP。特殊RGP中的角膜塑形镜,在延缓青少年近视发展方面也有一定的临床效果。

(2)远视:角膜接触镜的使用并不广泛,主要因为需要矫正的远视患者绝大多数是老年人和婴幼儿,依从性较差。

(3)散光:普通软镜可以矫正一定度数的规则散光。散光较高时,可选择环曲面软镜或RGP。对于不规则散光,如圆锥角膜、准分子激光术后和其他角膜术后,普通的框架眼镜难以矫正,则必须用RGP或特殊设计的RGP,才有可能达到满意的矫正效果。

(4)屈光参差:配戴角膜接触镜可减少像的放大率,更容易矫正较大的屈光参差。

(5)老视:可采用同时视型和单眼视型接触镜矫正。同时视型即镜片上有不同的区域进行视远或视近,分为双焦、同心双焦、环曲多焦和渐变多焦等类型。单眼视型又称为"一远一近视力",即将一眼矫正为看远,另一眼矫正为看近,利用视觉皮质来抑制模糊像而选择清晰像的原理。

二、手术矫正

(一)屈光手术的定义

屈光手术是以手术的方法改变眼的屈光状态,从而使外界物体在视网膜上清晰成像,改善视力。人眼最主要的屈光成分是角膜和晶状体,角膜的屈光力约为+43D,晶状体约为+19D,所以手术主要实施在角膜和晶状体。随着科学技术的发展、手术技术的提高、人工晶状体的改进以及人们对视觉质量和生活质量要求的提高,越来越多的人会选择手术来解决屈光不正所带来的困扰。屈光手术的概念除了应用在矫正常见的屈光不正外,还被应用于白内障手术和角膜移植手术以及老视眼的治疗等方面。

(二)屈光手术的原则

1. 安全有效　屈光手术与白内障、青光眼等手术有本质的不同,它是一类选择性手术,安全的原则应该是第一位的。因为屈光手术是在相对健康的组织上手术,属于"锦上添花"

的手术,首先要在安全的前提下选择手术。屈光手术是以矫正屈光不正为目的,也应保证矫正的有效性。

2. 精确稳定　屈光矫正的准确性如何,直接影响到有效矫正的效果,因此也是屈光手术的重要原则。我们必须要精确设计手术,使屈光不正得到有效的矫正。屈光手术的矫正效果保持更持久的稳定性,也是一个重要的原则之一,因为一般准分子激光角膜屈光手术通常在术后3~6个月趋于稳定。

3. 合理选择个性化手术方式　随着技术和理念的不断发展,如今屈光手术已不再是单一技术、单一设备的"一刀切"时代,为每位病人量身设计出最佳手术方案,以此实现每位病人的个性化治疗是目前屈光手术的另一重要原则。

(三)屈光手术的适应证和禁忌证

1. 适应证　①病人本人有手术的期望。②年龄18周岁以上。③近两年屈光力稳定,发展速度每年不大于0.50D。④双眼屈光力不等的屈光参差。⑤眼部无活动性眼病。⑥眼部参数符合手术要求。⑦全身无手术所限制的疾病。⑧病人了解手术的目的和局限性。⑨如配角膜接触镜问题:软性球镜应停戴至少1周、软性散光镜及硬镜停戴至少3周,角膜塑形镜停戴至少3个月等。⑩再次手术的问题:LASIK最好间隔3~6个月以上、PRK最好间隔1年以上、穿透性角膜移植术后1.5年以上。

2. 禁忌证　①病人本人没有手术的要求。②对视力要求极高,又对手术顾虑极大者。病人年龄不符合手术规定的。③眼部参数不符合手术要求。④眼部有活动性炎性病变。⑤眼部有影响视功能的前后段病变。⑥全身有影响眼部伤口愈合的疾病。⑦病人职业对手术有限制的。

总而言之,屈光手术是一种在相对正常的眼睛上进行的手术,一定要严格掌握适应证和禁忌证,同时要向病人交代清楚各种可能发生的情况,使病人能够充分理解和配合,以取得相对满意的结果。

三、常用术式介绍

近年来,屈光手术发展迅速,手术种类层出不穷,目前还没有一种分类法能够清晰明了地包含所有手术种类。一般常以手术部位来分类,包括:角膜屈光手术、眼内屈光手术和巩膜屈光手术。

(一)角膜屈光手术

1. 准分子激光角膜表面切削术　准分子激光角膜表面切削术(PRK)是眼科最早应用激光矫治视力的手术方法,也称准分子激光屈光性角膜切削术或准分子激光角膜表面切削术(图15-9,图15-10)。PRK手术应用的是波长为193nm的氟化氩(ArF)准分子激光。

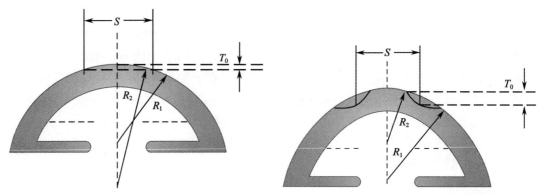

图 15-9　PRK治疗近视的光学原理　　　　图 15-10　PRK治疗远视的光学原理

当角膜受到准分子激光照射时,其表面组织分子键被打断,并分离成小片段汽化分解,最终达到切削组织、重塑角膜屈光力的目的。角膜中央被削薄,可以得到配戴凹透镜的效果;周边部被削薄,可形成配戴凸透镜的效果(二维码15-3)。准分子激光切削角膜组织具有超细微的精确度。因此,提供了角膜均匀一致的切削平面,每一个脉冲切削约0.25μm厚度的角膜组织。

二维码15-3
动画 准分子激光屈光性角膜切削术(PRK)

2. 乙醇法准分子激光上皮瓣下角膜磨镶术 乙醇法准分子激光上皮瓣下角膜磨镶术(laser epithelial keratomileusis, laser sub-epithelial keratotectomy, laser epithelial keratoplasty, LASEK),是表面切削的一种式样,融合了准分子激光屈光性角膜切削术(PRK)与准分子激光原位角膜磨镶术(LASIK),特点是保留上皮屏障。应用18%~22%乙醇浸润并松解角膜上皮与前弹力层的连接,用上皮铲制作上皮瓣,对角膜行准分子激光切削后再把上皮瓣复位并置角膜接触镜保护。该术式本质上是表层切削,形式上有瓣,与LASIK基质瓣不同的是,角膜全层上皮构成的LASEK上皮瓣厚度仅50~70μm,而包含角膜浅层基质和上皮层的LASIK角膜瓣至少在90μm以上。

3. 机械法准分子激光上皮瓣下角膜磨镶术 机械法准分子激光上皮瓣下角膜磨镶术(epipolis laser in situ keratomileusis, Epi-LASIK)由Pallikaris于2003年首次报告,应用微型角膜上皮刀钝性分离角膜上皮层与前弹力层之间的连接,制造带蒂的上皮瓣,在准分子激光切削后将上皮瓣复位,置角膜接触镜。这一术式的特点是机械方法制取上皮瓣,有别于LASEK的乙醇浸润分离方法,该手术方式是表层切削向优化表层切削发展的又一模式(二维码15-4,二维码15-5)。

二维码15-4
动画 机械法准分子激光上皮瓣下角膜磨镶术(Epi-LASIK)

4. 准分子激光原位角膜磨镶术

(1)概述:1990年,希腊的Pallikaris首次将板层角膜屈光手术与准分子激光切削相结合,发明了准分子激光原位角膜磨镶术(laser in situ keratomileusis, LASIK)。所谓LASIK是先在角膜上用特制的显微角膜板层刀或飞秒激光制作一个带蒂的角膜瓣,掀开后在暴露的角膜基质床上进行准分子激光切削,以矫正近视、远视、散光或补偿部分老视(图15-11)。由于手术保留了角膜上皮及前弹力层,可以避免或减少PRK术后的一些并发症,如haze及其伴随的屈光回退等,手术后无明显的眼部不适、视力恢复快,因此目前已经成为屈光矫治手术中全世界开展最多、最为广泛的一种手术。

二维码15-5
视频 机械法准分子激光上皮瓣下角膜磨镶术(Epi-LASIK)

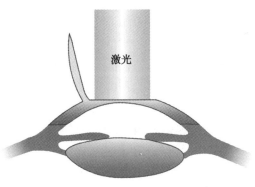

图15-11 LASIK矫正近视原理示意图

(2)适应证和禁忌证:

1)适应证:①本人有摘镜需求,对手术过程及疗效有充分的认识。②年龄在18周岁以上,近2年屈光状态稳定(每年变化在0.50D之内)。③角膜最薄点厚度大于450μm,术后角膜瓣下厚度应达250μm以上。④屈光力矫治范围 目前一般认为近视是≤-12.00D(-8.00D以下效果最理想);远视≤+6.00D(+3.00D以下者效果最理想);散光≤6.00D。⑤特殊情况下的屈光矫治如穿透性角膜移植术后、白内障摘除人工晶状体植入术后的屈光不正、双眼屈光参差等。

2)禁忌证:①眼部有活动性感染和(或)炎症性病变。②眼睑异常如睑裂闭合不全、内翻倒睫等。③重度干眼。④亚临床期及临床期圆锥角膜。⑤精神疾病病人。

(3)手术方法:

1)术前评估除上述常规术前评估外,需特别注意的问题是:①角膜形态与厚度。②中央角膜厚度。③术眼睑裂大小及眼球暴露程度。④角膜上皮及其基底膜健康状况。⑤干眼的评估。⑥眼底视盘及周边视网膜检查。

2）术前检查：

A．病人准备：

宣教与合理的解释：LASIK 手术前，了解病人要求做手术的动机非常重要。应特别注意向病人解释手术的效果及术后可能出现的并发症。病人如果没有任何疑问并且乐于接受手术，则应在手术同意书上签字。

B．眼部准备：术前连续 3 天用广谱抗生素滴眼液如 0.5% 左氧氟沙星点眼，每天 4 次。

C．器械及环境准备

a．器械准备：与 PRK 相比，LASIK 除了准分子激光机外，还需制作角膜瓣的显微角膜板层刀或飞秒激光设备。

b．环境准备：术中应注意保持恒定的室内温度（18～25℃）、湿度（20%～65%）使激光的输出能量保持稳定。手术室内严格消毒。

3）手术步骤：①术眼的清洁。②眼部麻醉，一般仅使用表面麻醉。③病人平卧位，注意调整头位。无菌布单及孔巾铺盖，暴露术眼。④将手术贴膜分别粘贴上下眼睑，分别向上下两侧牵拉固定睫毛，保持术区洁净。⑤用角膜记号笔或专用的 LASIK 标记环，在角膜周边表面角膜瓣蒂对侧做标记，便于术后角膜瓣准确复位。⑥放置负压吸引环，使环中心与瞳孔中心或角膜中心重合，环周与眼球紧密接触，不留缝隙。⑦负压吸引眼球压力达到要求时，即可推进显微角膜板层刀制作角膜瓣。⑧眼压达到要求后，滴数滴平衡盐液或人工泪液于角膜面，使之湿润。轻提负压吸引环，将刀头卡入。自动式显微角膜板层刀可踩下前进脚踏开关，齿轮或枢纽带动刀头做水平或旋转运行，至停止后再踩下后退脚踏开关，刀头自动回退，等完全退出后，停止负压吸引。⑨移除负压吸引环，用海绵吸除角膜瓣周围及结膜囊内的液体。将细头虹膜恢复器或灌洗钝针头插入角膜瓣下，掀开角膜瓣，暴露基质床面。⑩术者可在术前，事先将设计好的各项治疗参数输入控制激光机的计算机。在激光正式切削前应反复核实治疗参数及眼别，以确保准确无误。⑪掀开角膜瓣后，令病人继续注视眼球固定指示灯，术者聚焦瞄准瞳孔中心，朝视轴方向适当调整激光切削中心后开始做激光切削。⑫激光切削完成后，角膜基质床面及角膜瓣内面用平衡盐液稍作冲洗，然后用冲洗针头或无齿显微镊将角膜瓣复位，再将冲洗针头插入瓣下用 BSS 液轻轻冲洗，同时注意按所作标记对位。⑬小心移除开睑器，注意勿触及角膜瓣以免移位，去除手术贴膜。

（4）手术并发症：

1）术中并发症：①角膜瓣过薄及破损。②纽扣孔。③角膜瓣过小。④不完全角膜瓣。⑤角膜瓣蒂断离（游离角膜瓣）。⑥角膜瓣边缘出血。⑦角膜瓣偏中心。⑧角膜上皮损伤。⑨误装刀具造成角膜切穿。⑩激光治疗参数错误。⑪光学切削区偏中心。⑫不规则切削。

2）术后并发症：①角膜瓣移位或丢失。②角膜瓣皱褶。③角膜瓣下异物残留。④弥漫性层间角膜炎。⑤感染性角膜炎。⑥角膜瓣下上皮细胞内生或植入。⑦角膜瘢痕。⑧干眼。⑨LASIK 所致的神经营养性角膜上皮病变。⑩屈光回退。⑪过矫和欠矫。⑫不规则散光。⑬眩光、光晕及单眼多视症。⑭层间积液综合征。⑮视网膜并发症。⑯最佳矫正视力下降。

（5）术后随访：术后 1 天、1 周、1 个月、3 个月、6 个月、1 年复查病人，主要检查视力、屈光状态、眼压、角膜形态及角膜地形图。

5．飞秒 - 准分子激光手术　飞秒 - 准分子激光手术又称为飞秒激光辅助的准分子激光原位角膜磨镶术（femtosecond assisted-LASIK），简称为 FS-LASIK，源于传统的 LASIK 手术，是在 LASIK 手术过程中，角膜板层瓣的制作由以往的机械性微型角膜板层刀改为利用飞秒激光来完成。其基本原理是飞秒激光可以聚焦在角膜特定的深度，在角膜基质层进行光照射后产生连续的气泡,气泡相互融合形成分离界面进而达到切割角膜的目的,在此术式中将角膜浅层和基质床分隔形成瓣膜后,再应用准分子激光在角膜基质床上进行切削完成屈光性切削,即 FS-LASIK 手术(二维码 15-6,二维码 15-7)。飞秒激光制作的角膜瓣具有很高的可预测性和可重复性,且均一性和稳定性好,应用飞秒激光可以实现真正意义上的个体化瓣膜制作。

6. 单纯飞秒激光手术

(1) 概述:飞秒激光小切口角膜基质透镜取出术(femtosecond small incision lenticule extraction,SMILE)是我国当前主流手术之一。激光技术的快速发展使我们对角膜远期安全性有更高的追求。飞秒激光"all-in-one"技术代表了屈光手术发展的一个重要方向(图 15-12)。

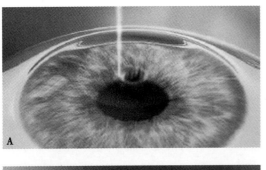
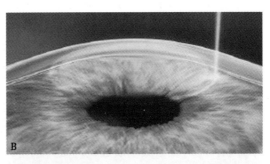
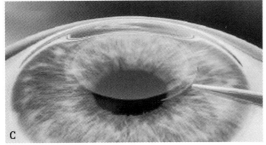
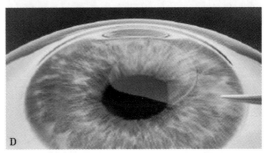

图 15-12　SMILE 模式图

A. 飞秒激光扫描透镜后表面;B. 飞秒激光扫描透镜前表面;C. 制作边切口(该切口比 FLEx 小);D. 将透镜从小切口中取出

单纯飞秒激光术式根据切口大小及是否掀开角膜前基质瓣/帽,可分为飞秒激光基质透镜切除术(femtosecond lenticule extraction,FLEx),又称为飞秒激光透镜切除术、飞秒激光角膜透镜切除术;以及飞秒激光小切口角膜透镜取出术、飞秒激光小切口角膜微透镜取出术、飞秒激光小切口基质透镜取出术等。FLEx 是 SMILE 的过渡,初学者学习 SMILE 前往往先学习 FLEx,后过渡至 SMILE(二维码 15-8,二维码 15-9)。

(2) 适应证和禁忌证:

1) 适应证:①年龄在 18 周岁以上的各类近视、散光病人,本人有通过 SMILE 手术改善屈光状态的愿望,心理健康,对手术疗效有合理的期望。②屈光状态相对稳定,每年近视变化不超过 0.50D。范围:近视 -1.00～-10.00D,散光≤-3.00D。③经术前检查排除手术禁忌证;角膜透明无云翳或斑翳;角膜地形图检查形态正常,无圆锥角膜倾向;角膜最薄点厚度一般不低于 480μm。无其他眼部疾患和(或)影响手术恢复的全身器质性病变。④特殊职业易受外伤或对抗性运动的近视病人包括如军人、运动员。轻度眼球震颤、睑裂和(或)角膜直径相对较小的病人也是 SMILE 适应证。

2) 禁忌证:同一般角膜屈光手术禁忌证。

二维码 15-6
动画 飞秒激光辅助的准分子激光原位角膜磨镶术(FS-LASIK)

二维码 15-7
视频 飞秒激光辅助的准分子激光原位角膜磨镶术(FS-LASIK)

二维码 15-8
动画飞秒激光小切口角膜基质透镜取出术(SMILE)

二维码 15-9
视频飞秒激光小切口角膜基质透镜取出术(SMILE)

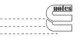

（3）手术方法：

1）滴入无菌性麻醉滴眼液2次，每次1滴。

2）按常规铺手术巾，开睑器开睑，保持角膜滋润。

3）核对一次性无菌治疗包，包内负压吸引环，正常连接于激光发射窗口和治疗控制面板上。

4）选择治疗模式，根据治疗屏幕的治疗程序，开始治疗步骤。

5）确认头位摆正，让病人注视上方绿色注视灯，术者借助手术显微镜和操纵杆进行准确对位。

6）通过调整，使水印恰好位于负压环上接触镜的中央，达80%～90%启动负压。扫描前务必确认正确的对中心和吸引。

7）开始激光扫描。扫描透镜层、透镜边、帽层、边切口。

8）分离帽边切口。

9）分离透镜，透镜取出后确认角膜基质透镜的完整性。

10）对合边切口，必要时适当冲洗。

（4）手术并发症：

1）SMILE术中并发症：①角膜帽缘撕裂或切口处角膜上皮破损。②角膜基质透镜分离困难。③负压脱失。④角膜基质透镜撕裂或组织残留。⑤角膜基质透镜偏中心。⑥角膜帽下异物。⑦寻找角膜基质透镜困难。⑧角膜帽损伤。⑨非切口处角膜中央上皮缺损。⑩不透明气泡层。⑪角膜基质内扫描区"黑斑"。

2）SMILE术后并发症：①弥漫性层间角膜炎。②早起视觉不良现象。③角膜基质层间haze。④感染。⑤屈光回退或欠矫过矫。⑥视力恢复延迟。⑦小切口处上皮岛或上皮植入。⑧角膜帽微皱褶。⑨干眼。

（5）术后随访、影响因素和转归：SMILE术后处理包括广谱抗生素滴眼液和糖皮质激素滴眼液的应用以及术后定期复查。

1）告知病人如遇术眼异常情况应及时就诊。

2）糖皮质激素滴眼液使用期间应密切监测眼压，术后激素用药以梯度递减为宜。

（二）眼内屈光手术

眼内屈光手术是通过在眼内植入人工晶状体来矫正眼的屈光状态的手术。角膜屈光手术对于屈光不正的矫正是有一定限度的，在术前应综合考虑角膜厚度、角膜形态、瞳孔大小等因素，特别是高度屈光不正，不宜行角膜屈光手术者，可以考虑做眼内屈光手术。根据手术是否保留晶状体又分为两类：一类摘除晶状体，如屈光性晶状体置换术；另一类不摘除晶状体，如有晶状体眼人工晶状体植入术。

1. 屈光性晶状体置换术（refractive lens exchange，RLE）是为矫正屈光不正将眼内透明的自然晶状体摘除，同时植入或不植入IOL的一种手术（二维码15-10）。该手术虽然已有100多年的历史，但一直存在较大争议。近年来，随着白内障摘除联合IOL植入技术的日臻完善，也提高了透明晶状体摘除和IOL植入手术的安全性、可预测性和有效性。作为其他屈光手术的替代或补充，该手术逐渐为人们所接受，主要用来治疗其他屈光手术难以解决的高度近视、高度远视和散光的病人。

2. 有晶状体眼人工晶状体植入术（phakic intraocular lens，PIOL）的视光学原理是在角膜和晶状体之间植入一个人工的屈光间质，以矫正患眼相对过强或过弱的屈光力，达到矫正近视或远视的目的。因手术眼的屈光间质未进行人工重塑，术后视觉质量稳定甚至提高。如术后有严重并发症的风险，或因为其他眼病治疗的需要，可以方便地取出植入的人工晶状体。可逆性和并发症处理的有效性是PIOL植入的显著优势。

根据人工晶状体在眼内的解剖位置分为：前房型 PIOL（anterior chamber phakic intraocular lens，AC PIOL）和后房型 PIOL（posterior chamber phakic intraocular lens，PC PIOL）。

1）前房型有晶状体眼人工晶状体：①房角固定型：房角稳固，稳定性较好。长期随访发现部分房角固定型人工晶状体致角膜内皮细胞数下降，故已停止使用。②虹膜夹型：一种固定于虹膜中部组织的人工晶状体，适应面广，便于批量生产。

2）后房型有晶状体眼人工晶状体（二维码 15-11，二维码 15-12）：①睫状沟固定型：人工生物材料（水凝胶及 0.5% 胶原蛋白）制作，单片设计，可折叠，使用推注器植入。②后房悬浮型：硅凝胶材料制作，单片设计，使用植入镊或推注器植入。

（三）巩膜手术

在巩膜上施行与屈光相关的手术有巩膜后部的后巩膜加固术（posterior sclera reinforcement，PSR）、巩膜赤道部的巩膜环扎术。而巩膜环扎术对眼屈光状态影响的研究还较少。另外，巩膜前部的老视逆转术（surgical reversal of presbyopia，SRP），包括巩膜扩张术（scleral expansion band surgery）、前睫状巩膜切开术（anterior ciliary sclerotomy，ACS）、激光老视逆转术（laser presbyopia reversal，LAPR）等，是试图通过对眼前部巩膜的松解扩张，以改善眼的调节功能，其对眼轴和屈光的影响较有限。后巩膜加固术具有控制眼轴增长和缩短眼轴的作用，对稳定高度近视眼屈光状态和预防、治疗高度近视眼底病变有重要的临床价值。

（吴作志　张艳明）

二维码 15-11 动画　后房型有晶状体眼人工晶状体（PIOL）植入术

二维码 15-12 视频　后房型有晶状体眼人工晶状体（PIOL）植入术

参 考 文 献

1. 贾松，崔云. 眼科学基础. 北京：人民卫生出版社，2012.
2. 王勤美. 屈光手术学. 第 3 版. 北京：人民卫生出版社，2017.
3. 杨培增，范先群. 眼科学. 第 9 版. 北京：人民卫生出版社，2018.

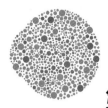

第十六章　斜视与弱视

第一节　正常双眼视

人类拥有的双眼，不仅能协调工作、扩大视野范围，更重要的是能提供立体视功能，利于精细视觉和空间感知。斜视破坏患者双眼视功能、影响其正常发育，可导致弱视及立体视异常等。掌握眼外肌解剖和眼球运动机制，是理解斜视病理的基础；而掌握双眼视功能发育特点，才能更好理解斜视转归和弱视的发生机制。

一、眼外肌解剖特点

每眼包括 6 条眼外肌控制眼球向各方向运动，即 4 条直肌和 2 条斜肌。其中直肌包括内直肌、外直肌、上直肌和下直肌，斜肌包括上斜肌、下斜肌。

四条直肌均起自眶尖 Zinn 总腱环（图 16-1），内直肌从 Zinn 总腱环内侧出发，沿着眼球内侧向前走行，在距角巩缘 5.5mm 处附着于眼球，附着处宽度约 10.5mm。外直肌从 Zinn 总腱坏的上部和外部出发，沿着眼球外侧向前走行，在距角巩缘 7mm 处附着于眼球，附着处宽度约 9.5mm。上直肌起自 Zinn 总腱环上部，沿着眼球上侧向前走行，与视轴成 23° 的夹角，在距角巩缘 7.7mm 处附着于眼球，附着点宽 11mm。下直肌起自 Zinn 总腱环下部，沿

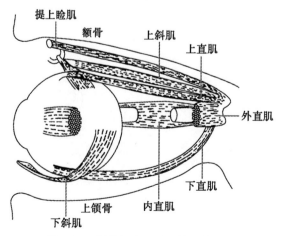

图 16-1　眼外肌和总腱环的结构特点

着眼球下侧向前走行,与眼球矢状轴成 23° 的夹角,在距角巩缘 6.5mm 处附着于眼球,附着点宽约 10mm(图 16-2)。

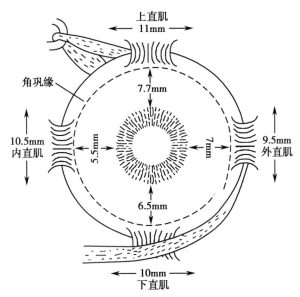

图 16-2　眼外肌的起止点位置

上斜肌起自眶尖部蝶骨体和视神经管的内上部,向前走行到达滑车,经过滑车向后、向外和向下走行,与视轴形成 51° 的夹角,附着于眼球的外上象限。下斜肌从眶底部上颌骨内上方发出,向外、向后走行,与视轴形成 51° 的夹角,附着于眼球颞侧赤道后。

眼外肌的神经支配:动眼神经支配内直肌、上直肌、下直肌和下斜肌;上斜肌由滑车神经支配;外直肌由展神经支配。

二、与眼外肌相关的眼球运动

当双眼正视正前方时,即第一眼位,眼外肌的主要运动功能如表 16-1 所示:

表 16-1　眼外肌的主要和次要作用

眼外肌	主要作用	次要作用
外直肌	外转	无
内直肌	内转	无
上直肌	上转	内转,内旋
下直肌	下转	内转,外旋
上斜肌	内旋	下转,外转
下斜肌	外旋	上转,外转

需要注意的是由于注视方向和眼外肌作用方向的变化,眼球不处于第一眼位时,眼外肌的作用与表 16-1 所示有很大变化。

单眼中作用方向相反的两条眼外肌称为拮抗肌,如内直肌和外直肌;具有同样作用方向的两条眼外肌称为协同肌,如上转时的上直肌和下斜肌。在某一注视眼位,双眼具有相同作用的一对肌肉称为配偶肌,右眼外直肌和左眼内直肌为一对配偶肌,其作用均为向右注视。

三、双眼视觉

当外界物体投射到双眼视网膜上,双眼的黄斑中心凹均接受到物像,视网膜将图像信号转成电信号，通过视神经传到大脑皮质，大脑皮质将双眼的视网膜像融合成单一的立体图像，这一过程为双眼视觉。双眼正位者，在双眼视觉反应的过程中，一眼的视网膜上某一点会与对侧眼视网膜的一个对应点同时受刺激，从而形成双眼视觉功能。当双眼的眼位不一致时，原来已经形成双眼单视的视网膜对应点发生改变，外界物体无法投射到原视网膜对应点上，将导致复视和混淆视。

第二节 斜 视

一、斜视的概念、流行病学特点

斜视是一眼注视某一目标时，另一眼的视线偏离该目标。当双眼的视线无法匹配时，正常的双眼视功能即遭到破坏，双眼融像和立体视功能就会下降乃至丧失。

斜视属于眼科常见的疾病，发生率约为3%，其中最常见的为共同性斜视，即双眼在各方向注视时的偏斜角相同。根据偏斜的方向不同，又可分为共同性内斜视和共同性外斜视等。其次是非共同性斜视，各种原因引起的眼球运动支配神经异常或眼外肌异常所致，双眼在不同方向注视时的偏斜角可不同，以麻痹性斜视最常见。

斜视可以发生在任何年龄阶段，在儿童和青少年阶段发生的斜视多由于遗传、眼球运动发育异常、双眼视功能异常及视觉功能异常所致，多为无明确病因的共同性斜视。成年阶段发生的斜视更多为非共同性斜视，但也有一些共同性斜视始发于成年阶段。发生在低龄儿童的斜视患者由于视功能发育不完善，视觉系统容易适应，所以多无主观症状，但可导致双眼视功能发育异常及弱视。而大龄儿童及成年人发生的斜视，可伴有复视及混淆视等症状，但可具有良好的双眼视功能潜能，治疗后可重建正常立体视功能。

二、斜视的临床检查方法

（一）斜视的常规检查

斜视的常规检查包括视力、屈光状态、注视性质及眼前节、眼后段检查。

在斜视检查中要特别关注视力的检查，包括裸眼视力和矫正视力，单眼视力和双眼视力的检查。不少先天性斜视患者在有斜视的同时往往伴有眼球震颤等其他疾病，此时检查视力时需注意尽量不要诱发或加重眼球震颤，对伴有代偿头位的患者需注意检查代偿头位时和正位时的视力。

了解屈光状态对斜视的诊断和治疗非常重要。斜视患者原则上要求进行睫状肌麻痹后检影验光和主觉验光；对内斜视患者尤其是儿童和青少年的首诊患者，一般常用阿托品眼膏或环戊酮睫状肌麻痹后验光。斜视患者伴有屈光不正时需要合理配镜，观察眼位变化。

（二）斜视的专科检查

斜视专科检查包括：眼位检查、眼外肌检查、感觉和对应功能检查等。其中眼位检查包括定性检查，如角膜映光检查、遮盖试验，及定量检查，如三棱镜＋交替遮盖试验、三棱镜＋角膜映光检查等；感觉和对应功能检查包括 Worth 4 点检查、立体视觉检查、视网膜对应检查等。

角膜映光检查又称 Hirschberg Test，可以判断是否存在斜视及估计斜视角的大小。三棱镜＋角膜映光检查可以检测斜视角的大小，又称为 Krimsky Test，主要适用于单眼视力差、明显偏心注视和不合作者的定量斜视检查。遮盖试验（Cover Test），包括交替遮盖和遮盖去遮盖两部分，同时需要远距和近距检查。遮盖试验不仅可以判断眼偏斜的方向，还可以配合三棱镜定量检测斜视度。

眼外肌检查包括眼球运动检查和复视检查两部分。眼球运动检查的目的是评估被检者双眼协同运动的能力。复视检查目的是通过对水平和垂直的复视像分析，确定患者为共同性或者非共同性斜视，进一步判断非共同性斜视受累的眼外肌情况。

感觉功能检查包括 Worth4 点检查，为评估融合功能、检测有无抑制。立体视觉检查，以定性和定量判断深度觉，常用的近距离立体检查包括 Randot 立体图、Titums 立体图、TNO 立体视图、国产颜氏立体视觉图等。

视网膜对应功能检查的目的是判断两眼视网膜上是否具有正常的对应功能，临床上常用线状镜观察，也可用同视机检查主觉和他觉斜视角，通过比较两者的大小是否一致，来判断视网膜的对应功能。

三、斜视的各论

（一）隐斜

隐斜是指能够被双眼融像机制控制的潜在偏斜，为融像功能打破时出现的偏斜眼位。常用于打破融像的方法有：遮盖单眼、Maddox 杆、三棱镜等方法。当遮盖单眼时，被遮盖眼向外偏斜，即为外隐斜（图 16-3）；向内偏斜，即为内隐斜。一定程度的隐斜对视功能一般无影响，但隐斜量偏大或聚散功能不能补偿隐斜量时，会出现视觉症状，如重影、视物不能持久、视疲劳等。

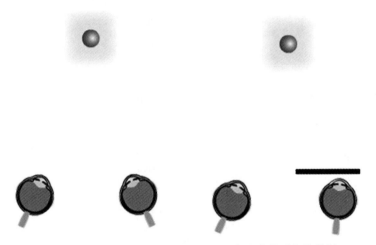

图 16-3　外隐斜：双眼注视时呈正位；右眼遮盖时向外偏斜

（二）内斜视

内斜视即注视某一目标时，一眼向内偏斜，常见的共同性内斜视有先天性内斜视、调节性内斜视、非调节性内斜视等，还有如急性获得性的内斜视、周期性内斜视和微小角度性内斜视（图 16-4）。非共同性内斜视主要包括外直肌麻痹型和内直肌挛缩型。先天性内斜视多发生于出生后的 6 个月内，又称婴幼儿性内斜视，偏斜角大，有时为单眼恒定性内斜视，有时为交替性偏斜，即偏斜眼可为左眼，也可为右眼。交替性偏斜者多无弱视，单眼恒定性者多伴有偏斜眼的弱视。先天性内斜视患者多同时伴有单、双眼下斜肌亢进、眼球震颤、分离性垂直斜视等等。调节性内斜视常发生于 2～3 岁，可分为屈光性调节性内斜视、非屈光性调节性内斜视及部分调节性内斜视；这些患者在配戴屈光矫正眼镜控制调节因素后，能缓解部分或全部内斜视（图 16-5）。非调节性内斜视患者配戴屈光矫正眼镜对内斜视程度无明显影响，多需要手术矫正。

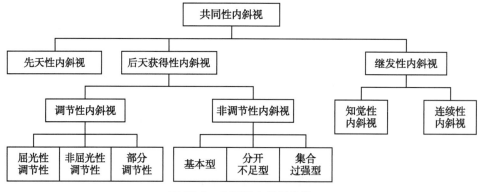

图 16-4　共同性内斜视分类

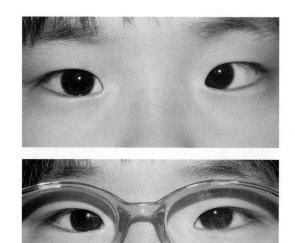

图 16-5　屈光调节性内斜视，不戴镜时内斜视，戴镜后正位

（三）外斜视

外斜视即注视某一目标时，一眼向外偏斜，常见的外斜视有先天性外斜视、间歇性外斜视、恒定性外斜视、知觉性外斜视等。先天性外斜视较少见，为出生 6～12 个月内发生的较大的持续性外斜视，斜视角可随着时间延长而增大，多数先天性外斜视患者双眼能交替注视，故很少发生弱视。间歇性外斜视又可以分为集合不足型、散开过度型和基本型三种。集合不足型表现为看近斜视角大于看远斜视角（大于 15$^\triangle$）；散开过度型表现为看远斜视角大于看近斜视角（大于 15$^\triangle$）；基本型外斜视看远看近斜视角相等。恒定性外斜视为持续性向外偏斜，可为间歇性外斜视失代偿所致、也可始发即为恒定性偏斜。知觉性外斜视是由于单眼视觉障碍造成的视觉信息丢失而导致的斜视。单眼的形觉剥夺、重度的屈光参差、视神经等疾病造成的单眼严重视觉损害是知觉性外斜视常见原因。

（四）垂直斜视

垂直斜视是视轴在垂直方向的偏斜，这种斜视可以伴发于共同性斜视中，也可以发生在非共同性斜视。可表现为单纯的垂直斜视，也可表现为伴有水平偏斜。常见的垂直斜视有分离性垂直性偏斜、下斜肌亢进、上斜肌不全麻痹等。分离性垂直性斜视是常见的神经支配异常，表现在一眼遮盖或无遮盖而视觉不注意期间，出现的自动、缓慢的上漂。下斜肌亢进可分为原发性和继发性两种，原发性至今病因不明，继发性多由于上斜肌不全麻痹或完全麻痹引起。

（五）A 型和 V 型斜视

A 型和 V 型斜视是向下和向上注视时水平斜视的大小不等，双眼位置上下注视时类似字母"A"和"V"的形态。A 型斜视向上注视 25°和向下注视 25°时的水平斜视角的差异大于或等于 10$^\triangle$，且下方注视时眼球更偏外，如 A 型内斜视者，向上注视时内斜视度为 35$^\triangle$，向下注视时内斜视度为 25$^\triangle$，此患者向下注视时双眼更偏外，上下注视时斜视度相差 10$^\triangle$，诊断为 A 型内斜视。V 型斜视向上注视 25°和向下注视 25°时之间的差异大于等于 15$^\triangle$，且上方注视时眼球更偏外，如一患者向上注视时外斜视 50$^\triangle$，向下注视时外斜视 15$^\triangle$，此患者向上注视双眼更偏外，且上下注视相差超过 15$^\triangle$，诊断为 V 型外斜视（图 16-6）。

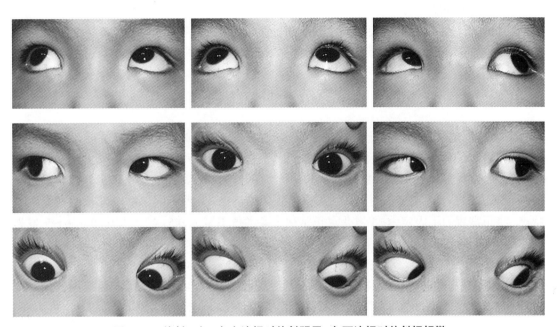

图 16-6　外斜 V 征：向上注视时外斜明显，向下注视时外斜视轻微

（六）特殊类型的斜视

垂直分离性斜视（dissociated vertical deviation，DVD），交替遮盖时被遮盖眼有上漂且合并外旋转，去遮盖后眼球缓慢回到注视位置并内旋转，看远时更容易暴露。头位侧转后交替遮盖时还会有交替上漂现象。

Duane 眼球后退综合征，显著的外转受限，轻度的内转受限，内转时眼球向后退缩，伴有睑裂缩小。常伴有其他先天的异常，如面部、耳朵、四肢、腭裂等等。

Brown 综合征，又称上斜肌腱鞘综合征，上斜肌腱和滑车在眼眶的鼻上侧粘连导致机械性限制性的眼球上转受限，主要表现为内上转受限，当眼球向外转时，上转受限症状减轻。

四、斜视的手术和非手术治疗

斜视治疗包括手术和非手术治疗，两者相辅相成，各有侧重点。在决定斜视是否需要手术之前，必须全面了解患者的斜视状况，做出明确的诊断。需要明确病史、偏斜程度、各方向注视时的斜视度、眼球运动和双眼视功能情况等。这部分资料详见本套教材《斜视与弱视临床技术》（第 2 版）一书。

（一）斜视的非手术治疗

斜视患者首先需要评估其是否伴有弱视，尤其是婴幼儿患者，对伴有弱视者，优先考虑弱视治疗。

斜视的非手术治疗首先需评测其双眼屈光度，尽量获取其睫状肌麻痹时的屈光度，并根据斜视类型选择合适的屈光矫正，如对于内斜视患者，需要充分的屈光矫正评估戴镜后斜视矫正情况。评估患者双眼视功能，有助于进一步的斜视处理：部分患者，如度数小、双眼视功能好的间歇性外斜视患者，可以通过双眼视功能训练提高患者的控制力、改善双眼视功能水平。

对于急性发生的非共同性斜视患者，需要眼部和全身检查，积极寻找病因。可通过配戴三棱镜改善患者主观症状、维持双眼视功能；也可以通过 A 型肉毒毒素治疗，将药物肉毒毒素注射到麻痹肌对应的拮抗肌上，造成该拮抗肌麻痹，从而减少斜视的量。

（二）手术治疗

常见的斜视手术包括肌肉减弱术和肌肉加强术，及肌肉移位术。决定手术的肌肉需要考虑多方面的因素，比如第一眼位的斜视角，看远、看近的斜视角等。

第三节　弱　视

弱视是视觉发育期内由于异常视觉经验（单眼斜视、屈光参差、高度屈光不正以及形觉剥夺）引起的单眼或双眼最佳矫正视力低于正常下限，或两眼最佳矫正视力相差两行及以上者，眼部无器质性病变。弱视的患病率大约在 2%～4%。我国斜视和小儿眼科学组在 2010 年和 2011 年经过多次讨论，根据流行病学的特点，参考不同年龄段儿童的视觉发育状态，将正常视力下限定为：3 岁儿童正常视力参考值下限为 0.5，4～5 岁为 0.6，6～7 岁为 0.7，7 岁以上为 0.8。

由于儿童的视力是逐渐发育成熟的，其关键期在 0～3 岁，敏感期一直延续到 12 岁。不同阶段的视力发育也不一样，检查的手段也因年龄不同而不同。0～2 岁，可选用选择性观看（图 16-7），2～5 岁可选用图形视力表、HOTV 视力表、Lea 视力表（图 16-8）和 E 字视力表，大于 5 岁的儿童则可用对数视力表、LogMAR 视力表（图 16-9）等。

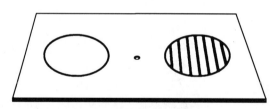

图 16-7　选择性观看注视卡

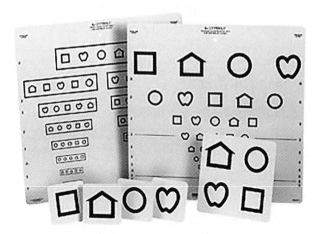

图 16-8　Lea 视力表

标准对数远视力表

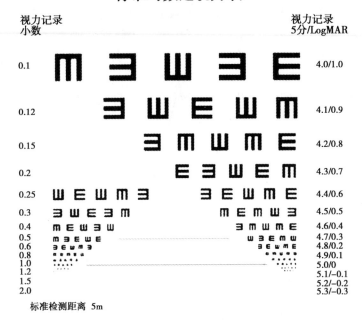

视力记录 小数		视力记录 5分/LogMAR
0.1		4.0/1.0
0.12		4.1/0.9
0.15		4.2/0.8
0.2		4.3/0.7
0.25		4.4/0.6
0.3		4.5/0.5
0.4		4.6/0.4
0.5		4.7/0.3
0.6		4.8/0.2
0.8		4.9/0.1
1.0		5.0/0
1.2		5.1/−0.1
1.5		5.2/−0.2
2.0		5.3/−0.3

标准检测距离 5m

图 16-9 LogMAR 视力表

一、弱视的分类

1. 斜视性弱视　多发生于单眼恒定性斜视，双眼交替性斜视者不容易形成弱视。由于眼位偏斜后引起异常的双眼相互作用，大脑自动抑制偏斜眼中心凹的像，保持优势眼的注视，最终导致斜视眼的矫正视力不佳（图 16-10）。

2. 屈光参差性弱视　由于两眼的屈光度不一致，双眼接收到两个大小不等或清晰度不等的像，大脑自动抑制屈光度较高眼的像导致该眼弱视。一般认为双眼间远视相差超过1.0D、柱镜相差超过 1.5D、近视相差超过 3.0D 可能会导致弱视（图 16-11）。

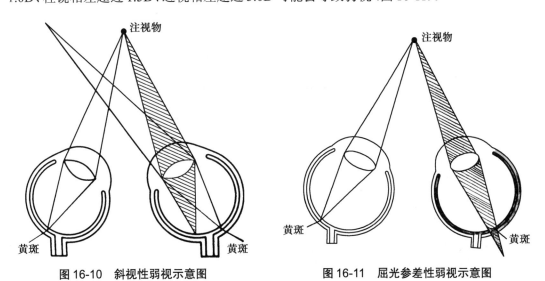

图 16-10 斜视性弱视示意图　　　　图 16-11 屈光参差性弱视示意图

3. 屈光不正性弱视　多发生在屈光未矫正的高度屈光不正患者中。双眼的屈光度数大致相等或者相近。常见于高度远视和高度散光的患者，部分高度近视者视力低下可能也有弱视的成分。

4. 形觉剥夺性弱视　多发生在屈光间质混浊的儿童，如先天性白内障、角膜白斑等，也发生在先天性上睑下垂的患者中。由于白内障或者上睑下垂等原因，造成视网膜上缺乏形觉刺激，这一类弱视是最严重的，治疗也是最棘手的，尤其是单眼形觉剥夺性弱视，预后多数较差（图 16-12）。

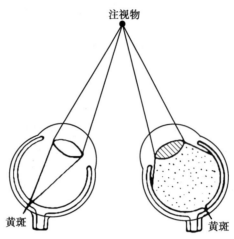

图 16-12　形觉剥夺性弱视示意图

二、弱视的处理

处理屈光性弱视的方法较多，但所有矫正和治疗方案的终极目标都是在双眼视力均衡的情况下获得功能性双眼视。功能性治愈表现在双眼均衡的视力、双眼单视、具有正常的立体视觉功能。

弱视的治疗过程中，最主要的步骤包括：①矫正屈光不正；②增加或减少球镜、使用棱镜来改善斜视、隐斜等；③弱视治疗，如直接遮盖或者压抑；④弱视的视觉训练。

弱视治疗时首先合理矫正患者双眼屈光不正。约四分之一的患者只要配合戴屈光矫正的眼镜就能显著提高或"治愈"。因此屈光矫正始终是处理弱视的第一步。屈光矫正的方式既可以采用框架眼镜也可以采用角膜接触镜。在双眼的屈光参差量较大时，可考虑角膜接触镜。厚的框架眼镜片的周边会产生成像畸变，从镜片视轴外的区域注视物体时会产生棱镜效应，特别是双眼垂直棱镜效应不同时可能产生复视。利用角膜接触镜进行矫正，可避免上述情况的发生，有利于重建正常的双眼视，从而达到弱视功能性的治愈。

屈光不正矫正后，可利用近附加或者棱镜来改善双眼视轴匹配情况。附加镜可以用来激发或者放松调节从而改善双眼视轴匹配情况，还可以用于治疗常与弱视相伴的调节不足及调节不精准的情况。负镜附加通常用于视觉训练。也可以应用小量的棱镜。底朝外棱镜用于矫正内隐斜，垂直棱镜可以用于矫正上隐斜。

被动治疗包括对好眼的遮盖或者阿托品压抑。这两种治疗都会强迫患者使用弱视眼，通过重新激活视觉通路来激发视觉的改进。因此，如果患者仅仅通过眼镜矫正无法提高的话，建议采用被动治疗—部分遮盖或者压抑疗法（阿托品疗法）。

弱视训练能明显缩短达到最佳视力的所需的治疗时间。单眼训练是利用患者可分辨的最小的视标刺激黄斑中心凹的功能，训练时要求患者遮盖健眼，通过单眼刺激训练以提高弱视患者的视力及弱视眼的眼、手和脑的协调能力。由于屈光参差性弱视的患者中相当一部分人有中心抑制，可能还需要辅以一定的脱抑制训练，这种方法旨在提高弱视眼在自然、双眼竞争状态下的功能并加强正常的双眼协调功能。

当患者进行持续的弱视训练后，弱视眼的视力得到迅速提高，而且所提高的视力也在相当长的时间内保持稳定。大约 80% 的患者能保持稳定至训练结束一年以后。弱视训练的最终要求是重建正常双眼视功能，一旦双眼视功能正常，视力回退一般很少发生。

第四节　眼 球 震 颤

眼球震颤是一种非自主性、有节律的眼球摆动，是由于某些视觉的、神经的或者前庭功能的异常而引起的眼球运动改变。

一、眼球震颤的分类

1. 根据震颤的节律可分为钟摆型和冲动型眼球震颤。
2. 根据震颤的方向可分为水平性、垂直性、旋转性和混合性眼球震颤。
3. 根据发生的时间可分为先天性和后天性眼球震颤。

二、先天性眼球震颤

先天性运动性眼球震颤主要是传出机制缺陷，可能累及神经中枢或同向运动控制路径，眼部可没有器质性异常，有时也伴有其他眼部先天性异常。可以表现为钟摆型、冲动性、旋转性，也可以多种类型同时存在。眼球震颤患者可存在静止的眼位，称为中间带，即眼球震颤减轻视力提高的位置。如果中间带不在正前方，患者可通过代偿头位获得最佳视力，有些会合并晃头现象。可通过三棱镜矫正，将中间带移到正前方。

三、隐性眼球震颤

隐性眼球震颤是一种水平性冲动型眼球震颤，双眼睁开时无眼球震颤，遮盖一眼时出现眼球震颤。因此，此类患者检查视力和验光时需要特别注意，双眼视力往往明显优于单眼视力。

（余新平）

参 考 文 献

1. A Classification of Eye Movement Abnormalities and Strabismus（CEMAS）. From the Committee for the Classification of Eye Movement Abnormalities and Strabismus（CEMAS）Workshop.

2. Pediatric Eye Disease Investigator Group. A randomized trial of prescribed patching regimens for treatment of severe amblyopia in children. Ophthalmology, 2003, 110: 2075-2087.

3. Pediatric Eye Disease Investigator Group. A randomized trial of patching regimens for treatment of moderate amblyopia in children. Arch Ophthalmol, 2003, 121（5）: 603-611.

4. The Pediatric Eye Disease Investigator Group. Risk of amblyopia recurrence after cessation of treatment. J AAPOS, 2004, 8: 420–428.

5. Chen YY, Chen XH, Chen J, et al. Longitudinal impact on quality of life for school-aged children with amblyopia treatment: perspective from children, Current Eye Research, 2016, 41（2）: 208-214.

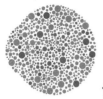

第十七章 眼 外 伤

学习目标

1. 掌握：眼外伤的临床分类；钝挫伤、穿通伤、眼部异物的临床表现及治疗；化学性眼外伤的急救处理方法。
2. 熟悉：物理性眼外伤的临床表现、治疗及预防。
3. 了解：眼外伤的诊断与处理原则。

第一节 概 述

一、眼外伤的临床类型

眼外伤（ocular trauma）是指机械性、物理性和化学性等因素直接作用于眼部，引起眼的结构和功能的损害。受伤后导致单眼或双眼的功能损害，视力下降甚至失明。正确防治眼外伤，对于保护和挽救视功能具有重要的临床和社会意义。

根据致伤原因将眼外伤分为机械性眼外伤和非机械性眼外伤。机械性眼外伤包括眼钝挫伤、穿通伤、异物伤；非机械性眼外伤包括化学伤（酸、碱）和物理伤（热烧伤、辐射伤、毒气伤等）。国际眼外伤学会提出将眼外伤分为闭合性和开放性两大类。闭合性眼外伤包括表面异物伤、挫伤和板层裂伤；开放性眼外伤包括眼球破裂伤和裂伤，后者又包括穿孔伤、眼内异物和贯通伤。

二、眼外伤的处理原则

对于眼外伤的患者，应详细询问病史，了解致伤原因、时间、致伤物的力量、性质和作用方向及既往眼病史。同时应注意全身情况，必要时应请有关科室先会诊处理，待生命体征平稳后，再行眼科治疗。对疑有异物存留、骨折或后部巩膜破裂者，应及时行眼部超声、X线、CT或MRI等影像学检查。

眼外伤的治疗原则是先处理眼球伤，后处理眼睑及其他部位的伤口。外伤后的紧急处理，对减少眼组织破坏，挽救视功能极其重要。首先如有全身重要脏器的合并损伤，应由相关科室进行抢救，待生命体征平稳后再进行眼部外伤处理；化学伤应迅速冲洗眼部。初期清创缝合，后期再进行白内障摘除术、小梁切除术、玻璃体切割术等后续治疗。对开放的外伤应注射破伤风血清。预防感染合理地局部或全身应用激素和抗生素。

预防眼外伤首要的是加强宣教，增强爱眼意识，普及防范知识。加强安全教育，严格操作规程，完善防护措施。对儿童应重点预防，禁止玩危险玩具、放鞭炮等。

第二节　机械性眼外伤

一、钝挫伤

钝挫伤(blunt trauma)是眼球及其附属器遭受机械性钝力所致的损伤。常见致伤物有石块、木棍、皮带、拳头、弹弓、球类等。

(一)眼睑、结膜挫伤

【临床表现】　由于眼睑组织松弛,皮肤薄而柔软,富有血管,挫伤后容易发生眼睑组织水肿、出血或撕裂,可引起疼痛、睁眼困难。当内眦部睑缘离断时,常伴有泪小管断裂。严重者可致眼睑组织全层裂伤,出现眼睑畸形、溢泪。结膜挫伤可出现结膜下出血、水肿及撕裂。

【治疗】　眼睑淤血、水肿可在伤后48h内冷敷,减少出血,以后改为热敷以促进出血吸收,多可在1~2周吸收。皮肤裂伤者需尽早清创缝合。眼睑全层裂伤者应间断逐层对位缝合,以免感染及瘢痕形成。提上睑肌断裂时,应给予修复,伴有泪小管断裂时应行泪小管吻合术。结膜下出血,无需特殊处理,可自行吸收。结膜裂伤较大者需缝合处理。术后均需注射破伤风抗毒素及抗生素。

(二)眼眶挫伤

【临床表现】　眼眶挫伤常合并眼睑、眼球、视神经、眼外肌、颅骨、鼻窦和脑部损伤。眼眶软组织挫伤可造成水肿、出血;不同程度的眼球突出、内陷、眼球运动障碍和视力下降。眶壁骨折的损伤部位不同,临床表现也不相同。如眶内壁骨折,可出现眼睑皮下气肿,有捻发感。损伤累及眼外肌及其支配神经,可导致麻痹性斜视。损伤累及眶上裂或眶尖时,可出现眶上裂综合征或眶尖综合征的临床表现。

【治疗】　软组织水肿、出血者,伤后48h内局部冷敷,48h后改为热敷。眶内皮下气肿可加压包扎。闭合性无骨片移位的骨折且无明显的眼球运动障碍和复视者,不用处理。损伤致眼外肌麻痹者早期可用糖皮质激素和能量合剂等药物治疗,6个月后不能恢复者行斜视矫正术。视神经损伤者尽早应用糖皮质激素或试行视神经管减压术。

(三)眼球挫伤

1. 角膜挫伤

【临床表现】　角膜上皮擦伤或角膜内皮及后弹力层裂伤,有疼痛、畏光和流泪等症状,伴视力减退。表现为角膜上皮剥脱、基质层水肿混浊及后弹力层皱褶。暴力大者可致角膜破裂、虹膜嵌顿、瞳孔变形。

【治疗】　角膜上皮擦伤者可涂抗生素眼膏包扎。角膜内皮及后弹力层裂伤者可用糖皮质激素滴眼液,必要时用散瞳剂。

2. 虹膜睫状体挫伤

(1)外伤性虹膜睫状体炎:

【临床表现】　虹膜睫状体受伤后眼痛、畏光、流泪。检查见睫状充血,房水混浊,角膜后壁沉着物形成,虹膜肿胀,瞳孔缩小,有时伴有眼压的改变。

【治疗】　同虹膜睫状体炎治疗。

(2)虹膜与瞳孔异常:

【临床表现】　由于瞳孔括约肌损伤,出现外伤性瞳孔扩大,瞳孔不圆,光反射迟钝或消失。瞳孔缘部可出现断裂。虹膜根部离断时,瞳孔呈D形或新月形改变(图17-1)。

【治疗】　小而无症状的虹膜根部离断无须特殊处理;如离断范围较大时,可行瞳孔成形术。严重的虹膜根部离断，特别是有复视症状时，做虹膜根部缝合术。强光下可配戴有色眼镜。

（3）前房积血：

【临床表现】　由于钝挫伤造成虹膜、睫状体血管撕裂引起前房积血。患者表现为视力不同程度下降，重者仅存光感。少量出血时，房水中仅见红细胞，出血较多时前房的下部积血呈液平面，大量出血时前房充满血液，将虹膜及瞳孔全部遮挡，角膜可出现水肿（图 17-2）。长期前房积血可影响房水循环，致眼压增高发生继发性青光眼。前房大量积血伴高眼压时，可发生角膜血染，角膜中央基质层呈棕黄色盘状混浊，视力严重受损，不易恢复。

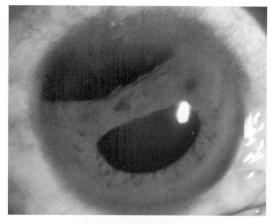

图 17-1　虹膜根部离断
右眼颞上方虹膜根部有半月形缺损，瞳孔呈"D"字形

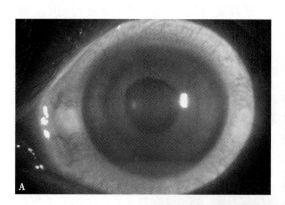
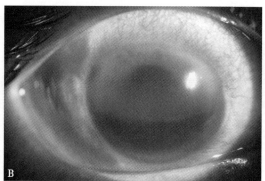
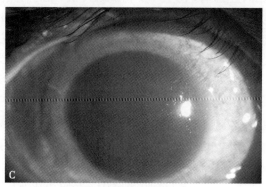

图 17-2　前房积血
A. Ⅰ级；B. Ⅱ级；C. Ⅲ级

【治疗】　少量的前房积血应适当休息，包扎双眼，减少眼球运动，采取半坐卧位，使血液沉积于前房下方，适当应用止血药物，如云南白药、卡巴克洛（安络血）等，可同时联合应用糖皮质激素；少量积血可自行吸收；有虹膜炎症反应者可用糖皮质激素与散瞳剂；眼压升高者给予降眼压药物；对前房积血吸收慢或降眼压治疗不佳者，可行前房穿刺术。

（4）房角后退：

【临床表现】　当眼球挫伤时，虹膜根部向后移位使房角加深变宽，引起房角后退，致使小梁网受损，房水排出障碍，眼压升高，导致继发性青光眼。

【治疗】　早期可局部滴用糖皮质激素及非甾体抗炎药以减轻前房角炎症和水肿。对于

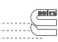

眼压正常者也应定期随访观察眼压的变化情况。对于眼压增高者用药物降眼压,无效者可行抗青光眼手术。

3. 晶状体挫伤

【临床表现】

(1)挫伤致晶状体囊膜破裂,房水渗入,晶状体混浊,发生外伤性白内障。

(2)晶状体悬韧带部分或全部断离,使晶状体不全脱位或全脱位(图17-3)。①晶状体脱入前房或嵌顿在瞳孔区,可阻塞房角,影响房水循环,引起眼压急剧增高,继发青光眼;②晶状体脱入玻璃体腔时,虹膜震颤,前房加深,呈远视状态;③晶状体不全脱位时,在瞳孔区可见到部分晶状体赤道部,前房深浅不一,相应区域的虹膜震颤,单眼复视;④晶状体也可经破裂的角巩膜缘口脱入结膜下。

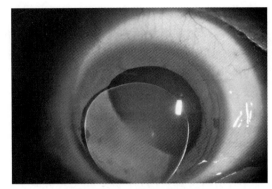

图 17-3　外伤性晶状体脱位

晶状体完全脱位于前房,并因接触致角膜混浊

【治疗】 晶状体混浊者,应根据视力下降的程度考虑是否行手术治疗。无严重视力下降及并发症的晶状体不全脱位,可随诊观察。对于影响视力或出现单眼复视的晶状体脱位者,应手术摘除晶状体;晶状体全脱位于玻璃体者应行玻璃体切割术。

4. 玻璃体挫伤

【临床表现】 挫伤引起视网膜、脉络膜或睫状体血管通透性增加或破裂,引起玻璃体混浊或积血,视力下降。出血易导致玻璃体液化、变性,形成增生性玻璃体视网膜病变、可引起视网膜脱离或继发性青光眼。

【治疗】 早期应用止血剂和促进玻璃体积血吸收的药物治疗。如果3个月以上积血仍不能吸收或伴视网膜脱离者,可尽早行玻璃体切割术。

5. 脉络膜挫伤

【临床表现】 主要表现为脉络膜出血与破裂,多位于后极部及视盘周围,呈弧形,凹面朝向视盘。伤后早期,破裂处常被出血掩盖。出血吸收后,显露出黄白色瘢痕或暴露出白色巩膜。累及黄斑区者严重影响视力(图17-4)。

【治疗】 目前无有效治疗方法。

6. 视网膜震荡与挫伤

【临床表现】 眼球钝挫伤后,视网膜后极部出现一过性灰白色视网膜水肿,以黄斑部明显,视力下降,称视网膜震荡。伤后数日水肿消退,视力恢复较好。较重的挫伤可

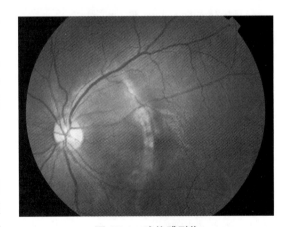

图 17-4　脉络膜裂伤

引起光感受器的损伤、视力明显减退,称为视网膜挫伤。严重时可发生视网膜脱离。荧光素眼底血管造影和视觉电生理检查可鉴别诊断和判断预后。

【治疗】 早期治疗应用糖皮质激素、神经营养药、血管扩张剂、维生素类等药物治疗。对视网膜出血者应早期使用止血药物;视网膜脱离者,应及时手术。

7. 视神经挫伤 视神经挫伤对视功能的损伤可能是毁灭性的,其损伤原因主要有两种

情况：①眼球在挫伤时极度扭转，造成视神经的撕裂伤；②外伤时眶内容物挤压或眶后壁骨折损伤视神经。

【临床表现】 视力严重下降，瞳孔散大，直接光反射迟钝或消失，间接光反射存在。早期眼底检查可正常，晚期视盘苍白，发生视神经萎缩。

【治疗】 早期应用大剂量糖皮质激素冲击治疗、高渗剂、血管扩张剂、维生素和神经营养药等治疗。如有骨折压迫损伤视神经时，应行视神经管减压术。视神经撕脱目前无有效治疗方法。

8. 眼球破裂

【临床表现】 钝挫伤可导致眼球破裂。常发生在角巩膜缘，也可发生在直肌下或后部巩膜。脱出的眼内容物嵌于创口处或进入结膜下。视力急骤减退至光感或无光感，眼压大多降低，结膜下出血或血肿，角膜变形，前房及玻璃体积血，眼底无法窥视。

【治疗】 对伤口处巩膜进行探查。一期清创缝合，尽量保留眼球，术后应用抗生素、激素及破伤风抗毒素，预防感染和交感性眼炎的发生。2 周左右行玻璃体切割术，大部分患者能保留眼球甚至有用视力。

二、眼球穿通伤

眼球穿通伤（ocular penetrating injury）是由锐利器械或高速飞行的异物碎片击穿眼球壁所致，其中以金属碎片、刀、剪刺伤者多见。穿通伤的严重程度与致伤物的大小、形态、性质、击入速度、伤害部位、污染程度等有关。临床上按伤口部位分为角膜穿通伤、巩膜穿通伤、角巩膜穿通伤和眼球贯通伤。

【临床表现】

1. 角膜穿通伤 伤后出现眼痛、畏光、流泪及不同程度视力减退。角膜创口较小（<3mm）且规则，可自行闭合，角膜呈点状、线状混浊。若创口大且不规则。常有虹膜脱出及嵌顿、前房变浅或消失，有前房积血，伴有晶状体或眼后段损伤（图 17-5）。

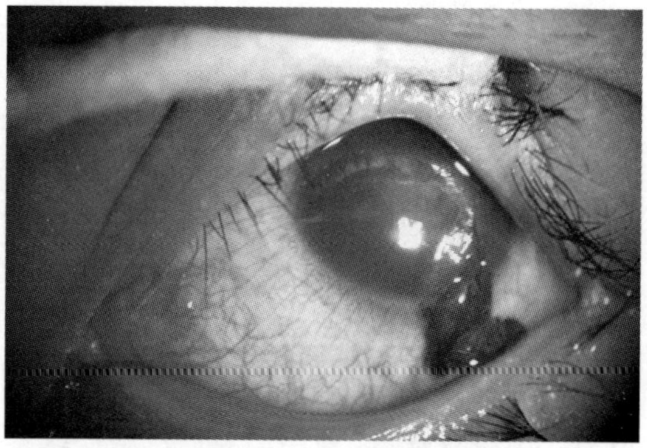

2. 巩膜穿通伤 较小的巩膜伤口容易被忽视，伤口表面仅有结膜下出血。较大的伤口常伴有脉络膜、玻璃体和视网膜脱出，玻璃体积血，眼压降低，视力明显下降。

3. 角巩膜穿通伤 伤口累及角膜和巩膜，可引起虹膜睫状体、晶状体和玻璃体的损伤、脱出及眼内出血，伴有明显的视力下降。

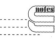

图 17-5 角膜穿通伤
左眼角膜伤口伴虹膜脱出嵌顿和前房积脓

4. 眼球贯通伤 因同时有两个伤口，一般在前面的一个伤口位置表浅容易发现，而后面的伤口较隐匿，易被忽略。

眼球穿通伤可并发感染性眼内炎、交感性眼炎和外伤性玻璃体视网膜增生性病变，导致视功能严重损害。

【治疗】 治疗原则：积极缝合伤口，以恢复眼球解剖结构的完整，防治感染和防止并发症发生。

1. 较小且规则的角膜伤口伴前房存在者，抗生素眼膏加压包扎即可。大于 3mm 以上的伤口需要在手术显微镜下严密缝合并恢复前房。有虹膜嵌顿者，用抗生素溶液冲洗后，利用角膜侧切口尽可能将其还纳复位。脱出的晶状体和玻璃体予以切除。

2. 对复杂病例早期缝合伤口，在 1～2 周内，再处理外伤性白内障、玻璃体积血、异物或视网膜脱离等。

3. 局部和全身应用抗生素、糖皮质激素及破伤风抗毒素。

三、眼部异物

眼部异物伤较常见,按异物性质可分为金属异物与非金属异物,金属异物又可分为磁性异物与非磁性异物两种,非金属异物多见于玻璃、碎石、动植物毛刺等。

（一）角结膜异物

【临床表现】 患眼有不同程度的刺激症状,如疼痛、流泪、畏光、异物感等。结膜异物多隐藏在睑板下沟、穹窿部及半月皱襞处。角膜铁质异物可出现锈斑,植物性异物易引起感染（图17-6）。

【治疗】 角膜表面异物、结膜异物可于表面麻醉下用无菌湿棉签拭去,取角膜异物时,应严格遵守无菌操作的原则。角膜浅层异物可用异物针或注射针头剔除。残留铁锈斑应尽量一次刮除,如位置较深时,应分次刮除。如异物已部分穿透角膜进入前房

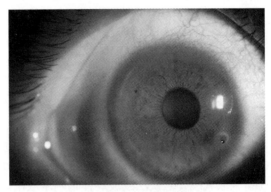

图17-6 角膜异物
一铁屑沉着于左眼角膜,伴角膜浸润和锈斑形成

应进行表面麻醉在显微镜下取出。异物取出后,常规应用抗生素眼液预防感染。

（二）眼内异物

眼内异物（intraocular foreign body）指致伤物穿破眼球壁存留于眼内的损害。其损伤因素包括机械性破坏、化学及毒性反应、继发感染以及由此引起的后遗症等。眼球穿通伤伴眼内异物是临床比较常见的眼外伤（图17-7）,多数异物为铁、钢等磁性金属异物,另外还有玻璃、碎石及植物等非金属异物。眼内异物对眼的损害程度,取决于异物大小、形状、性质,异物击中眼球部位和异物冲击力的强弱,异物的化学毒性、继发感染以及由此造成的后遗症。

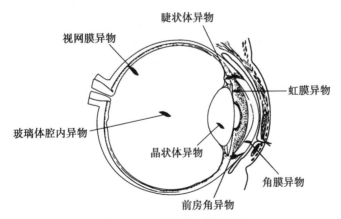

图17-7 各种位置的眼异物伤

【临床表现】 异物位于前房、晶状体、玻璃体内者反应较轻;接触或嵌入视网膜、葡萄膜者反应较大。较稳定的物质如金、银、玻璃、石块等引起的反应较小,可发生纤维素性渗出反应,将异物包裹。铜、铁在眼内引起的反应重,形成铜质沉着或铁质沉着,表现在角膜、晶状体、虹膜、视网膜内有棕黄色或棕色沉着物,称为铜质沉着症（chalcosis）和铁质沉着症（siderosis）,造成视力丧失和眼球萎缩等严重后果。

【诊断】

1．外伤史　详细询问有无敲击金属、爆炸伤等病史。少数患者可能无自觉症状。

2．临床表现　常伴有眼球穿通伤的表现。

3．伤口和伤道检查　发现穿孔伤口是眼内异物诊断的重要证据。如角膜有线状伤口或全层瘢痕，相应的虹膜部位有穿孔，晶状体局限性混浊，表明有异物进入眼内。巩膜伤口常被结膜下出血掩盖，较难发现，应根据眼部检查及辅助检查方法判断。无明显屈光间质混浊时，应在裂隙灯显微镜或检眼镜下仔细查看前房、房角、晶状体、玻璃体以及眼底是否有异物存留。必要时应做前房角镜或三面镜检查。

4．影像学检查　可行超声、X 线、CT、MRI 等检查，有助于明确诊断以及判断异物的性质。

【治疗】　眼内异物应尽早手术摘出。

1．前房及虹膜异物　可经靠近异物的角膜缘切口取出，磁性异物可用磁铁吸出，非磁性异物用镊子夹出。

2．晶状体异物　若晶状体已混浊，在取出异物的同时，行白内障手术。

3．玻璃体和球壁异物　应根据异物大小、位置，有无磁性，有无玻璃体及视网膜并发症，采取巩膜外磁铁法或玻璃体切割术取出。同时处理并发症。

第三节　化学性眼外伤

化学性眼外伤是指化学物品的溶液、粉尘、气体进入或接触眼部，引起眼部组织的化学性烧伤。最常见的有酸性和碱性烧伤。损伤的程度与致伤物的浓度、种类、作用方式、接触时间与接触面积有关。

【致伤原因】　碱性化学伤比酸性化学伤更为严重，因为酸对蛋白质有凝固作用，凝固的蛋白不溶于水，能阻止酸性物质继续向深层渗透。而碱性物质对组织中的类脂质起溶解破坏作用，碱性物质很快渗透到组织深层和眼内，因而能引起持续性的破坏，导致角膜溃疡、穿孔及眼内炎症。

【临床表现】　化学性烧伤均有不同程度的畏光、流泪等刺激症状及视力下降。根据伤后组织损伤程度，可将酸碱烧伤分为（轻、中、重三级）（图 17-8）。

1．轻度　眼睑皮肤潮红，结膜轻度水肿、充血，角膜上皮剥脱，角膜基质层水肿。

2．中度　眼睑皮肤出现水疱、糜烂，结膜部分缺血坏死，角膜上皮广泛剥脱，角膜明显水肿混浊。

3．重度　结膜广泛性贫血坏死，角膜全层瓷白色混浊，眼内结构不能窥见。可出现角膜溃疡或穿孔、角膜白斑、继发性青光眼、白内障及眼球萎缩等并发症。

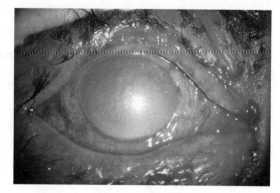

图 17-8　碱化学伤

此外，眼睑、泪道、结膜烧伤可引起睑球粘连、眼睑畸形和眼睑闭合不全等并发症。

【治疗】

1．急救处理　抢救原则是分秒必争，就地取材，彻底冲洗。伤后就地用大量清水或其他水源反复冲洗。充分冲洗 30 分钟，冲洗时翻转眼睑，转动眼球，暴露穹窿部，将结膜囊内的化学物质彻底冲出。及时彻底冲洗与化学性烧伤的预后有很大关系。冲洗后涂入抗生素

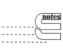

眼膏,包扎后再转送专科进一步处理。

2. 治疗

(1) 早期治疗:首先局部和全身应用抗生素控制感染。1%阿托品眼药水散瞳避免虹膜发生后粘连。适时全身应用糖皮质激素和非甾体抗炎药,减轻角膜水肿和前房渗出等炎症反应。局部或全身应用维生素C促进胶原合成。0.5% EDTA(依地酸二钠)可用于石灰烧伤病人。应用胶原酶抑制剂,防止角膜穿孔。

(2) 伤后2周角膜溶解变薄,可行角膜板层移植、羊膜移植或口腔黏膜移植术。为防止睑球粘连,可放置角膜软镜,换药时用玻璃棒充分分离睑球粘连。

(3) 结膜下注射自家血清或全血,以稀释化学物品的浓度,分离组织,阻止烧伤向深处渗透,改善角膜营养,促进组织再生,防止睑球粘连。

(4) 后期治疗:主要是针对并发症的手术治疗。如矫正睑外翻、睑球粘连、角膜移植术或抗青光眼手术等。

第四节　物理性眼外伤

一、热烧伤

眼部热烧伤(ocular burns)是指由各种高温液体或气体,如沸水、沸油、铁水、钢水、蒸汽等接触眼组织而致烫伤。

【临床表现】　眼部热烧伤后可有轻重不同的刺激症状和视力下降。轻者眼睑红斑、水泡,结膜水肿,角膜轻度混浊。严重者可引起眼睑、结膜、角膜和巩膜深度烧伤,组织坏死。组织愈合后可出现瘢痕性睑外翻,眼睑闭合不全,角膜瘢痕,角膜炎,睑球粘连甚至眼球萎缩。

【治疗】　原则是防止感染,促进创面愈合,减少并发症。清除结膜及角膜表面的致伤物质和坏死组织,结膜囊内涂抗生素眼膏,散瞳包扎。严重的热烧伤处理大致同严重碱烧伤。

二、非电离辐射性光损伤

非电离辐射是指波长较长且部分大于100nm的紫外线、可见光、红外线、微波等对生物组织产生热效应和光化学效应造成的损伤。

【临床表现】　紫外线照射后可引起电光性眼炎,一般发生在照射后的3～8h,表现为双眼发生剧烈疼痛、畏光、流泪、异物感、结膜充血水肿、角膜浅层点状上皮脱落,视力下降(图17-9)。

紫外线还可引起晶状体混浊、玻璃体变性、年龄相关性黄斑变性以及翼状胬肉的发生。长时间暴露在红外线中可出现白内障。直视太阳光或接受强烈弧光的直接照射,可产生日光性视网膜脉络膜灼伤。急性病例多见于观察日食者和航空观察哨,又称为日食盲。多为双眼,表现为畏光、眩光、光幻觉、色视症、变形视和中心暗点,视力减退,眼底黄

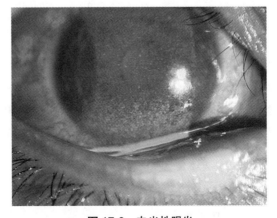

图17-9　电光性眼炎
荧光素钠染色在钴蓝光下示右角膜上皮弥漫性点状着色

斑区水肿、出血、色素紊乱,重者出现黄斑裂孔。视网膜的光损伤也可由眼科检查仪器的强光源或手术显微镜引起。激光的机械性、热和光化学作用。

【治疗和预防】

1. 针对电光性眼炎的治疗,早期可采用冷敷、局部滴丁卡因眼药水缓解疼痛。非甾体抗炎药、糖皮质激素、鲜奶汁等皆能缩短病程,前者还有预防作用。

2. 视网膜灼伤早期可口服糖皮质激素,肌注维生素 B_1、维生素 B_{12},能量合剂和血管扩张剂治疗。

3. 防护眼镜对预防非电离辐射性光损伤意义重大。钴蓝片及双层镀铬的 GRB 的无色镜片可吸收 90% 以上的紫外线和红外线;含氧化亚铁和碳的暗绿色玻璃可吸收 96% 的红外线和大部分紫外线;镀金属膜的反射式防护镜;铸造车间的标准防护镜(BSS674-1947)或 CR-39 树脂片可吸收近红外线;橙色玻璃镜片可辅助防护电光性眼炎,以上各种防护眼镜,皆可有效防止非电离辐射性光损伤。

为了减少各种辐射性光损伤,应该加强宣教,普及防护知识,生产并推广使用各种实用、轻便、舒适、美观的防护眼镜,加强劳动保护。

三、电离辐射性光损伤

电离(又称离子)辐射性光损伤(radiation injury)是指由 X 线、γ 射线、β 射线、质子或中子束等所致的眼部损伤,其中以中子的危害最大。常损伤晶状体,引起辐射性白内障、角膜炎、虹膜睫状体炎、放射性视网膜病变等。

【临床表现】 眼部组织中以晶状体上皮对电离辐射最为敏感,其次为眉毛、睫毛;角膜、结膜;色素膜血管及视网膜。损伤后表现为皮肤红斑、放射性皮炎、皮肤溃疡及放射性皮肤癌;睫毛、眉毛脱失;结膜充血、水肿;视力下降,角膜表面粗糙不平,角膜知觉减退或迟钝。严重者出现角膜溃疡、感染甚至穿孔,晶状体混浊。眼底检查可见视网膜出血、微动脉瘤形成、毛细血管扩张和渗出,有无灌注区及新生血管形成。

【治疗和预防】 出现辐射性白内障影响视力者,可行白内障手术。对出现放射性视网膜病变者,可用局部或广泛激光光凝术治疗。预防电离辐射性光损伤,应使用不同厚度的铅屏障,从事放射线工作者应戴铅防护眼镜,并每年进行眼部检查,如发现辐射性白内障应调离岗位,远离电离辐射;头颈部放射治疗患者,眼部应加用有效的屏障防护。

四、激光性眼损伤

近年来,激光技术的应用日趋增多,除工业激光外,医用激光也日趋增多。常用的有氦氖激光、红宝石激光、氩离子激光等。激光可以从光洁的金属表面反射或操作不慎直接进入眼内,激光对眼的损伤机制非常复杂,目前认为主要有三种破坏性效应:热效应、冲击波效应及电磁波效应。激光对眼部的损伤表现为角膜灼伤、晶状体及玻璃体混浊,如果正视激光束,可造成黄斑部视网膜脉络膜严重损害,出现黄斑水肿、出血和渗出,患者中心视力极度减退,甚至失明。预防激光性眼损伤应注意加强防护,严格遵守安全操作规则,工作环境应减少激光的反射或散射,操作时应戴上相应的防护眼镜。根据防护的要求不同,激光防护镜分为反射型、吸收型、反射吸收型、光电型、光化学反应型、爆炸型以及变色的微晶玻璃型等。

五、电击伤及应激性眼损伤

(一)电击伤

电击伤(ocular electrical injury)是指雷电或工业用电造成的眼部损伤。主要表现为皮

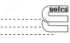

肤烧伤和电击性白内障,白内障发生的时间多为伤后 2～6 个月或更长。电击也可产生脉络膜视网膜损伤,多位于后极部,影响视力。

（二）应激性眼损伤

应激性眼损伤是指气压改变、加速度、噪声、近点工作与应激等外界环境物理性因素突然的改变所致。

【临床表现】 气压突然减低可出现减压性损伤,表现为结膜下或视网膜出血、视力下降、视野缩小等。加速度引起不同程度的视物不清或中心视力丧失。噪声可以使光敏感度下降,视野缩小、变色力降低。随着电脑和电视机的普及,长时间精神高度紧张地注视显示屏可以出现视力疲劳、暂时性近视、阅读时间短等应激反应。

【治疗】 主要是注意防护,必要时对症治疗。

扫描二维码 17-1 查阅本章彩图。

（王 锐）

二维码 17-1

参 考 文 献

1. 王斌全,黄健. 眼耳鼻咽喉口腔科学. 第 7 版. 北京:人民卫生出版社,2014.

2. 王锐. 眼耳鼻咽喉口腔科疾病. 第 2 版. 北京:人民卫生出版社,2016.

3. 贾松. 眼科学基础. 北京:人民卫生出版社,2012.

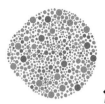

第十八章 眼 眶 病

眼眶病虽然不是眼科的多发病，但它种类繁多，与全身及周围组织疾病关系密切。眼眶病学实际上是一门眼科、鼻科、神经科和医学影像等科的交叉学科，所以，眼眶病的诊断和治疗需要具备较丰富的多学科知识。本章将简要介绍常见的眼眶病。

第一节 概 述

一、应用解剖

眼眶是位于颅顶骨和颅面骨之间的两个骨腔，左、右各一，两侧相互对称。眼眶由骨性眼眶壁和眶内容物组成。骨性眼眶壁呈梨形，底向前，尖向后（图18-1）。前为眶缘，呈开口状，后为眶尖，眶尖是指视神经孔与眶上裂之间骨桥的部位。骨性眼眶壁由眶上壁、眶下壁、眶内壁和眶外壁组成，眼外伤时可因眶壁骨折而导致眼眶或其邻近组织的相关症状。眶壁尚有骨孔和骨裂，其中有大量重要的血管和神经通过。由于眼眶通过孔裂与颅腔相通，因此，临床上眼眶和相邻结构的病变可互相影响。眶内容物包括眼球、视神经、眼外肌、血管、神经、筋膜、韧带、骨膜、腺体和脂肪体等组织结构组成（图18-2）。

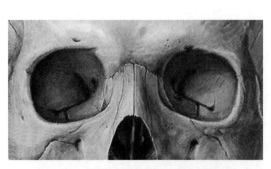

图18-1 骨性眼眶解剖示意图（正面观）

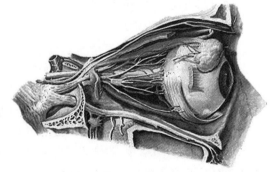

图18-2 眼眶内容物示意图（矢状位）

我国正常人眼球突出度约12～14mm，两眼相差0.5～2mm，大于2mm为异常。眶腔的容积与眶内容物的量可以影响眼球的相对位置，当眶内容物增加或眶腔缩小时，即可出现眼球突出：如眶内肿瘤、眼外肌肥大、眶内出血、炎症、水肿、骨性肿瘤等；当眶腔扩大或眶内容减少时，则出现眼球内陷，如外伤所致的眼眶爆裂性骨折。眼球突出与眼球内陷均为眼眶疾病的常见体征。

二、眼眶的检查

（一）病史及一般情况

首先需要全面了解患者的病史及一般情况，包括发病年龄、性别、患侧、病情发生发展、有无外伤史及全身病史等。

（二）眼部检查

眼部检查需要注意眼睑及结膜有无充血、水肿、肥厚、回缩等，还要行眼球突出度、眶区叩诊、视力、视野、眼球运动、眼底、视觉电生理等检查。

（三）全身及实验室检查

眼眶疾病与全身疾病关系密切，需重视全身及实验室检查。通过细菌培养、病毒分离、免疫组织化学、放射免疫组织化学、特殊染色、电子显微镜、基因检测、甲状腺抗体、促甲状腺受体抗体、血清三碘甲状腺原氨酸（T_3）、促甲状腺素释放因子、甲状腺素（T_4）、T_3 抑制试验等检查，帮助诊断、排除眶蜂窝织炎、甲状腺功能亢进、全身转移癌等疾病。

（四）眼眶的影像检查

1. X 线检查　主要为骨显像，可显示眶容积、眶壁、泪腺窝、视神经孔、眶上裂等结构的改变。眼眶金属异物定位需行 X 线检查，全面了解异物的大小、数量和位置。

2. 超声检查　利用声能的反射特性，在组织间形成回声界，显示软组织的回声强度、内回声、回声边界、声穿透性及可压缩性等，从而可清楚地显示眼球、眶内脂肪、视神经、眼外肌、泪腺等正常结构，也可显示肿瘤等占位性病变。

3. 计算机体层成像（computerized tomography，CT）　CT 是以 X 线多次扫描，通过计算机处理而形成二维影像，不仅能显示骨骼，也能显示软组织，在揭示微小病变以及病变的立体定位方面优于超声。CT 不仅可显示眶周组织结构，还利于观察病变的范围和蔓延情况。眼眶 CT 常取水平位和冠状位平面扫描。

4. 磁共振成像（magnetic resonance imaging，MRI）　MRI 是以射频脉冲激发强磁场中的原子核，引起共振，并释放脉冲信号，经过计算机处理后，形成二维灰阶体层图像，成像与CT 基本相同，但骨骼不显影。该检查可清晰显示视神经管内、视交叉及颅 - 眶交界等处视神经及软组织的病变。

（五）病理学检查

它是诊断眼眶病变和眼眶肿瘤最可靠的方法。

第二节　眼　眶　炎　症

一、眶蜂窝织炎

眶蜂窝织炎（orbital cellulitis）是眶内软组织的急性炎症，属于眼眶特异性炎症，发病急剧，严重者可因波及海绵窦而危及生命。

【病因】　眼眶蜂窝织炎的病原体多见于葡萄球菌、链球菌感染，儿童常见于流感嗜血杆菌感染。眼眶蜂窝织炎通常继发于眼眶邻近组织结构感染，其中来源于筛窦的感染最常见，但也可由全身感染播散而来。原发性眼眶蜂窝织炎较少见，主要见于外伤性异物滞留或眶内囊肿破裂所致的感染。

【临床表现】　眶蜂窝织炎可有感染性炎症的红、肿、热、痛等表现。具体表现将根据炎症累及的组织类型的不同和累及组织深度的不同而不同，一般的常见表现有眼睑红肿（图18-3），球结膜充血、水肿，严重者可出现球结膜突出于睑裂之外、睑裂闭合不全、暴露性角膜炎、角膜溃疡、眼球突出、眼球运动障碍、视力下降等。若炎症沿血液系统扩散可形成脓毒血症，导致患者出现头痛、发热、恶心、呕吐等全身中毒症状。若感染蔓延至海绵窦而引起海绵窦血栓，患者可出现昏迷、惊厥等神经系统症状，具有生命危险。

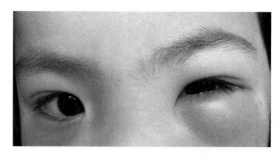

图 18-3　左眼眶蜂窝织炎
左下睑红肿

【诊断】　根据病史、临床表现及全身的炎症反应，较易诊断。CT 和 MRI 检查有助于进一步确诊，实验室血象检查有助于感染性病原体的确诊。

【治疗】　一经诊断，立即治疗。

1. 药物治疗　全身应用大量广谱抗生素控制感染，同时争取对病变局部取材行细菌培养及药物敏感试验，便于指导选择最有效的抗生素。一般，抗生素的应用疗程应当维持至少 1 周以上。炎症较重时，应联合应用糖皮质激素静脉滴注控制感染。

2. 对症治疗　眶压升高的患者给予脱水剂降低眶内压，保护视神经；眼球突出，对眼睑闭合不全的患者应用抗生素滴眼液、眼膏，保护角膜。

3. 手术治疗　眶内形成脓肿合并视力下降及抗生素治疗效果不明显者，可在 B 超或 CT 检查引导下确定脓肿的部位，行眶内脓肿的切开引流。

二、炎性假瘤

眼眶炎性假瘤（orbital inflammatory pseudotumor）或眼眶假瘤属于眶内软组织的非特异性眼眶炎性病变，由于其外观和影像学特征类似眼眶占位，故以往称之为炎性假瘤。它是仅次于甲状腺相关眼病的常见突眼病，男女患病率基本相等。

【病因】　发病机制不明，可能是自身免疫性眼眶疾病。

【临床表现】　发病年龄分布广泛，好发于中老年人。多侵犯单侧眼眶，约 1/4 病人同时或间隔数年双眼发病。本病预后较好，但常有复发。

炎性假瘤的临床表现有较大差异，但它们均具有炎症（如结膜充血等）和占位效应（如眼球突出等）的共同特征。若病变直接侵犯眼外肌（肌炎型），患者可出现不同程度的眼球突出、眼球运动障碍、复视、眶区疼痛、上睑下垂等症状，CT 扫描可见眼外肌条状增粗，肌肉止点受侵。若病变发生于泪腺，可在泪腺区触及类圆形肿块：中等硬度、活动度差、轻度压痛，CT 显示可见泪腺增大。若炎症侵犯视神经的眶尖部可由于视神经受压而引起疼痛、复视、视力减退、视盘水肿或视神经萎缩等眼底改变。

【诊断】　单纯依靠眼部体征诊断慢性炎性假瘤比较困难，需借助辅助检查帮助诊断。影像学检查可显示占位性病变或眼外肌、泪腺等结构增大。

【治疗】

1. 药物治疗　糖皮质激素是治疗眼眶炎性假瘤的主要药物。

2. 放射治疗　对于药物不敏感、有禁忌证或复发的病例，可选用小剂量放射治疗。

3. 手术治疗　对药物和放射治疗均不敏感，必要时需手术治疗。

三、甲状腺相关眼病

甲状腺相关眼病（thyroid associated ophthalmopathy，TAO）又称 Grave 眼病，是一种自

身免疫反应引起的慢性、多系统损害的疾病,与甲状腺疾病密切相关。

【病因】 目前多认为甲状腺相关眼病是一种自身免疫性疾病,且与全身内分泌系统的功能状态密切相关,但抗原性质尚不清楚。

【临床表现】 该病的全身表现可为甲状腺功能亢进、甲状腺功能减退或甲状腺功能正常。

眼部表现有上睑退缩、上睑迟落,结膜充血、水肿,甚至突出于睑裂之外,眼睑闭合不全严重者可发生暴露性角膜炎、角膜溃疡。由于眼外肌和眶脂肪体积增大,眼球向前突出,眼球突出多为轻中度,如双眼相差超过 6mm 为重度。一般伴有甲状腺功能亢进者,眼球突出症状发展较快,而有的患者甲亢控制后,眼球突出更加明显,临床上称为恶性突眼。眼外肌受累,可致眼球运动受限而造成复视,据统计,肌肉受累频度依次为下直肌、内直肌、上直肌、外直肌。若病程长者眼外肌纤维增生,可发生眼球固定。晚期可由于眼外肌肿大、眶内压增高、压迫视神经,造成视神经萎缩。

【诊断】

1. 临床表现 眼睑回缩和迟落(图 18-4),眼球突出(图 18-5),出现复视或斜视。

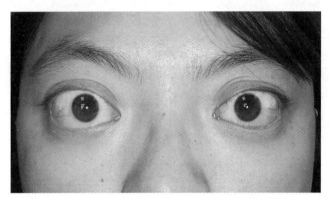

图 18-4 甲状腺眼病患者 双眼眼睑退缩

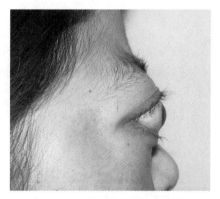

图 18-5 甲状腺眼病患者 眼球突出

2. 影像学检查 超声波、CT 扫描和 MRI 检查可以发现眼外肌肥大(图 18-6)。

3. 实验室检查 甲状腺功能检查确定有无甲亢。

【治疗原则】

1. 对甲亢进行全身治疗 应在内分泌科医生指导下进行。

2. 眼部治疗

(1)药物治疗:糖皮质激素、免疫抑制剂可用于控制早期炎症反应。肉毒杆菌毒素可用于治疗眼睑回缩。

(2)药物治疗无效或有禁忌证行放射治疗。

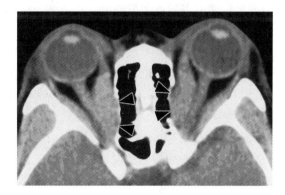

图 18-6 甲状腺相关性眼病,CT 示双眼内直肌增厚

(3)手术治疗包括眼睑退缩矫正术、眼肌病手术、眼眶减压术等。

第三节 眼 眶 肿 瘤

一、皮样囊肿

皮样囊肿是儿童至青少年时期最常见的眼眶良性肿瘤,它是胚胎时期表皮外胚层植入形成的囊肿,属于迷芽瘤,多为圆形、卵圆形,囊壁内衬角化的复层鳞状上皮,囊腔内为黄色油脂状物,并可有毛发、脱落上皮等组织。

【临床表现】 囊肿多发于眼眶上方(图18-7),逐渐表现为渐进性眼球突出,向下或内下方移位。一般可于眶缘触及囊肿,中等硬度,表面光滑,若囊肿位于骨膜下间隙则不可推动,若位于骨膜表面或肌肉圆锥外间隙则可推动。

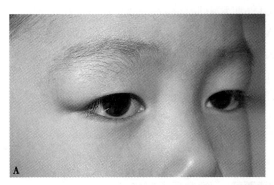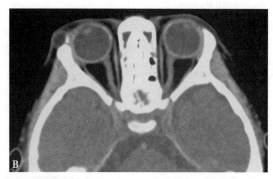

图 18-7 眼眶囊肿外观和 CT 影像

A. 患者右眼眶外上方局限性隆起;B. CT 示病变为椭圆形,内部有低密度区,骨质未见破坏

【诊断】 影像学检查:B超显示有明显特征,病变呈圆形、半圆形或不规则形,边界清;CT 显示圆形、类圆形边界清楚的病变,囊内容密度不均匀。

【治疗】 手术切除。

二、海绵状血管瘤

海绵状血管瘤(cavernous hemangioma)为成年人最常见的眶内原发良性肿瘤,是一种血管错构瘤。

【临床表现】 海绵状血管瘤多位于肌锥内,表现为缓慢性眼球突出,若压迫视神经或后极部可引起视力下降。

【诊断】 影像学检查:B超有定性诊断意义,能显示病变呈圆形或椭圆形,边界清楚,内回声多而强分布均匀,压之可变形。CT 可作定位检查,显示出位于肌锥内密度均匀、边界清楚的圆形、椭圆形或梨形的肿块(图18-8)。

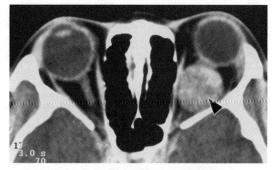

图 18-8 眼眶海绵状血管瘤 CT 显像

(箭头)

【治疗】 肿瘤增长缓慢,并有停止生长的可能,如没有临床症状可随访观察;若明显影响视力或有严重的眼球突出,可根据 CT 定位行手术切除(二维码18-1)。

三、眼眶横纹肌肉瘤

眼眶横纹肌肉瘤(orbital rhabdomyosarcoma)是儿童时期最常见的眶内恶性肿瘤,发病年龄多在10岁以内,少见于青年人,偶见于成年人。肿瘤生长快,恶性程度高,死亡率较高。

【临床表现】 表现为迅速进展的眼眶肿块和眼球突出。早期即可破坏眶骨壁,侵犯鼻窦和鼻腔,并经血液向远处转移(图18-9)。

【诊断】 影像学检查:超声显示眶内大块的异常病变,CT 影像显示高密度占位病变及骨破坏。临床可根据肿块的形状、密度、对周围骨质的破坏对肿瘤的性质做出预估。

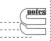

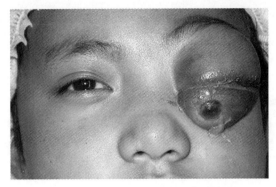

图 18-9　左眼眼眶横纹肌肉瘤的外观

【**治疗**】 采用综合治疗，包括手术治疗、化疗和放疗治疗。

扫描二维码 18-2 查阅本章彩图。

（王婧颖　崔　云）

二维码 18-2

参 考 文 献

1. 葛坚，王宁利. 眼科学. 第 3 版. 北京：人民卫生出版社，2015.
2. 李筱荣. 眼病学. 第 3 版. 北京：人民卫生出版社，2017.

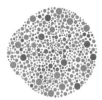

第十九章　眼与全身病

学习目标

1. 掌握：动脉硬化性视网膜病变、高血压性视网膜病变、糖尿病的眼部表现、脑血管病的眼部表现、类风湿性关节炎的眼部表现、早产儿视网膜病变、药源性眼病等。

2. 熟悉：眼部的一些异常表现与全身疾病的关联及其临床意义和转归。

3. 了解：肾脏疾病、血液病、皮肤病、眼耳鼻喉、口腔疾病、神经科疾病的眼部表现；眼科患者做全身检查的重要性和必要性，其他科室请眼科会诊的重要性和临床意义。

眼是人体的一个重要器官，眼的发育、解剖与机体全身紧密相关。全身疾病如高血压、糖尿病、动脉硬化、皮肤病、血液病等均可在眼部致病。其中一些眼部体征具有特征性，如维生素 A 缺乏可致角膜软化症、球结膜出现 Bitot 斑；角膜边缘的棕绿色色素环（Kayser-Fleischer 环）对铜代谢障碍引起的肝豆状核变性的诊断，在临床中有助于其他学科疾病的诊断和预后评估。某些全身病首发症状常常出现在眼部，患者多先到眼科就诊；相反，某些眼部疾病也可影响到全身，如眼眶蜂窝组织炎和全眼球炎，向颅内蔓延时，可以引起海绵窦血栓形成等。

因此，在临床诊断与治疗中要树立整体观念，充分认识眼与全身疾病之间的关系，方能提高对疾病的诊疗水平。

第一节　内科疾病的眼部表现

一、动脉硬化与高血压

（一）动脉硬化性视网膜病变（arteriosclerotic retinopathy）

通常所说的动脉硬化包括动脉粥样硬化、动脉中层硬化、老年退化性动脉硬化和小动脉硬化四种。在眼部多累及视网膜中央动脉视神经内段、视盘筛板区及视盘附近的主干动脉。眼底视网膜血管的变化可反映其他脏器细小动脉的变化，临床上对细小动脉硬化程度的估计，最有价值而简便的就是眼底检查。

动脉硬化性视网膜病变的眼底主要表现为：视网膜动脉弥漫性变细、弯曲度增加、颜色变淡、呈铜丝或银丝状、动脉管壁反光增宽、动静脉交叉处可见静脉隐蔽和静脉斜坡现象、视网膜特别是后极部可见渗出和出血，一般不伴有水肿。

（二）高血压性视网膜病变（hypertension retinopathy，HRP）

高血压时患者全身小动脉持续收缩、张力增加，动脉管腔狭窄，进而形成高血压小动脉硬化。临床上高血压多为缓慢进行，仅少数呈急进型发展。高血压早期眼底可正常，当全

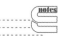

身动脉压升高时，眼底出现高血压性视网膜病变，还可出现视网膜静脉阻塞、缺血性视神经病变、眼运动神经麻痹、视网膜动脉阻塞和渗出性视网膜脱离等。眼底病变的程度与高血压病程长短、血压升高的严重程度以及全身其他器官密切相关。

视网膜血管正常对应的动脉、静脉管径比为 2∶3，高血压造成视网膜动脉收缩时，管径比可达到 1∶2 或 1∶3，管径粗细不匀，血管扭曲，特别是黄斑区小血管明显。眼底可见视网膜动脉反光增宽、血柱颜色变浅、动静脉交叉压迫征等动脉硬化征。既而视网膜的内屏障受到破坏，出现视网膜水肿，出血，黄斑区硬性渗出呈星芒状排列，末梢小动脉痉挛性收缩，产生棉绒斑。

在临床上根据慢性 HRP 病变进展和严重程度，将其分为四级，详见第十二章。

急进型 HRP 或称恶性高血压，多见于 40 岁以下青年，血压于短期内突然急剧升高，可引起视网膜和脉络膜血管代偿失调。其主要的改变是视网膜血管显著狭窄、视盘水肿和视网膜水肿，可见视网膜火焰状出血、棉絮斑、硬性渗出及脉络膜梗死灶。严重时发生渗出性视网膜脱离。

二、糖尿病

糖尿病（diabetic mellitus）是由多种病因引起的以糖代谢紊乱为主的一种慢性病。它可以引起多种眼部并发症，如糖尿病性视网膜病变、白内障、屈光变化、青光眼、眼球运动神经麻痹等。其中糖尿病性视网膜病变（DR）是最严重的并发症之一，其发病率及严重程度与糖尿病的病程长短、血糖控制好坏关系密切。糖尿病常见眼部并发症：

1. 糖尿病性视网膜病变（DR）　DR 分为非增生性（NPDR）和增生性（PDR）两型（详见第十二章视网膜病）。

2. 糖尿病性白内障　高血糖可使晶状体纤维肿胀、变性、混浊。双眼发病且进展迅速（详见第九章）。

3. 屈光不正　糖尿病患者的屈光状态随着血糖浓度的高低而呈阶段性变化。血糖升高时，屈光力增加，患者由正视变成近视或原有的老视症状减轻。发病机制为血糖升高、血液内无机盐含量降低、房水渗透压下降，导致房水渗入晶状体，晶状体变凸，屈光度增加，血糖降低时，屈光力减小，原近视可恢复为正视眼。屈光度在短期内发生迅速的改变是糖尿病引起的晶状体屈光度改变的一个显著特征。

4. 虹膜红变和新生血管性青光眼　在 PDR 中虹膜新生血管的发病机制为：广泛的视网膜缺血，会诱发血管内皮生长因子，刺激虹膜和房角新生血管产生。裂隙灯下可看到虹膜表面出现一些细小的新生血管，最早出现在瞳孔缘部，以后逐步增多并遍及整个虹膜，称之为虹膜红变。可造成顽固性的眼内压增高，反复的前房积血，视力严重下降甚至光感消失。房角如出现新生血管则易阻塞小梁网，使房水排出受阻，眼压升高而继发新生血管性青光眼。有些患者亦可出现虹膜睫状体炎。

5. 眼表疾病　球结膜小血管迂曲扩张并有深红色微血管瘤、角膜知觉减退、泪膜稳定性下降，患者出现干眼症。

6. 眼部神经病变　眼肌麻痹常常突然发生，其中动眼神经损伤最常见。表现为上睑下垂、眼球活动受限、复视等；其次是展神经，瞳孔多不受累，一般可逐渐恢复。有些患者还会出现缺血性视神经病变，表现为视盘水肿，晚期出现视神经萎缩，视力可有不同程度的减退甚至完全失明。

三、肾脏疾病

肾脏疾病主要有肾小球肾炎，其眼部异常主要表现为：

（1）急性肾小球肾炎：眼睑水肿，视网膜小动脉痉挛、视网膜浅层出血和棉絮状渗出等高血压的眼底改变，随着病情好转，眼底可恢复正常。

（2）慢性肾小球肾炎：常呈贫血貌，眼睑水肿，视网膜动脉细，呈铜丝状或银丝状，视网膜动静脉交叉压迫征，视网膜弥散性、灰白色水肿、硬性渗出，视网膜出血和棉絮斑，如伴有视盘水肿，提示预后不良。

四、感染性心内膜炎

感染性心内膜炎指因细菌、真菌和其他微生物（如病毒、立克次体、衣原体螺旋体等）直接感染而产生心瓣膜或心室壁内膜的炎症。当心脏瓣膜炎性赘生物脱落时可引起病灶转移或机械性血管阻塞，引起眼部并发症，表现为眼睑和结膜下出现小的出血点或出血斑；虹膜睫状体炎或化脓性眼内炎；视网膜中央动脉阻塞等。如发生脓毒性视网膜炎时，眼底表现为视盘水肿，视盘附近视网膜有圆形或火焰状的出血和渗出，渗出多为圆形或椭圆形白点状，位于出血斑中心，即 Roth 斑。

五、维生素缺乏

维生素是维持人体生命活动必需的一类有机物质，一旦缺乏维生素，就会影响机体正常的新陈代谢、生长和发育，从而引发某些疾病，对人体健康构成威胁。各种维生素缺乏所致眼部异常有：

1. 维生素 A 缺乏症　因维生素 A 及 A 原（胡萝卜素）不足引起，可引起干眼症、角膜软化、夜盲等。

2. 维生素 B_1 缺乏症　易发生干眼症、视神经炎或球后视神经炎、动眼神经和展神经麻痹、调节障碍、角膜表层感觉减退和混浊等。

3. 维生素 B_2 缺乏症　可发生视神经炎或视网膜炎，睑缘炎、结膜炎、酒渣鼻性角膜炎、角膜缘周围新生血管形成以及白内障等。

4. 维生素 C 缺乏症　可引起眼睑、结膜、前房、眼底和眶内出血，白内障的发生也可能与维生素 C 的缺乏有关。

5. 维生素 D 缺乏症　可导致磷钙代谢障碍，骨发育异常，可引起眶腔狭窄，眼球突出，屈光不正和眼睑痉挛，亦可导致低钙性白内障。

六、贫血

贫血是指外周血液红细胞计数及血细胞比容低于正常值下限。贫血时的眼部可有视力下降、视野缺损、结膜苍白等表现，眼底改变则依据贫血的性质与程度不同而异。轻度贫血眼底可正常；当血红蛋白浓度或红细胞计数降低到正常的 30%～50%，眼底则可出现视盘色淡、边界不清或轻度水肿，、视网膜后极部呈线状、火焰状和圆点状出血；恶性贫血者视网膜可出现有棉絮状渗出斑，缺血性视神经病变或视神经炎外观，或表现为视神经萎缩，导致一过性黑矇，甚至永久性失明。

七、白血病

白血病引起的眼部病变多发生于血循环丰富的组织，如视网膜、脉络膜、视神经等处。眼底表现有视盘出血，视网膜神经纤维层或视网膜前出血，有些出血斑中心可见有白色点，这是白血病眼底出血比较典型的改变，称为 Roth 斑。如出血位于黄斑部可引起视力减退。白血病也常表现有眼底血管的扩张、迂曲、血管颜色变暗，并有微动脉瘤及毛细血管闭塞，以及视网膜深层点状出血等改变（图 19-1）。

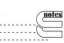

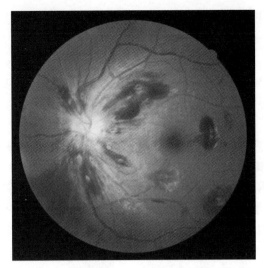

图 19-1　白血病眼底改变

白血病的白细胞浸润可引起眼眶占位病变，从而发生眼球突出、眼眶疼痛、眼睑水肿、结膜外翻、眼肌麻痹称为绿色瘤。这种情况多见于儿童和青少年，多为双侧对称，且常伴有颞部的突出，致使面部呈"蛙面"状。如果浸润发生在视神经处，可引起失明。

八、风湿热及类风湿性关节炎

风湿热（rheumatic fever）是一种常见的反复发作的急性或慢性全身性结缔组织炎症，损害可累及眼部，表现为：①眼睑痉挛、眼睑轻度水肿、眼轮匝肌麻痹；②虹膜睫状体炎；③视网膜脉络膜炎等。

类风湿性关节炎是一种以小关节病变引起肢体严重畸形为主要表现的慢性全身性自身免疫性疾病，眼部常常表现为：①巩膜炎，巩膜炎虽较巩膜表层炎少见，但与长期活动性关节炎、血管炎的关系非常密切。严重的巩膜炎可以发展到巩膜软化，甚至巩膜穿孔。如病变波及角膜，可导致角膜溶解、穿孔，亦称为角膜溶解综合征。②结膜和角膜干燥症可见于10%～35%的类风湿性关节炎患者，病变侵及泪腺，有的患者只有眼干的感觉，而有的患者表现典型的干燥综合征的症状，严重者角膜穿孔或前房积脓等。Schirmer 试验和角膜染色可阳性。③葡萄膜炎。

九、结核病

眼结核多继发于肺结核，但眼结核多发生于其他的原发结核已经痊愈或钙化时，很少同时存在活动性肺结核。

1. 眼眶结核　比较少见，眶缘部结核性骨膜炎多发生于儿童或青少年。

2. 眼睑结核　初起时为大小不等的圆形结节，预后常形成大的瘢痕，造成睑外翻。

3. 泪器结核　结核性泪腺炎相对较多见。

4. 结膜结核　多见于青年人，多单眼发病。因患者的免疫状态不同而有多种表现，比如结核瘤型、寻常狼疮型、溃疡型、结节型、疱疹型等。

5. 角膜结核　角膜基质炎最常见，多见于年轻女性，好发于角膜下方，病程迁延。

6. 巩膜结核　表现为表层巩膜炎、巩膜炎、前巩膜炎及后巩膜炎。治疗效果不佳。

7. 葡萄膜结核　根据发病部位可分为结核性虹膜睫状体炎、结核性脉络膜炎、慢性结核性全色素膜炎。

8. 视网膜结核　较少见。表现为视网膜结核结节，黄白色渗出病灶及出血，静脉扩张等结核性视网膜炎和结核性视网膜静脉周围炎。

9. 视神经结核 少见。视盘上可发现结核结节或团球状结核瘤,视力下降,严重者可致视神经萎缩。

临床中发现眼部有些长期不愈而原因不明的炎症,常是结核感染造成的。

十、获得性免疫缺陷综合征

获得性免疫缺陷综合征(acquired immune deficiency syndrome,AIDS)又称艾滋病,是感染人免疫缺陷病毒(HIV)引起。根据报道,艾滋病患者40%~92.3%可并发眼病,病变可侵及眼内各组织,表现为:带状疱疹可累及眼睑、角膜;单纯疱疹可引起角膜炎、葡萄膜炎等。AIDS早期最常见的眼底变化为视网膜棉毛斑、微动脉形成、毛细血管扩张和小的表浅性出血等微血管性病灶(图19-2)。巨细胞病毒感染引起的视网膜炎是最常见和最严重的眼并发症,此种病毒感染只发生于免疫系统受损的病人身上。病人会有飞蚊症、闪光感、视野缺损、视物模糊等的主诉,眼底表现特点为进行性、全层坏死性视网膜炎伴不同程度的出血,同时合并有视网膜血管炎;卡波西肉瘤(Kaposi)可侵及眼睑、结膜或泪囊区,肉瘤呈紫红色丘疹或结节。

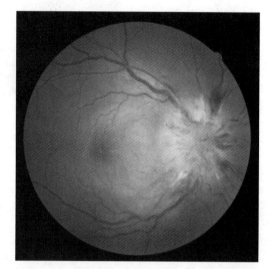

图19-2 获得性免疫缺陷综合征引起的视神经炎

第二节 外科病的眼部表现

一、颜面部疖肿与体内深部脓肿

疖是金黄色葡萄球菌和表皮葡萄球菌等细菌自毛囊或汗腺侵入,所引起的单个毛囊及其所属皮脂腺的急性化脓性感染。因为面部血循环丰富,且面部静脉无静脉瓣,如果不恰当的处理或自行挤压,常使脓毒性栓子进入面静脉产生栓塞性静脉炎。感染也可沿内眦静脉经眼静脉进入海绵窦,引起海绵窦血栓形成。眼部表现为眼睑红肿、球结膜水肿、眼球突出、眼肌麻痹、眶周痛、复视等,并伴有头痛、寒战、高热甚至昏迷等。

体内深部感染或脓肿可因败血症引起转移性眼内炎或球后脓肿。

二、颅脑损伤

颅脑损伤是由于头部受到外界暴力所致,常可致眼球、眼眶以及眼球运动神经、瞳孔、视神经、视路等不同程度的损害。

颅骨骨折约占颅脑损伤的15%~20%,常可同时伴有视神经管骨折,骨折片压迫视神经而致失明。由于颅脑损伤的病人多处于昏迷或严重衰竭的情况下,眼部体征容易被忽略,因此,应特别注意双侧瞳孔的检查,如一侧瞳孔散大,直接对光反射消失,而间接对光反射存在,则表明该侧视神经受损,应及时行X线或头颅CT检查,如发现有视神经管骨折,应争取及早手术治疗。

瞳孔变化是急性硬膜外血肿的一个重要的体征,先是同侧瞳孔短时间的缩小,对光反射迟钝，进而瞳孔散大而固定，对光反射消失，眼外肌运动也出现障碍，晚期双侧瞳孔散大，对光反射消失，随着颅内压增高，眼底发生轻度视盘水肿，视网膜前出血等。

硬膜下血肿瞳孔改变于伤后半小时即可出现，病侧瞳孔散大，对光反射消失，硬膜下血肿临床表现以颅内压增高为主，如头痛、呕吐、意识障碍、视盘水肿、视网膜出血等。

三、胸腹部严重挤压伤

胸腹部严重挤压伤可引起眼部间接性损伤。眼部受累一般出现在伤后 24～48h，多累及双眼。可突发视力障碍及眼睑和结膜充血、水肿、眼球突出，眼底可出现散在或融合的灰白色渗出斑、视网膜神经纤维层出血或视盘水肿，出血及渗出 1～3 个月后可自行吸收。部分病例晚期表现为后极部色素紊乱，可有视神经萎缩。眼底血管造影可见视网膜动脉充盈迟缓和后极部视网膜毛细血管无灌注区形成，小动脉阻塞及渗漏。挤压性损伤或长骨骨折均可引起此类的视网膜表现，虽然是身体远隔部位受到外伤，未直接伤及眼部，却可引起眼部间接性损伤，称之为外伤生血管性视网膜病变或远达性视网膜病变（Purtscher 病）。

第三节　妇产科疾病的眼部表现

妊娠高血压综合征即妊娠中毒症、先兆子痫等，其特征为高血压、水肿和蛋白尿。眼部可出现：眼睑和结膜水肿、球结膜小动脉痉挛、毛细血管弯曲及结膜贫血、眼底视网膜小动脉痉挛和狭窄、动脉管壁反光增强、动静脉交叉压迫征、视网膜水肿、出血和渗出、黄斑星芒状渗出，严重者伴随渗出性视网膜脱离，孕妇可出现视物模糊、一过性黑矇等。在发生严重视网膜病变时，可考虑终止妊娠。

第四节　儿科疾病的眼部表现

一、流行性腮腺炎

流行性腮腺炎简称流腮。儿童患腮腺炎，可出现眼睑水肿、充血、上睑下垂或睑裂变窄，或可伴有急性泪腺炎。少数病例发生结膜炎、浅层点状角膜炎或深层角膜炎、虹膜睫状体炎，也有视网膜静脉充盈、迂曲，甚至发生血管阻塞者，少数病儿并发视盘炎或球后视神经炎。

妊娠期妇女若患腮腺炎，出生的婴儿往往会有小眼球、小角膜、先天性白内障、眼球震颤等眼部先天异常。

二、麻疹

麻疹患儿初期为结膜充血、水肿、大量脓性分泌物等急性卡他性结膜炎表现，严重者可出现角膜炎、角膜溃疡甚至角膜穿孔，视盘水肿、视网膜静脉扩张、黄斑区星芒状改变等视神经视网膜炎。部分患儿因高热、维生素 A 缺乏导致角膜软化。

三、早产儿视网膜病变

早产儿视网膜病变（retinopathy of prematurity, ROP）是发生在早产、低体重儿，出生后吸入高浓度氧后出现的一种视网膜血管增生性病变。由于早产儿视网膜发育不成熟，未完全血管化，当暴露于高浓度氧环境中，可引起未成熟的毛细血管内皮细胞损伤，血管收缩、闭塞，视网膜相对缺氧，进而促进新生血管大量生长。按照国际分类标准，根据病变严重程度将 ROP 分为 V 期：Ⅰ 期指在血管化和非血管化视网膜之间存在分界线；Ⅱ 期出现视网膜嵴；Ⅲ 期视网膜嵴上视网膜血管扩张、迂曲，并伴视网膜纤维组织增生；Ⅳ 期视网膜脱离；Ⅴ 期发生完全性视网膜脱离。ROP 是儿童致盲的主要原因，其治疗"窗口期"很短，因此，对早产儿应及时筛查，窗口期及时行视网膜光凝、冷凝，过了窗口期患儿发生视网膜脱离，可行玻璃体切割手术，挽救视力。

第五节　耳鼻喉、口腔疾病的眼部表现

一、鼻窦炎

鼻窦炎的炎症，常常扩散侵犯到眼眶，引起眼眶蜂窝织炎、眶骨膜炎、眼眶脓肿、眼球筋膜炎、视神经炎等，使患眼视力下降，视神经萎缩甚至失明；鼻窦炎也可引起眼眶的反应性水肿，使眼睑红肿、结膜充血水肿，眼球轻度前突，重者可发生暴露性角膜炎、角膜溃疡等；当炎症进一步蔓延至颅内可合并海绵窦血栓形成，亦可扩散到全身引起败血症，危及生命。

二、扁桃体炎

扁桃体炎症在眼部可引起过敏反应，常见的有急性虹膜睫状体炎。若不清除病灶，治愈后也易复发。另外，毒素还可作用于视网膜、脉络膜及视神经而导致相应的炎症。

三、中耳炎及乳突炎

中耳与眼相距较远，但当中耳炎发生并发症时，可出现眼部表现：如面瘫，眼睑不能闭紧。

乳突炎常引起颞骨岩炎，眼部表现为患侧球后痛、畏光、流泪、角膜知觉减退及外直肌麻痹；由乳突炎所致的部分海绵窦血栓形成时，眼球轻度突出及球结膜水肿。严重的并发症有限局性脑膜炎和脑脓肿。眼部改变主要有眼外肌麻痹、视盘水肿或视神经炎。

四、鼻咽癌

鼻咽癌患者的眼部表现为：视力下降、内斜视、复视、眼球固定、突眼、眼球后及眼眶疼痛、面部皮肤麻木感，痛觉和触觉减退或消失等，对于不明原因的眼眶内肿瘤或眼肌麻痹者，特别是展神经麻痹者，应考虑鼻咽癌的可能。

五、齿槽脓肿

齿槽脓肿可引起眼部的过敏反应，引起角膜炎、葡萄膜炎、视网膜及视神经的非化脓性炎症等。齿槽脓肿的脓液还可通过面颌骨或上颌窦，直接引起眼眶感染，发生眼球突出、眼眶蜂窝组织炎或骨膜炎或骨髓炎。

六、下颌瞬目综合征

下颌瞬目综合征又称 Marcus Gunn 现象，是一种较少见的先天性上睑下垂和下颌的共同运动。这种现象可能是因三叉神经与动眼神经中枢或末梢有异常的联系所引起。临床表现为上睑下垂，多为单侧（90% 以上），男性多，当张口和下颌向左右活动时，睑裂会随之发生不同的变化，张口时下垂的上睑提起，睑裂开大甚至超过健眼；闭口时上睑又恢复下垂位置。咀嚼时，眼睑随下颌的咀嚼运动不停地瞬目。

第六节　神经与精神科疾病的眼部表现

一、脑血管病

脑血管病又称脑血管意外或脑卒中,俗称为脑中风。脑血管病按其性质通常分为缺血性脑血管病和出血性脑血管病两大类。

1. 短暂性脑缺血发作(transient ischemic attack,TIA)　是指颈内动脉或椎 - 基底动脉缺血导致的一过性局灶性脑或视网膜功能障碍,发作一般持续数分钟,通常在 30min 内完全恢复,但易反复发作。如临床中遇到患者突然出现一过性黑矇伴对侧肢体感觉和运动障碍,即提示为颈动脉系统 TIA,短暂性脑缺血发作约有 1/2~3/4 患者在 3 年内发展为脑梗死。

2. 脑血管阻塞　因阻塞部位的不同,眼部可有不同的症状:①颈内动脉阻塞:出现患侧眼一过性视力障碍如黑矇,双眼病灶对侧的同向偏盲;②大脑中动脉阻塞:表现为病灶对侧的同向偏盲,无黄斑回避;③基底动脉阻塞:出现瞳孔缩小,眼球固定不动,上睑下垂等Ⅲ、Ⅳ、Ⅵ对脑神经麻痹的表现;④大脑后动脉阻塞:出现皮质盲,病灶对侧的同向偏盲,伴黄斑回避。

3. 脑出血　眼部表现为:①内囊出血表现为瞳孔不等大、双眼同侧偏盲、眼底视盘水肿等;②丘脑出血时呈瞳孔缩小、不等大、对光反射消失,视盘水肿;③脑干出血时瞳孔缩小、对光反射消失、眼球固定不动、上睑下垂、眼球震颤等。

4. 蛛网膜下腔出血　眼部可出现视力障碍,第Ⅲ、Ⅴ、Ⅵ、Ⅶ对等脑神经麻痹,视网膜小动脉狭窄,静脉迂曲扩张,视网膜片状出血和视盘水肿等。

由于 CT 和核磁共振的广泛应用,临床上发现有些脑血管病是脑出血和脑血栓并存的,即混合性脑卒中。

二、脑肿瘤

脑肿瘤患者有时出现头痛、眼痛、视力下降、一过性黑矇和视野缺损等症状。眼部检查可表现为两大类:一类是因为颅内压增高引发视盘水肿,晚期出现视神经萎缩;另一类是因肿瘤所在部位不同而引起不同的视野改变,如垂体瘤可引起双颞侧偏盲;额叶肿瘤可致 Foster-Kennedy 综合征,即患侧视神经萎缩、视野向心性缩小,对侧视盘水肿;颞叶肿瘤因压迫视放射下方纤维致对侧上方象限同侧偏盲;而枕叶肿瘤则出现对侧同向偏盲且常有黄斑回避等,头颅 CT 或 MRI 等检查可有助于确诊。

三、眼型偏头痛

偏头疼可伴发眼征,有些眼病也会引起偏头痛。比较常见的有:

1. 眼肌麻痹型偏头痛　发病年龄大多在 30 岁以下,表现为头痛侧的眼肌麻痹,以上睑下垂最多见。麻痹持续数日或数周后恢复。最初几次发病,麻痹可以完全恢复,但多次反复发作后可遗留部分眼肌麻痹而不恢复。眼肌麻痹型偏头痛多累及动眼神经,其次为外展和滑车神经。

2. 闪辉性暗点　又名暂时性不完全性黑矇或称视网膜型偏头疼。发病机制不清。可能因脑动脉、视网膜小动脉痉挛,引起血管神经发生功能障碍所致。临床典型表现为有或无先兆性偏头痛,单眼或双眼突然发作的闪辉性暗点,开始自觉在视野周边部,有时在注视区视野有局限性缺损,逐渐扩散形成锯齿样弧形光带,暗点占半侧视野而成偏盲,继之出现偏头痛、恶心、呕吐,发作时间多在 1 小时以上。精神紧张、情绪不佳、屈光不正、过度疲劳等常为本病的诱因。

四、肝豆状核变性

肝豆状核变性又称 Wilson 病，为常染色体隐性遗传病，多发生于 10～25 岁。是由于铜代谢障碍，眼部出现角膜色素环（Kayser-Fleisher 环，K-F 环），裂隙灯下可见角膜缘内有 1～3mm 宽的棕黄色或略带绿色的色素环，主要沉着在角膜后弹力层，色素环与巩膜间有一透明带。尚可见晶状体前囊或前囊下葵花状混浊。眼部特征性的 K-F 环是诊断肝豆状核变性的重要依据，血清铜含量减低、血清铜蓝蛋白及血清铜氧化酶活性降低等实验室检查也有助于诊断。

五、重症肌无力

重症肌无力（MG）是一种慢性自身免疫性疾病，因神经、肌肉接头间乙酰胆碱受体减少而传递功能障碍所引起。临床表现为受累横纹肌易于疲劳，这种无力现象是可逆的，经过休息或给予抗胆碱酯酶药物即可恢复，但易于复发。往往晨起时肌力较好，到下午或傍晚症状加重，大部分患者累及眼外肌，尤其是提上睑肌。表现为上睑下垂，随后可累及更多眼外肌，出现复视，最后眼球可固定，眼内肌一般不受累，故瞳孔及睫状肌都正常。随着病情进展，可以逐渐发生四肢肌、躯干肌或延髓支配的肌肉受累。眼外肌受累为首发症状者最为常见，也有病变仅限于眼肌，称为眼型重症肌无力。肌疲劳试验、新斯的明试验、肌电图检查、胸部 X 线摄片或胸腺 CT 检查均有助于诊断。

六、癔症

癔症是一种常见的精神疾病，癔症的眼部症状多种多样：如眼睑痉挛、不能睁眼；有的单眼或双眼复视、畏光、异物感、眼球或眼眶剧烈疼痛、色觉障碍、眼球运动障碍、眼球震颤、调节痉挛或调节机能麻痹，视野向心性缩小或呈螺旋形缩小，视野可随暗示的影响而改变等；眼底和 VEP 检查正常；单眼或双眼突然失明，但瞳孔对光反射正常，且能在熟悉的环境中绕开障碍物而行动自如。此种癔症性失明多在强烈精神刺激下，在大脑皮质视觉投射区出现局部性抑制造成，此种抑制并不均匀和完全，有时患者在某种情况下仍能看到，所以容易被误认为"装病"或"诈病"等。

第七节　皮肤病及性病的眼部表现

一、系统性红斑狼疮

系统性红斑狼疮（systemic lupus erythematosis，SLE）是一个累及身体多系统多器官的自身免疫性疾病。其主要眼部表现可分为眼睑皮肤轻微隆起或出现萎缩的红斑、色素沉着或脱失、继发性 Sjögren 综合征、边缘性角膜溃疡、可有视盘及视网膜出血、水肿、缺血性视神经病变或视网膜动静脉阻塞等。发生眼部损害者可影响视力，如能及时治疗 SLE，视力可以恢复。

二、梅毒

梅毒（syphilis）是由苍白（梅毒）螺旋体感染引起的慢性全身性传染病，分为获得性梅毒和先天性梅毒。两者均可使眼部受累，眼部表现可为虹膜睫状体炎、葡萄膜炎、角膜基质炎、脉络膜炎和视网膜炎等。先天性梅毒可呈现"椒盐状"眼底，即周边部大量的细小棕色或黑色斑点和脱色素斑点，散在片状的脉络膜萎缩和骨细胞样色素沉着。神经梅毒期可出现斜视、上睑下垂、双侧瞳孔缩小、对光反射消失、视神经炎及视神经萎缩。

三、淋病

淋病是淋病奈瑟菌（简称淋菌）引起的，眼部表现为超急性细菌性结膜炎，主要表现为眼睑水肿、结膜充血、有脓性分泌物，严重者可并发角膜溃疡，甚至角膜穿孔、眼内炎，导致失明。（见第六章）

第八节　药源性眼病

全身或局部用药，都可能造成眼部病变，有些药物对眼睛的损伤可能会致盲。随着新药的不断出现，药源性眼病会越来越多，必须给予高度重视。

一、糖皮质激素

长期大量应用或滥用常可导致眼部损害。例如：

1. 可引起激素性青光眼，导致患者视力下降、视野缺损、视神经损害等。其发病机制为激素能促使溶酶体酶释放和对黏多糖的分解，使房水排出管道内黏多糖类聚积进而妨碍房水流出，导致眼压升高。临床表现与原发性开角型青光眼类似，一般停药后眼压可下降。

2. 可引起晶状体后囊下的皮质混浊。

3. 局部使用可以使角膜发生细菌性、单纯疱疹病毒性、真菌性角膜炎。

4. 可造成浆液性视网膜脱离，甚至形成泡状视网膜脱离。

5. 可使伤口愈合减慢。

二、抗生素

1. 青霉素　引起眼部的不良反应主要表现为幻视、一过性视力障碍。

2. 氯霉素　可引起视神经炎、幻视，如果连续使用 1 个月，将出现中毒性弱视、视神经萎缩等。有过敏史的，还会导致过敏性结膜炎。

3. 链霉素　除发生急性中毒性弱视外，还可引起突发性球后神经炎或渐进性视神经萎缩等。

4. 四环素　可引起暂时性近视、复视、眼球运动障碍、视盘水肿。

5. 磺胺类　主要表现为结膜炎、视网膜炎、视神经炎等。

6. 多黏菌素 B　其眼部不良反应主要是复视、眼球震颤等。

三、抗结核药物

长期服用抗结核药物，易发生黑矇，视力下降，视物时出现中心盲点，视野缩小，红绿色觉异常等，严重者可出现中毒性球后视神经炎，表现为双眼视力严重下降，仅有光感，甚至致盲。这种视神经损害常常为可逆性，停药后视力、视野可逐渐恢复。

四、吩噻嗪类

氯丙嗪是精神科主要用药，应用本类药物治疗量时，瞳孔可缩小；大剂量长期应用，可致眼部色素沉着，表现为眼睑呈蓝灰色或紫色；结膜暴露处铜棕色；角膜内皮和后弹力层灰白色或浅棕色小点沉着；晶状体前囊、前囊下浅棕色或灰白色小点沉着，最终形成白内障；亦可出现类似色素性视网膜炎病变，患者出现视力减退、蓝视、夜盲、视野缺损等症状。

五、氯喹

氯喹主要用于治疗疟疾，久服可致眼部损害，视网膜病是重要的不良反应，临床典型表现为"靶中心眼"，即视网膜中心凹是完整的，周围绕有脱色素环，并被散在的色素增多区所包围。早期停药可改善，继续用药则恶化，视力进行性减退、双颞侧偏盲。晚期视网膜萎缩，视野可向心性缩小。长期服药可发生复视及调节机能丧失，但是可逆的。氯喹还可引起角膜病变，裂隙灯检查，发现角膜有弥漫性散在的点状混浊，有时在角膜中心下部呈条状混浊，在基质上见有粗的黄绿色线条。病人可出现视力下降虹视等症状。停止治疗后，角膜病变常是可逆的。

六、洋地黄

洋地黄眼部中毒症状有：视物模糊、视力减退，可有畏光、眼前闪光感、有暗点、复视、色觉紊乱，常见者为黄视和绿视。这可能是药物直接作用于视网膜视细胞的结果。

七、避孕药物

长期服用避孕药可诱发或加速眼血管阻塞性疾病或视神经损害。如果遇到有些妇女患者出现不明原因的眼部病变时应注意有无服用避孕药史。

八、眼药水

在正常状态下，结膜囊内存在多种微生物，它们对保持人体生态平衡和眼内环境的稳定有重要作用。如果长期滥用抗生素眼药水，一方面杀死了正常细菌，破坏了眼部的生态平衡，可能导致一些疾病的发生；另一方面，使细菌对药物产生耐药性，等到眼部发生细菌感染，这些药物都无效了，会导致病程迁延，影响治疗效果。此外常用的眼药水里面大都含有防腐剂，长期使用，会破坏泪膜的稳定性，或损害对泪膜稳定起重要作用的上皮细胞微绒毛，或黏蛋白质量下降造成泪膜不稳定，会导致干眼症。临床上发现一些病人长期点眼药水，眼病却不见好，结果一停药却好了。因此应严格掌握眼药水的适应证及用药时间。

扫描二维码 19-1 查阅本章彩图。

（杨　璐）

二维码 19-1

参 考 文 献

1. 贾松，崔云. 眼科学基础. 北京：人民卫生出版社，2012.
2. 杨培增，范先群. 眼科学. 第9版. 北京：人民卫生出版社，2018.
3. 葛坚，王宁利. 眼科学. 第3版. 北京：人民卫生出版社，2015.
4. 刘祖国. 眼科学基础. 北京：人民卫生出版社，2004.

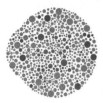

第二十章　眼保健与防盲治盲

学习目标

　　1. 掌握：盲和低视力的定义；屈光不正的预防与保健；可治愈盲的康复；高度近视的康复。

　　2. 熟悉：眼保健的定义与分类；常见致盲性眼病的预防与保健；不可治愈盲的康复。

　　3. 了解：国内外防盲治盲的历史与现状。

第一节　眼保健与眼病预防

一、眼保健的概念与分级

　　以往的观念认为不生病就是健康。新的健康概念不仅指没有疾病或虚弱，而是要有健全的机体、精神状态及社会适应能力。世界卫生组织（WHO）指出衡量人体健康的 10 条标准之一为眼睛明亮、反应敏锐、眼睑不发炎等。

　　眼保健（eye care）主要内容是指预防眼病、提高眼的健康水平。广义的眼保健还包括眼病的调查、诊断与治疗。国际上将眼保健分为三个级别，即：初级眼保健、二级眼保健和三级眼保健。我国的国情决定了眼保健和防盲工作的重点在乡村和社区。

　　（一）初级眼保健

　　初级眼保健（primary eye care）是包括社区眼保健在内的最基本的眼卫生保健和眼病预防的服务。其服务的内容包括提高眼的健康水平、预防和治疗可导致视力丧失的疾病。

　　初级眼保健机构主要由乡村卫生机构、厂矿及学校卫生室、社区卫生服务站和个体诊所等构成，全部工作由经过眼病防治知识培训过的乡村医生、初级卫生保健工作者及其他辅助人员来完成，通过社会、家庭和个人的积极参与，使眼保健知识深入人心，实现世界卫生组织、国际防盲机构和非政府组织提出的"视觉 2020，享有看见的权利"的防盲治盲全球性战略目标。

　　初级眼保健是初级卫生保健的重要组成部分，已经被纳入《全国防盲治盲规划（2006～2010 年）》，通过多种形式，加强宣传教育，建立防盲信息系统，不断积累防盲治盲经验，实现到 2020 年消除可避免盲的战略目标。

　　（二）二级眼保健

　　二级眼保健活动主要在县、地区（市）级医院进行。工作人员组成包括眼科医生、眼科辅助人员及其他受过眼病知识培训的专业技术人员。

　　二级眼保健应具备处理常见的致盲性眼病，如白内障、青光眼、眼外伤、角膜溃疡及眼内感染的能力，并接受初级眼保健机构转诊的患者。同时，二级眼保健工作者还有责任培训和监督初级眼保健人员的工作。

（三）三级眼保健

三级眼保健主要指高等医学院校附属医院或相当级别的省级以上三级医院所从事的眼保健活动。其主要任务是诊断和治疗复杂、少见的眼病，开展高难度的手术。三级眼保健机构应能在公共卫生和预防眼科疾病方面提供技术指导。

二、常见致盲性眼病的预防与保健

常见的主要致盲眼病为白内障、角膜病、沙眼、青光眼、视网膜疾病、先天性眼病及眼外伤等。

（一）白内障

白内障是目前全世界首位的致盲眼病。虽然对白内障的危险因素进行了很多研究，认为年龄、性别、紫外线照射、地域和海拔高度以及糖尿病、青光眼、吸烟、腹泻、营养不良甚至微量元素缺乏等因素都是白内障的危险因素。但目前对于白内障的预防仍缺乏有效的方法。白内障的预防应注意以下几个方面：

1. 避免过度的紫外线照射。

2. 禁止近亲结婚，可避免先天性白内障发生。

3. 妇女孕前注射预防性风疹病毒疫苗，可预防先天性白内障的发生。

4. 避免吸烟。

5. 注意合理用药，避免长期接触如糖皮质激素、氯丙嗪和三硝基甲苯等药物。

6. 当长期接触红外线、X 线、微波时应戴防护眼镜。

7. 补充维生素 A、维生素 C、维生素 E 类和抗氧化剂有一定效果。

随着人口老龄化的到来，疾病谱也在发生着变化。应加强针对年龄相关性白内障知识的宣教，消除患者的恐惧心理，定期随诊观察。早期可选用眼药治疗，但药物不能使混浊的晶状体发生可逆性改变，手术是治愈白内障的唯一有效手段，常用的治疗方法是晶状体摘除术及人工晶状体植入术。对于先天性白内障应尽早手术避免弱视发生。

（二）角膜病

角膜是重要的屈光介质，角膜病可导致角膜混浊，引起角膜瘢痕、溃疡甚至穿孔，使视力下降甚至失明。角膜炎是角膜病中最常见的，所以积极预防和治疗各种角膜炎是减少角膜病致盲率的重要措施。

角膜病的预防主要有：

1. 注意防止角膜外伤。

2. 注意锻炼身体，增加抵抗力，避免感染病毒性角膜炎或减少复发。

3. 戴角膜接触镜者应注意卫生，及时更换清洗液，不要戴镜过夜。

4. 眼睑闭合不全者应保持眼表的湿润，使用人工泪液和眼膏。

5. 腹泻和营养不良者应补充维生素 A。

角膜病的保健可以从以下几方面入手：

1. 加强角膜病相关知识教育。

2. 初级眼保健机构应了解角膜病的紧急处理原则，做到及时转诊。

3. 根据不同的角膜病变选择正确的药物治疗与手术治疗。

4. 进行科普教育，建立健全眼库网络，为角膜移植手术的顺利开展创造条件。

（三）青光眼

青光眼致盲是不可逆性的。随着白内障屈光手术的推广和角膜病防治手段的提高，青

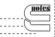

光眼已成为前三位的致盲眼病。

虽然近年来对原发性青光眼在基础和临床方面做了大量的研究,但仍无实质性突破。青光眼不能预防,但患者如果能得到早期诊断和合理的治疗,其视功能还是可以得到有效的保护。

青光眼的保健应做好以下几点:

1. 大力宣传推广普及青光眼知识 ①对家族中有青光眼患者的危险人群要经常随诊。②避免在暗室内逗留过久或在暗光下阅读。③避免短时间内大量饮水。④注意生活卫生,避免情绪波动或过度用眼,注意劳逸结合。⑤避免长期应用糖皮质激素。

2. 充分发挥三级眼保健机构的作用,加强开展青光眼筛查工作,早期诊断是防治青光眼的关键。

3. 选择正确的治疗方法。目前青光眼的治疗主要有药物、激光和手术,如何根据不同的患者视功能变化制订个体化的治疗方案,对于治疗青光眼,保存患者视功能非常重要。

4. 应重视对患者依从性教育,使其坚持长期随诊。青光眼是一种终生性疾病,无论经过任何治疗,也无论患者的眼压是否已经正常,都要坚持长期随访观察,并严格遵照医嘱用药。

(四)沙眼

沙眼是世界上最常见的可防治的致盲眼病,其发生与社会经济状况和卫生习惯等有关。沙眼预防与保健工作主要有:

1. 广泛进行卫生宣传教育,大力开展沙眼普查和防治工作。在我国,1949 年沙眼的患病率达到 50%,偏远农村地区高达 90%。随着环境和水供应的改善,沙眼的发病率已显著下降。

2. 加强公共事业、集体生活单位的卫生管理,搞好家庭个人卫生。养成良好卫生习惯,注意经常洗手,不用脏手揉眼,不与别人共用毛巾等。医务人员在检查和治疗沙眼患者后彻底洗手。

3. 加强对沙眼并发症的处理。眼保健人员应重视治疗有睑内翻和倒睫的沙眼患者,以显著降低沙眼的致盲率。如并发倒睫的患病率>1%,应对该地区提供眼外科服务。

4. 大力推广 SAFE,即手术(surgery)、抗生素(antibiotic)、清洁脸部(facial cleanliness)和改善环境(environmental improvement)战略。SAFE 战略的主要内容:睑内翻和倒睫的外科矫正、急性感染时的抗生素应用、充分地洗脸即面部清洁、改善环境等。SAFE 战略实施是成功控制沙眼的关键。

(五)眼外伤

眼外伤是单眼致盲的主要原因,大多数眼外伤可以预防。眼外伤的预防保健包括:

1. 加强宣教,增强爱眼意识,普及眼外伤防范知识。

2. 加强儿童眼外伤的预防

(1)对儿童应重点预防,禁止儿童玩弄危险玩具、放鞭炮、射弹弓等。

(2)节假日期间加强对雷管和爆竹等爆炸危险品的生产、销售和使用方面的管理。

3. 加强生产防护措施 加强安全教育和严格遵守操作规程,完善防护措施,能有效减少眼外伤。

4. 加强现场急救知识培训 重视眼外伤的预防和应急救治。加强社区保健人员的现场急救知识培训,使伤员及时获得治疗,以减少眼外伤并发症的发生。

(六)糖尿病性视网膜病变

糖尿病可并发糖尿病性视网膜病变、新生血管性青光眼,晚期严重损害视力甚至造成不可恢复盲,所以及时防治十分重要。严格控制血糖是防治糖尿病性眼病的根本措施。患者应定期检查眼底,一旦出现增生性视网膜病变或大于 5PD 的无灌注区,及早进行激光光凝治疗,可以防止进一步出现新生血管等并发症,保存有效视力。

目前糖尿病性视网膜病及由此致盲者有增多的趋势,我们要利用多种宣传方式对糖尿病患者进行医学教育,使其了解糖尿病眼部并发症及对视力产生的影响。因此加强科普宣传,早期诊断及合理治疗已成为防盲工作中的重要任务。

三、屈光不正的预防与保健

未矫正的屈光不正是盲和低视力的重要原因。屈光不正的预防与保健措施如下:

(一)近视的预防与保健

近视已成为全球最严重的医学问题之一,患病率在不断增加。据报道我国近视人群占总人口的 30%,6～7 岁学龄前儿童约为 3.9%～9.1%,小学生为 35%,中学生达到 50%,大学生甚至达到 70% 以上。加强近视的预防与保健,对于提高我国民族的健康素质具有极其重要的意义。

近视眼预防与保健的方法如下:

1. 严格限制近距离用眼时间　这是预防近视的根本。连续近距离用眼时间不宜过长,每隔 45 分钟休息 10 分钟,最好到户外或隔窗远眺,使眼肌得到充分的放松。

2. 正确用眼、减轻视力负荷

(1)培养良好的视力卫生习惯。保持端正的读写坐姿,做到三个"一"即眼离书本一尺远;手离笔尖一寸远;胸离桌沿一拳远。不要在行走、坐车、躺卧时阅读。

(2)教室内课桌椅的高度必须适合学生全身各部位位置。标准为:学生坐在椅子上,桌面应齐心脏位置,两脚平地面。双眼距离桌面一尺,不要过高或过低。应定期更换座位。

3. 照明条件　增加教室的采光,保证充足的、来自左前方的照明。读写的适宜照度为 100～200lx(勒克斯),相当于 40W 的白炽灯或 8W 荧光灯的台灯。在早晚阴雨天时,要充分利用人工照明。

4. 通过配镜来预防近视　是目前使用最广泛的一种方法。包括:

(1)配戴框架眼镜进行合理矫正。

(2)角膜塑形镜(即 OK 镜),通过塑形角膜,可以阻止近视的发展及眼轴的增加。

5. 合理营养配餐,增强身体素质,是预防近视不可缺少的措施。

合理饮食,注意营养搭配,总偏食。多食含铬的食物,如粗粮、红糖、蔬菜及水果等食物。少食甜食,过量的糖使血液偏酸性,为保持酸碱平衡,动员大量钙质,引起血钙不足,减弱眼球壁的弹性,使眼轴伸长,导致近视眼发生。多食胡萝卜、土豆、黄豆、水果等硬质食品,增加咀嚼的机会,能促进支配眼球运动的肌肉,进而有效地发挥晶状体的调节能力。

6. 增加户外暴露时间,有助于预防近视。每天户外暴露 2h,可以有效阻止近视发展。

7. 预防性治疗　通常是使用睫状体麻痹剂,低浓度阿托品对预防近视有一定作用。

(二)远视的预防与保健

远视的病因是眼的总屈光率与眼轴长度不相协调所引起的;眼轴偏短即轴性远视;屈光力偏低即屈光性远视;或以上两种情况兼有。远视主要是由于眼球发育受影响、正视化过程不充分或遗传因素所致,目前尚无有效的方法来预防其发生,我们只能预防远视的各种并发症或者不适症状。

1. 远视度数小、视力正常,无明显调节疲劳症状及眼外肌肌力不平衡者,可不予处理。

2. 6～7 岁以下儿童,轻度远视通常是生理性的,可不予处理,但要注意其视力及眼位。若合并内斜视或者弱视,则必须足矫配镜。

3．每半年验光一次，必要时及时更换眼镜度数。

4．远视眼容易发生急性闭角型青光眼。因此，40岁以上远视眼患者应定期到医院去检查前房深度、房角及眼压等情况。如存在浅前房、虹膜膨隆、窄房角等急性闭角型青光眼的高危因素，行虹膜周边切除术或激光打孔术，预防青光眼的急性发作。

（三）散光眼的预防与保健

散光眼可分为两类，即规则散光和不规则散光。规则散光多数是角膜先天性异常，具有遗传倾向性。散光眼的预防是比较困难的，包括以下方面：

1．加强安全教育和宣传，尽量避免角膜外伤及各种眼外伤的发生。

2．手术方式的改进，如白内障术后出现的角膜散光尽量控制在最低范围内。

3．加强对准分子激光等角膜屈光手术的监管，尽量减少各种医源性散光的发生。

4．及早治疗各种角膜炎症，减少角膜瘢痕的发生。

5．解除各种可能对眼球产生压迫的因素，如睑板腺囊肿摘除、眶内占位性病变摘除等。

对视力下降和视疲劳的散光眼患者，需要合理配镜来进行矫正。对不规则散光患者（如圆锥角膜等），应选择配戴角膜接触镜来进行矫正。

第二节　防盲与治盲

一、盲和低视力的定义与分类

人类90%以上的信息是通过正常的视觉功能来完成的。如果视觉功能遭受损伤，尤其是眼盲的发生，不仅给患者造成巨大的痛苦，而且也给家庭和社会带来沉重的负担。因此，防盲治盲是眼科医务工作者一项重要的责任。

盲人的定义是指因视力损伤不能独自行走的人，他们通常需要职业或社会的扶持。由于各国社会经济状况不同，采用的盲和视力损伤的标准也有不同。1973年世界卫生组织（WHO）制定了视力损伤的标准，将盲和视力损伤分为5级，规定一个人较好眼的最好矫正视力<0.05时为盲人，较好眼的最好矫正视力<0.3，但≥0.05时为低视力（表20-1）。该标准考虑到视野状况，不论中心视力是否损伤，如果以中央注视点为中心，视野半径≤100，但>50者归为3级盲；视野半径<50者归为4级盲。1979年该标准被我国第二届全国眼科学术大会采用。

表20-1　世界卫生组织（WHO，1973）视力损伤标准

视力损伤		最好矫正视力	
类别	级别	较好眼	较差眼
低视力	1级	<0.3	≥0.1
	2级	<0.1	≥0.05（指数/3m）
盲	3级	<0.05	≥0.02（指数/1m）
	4级	<0.02	光感
	5级	无光感	

二、国内外防盲与治盲的历史与现状

（一）我国防盲治盲状况

我国曾是盲和视力损伤十分严重的国家之一。新中国成立前，人民生活贫困，卫生条件极差，眼病患者非常普遍。沙眼的患病率达50%～90%。新中国成立后，各级政府大力组

织防治沙眼,开展了眼病的防治工作,取得了显著效果。1984 年国家成立了"全国防盲指导组",统筹全国防盲治盲工作,建立了自上而下的防盲、治盲体系;1996 年卫生部发出通知,规定 6 月 6 日为"全国爱眼日"。2008 年世界青光眼协会和世界青光眼病人协会共同倡议将每年的 3 月 6 日定为世界青光眼日。

1980 年以来的流行病学资料表明,白内障为致盲主要原因。于是各地积极开展筛查和手术治疗白内障。全国残疾人联合会把白内障复明纳入工作范围,极大地推动了防盲治盲工作。1988 年国务院批准实施的《中国残疾人事业五年工作纲要》将白内障手术列为抢救性的残疾人三项康复工作之一。1991 年国务院批准的《中国残疾人事业"八五"计划纲要》中又明确规定了白内障复明任务。全国各省、自治区、直辖市也相继成立了防盲指导组,建立和健全防盲治盲网络,运用各种方式积极开展工作。1999 年世界卫生组织发起"视觉2020,享有看见的权利"行动后,中国政府决定从 2000 年起通过 4 个五年计划实施该行动。卫生部制定了《全国防盲治盲规划(2006~2010 年)》。2006 年进行全国第二次视力残疾抽样调查和全国眼病流行病学调查。

现阶段,我国每年新增盲人大约为 45 万,占世界盲人总数的 18%~20%。据 2000 年《中国眼病调查数据统计分析报告》调查结果显示:白内障患者所占比例最高,约为 20.29%。其次为屈光眼肌 13.27%、眼外伤 9.48%、眼底病 7.88%、青光眼 4.45%。目前,我国致盲的主要原因依次为白内障(46.1%)、角膜病(15.4%)、沙眼(10.9%)、青光眼(8.8%)、视网膜脉络膜病(5.5%)、先天或遗传性眼病(5.1%)、视神经病(2.9%)、屈光不正(或)弱视(2.9%)和眼外伤(2.1%)。半数以上盲和视力损伤是可以预防的。

中国与国际狮子会合作开展的全球最大规模的防盲治盲行动——"视觉第一中国行动",在 2005 年底前使 222 万白内障盲人重见光明,达到了白内障年手术量超过 40 万例,实现了白内障致盲人数的负增长,并建立了国家级眼病防治数据库,为我国防盲治盲工作奠定了基础。香港同胞捐赠的健康快车从 1997 年至今已为 45 000 多名贫困白内障患者实施复明手术,极大地推动了我国的防盲工作;此外,帮助西部地区解决盲情的"光明行动"也深受欢迎。总之,我国的防盲工作正由以项目的实施为主导,逐步向政府主导、整合资源、整体规划,以建立防盲治盲长效机制为目标的工作模式转变,持续推进防盲工作进程。

我国防盲治盲工作以多样化的形式发展。建立县、乡、村三级初级眼病防治网络是最常见的形式,它将防盲治盲工作纳入到我国初级卫生保健,可以发挥各级眼病防治人员的作用。组织眼科手术医疗队到农村和边远地区巡回开展白内障手术,并展评选"防盲先进县"等防盲治盲工作。

目前我国的防盲治盲工作也存在一些问题,主要是组织和领导工作有待于进一步加强。防盲治盲的实际需要和效率不高之间存在着矛盾,大规模白内障手术治疗的质量有待于进一步提高。

（二）世界防盲治盲状况

全世界视力损伤的人群约为 1.8 亿,其中 4 千万~4.5 千万为盲人,90% 的盲人生活在发展中国家。全世界盲人患病率为 0.7%。

导致盲发生的原因:白内障占 47%,沙眼占 12.5%,河盲占 0.6%,各种原因引起的儿童盲占 3.3%,其他如青光眼、糖尿病性视网膜病变和眼外伤等因素的盲占 37.5%。根据 WHO估计,全球 80% 的盲人可以避免。国际防盲组织在工作中坚持防盲的"3A"原则:适当的(appropriate)、能负担的(affordable)、可接近的(accessible)。1992 年 WHO 和一些国际非政府组织联合发起"视觉 2020,享有看见的权利"行动,目标是在 2020 年前全球范围内根治可避免盲,并确定白内障、沙眼、河盲、儿童盲、屈光不正和低视力五个方面作为"视觉 2020"行动的重点。

第三节　盲和低视力的康复

一、不可治愈盲的康复

（一）青光眼患者的视力康复

青光眼是我国主要致盲眼病之一。对于多数青光眼，只能进行控制，而不能达到根治的目的。因此，早期发现，合理治疗，定期随诊，普及青光眼防治知识，开展视神经保护的研究，将有助于青光眼防治。

青光眼晚期引起视力和视野的严重损伤。在积极控制眼压的同时，可使用助视器。如视野无明显损害的患者，可选择眼镜助视器；如视野有明显缩小，可应用中等放大倍数的手持或立式放大镜，或使用闭路电视助视器。有严重视野缩小的患者，只能使用闭路电视。也可用黄色滤光镜和彩色滤光镜，或者在阅读印刷质量欠佳的印品时，在镜片上放置一黄色薄片，因为它们能够提高青光眼患者的对比敏感度，对改善视力有帮助。另外，还可以采用大字印刷品，写字时用粗黑笔和白纸等方法。

（二）糖尿病性视网膜病变患者的康复

患者血糖水平的改变可引起屈光度的改变，屈光状态的检查非常重要。由于糖尿病导致角膜敏感度降低，使角膜感染的危险性增加，应慎用接触镜。用彩色滤光镜和太阳镜可以阻挡蓝色光，有助于改善对比度和消除眩光。近距离工作可以使用直接照明，夜间视力差者可使用手电筒。定位和灵活性训练则根据周边和中心视野受累程度而定。

早期诊断及正确判断病情是治疗糖尿病性视网膜病变的关键。目前视网膜激光光凝术是预防糖尿病性视网膜病变的进展和治疗视网膜新生血管所导致的并发症的有效方法。

二、可治愈盲的康复

（一）白内障患者的视力康复

首先实行手术治疗。对于不适宜手术的患者，做仔细的屈光检查，配戴眼镜。看近时可采用直接照明，为减轻眩光可以配戴滤光镜和护目镜，为减弱光的强度，可以戴镀膜透镜或中央灰色透镜。对于核性白内障患者，看远时可用近视镜。对于白内障影响视力较明显，患者又不愿意接受手术的患者，可以使用远用或近用的放大设备。对于手术后未放置人工晶状体的患者，可使用高度远视眼镜矫正视力。此外，生活中使用大字体印刷的阅读材料、粗线书写纸等非光学系统改善视力。对于儿童白内障患者手术后的无晶状体眼可配戴近用助视器。

（二）角膜病患者的视力康复

首先进行详细的屈光检查，有屈光异常的患者，可以配戴角膜接触镜。由于角膜浅层混浊，导致视力下降，给予远用和近用光学助视器或非光学助视器如太阳镜、大印刷品及用对比度好的纸写字。

角膜移植是治疗角膜病盲的主要手段，因此防治角膜病，需要加强宣传倡导人去世后捐献角膜，同时积极开展人工角膜、角膜干细胞等方面的研究。

三、高度近视的康复

首先认真进行屈光检查，包括针孔视力、裂隙视力和角膜曲率计检查。可以选择框架眼镜和接触镜。角膜接触镜较普通框架眼镜为好，看远处用角膜接触镜，看近处则要使用较大屈光度数的助视器。也可用手持放大镜、近用望远镜、立式放大镜等。如果晚上视力差,手电筒能帮助照明。

因为我国高度近视患者居多,因而到低视力门诊就诊的患者更希望助视器能帮助他们解决看远的问题,比如看电视、看黑板或购物等,国内配远用镜助视器的患者明显大于国外。佩戴太阳镜能减少户外畏光。

（王　锐）

参 考 文 献

1. 王斌全,黄健. 眼耳鼻咽喉口腔科学. 第7版. 北京:人民卫生出版社,2014.

2. 王锐. 眼耳鼻咽喉口腔科疾病. 第2版. 北京:人民卫生出版社,2016.

3. 贾松. 眼科学基础. 北京:人民卫生出版社,2012.

4. 眼保健与眼病预防. 北京:高等教育出版社,2005.

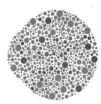

第二十一章 眼科新进展

学习目标

了解：眼科学最新进展。

随着科学的发展，医学研究和技术不断地深入和改进。在基础和临床研究方面，眼科相关的新进展不胜枚举，本章只摘取部分基础眼科和临床眼科方面的内容进行概述性介绍，希望能拓宽大家的视野，加深对眼科学前沿信息的认识，并提高学习的兴趣。

第一节 基础眼科新进展

一、眼病的分子遗传机制研究进展

（一）单基因遗传性眼病的遗传学研究进展

单基因遗传性眼病是单个基因突变引起的遗传性眼病，是一种严重的出生缺陷性疾病，患病可能严重危及儿童的视觉和生命健康，对家庭、社会造成沉重负担。该类疾病以先天性高度近视、先天性白内障、遗传性视网膜变性疾病以及先天性青光眼为最主要疾病。先天遗传性眼病无论从临床表现还是遗传特性上都呈现出相当复杂的状况，近20年来迅速发展的分子遗传学技术尤其是基因测序技术为致病基因的确定提供了极大帮助，不仅有助于解释疾病发病机制，同时也为基因治疗提供了新思路。本节就单基因遗传性眼病中几种最主要疾病的临床特征和基因筛查进展进行概述。

1. 遗传性视网膜变性疾病（inherited retinal dystrophy，IRD） 遗传性视网膜变性疾病是一类严重且不可逆的视网膜退行性疾病，遗传因素是其主要的病因。IRD 种类多，可分为单纯性视网膜疾病，包括最常见的 RP，视锥细胞或锥杆细胞营养不良，Stargardt 病，Leber 先天性黑矇，先天性静止性夜盲等，以及综合征性视网膜疾病如 Usher 综合征、Bardet-Biedl 综合征等。鉴于 IRD 显著的临床异质性，对患者进行准确的临床诊断显得尤为困难，较易被误诊。

迄今已明确有260多个 IRD 致病基因及数千个基因位点与 IRD 的发病有密切关系，其中 RP 相关致病基因为 82 个（https://sph.uth.edu/RetNet/），这就要求我们利用高效率高覆盖的基因筛查手段探索发现更多的 IRD 致病突变。新一代测序技术是近年来出现的一种高通量测序方法。利用该技术方法，Ellingford 等在 537 例 IRD 患者中实现了 51% 的基因诊断阳性率。Arai 等在对日本 349 例 IRD 先证者的基因筛选分析中共发现 205 个突变的基因位点，并指出在所有致病基因中，*EYS* 基因突变的发生率最高（23.5%）。在国内也有大量的相关研究，例如 Huang XF 等人利用目标区域捕获测序技术对 179 个遗传性视网膜变性疾病（IRD）家系进行了基因筛查，阳性检出率达到 55%，总共发现了 124 个不同的基因突变，其

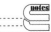

中 79 个突变为该研究首次报道，其研究结果初步描述了中国人群 IRD 的基因突变频谱，首次阐明了中国人群突变比例最高的两个基因是 *USH2A* 和 *EYS*。

2. 先天性白内障（congenital cataract，CC）先天性白内障是指在胚胎发育过程中，由多种因素参与所导致的晶状体发育异常，使晶状体在出生时或出生后 1 年内发生不同程度、不同形式的混浊，是儿童可治疗盲的常见原因。它在初生儿中发病率约为 0.01%～0.06%，在全球范围的致盲疾患中占约 10% 的比例。而遗传性白内障又是先天性白内障中最为主要的部分，近 8%～25% 病例与遗传有关。

先天性白内障可单眼发生或双眼同时发生。前者大多散发，其中很多单眼先天性白内障与原始玻璃体血管有关，而后者主要由编码晶状体蛋白及与晶状体透明性相关的蛋白的基因突变引起。迄今为止，已发现 32 个导致白内障的致病基因和上百个突变位点与先天性白内障有关，按照晶状体发育过程中涉及的基因分为五大类，包括：①晶状体蛋白基因（*CRYAA*、*CRYAB*、*CRYBA1/3*、*CRYBA4*、*CRYBB1*、*CRYBB2*、*CRYBB3*、*CRYGC*、*CRYGD*、*CRYGS*）；②晶状体结构蛋白（*MIP*、*BSFP2*、*VIM*、*SFP1* 等）；③间隙连接蛋白（*GJA3*、*GJA8*、*JA3*、*LIM2*）；④发育及转录因子基因（*ITX3*、*HSF4*、*MAF*、*PAX6* 等）；⑤综合征型致病基因（*BCOR*、*PHA2*、*NHS* 等）。在已知突变的家系中，晶状体蛋白基因的突变导致了超过一半的遗传性白内障。

3. 原发性先天性青光眼（primary congenital glaucoma，PCG）PCG 发生于婴幼儿，是由于胚胎发育异常，房角结构先天变异而致房水排出障碍所引起的致盲性眼部病变，具有进行性、遗传性和不可逆性等特点。迄今学者通过典型家系的连锁分析及基因测序技术，共发现四个与 PCG 相关的致病基因，即位于 2p21-22 的 *CYP1B1*（AR）、位于 1q24.3-q25.2 上的 *MYOC*（AD）、位于 14q24.3 上的 *LTBP2*（AR）以及位于 6p25 的 *FOXC1*（AR）。也有研究显示，存在于线粒体基因及 microRNA 上的突变与先天性青光眼的发生存在关联。

CYP1B1 是最主要的原发性先天性青光眼的致病基因，在 1997 年至 2010 年之间，来自不同地区的研究人员在总共 542 例患者中发现了 147 个 *CYP1B1* 基因突变，Chen 等在对 116 例中国患者的研究中报道了该基因 17.2% 的突变检出率及 *MYOC* 基因 2.6% 的贡献率，Lim 等报道了该基因在美国 PCG 家系中 14.9% 的贡献率。*MYOC* 基因及 *FOXC1* 基因均见于先天性青光眼患者，在 Chen 等对 116 例中国患者进行的 *MYOC* 基因突变筛查提示其仅 2.6% 的突变检出率。在 Chakrabarti 等对 169 例患者进行 *FOXC1* 基因筛查提示其仅 2.38% 的突变检出率。

4. 先天性高度近视（high myopia，HM）遗传和环境因素共同参与了高度近视的发生，高度近视具有明显的遗传倾向。利用高通量测序技术，近几年已发现 8 个高度近视致病基因，包括 ZNF644，SCO2，LEPREL1，LRPAP1，SLC39A5，CCDC111，OPN1LW，P4HA2，例如中国研究团队发现了常染色体显性遗传的先天性高度近视致病基因 *ZNF644*；通过全外显子测序法在一个常染色体显性遗传性高度近视家系中发现 *P4HA2* 是该家系的致病基因。

5. 全基因组测序技术在单基因遗传性眼病中的应用 针对遗传性眼病患者进行精确的分子诊断一直是领域内的重点和难点之一。传统的 Sanger 测序法因其耗时较久，人力要求高，无法实现高通量测序及高效率的基因筛查研究。新一代测序技术（next-generation sequencing，NGS），其兴起后已成功用于多种孟德尔遗传性疾病的致病基因筛查研究和基因诊断应用。新一代测序技术不仅可以用于对全部基因组 DNA 序列同时进行测序，利用该技术提供的平台还可以针对选定的目标基因或全部基因的外显子组进行测序，主要包括：

（1）全基因组测序（whole genome sequencing，WGS）。

（2）全外显子测序（whole exome sequencing，WES）。

（3）目标序列捕获外显子测序（targeted exome sequencing，TES）。目标区域捕获测序指根据研究人员感兴趣的候选基因设计特异性寡核苷酸探针，并将其固定于基因芯片上，再利用新一代测序技术平台进行测序的研究策略。已证明该策略在筛查致病基因突变中具有高效性及较高覆盖率的优点。然而，由于 TES 无法对目标靶基因之外的新致病基因进行筛查，即无法被设计的探针所捕获的区域的 DNA 序列，因此在基因筛查研究中具有较大的局限性。

此外，近五年来越来越多的与遗传性眼病相关的致病基因被陆续发现，TES 的另一个不足之处是无法及时地更新捕获基因的信息。针对这一点，全外显子测序有明显的优势。全外显子测序是指运用高通量测序技术对直接编码蛋白质的全部外显子区域进行测序，包括外显子内含子交界处的大约 100bp 碱基的区域。相比较 TES 而言，全外显子测序另一个较为突出的优势是其可用于发现新的致病基因，近几年利用该方法已在多种遗传性眼病研究中成功鉴定新的致病基因。然而，既往研究已经表明仅约 85% 的突变发生于外显子区域，换言之，由于另外 15% 的致病性突变存在于非编码区，全外显子组测序仍无法解释这 15% 的致病原因。基于这一点，全基因组测序显示出了明显的优势。全基因组测序指的是对整个基因组包括编码区，非编码区及调控性 DNA 序列进行测序的一种方法。在医学遗传学领域，利用全基因组测序可大幅度增加在孟德尔遗传性疾病以及癌症的突变检测效率。另外值得注意的是，全外显子测序对于检测大片段的插入缺失，拷贝数变异（copy number variations，CNVs），染色体结构变异（structural variations，SVs）的能力很弱，很容易导致假阴性结果。而全基因组测序对于这几种类型的突变的检测有明显的优势，其对于检测大片段的变异有更高的准确度。除此之外，近期研究发现位于较深的内含子区域及 microRNA 区域的突变也能够导致遗传性眼病的发生。综上所述，在遗传性疾病的分子诊断及新致病基因的鉴定方面，全基因组测序较全外显子组测序具有明显的优势。

（二）复杂性眼病的遗传学研究进展

单基因遗传性眼病的特点是由单个基因引起，但是发病率低，大多数属于罕见病。而大量研究表明，近视、年龄相关性黄斑变性、青光眼等疾病同时由遗传因素和环境因素引起，而其遗传因素十分复杂，因此必须利用全基因组关联分析（genome-wide association study，GWAS）这种遗传学方法来进行研究。GWAS 是指在人类全基因组范围内找出存在的序列变异，即单核苷酸多态性（SNP），从中筛选出与疾病相关的 SNPs。GWAS 对多个个体在全基因组范围的遗传变异多态性进行检测，获得基因型，进而将基因型与可观测的性状，即表型，进行群体水平的统计学分析，根据统计量或 P 值筛选出最有可能影响该性状的遗传变异（图 21-1）。

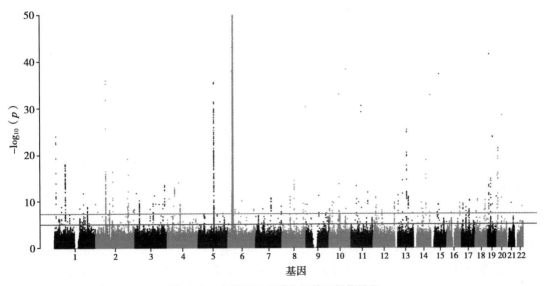

图 21-1 全基因组关联分析的可视化结果

2005 年，*Science* 杂志报道了第一项对年龄相关性黄斑变性的 GWAS 研究，这是全球首例 GWAS 研究，随后 GWAS 迅速应用到其他的复杂性疾病当中。而眼科领域中，GWAS 是非常重要的研究手段。比如，应用 GWAS 对符合临床诊断标准的高度近视患儿进行基因定位，目前已报道了 *GJD2*，*RASGRF1*，*GRIA4*，*KCNQ5*，*RDH*，*LAMA2*，*BMP25*，*SIX6*，*PRSS56*，*CTNND2*，*ZC3H11B*，*SNTB1*，*VIPR2* 及 *ZFHX1B* 等十余个高度近视相关基因。杨培增教授团队利用 GWAS 首次对 Vogt- 小柳原田综合征展开研究，在 1p31.2 和 10q21.3 发现与疾病显著关联的易感性位点。此外，我国的科研团队还对原发性开角型青光眼、近视等发病率高的复杂性眼病的大样本 GWAS 研究开展了大量工作，发现了多个全新的易感基因。

二、基因治疗在眼科疾病中的研究进展

随着大量的致病基因被报道，以及基因转染载体技术的进步，眼科疾病的基因治疗研究也取得了长足的进步，目前主要以在视网膜疾病上的应用为主。2008 年报道的美国和英国的三个研究中心对中晚期先天性黑矇（LCA，RPE65 基因突变）患者进行的 I/II 期基因治疗的临床试验证明，治疗后的眼的局部视功能、视野、对光敏感度等均得到不同程度的恢复。随着 LCA 基因治疗临床试验的顺利开展，更多的基因治疗相继进入或者即将进入临床研究，包括 Stargardt 病（*ABCA4* 基因突变），USH1B 亚型患者（*MYO7A* 基因突变），视网膜色素变性（*MERTK* 基因突变），先天性无脉络膜症（*CHM* 基因突变），全色盲（*CNGB3* 基因突变，*CNGA3* 基因突变），先天性视网膜劈裂症（*RS1* 基因突变）等。

三、干细胞在眼科疾病中的研究进展

近年来，干细胞领域出现了一系列重大突破。首先是诱导多能干（iPS）细胞的发明。日本科学家成功将皮肤细胞转变（体外重编程）为和胚胎干细胞十分接近的细胞。这项技术不但扫清了胚胎干细胞伦理限制的障碍，同时由于可以轻易制备个体化的 iPS 细胞而避开细胞移植的排斥反应（相当于自体细胞移植）。iPS 细胞的出现迅速掀起了干细胞转化医学的研究浪潮，越来越多的实验室开始转向该领域的研究。其次，干细胞分化诱导技术实现了技术性突破。以视网膜细胞为例，近年来，日本学者成功将胚胎干细胞或 iPS 细胞诱导分化为成熟的视网膜细胞，包括最难分化的视杆细胞。再次，骨髓的间充质干细胞（mesenchymal stem cell）的临床应用研究进展迅速。骨髓间充质干细胞来源于发育早期的中胚层和外胚层，具有多向分化潜能。相对于胚胎干细胞，骨髓间充质干细胞的致瘤性（植入体内后形成肿瘤）较低，用于移植时相对安全；此外，取自骨髓，可进行自体移植。目前，眼科的干细胞研究主要集中于视网膜和视神经疾病以及角膜内皮疾病的方向。胚胎干细胞和诱导多能干细胞均可通过体外培养技术使其定向分化成特定的视网膜细胞，如视网膜色素上皮细胞、视网膜光感受器细胞和视网膜神经节细胞等。动物实验研究已经证实通过分化形成的视网膜细胞移植可有效治疗视网膜变性疾病。由于胚胎干细胞的研究较早，目前已有数国政府允许进行胚胎干细胞分化成视网膜色素上皮细胞后进行移植的临床试验。诱导多能干细胞是新近才发明，并且面临了一些专利的争执问题，因此目前尚无应用诱导多能干细胞进行临床试验的报道。此外，我国研究团队发现了晶状体上皮干细胞，为利用干细胞的再生潜能实现组织修复，设计并创建了一种新的微创白内障手术方法，保留自体晶状体干细胞及其再生的微环境，长出功能性的晶状体，虽然还有很多临床问题待研究，但是为探索婴幼儿白内障的治疗开辟了新的方向。该研究不仅为白内障治疗提供了全新的策略，也首次实现了自体干细胞介导的实体组织器官再生，开辟了组织再生及干细胞临床应用的新方向。

第二节　临床眼科新进展

一、翼状胬肉治疗新进展

翼状胬肉是眼表的常见病,目前手术切除是其唯一治愈的方法,但术后仍然面临着高复发率的巨大挑战。翼状胬肉的手术切除方式从单纯切除慢慢过渡到自体结膜移植或转位、角膜缘干细胞自体结膜移植、纤维蛋白胶自体结膜移植、羊膜移植;其中角膜缘干细胞自体结膜移植及纤维蛋白胶自体结膜移植复发率较低分别为0%～15%及5.5%～11.9%,此外研究证实自体结膜移植较羊膜移植6个月内的复发率(分别为3.3%～16.7%、6.4%～42.3%)更低,尤其在复发性翼状胬肉患者中。翼状胬肉的术后复发与很多因素有关,其中包括自体结膜瓣的制备,基于这一点,最近有研究利用飞秒激光的高精准度在猪眼上制作自体结膜瓣,研究结果表明飞秒激光可精确、可靠地制作薄瓣,有望进一步应用于临床。

此外,术后联合局部丝裂霉素C(MMC)、anti-VEGF药物、放射治疗、环孢素、5-FU等预防胬肉切除术后复发也是近些年的热点。近几年的研究表明:MMC、贝伐单抗及放射治疗组较对照组复发率明显下降,MMC较贝伐单抗更加有效,而5-FU没有明显降低复发率;此外,单纯切除联合局部使用环孢霉素组较单纯切除组可明显减少术后复发率,而应用环孢霉素在翼状胬肉切除联合自体结膜移植或转位术对复发率无显著影响。

在眼科手术领域的另一新技术——机器人手术,已经渐渐崭露头角。2015年报道了第一例人体上由达·芬奇机器人全程完成的翼状胬肉切除手术。

二、角膜移植新进展

近年来,随着角膜微解剖和微手术的认知,角膜移植的观念发生了重大改变,从原来的全层移植为主流转变为成分角膜移植主流。成分角膜移植的优点包括:移植排斥率下降,避免开窗的风险,一个供体角膜可以用于多个角膜移植术,对于许多供体缺乏的国家非常实用。

(一)角膜内皮移植

角膜内皮移植是治疗角膜内皮疾病如Fuchs内皮营养不良、白内障超声乳化切除术后大泡性角膜病变、移植术后角膜内皮功能障碍等的主要方式。角膜内皮移植经历了后板层角膜移植术/深板层角膜内皮移植逐渐过渡到后弹力层剥除自动板层刀制备的角膜内皮移植术(Descemet's stripping automated endothelial keratoplasty,DSAEK)、后弹力层内皮移植术(Descemet's membrane endothelial keratoplasty,DMEK)。与DSAEK植片不同的是DMEK只包含内皮层和后弹力层,通过前房注射气泡可固定于后基质,具有术后视力佳的特点,但手术难度大、植片脱位率高、内皮细胞易丢失(每年7%)。自2013年Dua膜的发现,后弹力层前膜角膜内皮移植术(pre-Descemet's endothelial keratoplasty,PDEK)开始逐渐应用于临床。

基于目前角膜内皮移植手术的诸多缺点,细胞工程的应用为角膜内皮移植提供了新思路和新方法。2018年发表在 *New England Journal of Medicine* 上的一项临床研究表明,大泡性角膜病变患者在前房注射体外培养的角膜内皮细胞和ROCK抑制剂后全部患者内皮细胞密度达到500个/mm^2,注射后角膜厚度均下降,视力得到提高。更多技术如组织工程角膜内皮移植术、间充质干细胞(mesenchymal stem cells,MSCs)和诱导多能干细胞(induced pluripotent stem cells,iPSCs)的前房注射虽然仍然处于动物实验阶段,但是相信随着科学的发展,这些新技术和新方法将会逐渐走入临床,为更多的患者提供帮助。

 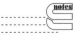

相较于上述的手术治疗手段,单纯的药物治疗对于一些早期病变可能有着重要的作用。最近的研究表明ROCK抑制剂滴眼液可以作为早期Fuchs角膜内皮营养不良治疗选择以及内皮移植术后的辅助用药,虽然目前仍然缺乏更多的临床随机对照试验;线粒体药物Elamipretide滴眼液(Ⅱ期临床试验)、N-乙酰半胱氨酸(动物模型)、氧化震颤素(体外试验)、甲芬那酸(体外试验)、TGF-β抑制剂(体外试验)等药物也有望成为未来角膜内皮疾病的局部用药选择。

(二)前板层角膜移植

前板层角膜移植(anterior lamellar keratoplasty,ALK)包括浅板层角膜移植(SALK)、深板层角膜移植(DALK)。根据病变种类及严重程度选择不同的手术方式。DALK手术方法包括手法湿剥、空气辅助、大气泡法、黏弹剂辅助、飞秒激光辅助等手术技巧。

圆锥角膜手术治疗按照其严重程度,一般轻到中度采用紫外线角膜交联术(ultra-violet corneal crosslinking,UVCXL)和角膜基质环植入术(intrastromal corneal ring segments,ICRS),对于重度患者通常采用深板层角膜移植术(deep anterior lamellar keratoplasty,DALK)。80%~90%患者施行UVCXL后角膜地形图保持稳定,但其一般只适用于最小角膜厚度>400μm的患者。深板层角膜移植术虽说达到了治愈圆锥角膜的效果,但仍然存在很多问题,如伤口愈合和缝线相关问题、排斥风险、长期使用激素副作用、术后视力差。前弹力层角膜移植术在2014年首次被应用于较重的圆锥角膜的治疗,并取得了一定的疗效,然而其长期疗效和安全性仍需要更多的临床证据。

(三)人工角膜和3D打印技术

人工角膜是指具有生物相同性的透明材料制备的角膜替代品。人工角膜具有高效生产和方便运输的有特点。目前已经有多个品牌的人工角膜通过FDA批准用于临床使用。这些人工角膜大多用于重度烧伤、多次供体角膜移植手术失败的患者。

3D打印技术出现在20世纪90年代中期,2012年苏格兰科学家利用人体细胞首次打印出人造肝脏细胞。3D生物打印技术在组织工程领域已经成为一个构建组织和器官结构的强大的工具。这种技术可以通过预先设定来精准布置细胞、生物材料、生物分子。目前已经有许多生物打印技术开发或在生命科学领域应用的例子,包括打印心脏瓣膜、心肌组织、气管、血管等。在眼科领域,国外科学家已经成功打印出鼠的视网膜神经节细胞和神经胶质细胞。3D生物打印目前在角膜移植领域研究非常少,最近研究通过3D打印技术将以胶原为基础含角膜细胞的墨水打印成类人角膜基质成分,另一项研究将人胚胎干细胞来源的角膜缘干细胞(hESC-LESC)和人脂肪组织来源的干细胞(hASCs)等材料通过激光辅助生物打印技术打印出类角膜组织。3D打印技术在角膜移植领域应用前景光明,可能是未来角膜移植手术的一项巨大变革。

三、屈光手术新进展

手术治疗屈光不正主要包括角膜屈光手术、有晶状体眼人工晶状体植入术、屈光性白内障手术。本章节主要讨论角膜屈光手术和有晶状体眼人工晶状体植入术。

角膜屈光手术是通过改变角膜曲率来矫正屈光不正的手术,应用准分子激光进行角膜屈光手术是目前的主流术式。近几年,随着屈光手术技术的飞速发展,传统的PRK、LASIK手术已经不能满足医生以及患者的需求。飞秒辅助准分子激光原位角膜磨镶术(femtosecond laser in situ keratomileusis,Fs-LASIK)、经角膜上皮的全准分子激光角膜切削术(TransPRK)、飞秒激光小切口透镜切除术(small incision lenticule extraction,SMILE)等术式逐渐成为主流。

TransPRK术是一种新型的表层角膜屈光手术,该术式去除上皮和光学矫正均通过准分子激光一步完成,有效地缩短了治疗时间,同时避免了酒精、机械刀等的刺激作用,术后疼痛反应轻、上皮愈合时间较传统表层手术缩短且不存在角膜瓣相关并发症。但 TransPRK 术后仍存在出现 haze(特别是 −6.0D 以上的患者)、疼痛及上皮愈合延迟的可能,这是表层手术固有的问题,且较板层手术(Fs-LASIK 以及 SMILE),患者术后视力恢复相对较慢,术后激素类眼药水用药时间及复诊时间长;若从短期效果来看,患者对于飞秒激光 LASIK 及全飞秒手术的满意度相对较高,但术后长期随诊 TransPRK 满意度仍很高。对于部分高度数、角膜薄又不接受眼内晶状体植入手术方式的患者,可以通过适当的减小光区节省角膜组织的方式来进行 TransPRK,术后短期内只要监测好眼压、及时调整激素用量就可以解决 haze 带来的问题。

飞秒激光是一种以脉冲形式运转的红外线激光,其持续时间较短以飞秒计,是目前应用于临床中的持续时间最短的脉冲激光,但其在短时间内具有极高的瞬时功率,可高达百万亿瓦。研究发现,飞秒激光可在短时间内聚焦于狭小空间组织内,进一步促使组织电离,继而形成等离子体,促使组织通过光裂解爆破产生含有水的微小气泡,激光脉冲产生的气泡相连,达到切割组织的效果。Fs-LASIK 手术过程中首先需要通过飞秒激光制备掀开式角膜瓣,然后准分子激光切削角膜基质。该术自问世以来凭借其角膜瓣薄、制瓣精确、术后疼痛轻、视力恢复快等优势逐渐成为现代板层角膜屈光手术的主要术式。

飞秒激光角膜屈光性透镜切除术包括:飞秒激光透镜切除(femtosecond laser lenticule extraction,FLEx),实现角膜基质透镜的一片式切除,切口可以设计任意长度和位置,同时可以实现边切角度的调整,如有透镜难以取出可以通过较长弧度的边切掀开后取出透镜(似角膜瓣的制作)。该术式便于术者熟悉一片式角膜基质透镜取出的过程,可视为小切口闭合手术操作的过渡方式;另外是该手术主要是采用飞秒激光在角膜基质层间进行不同深度扫描,制作透镜和角膜帽(cap)而非瓣(flap),通过小切口分离,帽下闭合操作取出角膜基质透镜,实现飞秒激光角膜屈光性透镜切除术的追求目标——小切口、无瓣、微创。SMILE 的屈光矫治效果在临床上得到充分的认可与肯定,术后 1 周基本可以达到屈光状态稳定,恢复时间快、持续时间长;和准分子激光消融切除组织相比,全飞秒手术的可预测性可与之媲美,同时手术安全性高,患者满意度高。然而,SMILE 后如果出现屈光回退等需要加强手术时,目前只能选择表层手术或飞秒激光辅助的 LASIK,表层手术的上皮缺失引起刺激症状或者 LASIK 角膜瓣的制作将可能改变 SMILE 微创的手术优势及术后舒适体验。

角膜屈光手术治疗低度、中度近视效果显著,但在治疗高度以上近视时屈光矫正效果、预测性及稳定性均降低,并发症也随之增多;此外,受角膜厚度的限制,很少有 −12.00D 以上的超高度近视得以施行准分子激光手术治疗。眼内屈光手术包括透明晶状体置换术(clear lens extraction,CLE)和有晶状体眼的人工晶状体(intraocular lens,IOL)植入术。CLE 用以治疗超高度近视。术后可能增加视网膜脱离的危险性,并且导致术眼调节力的丧失,同时后囊膜混浊也是它难以克服的并发症;有晶状体眼 IOL 植入术治疗超高度近视克服了前一种手术的局限,同时具有可逆性和保留眼部调节力等优点,根据 IOL 植入位置的不同可分为前房型和后房型两大类。但是,由于 IOL 位于前房或者后房,对角膜内皮、虹膜、房角、睫状体、晶状体等邻近组织具有潜在的威胁。术中与术后可能会出现与之相关的系列并发症或产生光学干扰,一旦发生,如果处理不当,将对眼球结构和视功能产生极大的损害。

四、白内障治疗新进展

白内障手术与人工晶状体发展是密切相关的,从复明阶段到现代的白内障手术阶段,再到屈光性手术年代。从不植入晶状体到植入硬晶状体再到单焦点晶状体、双焦点晶状体、新型的多焦点人工晶状体。现代白内障手术已进入"屈光手术时代",单焦点晶状体、双焦点晶状体、区域折射晶状体、连续视程人工晶状体、三焦点晶状体等各种人工晶状体相继问世。多焦点人工晶状体的出现在一定程度上弥补了传统单焦晶状体的不足。它与单焦点人工晶状体相比,通过多焦点设计模拟人眼晶状体的调节功能,以提供全程视力,然而会在一定程度上降低视觉质量。根据波前像差技术,人们设计出在光学上与人眼自然晶状体更接近的非球面人工晶状体,用以提高术后视觉质量。随着非球面技术的广泛应用,又出现了非球面型多焦点人工晶状体。研究表明:多焦点非球面人工晶状体通过降低全眼总的球差及高阶像差,改善了多焦点设计带来的视觉质量下降。目前新的多焦点人工晶状体的类型主要有:Zeiss AT LISA tri 839M 三焦点晶状体,是前表面三焦点衍射型设计;TECNIS Symfony 连续视程人工晶状体是一种新的老视矫正人工晶状体,专利衍射光栅设计引入新型的光衍射模式,延长眼焦点范围,扩展视力景深。可调节人工晶状体与单焦点、多焦点人工晶状体相比更接近人体的生理功能,具有一定的调节能力。可分为单光学面位移可调节人工晶状体、双光学面位移以及变形可调节人工晶状体。①单光学面可调节人工晶状体是在囊袋完整的前提下通过睫状肌的收缩与舒张传导至晶状体袢从而引起晶状体光学面在视轴方向上的前后移动产生的调节。②双光学面位移调节是通过组合镜片凸镜和凹镜构成一个完整的人工晶状体。其调节能力主要在双镜片之间位移的改变,在同样的位移调节能获得比单光学面人工晶状体更强的调节力,同时眩光及对比敏感度的发生率明显降低。③变形可调节人工晶状体(注入式人工晶状体)是利用人工晶状体自身的厚度的变形来改变屈光度,是目前研究较热门的真正意义上的调节人工晶状体。通过穿刺口将特殊的材料注入完整的晶状体囊袋中进行调节,更进一步接近生理状态,前提是完整的囊膜。可调节人工晶状体优点:术后更进一步接近人体生理功能,具有调节功能;手术切口小,医源性角膜散光小。注入式人工晶状体使白内障患者术后最大限度地接近生理性功能,在人工晶状体的发展上是一个较大的进步。但人工晶状体材料难以选择、手术要求高及后发障概率大则是阻碍其进入临床应用的重要因素。

飞秒激光在白内障手术中的应用是白内障手术的又一突破。目前飞秒激光在白内障手术中主要应用以下 3 方面:①撕囊,飞秒激光具有前囊膜囊袋口大小精确度更高,囊袋口形状更规整、变异度小、可预测性更好等优势,提高手术质量,增加了人工晶状体在囊袋内的稳定性。②劈核,飞秒激光的优势在于利用 3D 光学相干断层扫描(OCT)技术,能清晰显影混浊的晶状体核,并依据显像数据可预先设定切割参数,降低人为的不精确性,同时减少眼内操作步骤,飞秒激光一般采取几何切割法预切割晶状体核,缩短超声乳化时间及减少超声能量,降低手术风险。③角膜切口的制作,飞秒制作角膜切口重复性好,精准度高,切口的密闭性好。飞秒激光还可以通过角膜松解切口降低角膜最陡子午线屈光度来矫正 3.5D 以内的散光,保证术后正常屈光状态,优化术后视力。因此,飞秒激光辅助白内障超声乳化吸除手术具有较高的可控性、精确性、安全性和高效性。当然,飞秒激光辅助的白内障手术也有一定的局限性,需要进一步研究改善。

五、青光眼治疗新进展

青光眼是导致不可治愈盲的首要原因,近年来对青光眼的诊疗技术也有较大进步。降低眼压是目前唯一证实有效的青光眼治疗方法,药物、激光及切口性手术是达到这一目的的三大临床手段,其中手术治疗一直是重要的手段。近年来,各种新的青光眼降眼压手术方式陆续应用于临床,为临床医生提供了更多选择,其中微创青光眼手术无疑是近期青光眼临床治疗的一大热点,是抗青手术未来的发展方向。目前,通过增加房水引流的微创青光眼手术方式有：①增加葡萄膜巩膜途径房水引流的 Cypass 微型支架、小梁微型旁路支架、脉络膜上腔引流器、聚丙烯分流器、金制微引流管、折叠式脉络膜上腔引流器；②增加经小梁网途径引流的前房角镜辅助下的全周小梁切开术、Schlemm 管支架、小梁网微支架、小梁切开器、小梁消融术、TRAB360、准分子激光小梁切开术、内路小管成形术、Schlemm 管扩张术等；③增加结膜下腔隙途径引流的引流钉、XEN 凝胶支架、微型外引流管等。通过减少房水生成的微创青光眼手术主要有经巩膜微脉冲激光光凝。

除了新的术式，青光眼治疗理念也发生了改变，晶状体手术在闭角型青光眼治疗中的作用就是近期临床讨论的另一热点话题。中国是闭角型青光眼大国，据估计中国具有 PACG 解剖易感因素（可关闭房角结构）的人数约 2 800 万，因 PACG 而致单眼或双眼盲的患者数量约 300 万人。晶状体摘除可以加深前房，增宽房角，并可以减少房角关闭再次发生的可能性。近年来，作为一种 PACG 治疗方式，白内障摘除甚至透明晶状体摘除的应用越来越广泛。2016 年发表在《柳叶刀》杂志上的 EAGLE 研究对透明晶状体摘除与传统激光周边虹膜切开联合药物（传统治疗）治疗 PACG 的疗效进行比较，发现晶状体摘除组较传统治疗组疗效和成本效益均更好。目前全国青光眼学组（2014）强调应该严格掌握晶状体摘除手术适应证，尤其对于透明晶状体患者，选择该术式应该尤为慎重。

人工智能（AI）的技术进步引领了许多领域的创新与革命。AI 辅助下的医学影像判读与诊断取得了实质性的进步，其诊断准确性在一些疾病领域已媲美人类专家。储集大量具有准确标签的各种检查结果和资料、训练计算机将多模态检查结果综合考虑、开发 AI 算法，研发出可进行智能诊断青光眼的软件平台，必将带来巨大的社会经济效益，并对临床青光眼的诊疗带来革命性的影响。目前，研发 AI 诊断青光眼也在进行中。

六、葡萄膜炎治疗新进展

按照病因可以将葡萄膜炎分为感染性和非感染性。感染性葡萄膜炎的治疗难点首先体现在病因的诊断上。而非感染性葡萄膜炎尤其是全葡萄膜炎、后葡萄膜炎，需要全身口服激素或免疫抑制剂。传统的治疗方法一方面由于并发症多，部分患者依从性差，导致疾病反复发作进而严重影响视力；另一方面，小部分葡萄膜炎对全身用药反应差，称为难治性葡萄膜炎。因此，葡萄膜炎治疗领域亟待新的治疗方法改善患者生存质量和视力预后。

（一）眼内组织活体检查

虽说目前大部分眼部疾病均可通过临床表现和常规的非侵入性眼部检查手段得到明确的诊断。但仍然有一些非典型病变如伪装综合征、感染性葡萄膜炎和不明原因的葡萄膜炎。此时如何精准诊断变得至关重要。随着对疾病更深入的认识和实验室检测手段的提高，利用高通量测序平台、基因芯片技术、流式细胞技术平台等进行眼内液（包括房水和玻璃体液）的检测变得越发容易和成熟。通过眼内液检测可以快速精准的定位病因如微生物（包括真菌、细菌、病毒、寄生虫）感染、眼内伪装综合征（如弥漫性大 B 细胞淋巴瘤）以及评估眼内炎症水平，指导临床的个性化治疗，这将是未来精准医疗的一个重要手段。

（二）局部用药治疗葡萄膜炎

1. 玻璃体腔注射植入物　地塞米松是一种水溶性的合成类糖皮质激素，然而其玻璃体腔半衰期非常短，仅 5.5 小时。地塞米松植入物 Ozurdex 由聚乳酸和聚羟基乙酸聚合物构成，在玻璃体腔内缓慢水解并释放一共 700μg 的地塞米松长达 6 个月，以减少反复注射，其主要的副作用为眼压升高和白内障。另一种激素类玻璃体腔植入物为氟轻松（Retisert），是一种非生物降解、稳定释放含有 0.59mg 氟轻松的装置，研究显示该植入物可有效控制炎症长达 1 年以上，但是其副作用更明显，眼压升高者中 77.9% 需降眼压治疗，且其发生白内障的风险是系统治疗的 4 倍。

2. 玻璃体腔注射西罗莫司　西罗莫司是一种大环内酯类三烯抗生素，具有调节 T 细胞介导的自身免疫性疾病的作用。为减少西罗莫司全身用药的副作用，目前研究主要通过玻璃体腔注射治疗非感染性葡萄膜炎。已完成的 SAVE（Ⅰ期临床试验）、SAVE 2（Ⅱ期临床试验）、SAKURA 1（Ⅲ期临床试验）研究结果表明玻璃体腔注射西罗莫司 440μg 可有效改善玻璃体混浊度，控制炎症，且未发生视网膜毒性反应以及西罗莫司的系统毒性反应。

3. 玻璃体腔注射英夫利西单抗　英夫利西单抗作为目前主流的 TNF-α 抑制剂，多用于系统性疾病如强直性脊柱炎、类风湿性关节炎、炎症性肠病、银屑病的治疗。目前有少量研究将英夫利西单抗注入玻璃体腔用于控制葡萄膜炎，这些患者视力和炎症都得到改善。然而相关研究数量有限，其安全性和有效性仍有待进一步临床证实。

（三）生物制剂及生物疗法

针对顽固性葡萄膜炎或传统系统用药无法耐受的患者，生物制剂是非常重要的治疗手段。用于葡萄膜炎治疗应用最为广泛的生物制剂为 TNF-α 抑制剂。英夫利西单抗和阿达木单抗已经通过美国 FDA 批准用于顽固性葡萄膜炎的治疗。其他生物制剂如 TNF-α 抑制剂依那西普、阿达木单抗，IL-6 受体抑制剂托珠单抗，IL-1 受体抑制剂阿那白滞素，干扰素 α 等均可作为顽固性葡萄膜炎治疗的选择。

另外，间充质干细胞（MSC）具有免疫抑制和神经保护的作用，可提高机体的抗感染能力，可用于自身免疫性葡萄膜炎的治疗，目前多个国家 MSC 治疗自身免疫性疾病的研究已经进入临床试验阶段，未来有望应用于葡萄膜炎的临床治疗。

（四）基因治疗

设想如果局部治疗所需的蛋白可以通过眼内组织稳定地产生，那么葡萄膜炎的治疗是不是会变得容易多了。目前通过基因治疗的手段，这一设想即将变为现实。最近的研究通过电转移非病毒的质粒（pEYS606）于睫状肌，达到治疗葡萄膜炎的目的。该质粒可编码一个融合蛋白，这个蛋白由与人类 IgG1 Fc 域相连的可溶性 p55 TNF-α 受体细胞外域构成，在前期的 EIU 和 EAU 模型中，pEYS606 电转移可有效缓解眼内炎症，目前临床Ⅰ期和Ⅱ期试验正在进行中，该方法有望成为未来葡萄膜炎治疗领域的一大突破。

七、玻璃体视网膜疾病治疗新进展

自 20 世纪 70 年代早期经睫状体平坦部的玻璃体切除术应用以来，玻璃体视网膜手术领域取得了飞速发展，从最初的 17G、20G 到微创时代的 23G、25G、27G，从气体、硅油等眼内填充物到重水的应用，玻璃体手术发生了翻天覆地的变化。由于玻璃体的不可再生性，一些复杂玻璃体手术如复杂性视网膜脱离、糖尿病性视网膜病变、增生性玻璃体视网膜病变及眼外伤均需有玻璃体替代物填充起到有效顶压视网膜、重建视功能，除目前已经在临床使用的气体（如空气、C_3F_8、SF_6）、液体（如硅油、重水、重硅油），其他实验阶段的玻璃体替代物主要是水凝胶（如 PVA，PAA，PVP，PEG，智能水凝胶等）有望成为理想的人工玻璃体。近几年，hESC 和 iPSCs 视网膜细胞移植术在年龄相关性黄斑变性患者中成功实施轰动了整个眼科界，这些研究开启了年龄相关性黄斑变性的治疗新大门。此外，干细胞移植治疗视网膜色素变性已经在鼠、灵长类动物等模型上开展实验，人类患者的临床试验尚处以Ⅰ期和Ⅱ期阶段。巨大黄斑裂孔或黄斑裂孔手术失败患者以前往往难以解决，近年来采用黄斑内界膜翻转填塞或覆盖、晶状体囊膜覆盖、联合自体血封闭等高难度手术技巧可以实现裂孔有效封闭，此为玻璃体手术在黄斑疾病治疗上的一大突破。对于那些已经失明患者，我们迎来了新的救星——视觉假体，历经 200 多年的发展，目前视网膜植入物主要有两种：视网膜前植入物和视网膜后植入物。2013 年 ArgusⅡ视网膜假体系统通过美国 FDA 批准用于临床，虽然植入视网膜假体的患者其视力改善有限，且并发症多，我们相信未来其仍然有希望为患者带来光明。近年来的另一大亮点是 3D 玻璃体手术,术中医生无需看手术显微镜的目镜,取而代之的是 3D 相机传送的录像,3D 技术使得玻璃体手术迈入数字化、智能化的时代,也是未来医学发展的重要方向。现代玻璃体手术另一智能化的标志是机器人手术,2017 年我国沈丽君教授团队研发了玻璃体视网膜显微手术机器人系统,实现了机器人辅助离体猪眼及活体兔眼的眼内手术。眼内手术由于其特殊性,机器人玻璃体视网膜手术真正应用于临床仍需要很长一段路要走。

八、眼科内镜微创外科新进展

目前应用于眼科临床的内镜主要有眼内镜(泪道内镜)和鼻内镜,主要开展眼鼻相关微创外科手术、内眼疾病的内镜微创手术及泪道内镜手术等。

眼鼻相关内镜微创手术是以内镜微创技术与眼外科有机结合为主要手段,以视神经、眼眶、泪道系统与鼻腔鼻窦、前颅底之间的毗邻解剖关系为基础,进行视神经、眼眶及泪道疾病诊疗的一种全新的治疗手段。主要包括内镜下经筛径路视神经管减压术、内镜下经筛径路眶尖部肿瘤摘除术、内镜下眶壁骨折微创手术、内镜下经筛径路眶减压术联合肌锥内脂肪减压术、内镜下鼻腔泪囊吻合术、内镜下颜面部除皱术等。突破传统手术禁区,创新微创手术理念,为视神经病变、眼眶/眼整形外科及泪道疾病带来了全新的治疗理念与诊疗内涵。同时磁导航等新技术在内镜手术中应用,为术者提供术中实时的精确定位,提高手术的安全性与精确性。同时可以实现术前的手术规划与教学目的。

眼内镜是先进的电子内镜技术,内镜探头由 2mm 发展到 20G(0.88mm)甚至更细,却能达到 10 000~30 000 像素的分辨率,为眼科医生提供直视下的眼内探查和手术操作,解决了眼前节屈光介质混浊对显微镜下手术的影响及显微镜下操作难以达到的解剖部位的问题,扩大了手术适应范围提高了许多复杂性内眼疾病的手术疗效。目前开展的眼内镜下手术主要包括:青光眼睫状体眼内光凝术、先天性青光眼小梁切开术、房角分离术、人工晶状体睫状沟悬吊术、玻璃体视网膜手术、眼内异物取出术等。

泪道内镜让泪道病医生直接观察泪道管腔情况成为可能,实现泪道疾病诊疗的全程可视化,大大提高临床医生对该类疾病的认识。目前主要应用于泪道的检查以明确阻塞原因,同时实现部分泪道再通手术的治疗。

九、近视防治新进展

近视眼在东亚人群中高发,因此其防治研究也十分重要。已有的动物实验以及临床试验表明,减少调节滞后、减少中央和周边离焦以及阻止近视基因通路可以有效延缓近视进展。目前关于近视信号通路的研究尚有限,临床上常用的控制近视进展的方法有:双光镜、渐变镜、多焦点接触镜、角膜塑形镜、增加户外活动时间以及阿托品眼药水滴眼。

诸多研究表明长时间近距离工作与近视的发生有密切联系。2015 年的一项 Meta 研究分析发现近距离工作时间越长,近视患病率越高($OR=1.14$,$95\%CI$:1.08~1.20),随着每周近距离工作时间增加超过 1 小时,近视的危险性会增加 2%($OR=1.02$,$95\%CI$:1.01~1.03)。近几年的热点研究均表明户外活动是患近视的保护因素,户外活动除了各种体育活动外,还包括散步、郊游、野餐等。户外活动被认为与基因共同影响近视的产生,是促成近视的关键环境因素,增加户外活动时间不但可以预防近视的发生,同时也能延缓近视进展。

角膜塑形镜被认为可以减慢近视进展,延缓眼轴增长,现在已被广泛应用于青少年近视的控制,尤其是在一些近视患病率高的亚洲国家。Sun 等荟萃了 7 项研究的 Meta 分析显示 218 名近视患者配戴角膜塑形镜 2 年,眼轴平均增长 0.27mm($95\%CI$:0.22~0.32),明显低于对照组,与对照组相比,角膜塑形镜组患者近视进展会减少 45%。

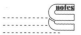

阿托品用于延缓近视进展也是近几年的热点，其作用机制是麻痹睫状肌抑制调节。已有大量的文献证实阿托品延缓近视进展的效果，1%阿托品延缓近视的效果优于0.01%阿托品。然而，长期使用阿托品将伴随的瞳孔散大、畏光、调节麻痹等不适，也需引起注意。

（王毓琴）

参 考 文 献

1. Bessant DA, Ali RR, Bhattacharya SS. Molecular genetics and prospects for therapy of the inherited retinal dystrophies. Curr Opin Genet Dev, 2001, 11（3）：307-316.

2. Hafler B.P. Clinical progress in inherited retinal degenerations: Gene therapy clinical trials and advances in genetic sequencing. Retina, 2017, 37（3）：417-423.

3. Huang XF, Huang F, Wu KC, et al. Genotype-phenotype correlation and mutation spectrum in a large cohort of patients with inherited retinal dystrophy revealed by next-generation sequencing. Genet Med, 2015, 17（4）：271-278.

4. Gilbert C, Foster A. Childhood blindness in the context of VISION 2020-the right to sight. Bull World Health Organ, 2001, 79（3）：227-232.

5. Muhit M, Gilbert C. A review of the epidemiology and control of childhood blindness. Trop Doct, 2003, 33（4）：197-201.

6. Messina-Baas OM, Gonzalez-Huerta OM, Cuevas-Covarrubias SA. Two affected siblings with nuclear cataract associated with a novel missense mutation in the CRYGD gene. Mol Vis, 2006, 12：995-1000.

7. Shiels A, Hejtmancik JF. Mutations and mechanisms in congenital and age-related cataracts. Exp Eye Res, 2017, 156：95-102.

8. Reis LM, Yyler RC, Muheisen S, et al. Whole exome sequencing in dominant cataract identifies a new causative factor, CRYBA2, and a variety of novel alleles in known genes. Hum Genet, 2013, 132（7）：761-770.

9. Ma AS, Grigg JR, Ho G, et al. Sporadic and familial congenital cataracts: Mutational spectrum and new diagnoses using next-Generation sequencing. Hum Mutat, 2016, 37（4）：371-384.

10. Khan AO. Genetics of primary glaucoma. Curr Opin Ophthalmol, 2011, 22（5）：347-355.

11. Chen X, Chen Y, Fan BJ, et al. Screening of the LTBP2 gene in 214 Chinese sporadic CYP1B1-negative patients with primary congenital glaucoma. Mol Vis, 2016, 22：528-535.

12. Lim SH, Tran-Viet KN, Yanovitch TL, et al. CYP1B1, MYOC, and LTBP2 mutations in primary congenital glaucoma patients in the United States. Am J Ophthalmol, 2013, 155（3）：508-517.e5.

13. Li N, Zhou Y, Du L, et al. Overview of Cytochrome P450 1B1 gene mutations in patients with primary congenital glaucoma. Exp Eye Res, 2011, 93（5）：572-579.

14. Chakrabarti S, Kaur K, Rao KN, et al., The transcription factor gene FOXC1 exhibits a limited role in primary congenital glaucoma. Invest Ophthalmol Vis Sci, 2009, 50（1）：75-83.

15. Young TL, Metlapally R, Shay AE. Complex trait genetics of refractive error. Arch Ophthalmol, 2007, 125（1）：38-48.

16. Prevalence and risk factors for refractive errors in adult Chinese in Singapore. Invest Ophthalmol Vis Sci, 2000, 41（9）：2486-2494.

17. 贾丁, 瞿佳. 高度近视的病因学研究进展. 眼视光学杂志, 2003（2）：123-125.

18. Jiang D, Li J, Xiao X, et al. Detection of mutations in LRPAP1, CTSH, LEPREL1, ZNF644, SLC39A5, and SCO_2 in 298 families with early-onset high myopia by exome sequencing. Invest Ophthalmol Vis Sci, 2014, 56（1）：339-345.

19. Shi Y，Li Y，Zhang D，et al. Exome sequencing identifies ZNF644 mutations in high myopia. PLoS Genet，2011，7（6）：e1002084.

20. Tran-Viet，KN，Powell C，Barathi VA，et al. Mutations in SCO_2 are associated with autosomal-dominant high-grade myopia. Am J Hum Genet，2013，92（5）：820-826.

21. Mordechai S，Gradstein L，Pasanen A，et al. High myopia caused by a mutation in LEPREL1，encoding prolyl 3-hydroxylase 2. Am J Hum Genet，2011，89（3）：438-445.

22. Guo H，Jin X，Zhu T，et al. SLC39A5 mutations interfering with the BMP/TGF-beta pathway in non-syndromic high myopia. J Med Genet，2014，51（8）：518-525.

23. Li J，Gao B，Guan L，et al. Unique Variants in OPN1LW Cause Both Syndromic and Nonsyndromic X-Linked High Myopia Mapped to MYP1. Invest Ophthalmol Vis Sci，2015，56（6）：4150-4155.

24. Xue Y，Ankala A，Wilcox WR，et al. Solving the molecular diagnostic testing conundrum for Mendelian disorders in the era of next-generation sequencing：single-gene，gene panel，or exome/genome sequencing. Genet Med，2015，17（6）：444-451.

25. Renkema KY，Stokman MF，Giles RH，et al. Next-generation sequencing for research and diagnostics in kidney disease. Nat Rev Nephrol，2014，10（8）：433-444.

26. Korf BR，Rehm HL. New approaches to molecular diagnosis. JAMA，2013，309（14）：1511-1521.

27. Rehm HL. Disease-targeted sequencing：a cornerstone in the clinic. Nat Rev Genet，2013，14（4）：295-300.

28. Sun Y，Ruivenkamp CA，Hoffer MJ，et al. Next-generation diagnostics：gene panel，exome，or whole genome? Hum Mutat，2015，36（6）：648-655.

29. Yang Y，Muzny DM，Reid JG，et al. Clinical whole-exome sequencing for the diagnosis of mendelian disorders. N Engl J Med，2013，369（16）：1502-1511.

30. Bick D，Dimmock D. Whole exome and whole genome sequencing. Curr Opin Pediatr，2011，23（6）：594-600.

31. Huang XF，Huang ZQ，Fang XL，et al. Retinal miRNAs variations in a large cohort of inherited retinal disease. Ophthalmic Genet，2018，39（2）：175-179.

32. Visscher PM，Brown MA，McCarthy MI，et al. Five years of GWAS discovery. American Journal of Human Genetics，2012，90（1）：7-24.

33. Visscher PM，Wray NR，Zhang Q，et al. 10 Years of GWAS Discovery：Biology，Function，and Translation. American Journal of Human Genetics，2017，101（1）：5-22.

34. Klein RJ，Zeiss C，Chew EY，et al. Complement factor H polymorphism in age-related macular degeneration. Science，2005，308（5720）：385-389.

35. Tedja MS，Wojciechowski R，Hysi PG，et al. Genome-wide association meta-analysis highlights light-induced signaling as a driver for refractive error. Nat Genet，2018，50（6）：834-848.

36. Hou S，Du L，Lei B，et al. Genome-wide association analysis of Vogt-Koyanagi-Harada syndrome identifies two new susceptibility loci at 1p31.2 and 10q21.3. Nat Genet，2014，46（9）：1007-1011.

37. Trapani I，Auricchio A. Seeing the Light after 25 Years of Retinal Gene Therapy. Trends Mol Med，2018，24（8）：669-681.

38. DiCarlo JE，Mahajan VB，Tsang SH. Gene therapy and genome surgery in the retina. J Clin Invest，2018，128（6）：2177-2188.

39. Lin H，Ouyang H，Zhu J，et al. Lens regeneration using endogenous stem cells with gain of visual function. Nature，2016，531（7594）：323-328.

40. Clearfield E，Hawkins BS，Kuo IC. Conjunctival Autograft Versus Amniotic Membrane Transplantation for Treatment of Pterygium：Findings From a Cochrane Systematic Review. Am J Ophthalmol，2017，182：8-17.

41. Fuest M，Liu YC，Yam GH，et al. Femtosecond laser-assisted conjunctival autograft preparation for pterygium surgery. Ocul Surf，2017，15（2）：211-217.

42. Zhang Q，Bao N，Liang K，et al. Adjuvant Use of Cyclosporine A in the Treatment of Primary Pterygium：A Systematic Review and Meta-Analysis. Cornea，2018，37（8）：1000-1007.

43. Bourcier T，Chammas J，Becmeur PH，et al. Robotically Assisted Pterygium Surgery：First Human Case. Cornea，2015. 34（10）：1329-1330.

44. Nuzzi R，Marolo P，Tridico F. From DMEK to Corneal Endothelial Cell Therapy：Technical and Biological Aspects. J Ophthalmol，2018，2018：6482095.

45. Dragnea DC，Birbal RS，Ham L，et al. Bowman layer transplantation in the treatment of keratoconus. Eye Vis（Lond），2018，5：24.

46. Ludwig PE，Huff TJ，Zuniga JM. The potential role of bioengineering and three-dimensional printing in curing global corneal blindness. J Tissue Eng，2018. 9：2041731418769863.

47. Sorkio A，Koch L，Koivusalo L，et al. Human stem cell based corneal tissue mimicking structures using laser-assisted 3D bioprinting and functional bioinks. Biomaterials，2018，171：57-71.

48. Mills J O，Jalil A，Stanga P E. Electronic retinal implants and artificial vision：journey and present. Eye，2017，31（10）：1383.

49. Ruzza A，Parekh M，Ferrari S，et al. Preloaded donor corneal lenticules in a new validated 3D printed smart storage glide for Descemet stripping automated endothelial keratoplasty. British Journal of Ophthalmology，2015，99（10）：1388-1395.

50. Song P，Wang H，Theodoratou E，et al. The national and subnational prevalence of cataract and cataract blindness in China：a systematic review and meta-analysis. J Glob Health，2018. 8（1）：010804.

51. Azuara-Blanco A，Burr J，Ramsay C，et al. Effectiveness of early lens extraction for the treatment of primary angle-closure glaucoma（EAGLE）：a randomised controlled trial. Lancet，2016，388（10052）：1389-1397.

52. 张秀兰，李飞. 人工智能和青光眼：机遇与挑战. 中华实验眼科杂志，2018，36（4）：245-247.

53. Nguyen QD，Merrill PT，Sepah YJ，et al. Intravitreal Sirolimus for the Treatment of Noninfectious Uveitis：Evolution through Preclinical and Clinical Studies. Ophthalmology，2018，pii：S0161-6420（17）33538-8. doi：10.1016/j.ophtha.2018.06.015

54. Touchard E，Benard R，Bigot K，et al. Non-viral ocular gene therapy，pEYS606，for the treatment of non-infectious uveitis. Preclinical evaluation of the medicinal product. J Control Release，2018，285：244-251.

55. Cooper J，Tkatchenko AV. A Review of Current Concepts of the Etiology and Treatment of Myopia. Eye Contact Lens，2018，44（4）：231-247.

56. Chen Y，Tu Y，Chen B，et al. Endoscopic Transnasal Removal of Cavernous Hemangiomas of the Optic Canal. Am J Ophthalmol，2017，173：1-6.

57. Tu Y，Qian Z，Zhang J，et al. Endoscopic endonasal dacryocystorhinostomy combined with canaliculus repair for the management of dacryocystitis with canalicular obstruction. J Ophthalmol，2015，2015：657909.

58. Wu W，Selva D，Bian Y，et al. Endoscopic medial orbital fat decompression for proptosis in type 1 graves orbitopathy. Am J Ophthalmol，2015，159（2）：277-284.

眼科检查实训

眼科检查内容包括视功能检查、裂隙灯显微镜检查、眼部检查、检眼镜检查、眼压检查、眼科体术检查等，其中，视功能检查部分内容以及眼球运动检查和眼位检查等见《眼屈光检查》（第2版）及《眼视光常用仪器设备》（第2版）。

实训要求及实训项目列表：

检查一　视功能检查

一、视力和主视眼检查［见《眼屈光检查》（第2版）］

二、视野检查

【实训目的与要求】

1. 掌握视野检查的操作步骤及注意事项。

2. 熟悉视野检查的常用仪器。

3. 了解视野检查的定义、原理及正常平均范围。

【实训项目】

三、色觉检查［见《眼屈光检查》（第2版）］

四、立体视觉检查［见《眼屈光检查》（第2版）］

五、暗适应［见《眼屈光检查》（第2版）］

六、对比敏感度视力［见《眼屈光检查》（第2版）］

七、视网膜潜视力

【实训目的与要求】

1. 掌握潜视力检查的操作步骤及注意事项，了解潜视力检查的目的和意义。

【实训项目】

八、视觉电生理检查

1. 熟悉视觉电生理检查的操作前准备、操作步骤及注意事项。

2. 了解视觉电生理检查的定义、原理、目的和意义。

【实训项目】

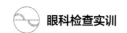
检查二　裂隙灯显微镜检查

【实训目的与要求】

1. 掌握裂隙灯显微镜检查的操作步骤及注意事项。

2. 熟悉六种裂隙灯显微镜检查的方法。

3. 了解裂隙灯显微镜检查的目的及意义。

【实训项目】

检查三　眼部检查

一、眼附属器检查

【实训目的与要求】

1. 掌握眼附属器各项检查的操作步骤及注意事项。

2. 熟悉眼附属器检查的临床意义。

【实训项目】

二、眼前段检查

【实训目的与要求】

1. 掌握眼前段各项检查的操作步骤及注意事项。

2. 熟悉眼前段检查的临床意义。

【实训项目】

3. 瞳孔检查[见《眼屈光检查》（第 2 版）]

检查四　检眼镜检查

直接检眼镜检查[见《眼视光常用仪器设备》（第 2 版）]

双目间接检眼镜检查[见《眼视光常用仪器设备》（第 2 版）]

检查五　眼压检查

【实训目的与要求】

掌握眼压检查的操作步骤、注意事项及眼压检查的临床意义。

实 训 指 导

检查一　视功能检查

实训 1-1　对比法及 Kestenbaum 法检查

操作流程

1. 操作前

(1) 环境准备：自然光线或暗室。

(2) 用物准备：遮眼板、指示杆或手电筒。

(3) 检查者准备：穿白大衣或工作服、戴好口罩及帽子、清洗双手。

(4) 被检者准备：端坐、先遮盖一眼。

2. 操作步骤　这是一种动态视野检查法，是用检查者的正常视野与被检者的视野作大致比较，可以粗略评估被检者视野，发现比较明显的视野缺损。

(1) 对比法：被检者背光，面对检查者而坐，两者眼位等高，相距约 1m。被检者以右眼与检查者左眼相互注视，并各自遮盖对侧眼，检查左眼时反之。

检查者将某一视标（手指或点光源）置于与二人等距离处，在此垂直平面上，分别自上、下、左、右各方向从外周向中央移动，嘱被检者发现视标时即告之，比较二人看到视标的位置，这样检查者就能用自己的正常视野来比较被检者视野的大致情况。若被检者不能与检查者看到同样远的视标，则被检者的视野缩小。

(2) Kestenbaum 法：被检者注视正前方，先检查右眼，用遮眼板遮盖左眼。检查左眼时反之。

检查者将某一视标（白色视标或点光源）从被检者头部外围 20～30mm 处，慢慢向前移动，嘱被检者发现视标时即告之。

若被检者能见范围为：上方在眉弓、下方在颊部、内侧在鼻部、外侧在外眦部，则被检者的周边视野大致正常。

3. 操作后

(1) 认真核对、及时记录检查结果。

(2) 询问被检者检查后有无不适，如有不适及时处理。耐心解答被检者的疑惑。

(3) 整理及清洁用物，遮眼板应每人一个，用毕须消毒后方可再次使用。

4. 注意事项

(1) 对比法检查要求检查者的视野必须是正常的，否则不可做对比。同时被检者和检查者必须互相固视，眼球不能随意转动。

(2) 此法为粗略估计被检者的视野，精确度较差，只能作为视野筛检。

5. 复习思考题

(1) 对比法检查时视标应如何移动？

(2) Kestenbaum 法检查时，何种结果表示被检者的周边视野大致正常？

对比法及 Kestenbaum 法评分标准（100%）

1. 素质要求（5%）　　　　2. 操作前准备（15%）

3. 对比法检查（25%）　　　4. Kestenbaum 法检查（25%）

5. 记录（5%）　　　　　　6. 操作后整理（5%）

7. 熟练程度（10%）　　　　8. 注意事项（10%）

对比法及 Kestenbaum 法实训报告

姓名　　　　　　　　　　学号　　　　　　　　　　实训日期

实训条件：

1. 实训人员：

2．实训环境：

3．实训用物：

4．实训对象：

实训内容：对比法检查，Kestenbaum 法检查。

实训结果：

1．对比法视野范围：

2．Kestenbaum 法视野范围：

注意事项：

　　　　　　　　　　　　成绩记录：　　　　　教师签名：

实训 1-2　自动视野计检查

操作流程

1．操作前

（1）环境准备：暗室。

（2）用物准备：Humphrey 视野计。

（3）检查者准备：穿白大衣或工作服、戴好口罩及帽子、清洗双手。

（4）被检者准备：有屈光不正者应配戴屈光矫正眼镜。

2．操作步骤

（1）检查者开启电源，调试好 Humphrey 视野计。

（2）被检者端坐视野计前，头部固定于颏托架上。先查右眼，遮盖左眼。

（3）嘱被检者固视前方半球形背景中央的注视点。如出现闪光点时应立即按钮回答。

（4）检查者选择并启动相关的检查程序，应用较多的为 30-2 阈值测试程序。现以 Humphrey 750i 视野计的 30-2 阈值测试程序为例，操作方法如下：

1）点击主菜单，选择 central 30-2 阈值测试程序。选择检测眼别，输入患者编号、姓名、出生年月日和检查日期等资料。

2）点击 proceed 按钮，进入测试开始窗口。选择 display status，显示当前测试的基本参数，点击 change parameters 按钮可修改参数。

3）开始测试：点击 start 按钮，初始化注视成功后，点击 continue 按钮进行测试。如被检者看见闪光点应立即按钮回答，此时光点自动减弱其亮度，直到没有回答，此亮度即该眼的敏感度。如被检者看不见闪光点没有回答，则光点自动增加其亮度，直到有回答。由看见到看不见或由看不见到看见，其最后看到的亮度即为该处的光阈值水平。

4）测试过程中：如需暂停，点击 pause/change 按钮；如需调整测试速度，点击 test speed 按钮；如需取消当前测试，点击 cancel test 按钮。

5）测试结束：点击 save on disk 按钮，保存测试结果。

6）点击 display status 按钮，查看已完成的测试的参数。点击 zoom 按钮，可在 30°和全视野范围间切换观察结果图。

7）点击 test other eye 按钮，回到 30-2 threshold 开始测试窗口，测试另一只眼睛。

8）点击打印机图标，打印检测结果。

3．操作后

整理及清洁用物，关闭电源，物归原处。

4．注意事项

（1）应详细解释检查目的和方法及一些必要的示范，以取得被检者的配合。

（2）当选用的程序全部检测完后，视野计会发出铃声，可让被检者休息 5～15 分钟再查另一眼。

（3）应注意及时记录视野检查结果，可记录成数字图及灰度图等形式。视野缺损最严重处最黑或数字最大，近正常敏感处则为淡灰色，可表示视野缺损的部位、范围及缺损的程度。

5. 复习思考题

（1）Humphrey 视野计检测程序有几种？

（2）Humphrey 视野计应用较多的为何种阈值测试程序？

自动视野计检查评分标准（100%）

1. 素质要求（5%）　　　　　2. 操作前准备（15%）

3. 右眼检查（25%）　　　　　4. 左眼检查（25%）

5. 记录（5%）　　　　　　　6. 操作后整理（5%）

7. 熟练程度（10%）　　　　　8. 注意事项（10%）

自动视野计检查实训报告

姓名　　　　　　　　　　学号　　　　　　　　　　实训日期

实训条件：

1. 实训人员：

2. 实训环境：

3. 实训用物：

4. 实训对象：

实训内容：双眼检查。

实训结果：

1. 右眼视野：

2. 左眼视野：

注意事项：

　　　　　　　　　　　　　　成绩记录：　　　　　教师签名：

实训 1-3　Amsler 方格检查

操作流程

1. 操作前

（1）环境准备：自然光线。

（2）用物准备：Amsler 方格表。

（3）检查者准备：穿白大衣或工作服、戴好口罩及帽子、清洗双手。

（4）被检者准备：端坐、戴矫正眼镜。

2. 操作步骤

（1）嘱被检者戴矫正眼镜，注视板中央的白色固视点。

（2）检查距离为 30cm（每方格相当于 1° 视野）。

（3）询问被检者是否看见 Amsler 方格表中央的白色小圆点。看不清或看不见中央小圆点者为相对性或绝对性中心暗点，并请被检者指出 Amsler 方格表上看不清或看不见的区域范围。

（4）询问被检者是否看清整个 Amsler 方格表，包括 4 个角和 4 条边。有无感到直线扭曲、方格不规则或大小不等、某处方格的线条缺失或被暗影遮盖等现象，并请被检者指出 Amsler 方格表上看不清或看不见的区域范围。

（5）黄斑部视网膜病变时受检者会感到直线扭曲、方格大小不等、某处方格的线条缺失或被暗影遮盖等现象。线条变弯曲是黄斑部水肿的独特症状。

3. 操作后

（1）记录检查结果。

（2）告知被检者注意事项及随访时间。

（3）整理及清洁用物,物归原处。

4．注意事项

（1）应详细解释检查目的和方法,以取得被检者的配合。

（2）注意及时准确记录。

5．复习思考题

（1）黄斑部视网膜病变时受检者会感觉到什么情况?

（2）如何检查相对性或绝对性中心暗点?

Amsler 方格检查评分标准（100%）

1．素质要求（5%）　　　　　2．操作前准备（15%）

3．右眼检查（25%）　　　　　4．左眼检查（25%）

5．记录（5%）　　　　　　　6．操作后整理（5%）

7．熟练程度（10%）　　　　　8．注意事项（10%）

Amsler 方格检查实训报告

姓名　　　　　　　　　　学号　　　　　　　　　　实训日期

实训条件:

1．实训人员:

2．实训环境:

3．实训用物:

4．实训对象:

实训内容:双眼检查。

实训结果:

1．右眼:

2．左眼:

注意事项:

　　　　　　　　　　　　　　成绩记录:　　　　　教师签名:

实训 1-4　干涉法潜视力检查

操作流程

1．操作前

（1）环境准备:暗室。

（2）用物准备:散瞳剂、视网膜视力计。

（3）检查者准备:穿白大衣或工作服。

（4）被检者准备:先查较好眼,再查较差眼。

2．操作步骤

（1）被检者结膜囊内滴散瞳剂,充分散瞳后坐于暗室内。

（2）检查者将视网膜潜视力计的额托顶在被检者前额上,由粗至细调节条纹粗细,并不断改变条纹的方向,嘱被检者辨认。

（3）读出被检者能辨认的最细条纹所对应的刻度盘上的视力值,此即为被检者的潜视力。

3．操作后

（1）认真核对,及时记录检查结果。

（2）询问被检者检查后有无不适,如有不适及时处理。耐心解答被检者的疑惑。

（3）整理用物,物归原处。

4. 注意事项

（1）屈光介质只有存在能容干涉条纹通过的间隙，视网膜潜视力计才能发挥预测作用。

（2）检查结果受被检者文化层次及理解力的影响，对文化程度较低的被检者要耐心讲解检查要领。

（3）检查前确保潜视力计电量充足，如果光源亮度不够会影响检查结果。

（4）检查前被检眼不能接受强光刺激，如检眼镜、裂隙灯等。

5. 复习思考题

（1）干涉法视力检查是否需要散瞳？

（2）检查中如何调节视网膜潜视力计？

干涉法潜视力检查评分标准（100%）

1. 素质要求（5%）　　　　　　2. 操作前准备（15%）

3. 散瞳（10%）　　　　　　　4. 潜视力检查（20%）

5. 检查结果分析（20%）　　　　6. 记录（5%）

7. 操作后整理（5%）　　　　　8. 熟练程度（10%）

9. 注意事项（10%）

干涉法潜视力检查实训报告

姓名　　　　　　　　　　学号　　　　　　　　　　实训日期

实训条件：

1. 实训人员：

2. 实训环境：

3. 实训用物：

4. 实训对象：

实训内容：双眼检查。

实训结果：

1. 右眼：

2. 左眼：

注意事项：

成绩记录：　　　　　教师签名：

实训 1-5　视觉诱发电位（VEP）检查
操作流程

1. 操作前

（1）环境准备：暗室。

（2）设备准备：开启电源，检查设备是否正常运行，电极准备，图形刺激器需检查有无亮度污染。

（3）检查者准备：穿白大衣或工作服。了解患者视力和屈光状况。

（4）被检者准备：自然瞳孔，屈光不正者应戴镜检查，取坐位。

（5）检查者要向被检者介绍在检查过程中应如何配合。首先告诉患者要集中精神注视固视点，尽量控制眼睛不要动；其次要求患者在检查过程中注意心理和躯体的放松，尤其是颈部要放松，检查过程中尽量少说话，避免咀嚼。

2. 操作步骤

（1）被检查者自然瞳孔，坐在距屏幕 1m 处的位置，视力矫正至最佳。

（2）固定电极：电极用导电膏固定在头皮上。记录电极放置在枕骨粗隆上方 2.5cm 处，参考电极放置在额头，地电极放置在耳垂。

（3）选择刺激方式：闪光、图形翻转和给－撤图像，可根据临床情况选择。

（4）遮盖患者一眼，采用单眼刺激。一般情况下查双眼，先右眼再左眼。嘱被检者单眼注视屏幕中央红点，分别给予60′和15′视角检查。

（5）更换检查眼别，步骤同前。

（6）所有检查结束后，打开检查结果，点击分析，选择最高一个峰，及其前后的两个波谷，从左至右依次为N75、P100、N135。并依次分析其他波形。

3．操作后

（1）取下电极，询问被检者检查后有无不适，如有不适及时处理。耐心解答被检者的疑惑。

（2）分析打印报告。

（3）电极清洗：银电极使用后应在热的清洁剂中洗净并浸泡在浓度至少1%有效氯的次氯酸钠中10min。金属电极可用乙醇棉球消毒。

（4）整理用物，物归原处。

4．注意事项

（1）被检者在检查过程中应有一个放松的体位以减少肌电和其他伪迹。

（2）应用闪光刺激单眼时应特别注意确保光线不进入非刺激眼。通常用不透光眼罩遮盖非刺激眼。应分别刺激两眼。检查过程中注意被检者眼睛注视状况。

（3）应用图像刺激必须知道患者的视力和他们在观察屏距离时的屈光度。

（4）用于记录VEP的所有刺激都必须在瞳孔未用散瞳药物前进行，所以VEP检查应该在电生理检查（如需要扩瞳检查的ERG）前。

（5）若被检者视力小于0.1，只做闪光VEP。

（6）每个检查室应建立自己的潜伏期正常值，潜伏期大于25个标准差应视为异常，绝对振幅值只有用于不同眼间比较时才有用。

5．复习思考题

（1）视觉诱发电位检查是否需要散瞳？

（2）VEP检查电极如何放置？

（3）请简述视觉诱发电位检查的意义。

视觉诱发电位（VEP）检查评分标准（100%）

1．素质要求（5%）　　　　　　2．操作前准备（25%）

3．VEP检查（25%）　　　　　　4．检查结果分析（20%）

5．操作后整理（5%）　　　　　　6．熟练程度（10%）

7．注意事项（10%）

视觉诱发电位（VEP）检查实训报告

姓名　　　　　　　　　　学号　　　　　　　　　　实训日期

实训条件：

1．实训人员：

2．实训环境：

3．实训用物：

4．实训对象：

实训内容：双眼检查。

实训结果：

1．右眼：

2．左眼：

注意事项：

成绩记录：　　　　　　　　　　　　教师签名：

实训1-6　视网膜电图（ERG）检查

操作流程

1. 操作前

（1）环境准备：暗室。

（2）设备准备：开启电源，检查设备是否正常运行，电极准备。

（3）检查者准备：穿白大衣或工作服。

（4）被检者准备：必须充分散大瞳孔，如瞳孔由于某种原因不能充分散大时，应注明其大小。屈光不正者应戴镜检查。

（5）患者取坐位。检查者要向被检者介绍在检查过程中应如何配合。应使被检者眼球保持不动，由于应用了Ganzfeld刺激器，可不必强调注视。在无注视点时，只要告诉患者向前看，保持眼球稳定不动即可。

2. 操作步骤

（1）被检者散瞳后，让其坐在暗室里闭上眼睛，戴上眼罩，进行暗适应至少20分钟以上。若患者在记录ERG之前做了眼底检查、眼底血管造影等，则暗适应至少1小时以上。

（2）放置电极：用皮肤磨砂膏清洁皮肤以减少电阻，电极涂以导电膏，双眼外眦放置参考电极，额头放置地电极。角膜电极为记录电极，放置前需在结膜囊内滴表面麻醉剂，接触镜表面涂少许人工泪液或眼用凝胶以保护和湿润角膜。放大器放在被检者身后或侧方。1通道为右眼，2通道为左眼。被检者头放在额托上，保持眼球不动。

（3）分别记录视杆反应、最大混合反应、振荡电位，每一步骤检查在完成后若感觉波形不好，停一会儿后可重复再做一次，但若进行到下一步骤后就不可逆。如做完最大混合反应后就不能做视杆反应。

（4）三项都做完后进行明适应，明适应10分钟，可先将被检者的角膜电极取下让其休息，告知被检者可正常睁眼、眨眼，适应背景亮光，勿长时间闭眼。

（5）明适应完成后，分别记录视锥反应和30Hz反应。

（6）记录全视野视网膜电图的5种反应

1）暗适应眼视杆细胞反应　由于视杆细胞反应是暗适应中最敏感的信号，应在暗适应后第一个测量。两次闪光的时间间隔至少2s。如果按白光的光强标准，也可用蓝光作为刺激光。

2）暗适应眼最大混合反应　在正常情况下，该反应是视锥细胞和视杆细胞产生的混合反应。两次闪光刺激的时间间隔至少5s。

3）振荡电位是用相似的白色标准光从暗适应眼获得。高通滤波器必须放在75～100Hz，推荐闪光间隔为15s，并只用其获得的第二个反应或以后获得的反应或取其平均值。

4）明适应眼视锥细胞反应（单次闪光视锥细胞反应）记录此反应前，患者对背景光明适应达10min，因为在这段时间里可增加视锥细胞的反应。

5）闪烁反应：在记录单次闪光的视锥细胞反应后，在同样的视杆细胞抑制的明视背景下，用多次标准闪光刺激，得到闪烁反应。闪光频率为30次/s。

3. 操作后

（1）取下接触镜电极、参考电极和地电极，测试眼滴抗生素眼液，告知患者勿揉眼，以免角膜上皮擦脱。询问被检者检查后有无不适，如有不适及时处理。耐心解答被检者的疑惑。

（2）分析打印报告。

（3）清洗并消毒电极。整理用物，物归原处。

4. 注意事项

（1）被检者必须处于散瞳状态，暗室进行。

（2）注意明适应和暗适应需要的时间。明适应完成后方可进行视锥反应和30Hz反应。

（3）每个检查室应建立自己的潜伏期正常值。

5. 复习思考题

(1) ERG 检查与 VEP 检查的区别是什么？

(2) 请简述视网膜电图检查前准备的注意事项。

(3) 请详细描述 ERG 的 5 种反应。

视网膜电图（ERG）检查评分标准（100%）

1. 素质要求（5%）　　　　2. 操作前准备（25%）

3. ERG 检查（25%）　　　4. 检查结果分析（20%）

5. 操作后整理（5%）　　　6. 熟练程度（10%）

7. 注意事项（10%）

视网膜电图（ERG）检查实训报告

姓名　　　　　　　　　　学号　　　　　　　　　　实训日期

实训条件：

1. 实训人员：

2. 实训环境：

3. 实训用物：

4. 实训对象：

实训内容：双眼检查。

实训结果：

1. 右眼：

2. 左眼：

注意事项：

　　　　　　　　　　　　成绩记录：　　　　教师签名：

实训 1-7　眼电图（EOG）检查

操作流程

1. 操作前

(1) 环境准备：室内光照环境宜根据检查需求变化。

(2) 设备准备：开启电源，检查设备是否正常运行，电极准备。

(3) 检查者准备：穿白大衣或工作服。

(4) 患者取坐位，检查者交代注意事项，被检者检查过程中要注视前方球体。

(5) 光刺激器：应用全视野（Ganzfeld）半球刺激器以得到视野均匀照明，配有注视灯，用以引起水平径线上大约 30° 视角的眼动。

(6) 皮肤电极：临床记录 EOG 静息电位的电极是银氯化银电极或金皮肤电极，必须测量电极的阻抗，在 30～200Hz 频率范围内测试时必须小于 10kΩ。

(7) 瞳孔：可在散瞳或自然瞳孔下进行检查，但自然瞳孔下检测需要的明适应照度比瞳孔散大下检测要大。

2. 操作步骤

(1) 用皮肤磨砂膏清洁皮肤以减少电阻，每眼应用两个皮肤电极，放在内外眦眶缘皮肤上，电极涂以导电膏。类似的电极贴在前额正中皮肤作为地电极。

(2) 预适应：在检查暗相前，被检者在普通的室内光下至少预适应 15min，预适应注视前方的光强应该是 35～70lx 的照度。

(3) 被检者注视前方球体，视线水平有 3 个小的注视灯，中间一个在正中央作为固视灯，另外两个分别在中央固视灯的旁开 15°，当被检者以 16～20 次 /min 的速度从右向左扫视时，眼的移动范围是30°。

（4）在5min的开始准备阶段，被检者暴露在室内灯光或刺激球背景光下，记录基线。

（5）经过一段时间标准化的预适应后，关闭所有灯光，在暗适应下记录眼扫视运动的反应15min，之后打开球形刺激器或其他明适应光源，再记录15min明适应下的反应。虽然扫视眼运动各固视点间的振幅是固定的，但在暗适应时记录得到反应振幅进行性降低，在8～12min达到波谷；在明适应时，振幅进行性增高，在6～9min时达到波峰。光峰电位（LPP）和暗谷电位（DTP）之比用于评价EOG反应是否正常。

（6）暗相记录：在检查过程中，记录眼电图的暗相常用光峰/暗谷电位比（Arden比）表示。为记录暗谷，应关掉室内灯光，在暗处记录15min的EOG值，在这期间最小的振幅称为暗谷。

（7）光反应记录　打开光刺激记录眼电图一直到出现光峰并见振幅开始明显下降（在这点上停止记录）。如果没有看到明显的光峰，记录至少继续到20min，以保证不丢失延迟的光峰。

（8）刺激亮度的选择取决于瞳孔是否散大。散瞳，光亮度范围为50～100cd/m^2；不散瞳，光亮度范围为400～600cd/m^2。

3．操作后

（1）取下电极，询问被检者检查后有无不适，如有不适及时处理。耐心解答被检者的疑惑。

（2）分析打印报告。

（3）清洗并消毒电极。整理用物，物归原处。

4．注意事项

（1）做好检查前各项准备工作，固定好电极。

（2）注意明适应和暗适应需要的时间。

（3）每个检查室应建立自己的潜伏期正常值。

5．复习思考题

（1）眼电图检查是否需要散瞳？

（2）请简述眼电图检查前准备的注意事项。

（3）请简述眼电图的临床意义。

眼电图（EOG）检查评分标准（100%）

1．素质要求（5%）　　　　　　　2．操作前准备（25%）

3．EOG检查（25%）　　　　　　 4．检查结果分析（20%）

5．操作后整理（5%）　　　　　　6．熟练程度（10%）

7．注意事项（10%）

眼电图（EOG）检查实训报告

姓名　　　　　　　　　　　学号　　　　　　　　　　实训日期

实训条件：

1．实训人员：

2．实训环境：

3．实训用物：

4．实训对象：

实训内容：双眼检查。

实训结果：

1．右眼：

2．左眼：

注意事项：

　　　　　　　　　　　　　　　成绩记录：　　　　教师签名：

检查二　裂隙灯显微镜检查

实训2-1　裂隙灯显微镜检查前准备

操作流程

1. 操作前

（1）环境准备：相对暗室。

（2）用物准备：裂隙灯显微镜、调焦棒。

（3）检查者准备：穿白大衣或工作服、清洗双手。

（4）被检者准备：了解病史，可先进行一般眼科检查。

2. 操作步骤

（1）调低室内光线，打开裂隙灯显微镜电源开关。

（2）把调焦棒插入裂隙灯显微镜调焦棒插孔中。

（3）根据检查者的屈光状态调节目镜焦距，左、右眼分别注视调焦棒使焦面清晰。

（4）调整显微镜目镜间距，使目镜间距和检查者的瞳距一致，使双眼同时注视观察目标。

（5）开大裂隙，转动光栅盘，观看光圈形状及滤色片是否良好，光栅转动是否灵活。

（6）调整裂隙长度、宽度及倾斜度，观察裂隙像开合是否均匀、两边是否平行。

（7）检查裂隙灯显微镜系统的共焦及共轴是否良好。

（8）取下调焦棒。

（9）操作调焦台上的手柄，上、下、前、后、左、右移动，以调整显微镜和裂隙灯的高度，使裂隙像位置适中，保证观察像清晰。

（10）嘱被检查者坐得舒适，以避免因长时间检查而造成被检者疲劳。

（11）让被检者头部舒适地固定在托架上，额头顶住额托，下颌顶住颌托，旋转颌托的调节螺管使被测眼外眦部与颌托纵杆外眦标记线等高。

（12）调节台面高度使被检眼和显微镜光轴大致对准。

（13）根据直接焦点照明法、间接照明法、后部照明法、弥散照明法、镜面反光照明法、角膜缘分光照明法的不同要求调整光栅、调整裂隙宽度、长度及倾斜度、调整照明系统与观察系统间的夹角、调整放大倍率、调整照明亮度等。

（14）通常检查者用右手调整仪器，左手可以轻轻撑开被检眼的眼睑。

3. 操作后

（1）如检查仪器发现有问题应及时调整维修，以确保裂隙灯显微镜检查结果的准确性。

（2）整理及清洁用物，及时关闭电源，物归原处。

4. 注意事项

（1）询问被检者检查时有无不适，如有不适及时处理。耐心解答被检者的疑惑。

（2）如被检者眼部刺激症状明显，可滴少量眼部表面麻醉药。

5. 复习思考题

（1）如何调节裂隙灯显微镜的目镜焦距及间距？

（2）如何调整裂隙灯显微镜的光栅、裂隙、共焦、共轴？

（3）如何调节裂隙灯显微镜的调焦台及托架？

裂隙灯显微镜检查前准备评分标准（100%）

1. 素质要求（5%）　　　　2. 操作前准备（10%）

3. 目镜焦距及间距（15%）　4. 光栅、裂隙、共焦、共轴（15%）

5. 调焦台及托架（15%）　　6. 选择检查方法（15%）

7. 操作后整理（5%）　　　8. 熟练程度（10%）

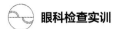

9. 注意事项（10%）

裂隙灯显微镜检查前准备实训报告

姓名　　　　　　　　　　　　学号　　　　　　　　　　　　实训日期

实训条件：

1. 实训人员：

2. 实训环境：

3. 实训用物：

4. 实训对象：

实训内容：

1. 调节目镜焦距及间距；

2. 调整光栅、裂隙、共焦、共轴；

3. 调节调焦台及托架。

实训结果：

1. 照明系统：

2. 观察系统：

注意事项：

　　　　　　　　　　　　　　　　成绩记录：　　　　　　教师签名：

实训 2-2　弥散光照明法检查

操作流程

1. 操作前

（1）环境准备：相对暗室。

（2）用物准备：裂隙灯显微镜、调焦棒。

（3）检查者准备：穿白大衣或工作服、清洗双手。

（4）被检者准备：了解病史，可先进行一般眼科检查。

2. 操作步骤（二维码实训 2-1-1）

（1）如前进行检查前准备。

二维码实训
2-1-1 视频
弥散光照明
法

（2）调整裂隙长度至最大，调整宽度至最大，此为弥散光，调整投射光与显微镜视线成约 45°角，调整放大倍率至低或中倍，调整投照光至中等亮度。

（3）操作调焦台上的手柄，上、下、前、后、左、右移动，保证观察像位置适中、清晰可见。

（4）检查者用右手调整仪器，左手可以轻轻撑开被检眼的眼睑，依次观察外眼各部，包括眼睑、睑缘、睫毛、球结膜、睑结膜、泪小点、泪液、角膜、角巩膜缘部、前房、虹膜、瞳孔和部分晶状体等。

3. 操作后

（1）及时关闭电源，认真核对及时记录检查结果。

（2）询问被检者检查后有无不适，如有不适及时处理。耐心解答被检者的疑惑。

（3）整理及清洁用物，物归原处。

4. 注意事项

（1）嘱被检者坐得舒适，以避免因长时间检查而造成被检者疲劳。

（2）检查时如被检者眼部刺激症状明显，可滴少量眼部表面麻醉药。

5. 复习思考题

（1）如何进行裂隙灯显微镜弥散光照明法检查前调试？

（2）请简述裂隙灯显微镜弥散光照明法检查内容。

弥散光照明法检查评分标准（100%）

1. 素质要求（5%）　　　　　　　　2. 操作前准备（10%）

3. 托架及台面高度（5%）　　　4. 目镜焦距及间距（5%）

5. 光栅、裂隙、夹角（15%）　　6. 放大率、投照亮度、调焦台（15%）

7. 检查及记录（20%）　　　　　8. 操作后整理（5%）

9. 熟练程度（10%）　　　　　　10. 注意事项（10%）

弥散光照明法检查实训报告

姓名　　　　　　　　　　　学号　　　　　　　　　　　实训日期

实训条件：

1. 实训人员：

2. 实训环境：

3. 实训用物：

4. 实训对象：

实训内容：

1. 调节托架及台面高度；

2. 调节目镜焦距及间距；

3. 调整光栅、裂隙、夹角；

4. 调整放大率、投照亮度、调焦台：

5. 检查。

实训结果：

1. 右眼：

2. 左眼：

注意事项：

　　　　　　　　　　　　　　成绩记录：　　　　　教师签名：

实训 2-3　直接焦点照明法检查

操作流程

1. 操作前

（1）环境准备：相对暗室。

（2）用物准备：裂隙灯显微镜、调焦棒。

（3）检查者准备：穿白大衣或工作服、清洗双手。

（4）被检者准备：了解病史，可先进行一般眼科检查。

2. 操作步骤（二维码实训 2-3-1）

（1）如前进行检查前准备。

（2）宽光照明：用宽裂隙照射，光带约为 2mm 宽，与显微镜观察视线约呈 45°。当光线斜向通过角膜时，可见角膜光学平行六面体。其前后两壁相当于角膜上皮层与角膜内皮层，两侧壁的间距表示角膜的厚度。角膜与晶状体之间的黑色空隙是前房。当光线照射晶状体时，可见晶状体的光学平行六面体。逐渐向深处移动焦点，可看清晶状体后部及玻璃体前 1/3。

（3）窄光照明：将裂隙变窄，一般 0.5mm 以下，与显微镜观察视线约 45°，在角膜及晶状体等组织上形成一个很薄的光学切面。

（4）圆锥光束：拨动光栅盘将光线调成细短圆锥光束射入前房，正常房水是透明的，若房水混浊，可见角膜与晶状体之间有一乳白色的光带，可呈现房水闪辉，又称 Tyndall 现象。

3. 操作后

（1）及时关闭电源，认真核对及时记录检查结果。

（2）询问被检者检查后有无不适，如有不适及时处理。耐心解答被检者的疑惑。

二维码实训
2-3-1　视频
直接焦点照明法

（3）整理及清洁用物，物归原处。

4. 注意事项

（1）向被检者详细解释检查目的和方法，以取得被检者的高度配合。

（2）嘱被检者坐得舒适，以避免因长时间检查而造成被检者疲劳。

（3）嘱被检者双眼注视正前方，不要注视裂隙灯光，减少眼部刺激症状。

5. 复习思考题

（1）请简述三种直接焦点照明法的调节方法。

（2）请简述裂隙灯显微镜直接焦点照明法检查内容。

直接焦点照明法检查评分标准（100%）

1. 素质要求（5%）   2. 操作前准备（5%）

3. 托架及台面高度（5%）   4. 目镜、光栅、裂隙、夹角、倍率等（15%）

5. 宽光照明（15%）   6. 窄光照明（15%）

7. 圆柱光束（15%）   8. 操作后整理（5%）

9. 熟练程度（10%）   10. 注意事项（10%）

直接焦点照明法检查实训报告

姓名   学号   实训日期

实训条件：

1. 实训人员：

2. 实训环境：

3. 实训用物：

4. 实训对象：

实训内容：

1. 调节托架及台面高度；

2. 调节目镜焦距及间距；

3. 调整光栅、裂隙、夹角；

4. 调整放大倍率、亮度；

5. 检查。

实训结果：

1. 宽光照明：

2. 窄光照明：

3. 圆锥光束：

注意事项：

成绩记录：   教师签名：

实训 2-4 后部反光照明法检查

操作流程

1. 操作前

（1）环境准备：相对暗室。

（2）用物准备：裂隙灯显微镜、调焦棒。

（3）检查者准备：穿白大衣或工作服、清洗双手。

（4）被检者准备：了解病史，可先进行一般眼科检查。

2. 操作步骤（二维码实训 2-4-1）

（1）如前进行检查前准备。

二维码实训
2-4-1 视频
后部反光照
明法

288

（2）调整裂隙光与显微镜视线成 45°角，调整放大倍率中至高倍，调整光亮度中至高度。将光线投射到虹膜表面，形成一个模糊的光斑，该光斑反射回来的光线照射到角膜的后表面，显微镜从正面观察角膜，检查者不去看边界清楚的被照处，就可以看到在光亮背景上出现的角膜病变。调整裂隙光与显微镜视线成约 10°窄角，调整裂隙光焦点至晶状体后，照亮晶状体后方获得眼底红反光，可以在一片红光中观察晶状体混浊度，尤其是前后囊下混浊及后发性白内障。

3. 操作后

（1）及时关闭电源，认真核对及时记录检查结果。

（2）询问被检者检查后有无不适，如有不适及时处理。耐心解答被检者的疑惑。

（3）整理及清洁用物，物归原处。

4. 注意事项

（1）向被检者详细解释检查目的和方法，以取得被检者的高度配合。

（2）嘱被检者坐得舒适，以避免因长时间检查而造成被检者疲劳。

（3）嘱被检者双眼注视正前方，不要注视裂隙灯光，减少眼部刺激症状。

5. 复习思考题

（1）如何进行裂隙灯显微镜后部反光照明法检查前调试？

（2）请简述裂隙灯显微镜后部反光照明法检查内容。

后部反光照明法检查评分标准（100%）

1. 素质要求（5%）　　　　　　2. 操作前准备（5%）

3. 托架及台面高度（5%）　　　4. 目镜、光栅、裂隙、夹角、倍率等（20%）

5. 后部反光照明（40%）　　　　6. 操作后整理（5%）

7. 熟练程度（10%）　　　　　　8. 注意事项（10%）

后部反光照明法检查实训报告

姓名　　　　　　　　　　学号　　　　　　　　　　实训日期

实训条件：

1. 实训人员：

2. 实训环境：

3. 实训用物：

4. 实训对象：

实训内容：

1. 调节托架及台面高度；

2. 调节目镜焦距及间距；

3. 调整光栅、夹角；

4. 调整放大倍率、亮度；

5. 检查。

实训结果：

后部反光照明：

注意事项：

　　　　　　　　　　　　　　成绩记录：　　　　　教师签名：

实训 2-5　镜面反光照明法检查

操作流程

1. 操作前

（1）环境准备：相对暗室。

（2）用物准备：裂隙灯显微镜、调焦棒。

（3）检查者准备：穿白大衣或工作服、清洗双手。

（4）被检者准备：了解病史，可先进行一般眼科检查。

2. 操作步骤

镜面反光照明法

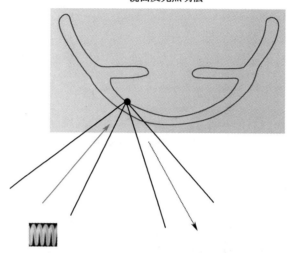

图实训 2-5-1　镜面反光照明法示意图

（1）如前进行检查前准备。

（2）调整裂隙灯光与显微镜视线成 50°～60° 角，裂隙灯光束中至窄裂隙，放大倍率中至高倍，光亮度中至高度。嘱被检者注视正前方，检查者将光线从颞侧照向眼睛。裂隙灯焦点调到要观察的目标上，如角膜上，使其在角膜上形成一个长立方体，在这个长立方体的右侧可见一个很小而且很亮的反光，这就是角膜面的镜面反光点，观察镜面反光点就可以了解角膜表面或内皮面的形态学特点。

3. 操作后

（1）及时关闭电源，认真核对及时记录检查结果。

（2）询问被检者检查后有无不适，如有不适及时处理。耐心解答被检者的疑惑。

（3）整理及清洁用物，物归原处。

4. 注意事项

⑴ 向被检者详细解释检查目的和方法，以取得被检者的高度配合。

（2）嘱被检者坐得舒适，以避免因长时间检查而造成被检者疲劳。

（3）嘱被检者双眼注视正前方，不要注视裂隙灯光，减少眼部刺激症状。

5. 复习思考题

（1）如何进行裂隙灯显微镜镜面反光照明法检查前调试？

（2）请简述裂隙灯显微镜镜面反光照明法检查内容。

镜面反光照明法检查评分标准（100%）

1. 素质要求（5%）　　　　　　2. 操作前准备（5%）

3. 托架及台面高度（5%）　　　4. 目镜、裂隙、光栅、夹角、倍率等（20%）

5. 镜面反光照明（40%）　　　　6. 操作后整理（5%）

7. 熟练程度（10%）　　　　　　8. 注意事项（10%）

镜面反光照明法检查实训报告

姓名　　　　　　　　　　　学号　　　　　　　　　　　实训日期

实训条件：

1. 实训人员：

2．实训环境：

3．实训用物：

4．实训对象：

实训内容：

1．调节托架及台面高度；

2．调节目镜焦距及间距；

3．调整光栅、夹角；

4．调整放大倍率、亮度；

5．检查。

实训结果：镜面反光照明：

注意事项：

　　　　　　　　　　　　　　　　成绩记录：　　　　教师签名：

实训 2-6　间接照明法检查

操作流程

1．操作前

（1）环境准备：相对暗室。

（2）用物准备：裂隙灯显微镜、调焦棒。

（3）检查者准备：穿白大衣或工作服、清洗双手。

（4）被检者准备：了解病史，可先进行一般眼科检查。

2．操作步骤

间接照明法

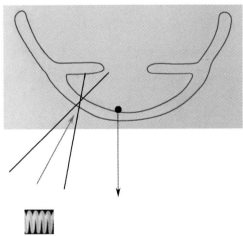

图实训 2-6-1　间接照明法示意图

（1）如前进行检查前准备。

（2）调整裂隙灯光与显微镜视线成 50°～60°角，裂隙灯光束调至中等裂隙（2～4mm），放大倍率中至高倍，光亮度中至高度。嘱被检者注视正视前方，检查者调整光线照亮被检查区域的一侧，显微镜聚焦在要检查的区域进行观察。

3．操作后

（1）及时关闭电源，认真核对及时记录检查结果。

（2）询问被检者检查后有无不适，如有不适及时处理。耐心解答被检者的疑惑。

（3）整理及清洁用物，物归原处。

4．注意事项

（1）向被检者详细解释检查目的和方法，以取得被检者的高度配合。

（2）嘱被检者坐得舒适，以避免因长时间检查而造成被检者疲劳。

（3）嘱被检者双眼注视正前方，不要注视裂隙灯光，减少眼部刺激症状。

5．复习思考题

如何进行裂隙灯显微镜间接照明法检查前调试？

间接照明法检查评分标准（100%）

1．素质要求（5%）　　　　　　　2．操作前准备（5%）

3．托架及台面高度（5%）　　　　4．目镜、裂隙、光栅、夹角、倍率等（20%）

5．间接照明法（40%）　　　　　　6．操作后整理（5%）

7．熟练程度（10%）　　　　　　　8．注意事项（10%）

间接照明法检查实训报告

姓名　　　　　　　　　　　学号　　　　　　　　　　　实训日期

实训条件：

1．实训人员：

2．实训环境：

3．实训用物：

4．实训对象：

实训内容：

1．调节托架及台面高度；

2．调节目镜焦距及间距；

3．调整光栅、夹角；

4．调整放大倍率、亮度；

5．检查。

实训结果：间接照明：

注意事项：

成绩记录：　　　　　　　　　教师签名：

实训 2-7　角膜缘散射照明法检查

操作流程

1．操作前

（1）环境准备：相对暗室。

（2）用物准备：裂隙灯显微镜、调焦棒。

（3）检查者准备：穿白大衣或工作服、清洗双手。

（4）被检者准备：了解病史，可先进行一般眼科检查。

二维码实训 2-7-1　视频 角膜缘散射 照明法

2．操作步骤（二维码实训 2-7-1）

（1）如前进行检查前准备。

（2）调整裂隙灯光与显微镜视线（接近 90° 夹角），让宽束裂隙光从极侧方入射，放大倍率低至中倍，光亮度中至高度，照亮整个角膜。嘱被检者注视正视前方，检查者调整显微镜聚焦在要检查的区域进行观察。

3．操作后

（1）及时关闭电源，认真核对及时记录检查结果。

（2）询问被检者检查后有无不适，如有不适及时处理。耐心解答被检者的疑惑。

（3）整理及清洁用物,物归原处。

4．注意事项

（1）向被检者详细解释检查目的和方法,以取得被检者的高度配合。

（2）嘱被检者坐得舒适,以避免因长时间检查而造成被检者疲劳。

（3）嘱被检者双眼注视正前方,不要注视裂隙灯光,减少眼部刺激症状。

5．复习思考题

请简述裂隙灯显微镜角膜缘散射照明法检查的原理和内容。

角膜缘散射照明法检查评分标准（100%）

1．素质要求（5%）　　　　　　2．操作前准备（5%）

3．托架及台面高度（5%）　　　　4．目镜、光栅、夹角、倍率等（20%）

5．角膜缘散射照明法（40%）　　6．操作后整理（5%）

7．熟练程度（10%）　　　　　　8．注意事项（10%）

角膜缘散射照明法检查实训报告

姓名　　　　　　　　　　学号　　　　　　　　　　　实训日期

实训条件:

1．实训人员:

2．实训环境:

3．实训用物:

4．实训对象:

实训内容:

1．调节托架及台面高度;

2．调节目镜焦距及间距;

3．调整光栅、夹角;

4．调整放大倍率、亮度;

5．检查。

实训结果:角膜缘散射照明法:

注意事项:

　　　　　　　　　　　　　　成绩记录:　　　　　教师签名:

检查三　眼部检查

实训 3-1　眼睑外观、位置及运动检查

操作流程

1．操作前

（1）环境准备:自然明亮的光线,裂隙灯检查在暗室进行;

（2）用物准备:聚光手电筒、放大镜或裂隙灯显微镜、测量仪;

（3）检查者准备:穿白大衣并洗手。

2．操作步骤

（1）眼睑的检查可在自然光或人工照明光下进行。

（2）检查外观可用肉眼观察,必要时借用放大镜或裂隙灯显微镜进行检查。

（3）注意眼睑皮肤有无充血、水肿、压痛,有无皮疹、溃疡、瘢痕、肿物以及皮下结节、皮下出血、皮下气肿等情况。

（4）检查时应注意双眼对比观察,注意双侧是否对称,注意眼睑位置、形态、睑裂大小;上、下睑缘是否紧贴在眼球表面,注意睑缘有无内翻、外翻、充血、肥厚、炎症及睑板腺开口情况等;注意睫毛有无

乱生、倒睫、秃睫和睫毛根部有无鳞屑、脓痂或溃疡;上下睑可否紧密闭合,有无眼睑闭合不全,闭眼时有无暴露角膜;睁眼和闭眼是否自如,有无上睑下垂。

(5)眼睑的运动检查:运动眼睑的肌肉有使上眼睑上提的提上睑肌;使下睑退缩的下睑缩肌;增大睑裂的 Müller 肌和关闭睑裂的眼轮匝肌四种。可让被检者作以上运动,如其中某一类肌肉病变,眼睑的位置和运动就会发生异常,临床上最常见的是上睑下垂。

(6)上睑下垂的检查:令被检者向正前方注视,正常眼上睑遮盖上方角膜 1～2mm。如果遮盖5mm,其下垂量约为 3mm。按测量结果上睑下垂可分:轻度(1～2mm)、中度(3mm)和重度下垂(4mm或以上)3 种类型。

3. 操作后

(1)检查者检查完后,使用快速手消毒剂清洁双手。

(2)及时记录检查结果,耐心解答被检者的疑惑。

(3)整理及清洁用物,物归原处。

4. 注意事项

(1)检查时光线要明亮。

(2)若遇感染性眼病,应先查健眼,后检查患眼,以免发生交叉感染。

(3)作眼睑测量前,应做好解释工作以取得被检者的配合。

(4)有上睑下垂者须注意观察有无代偿动作,并做好记录。

5. 复习思考题

(1)若遇感染性眼病,检查顺序为何?

(2)观察眼睑皮肤时应注意哪些情况?

(3)按测量结果上睑下垂可分哪三种类型?

眼睑外观、位置及运动检查评分标准(100%)

1. 素质要求(5%)　　　　　2. 操作前准备(10%)

3. 双眼对比观察(10%)　　　4. 眼睑皮肤、形态、位置观察(15%)

5. 眼睑运动观察(15%)　　　6. 睑缘及睫毛观察(15%)

7. 记录(5%)　　　　　　　8. 操作后整理(5%)

9. 熟练程度(10%)　　　　　10. 注意事项(10%)

眼睑外观、位置及运动检查实训报告

姓名　　　　　　　　　　学号　　　　　　　　　　实训日期

实训条件:

1. 实训人员:

2. 实训环境:

3. 实训用物:

4. 实训对象:

实训内容:

1. 双眼眼睑外观检查;

2. 眼睑位置、睑缘检查;

3. 眼睑运动检查。

实训结果:

1. 右眼:

2. 左眼:

注意事项:

　　　　　　　　　　　　　　　　成绩记录:　　　　教师签名:

实训3-2 结膜检查

操作流程

1. 操作前

(1) 环境准备：相对暗室；

(2) 用物准备：聚光手电筒、放大镜或裂隙灯显微镜；

(3) 检查者准备：穿白大衣并洗手。

2. 操作步骤

(1) 球结膜：以拇指和示指将上下睑分开，嘱受检者各方向转动眼球，检查球结膜有无充血、出血、水肿、松弛、睑裂斑、翼状胬肉，以及有无异物和分泌物等。

(2) 睑结膜及穹窿结膜：注意观察其有无充血、水肿、乳头、滤泡、瘢痕、结石和睑球粘连以及有无异物及分泌物潴留等。

(3) 暴露上睑及上穹窿结膜：一般采用①单手法：被检者向下看，检查者将一手拇指置于上睑缘中央稍上方，食指放于上睑中央眉下凹处，两指轻轻捏提上睑皮肤，拇指向上，食指向下，捻转皮肤，即可翻转上睑，暴露上睑结膜。若单手不能翻转，可以采用②双手法：被检者向下注视，检查者一手食指和拇指捏提上睑缘中央部皮肤往上翻卷的同时，另一手拿棉签或玻璃棒，向下压迫睑板上缘，即可将上睑翻转。嘱被检者尽量向下看，拇指将翻转后的上睑向后上方牵引可暴露上穹窿结膜。

(4) 暴露下睑及下穹窿结膜：嘱被检者向上看，用拇指或示指在下睑中央部睑缘稍下方轻轻向下牵引，可暴露下睑结膜。令被检者尽量向上看，拇指或示指向后上轻推，可暴露下穹窿结膜。

3. 操作后

(1) 检查者检查完后，使用快速手消毒剂清洁双手。

(2) 及时记录检查结果，耐心解答被检者的疑惑。

(3) 整理及清洁用物，物归原处。

4. 注意事项

(1) 检查时光线要明亮。

(2) 若遇感染性眼病，应先查健眼，后查患眼，以免发生交叉感染。

(3) 翻转上下睑时，动作要轻柔，要取得患者理解和配合。

5. 复习思考题

(1) 若遇感染性眼病，检查顺序为何？

(2) 如何翻转上下眼眼睑？

结膜检查评分标准（100%）

1. 素质要求（5%） 2. 操作前准备（10%）

3. 球结膜观察（10%） 4. 翻转上睑（20%）

5. 翻转下睑（10%） 6. 睑结膜及穹窿结膜观察（15%）

7. 记录（5%） 8. 操作后整理（5%）

9. 熟练程度（10%） 10. 注意事项（10%）

结膜检查实训报告

姓名　　　　　　　　　　学号　　　　　　　　　　实训日期

实训条件：

1. 实训人员：

2. 实训环境：

3. 实训用物：

4. 实训对象：

实训内容:

1. 双眼球结膜观察;

2. 翻转上下睑;

3. 睑结膜及穹窿结膜观察。

实训结果:

1. 右眼:

2. 左眼:

注意事项:

成绩记录: 教师签名:

实训 3-3 泪道冲洗

操作流程

1. 操作前

(1) 环境准备:室内明亮的光线。

(2) 用物准备:各种型号的探通针、5ml 注射器、泪道冲洗针头、生理盐水、0.5% 丁卡因溶液、棉签和干消毒棉球。

(3) 检查者准备:穿白大衣、洗手、戴口罩及帽子。

(4) 被检者准备:被检者取坐位,对光而坐。

2. 操作步骤

(1) 冲洗泪道前先挤压泪囊区,观察泪点有无黏液或脓性分泌物排出。操作方法见二维码实训 3-3-1。

二维码实训 3-3-1 视频 泪道冲洗

(2) 用蘸有 0.5% 丁卡因的棉签夹在上、下泪点之间 2～3 分钟,或者爱尔卡因直接点滴下泪点麻醉。

(3) 被检者通常取坐位,头微后仰并固定,眼向上注视。将下睑近内眦部皮肤轻轻地向下外牵拉,暴露下泪点。

(4) 如泪小点较小或闭塞,先用泪点扩张器垂直插进泪小点 1～2mm,再向鼻侧转至水平方向,轻轻捻转,扩张泪小点。

(5) 注射器抽吸生理盐水并套上大小合适的泪道冲洗针头,垂直插入泪小点 1～2mm 后转向鼻侧,使针头呈水平位,继而顺沿下泪小管走行方向将针头推进约 4～6mm,碰到骨壁后往后退一点,注入生理盐水。此时应询问被检者有无液体进入口咽部,或请被检者低头观察有无液体从鼻孔流出。检查者应注意注水时有无阻力及泪小点有无液体或脓液反流。

(6) 若注入冲洗液时,出现下睑水肿,表明冲洗时形成假道,应即刻拔出冲洗针头,停止冲洗。必要时应用抗生素,预防感染。

(7) 冲洗完毕,用消毒干棉球拭干眼周液体,用抗生素眼药水滴眼。

3. 操作后

(1) 及时记录检查结果,耐心解答被检者的疑惑。

(2) 整理及清洁用物,物归原处。

(3) 分析泪道冲洗结果。

4. 注意事项

(1) 在做冲洗泪道前必须先挤压泪囊部。

(2) 操作时要细心稳准,切勿粗暴强通,以免形成假道及感染。

5. 复习思考题

如何进行泪道冲洗结果的分析?

泪道冲洗评分标准(100%)

1. 素质要求(5%)
2. 操作前准备(10%)
3. 泪道冲洗前准备(10%)
4. 泪道冲洗(30%)
5. 记录(5%)
6. 结果分析(15%)
7. 操作后整理(5%)
8. 熟练程度(10%)
9. 注意事项(10%)

泪道冲洗实训报告

姓名   学号   实训日期

实训条件:

1. 实训人员:

2. 实训环境:

3. 实训用物:

4. 实训对象:

实训内容:泪道冲洗

实训结果:泪道冲洗:

注意事项:

                         成绩记录: 教师签名:

实训 3-4 泪液分泌试验(Schirmer 试验)

操作流程

1. 操作前

(1)环境准备:室内中等亮度光线。

(2)用物准备:Schirmer 试纸 5～10 条、直尺、纸巾及秒表。

(3)检查者准备:穿白大衣、洗手。

(4)被检者准备:被检者取背光坐位。

2. 操作步骤

(1)用准备好的 5mm×35mm Schirmer 试纸一条,在首端 5mm 处反折,夹持于下睑中外 1/3 交界处的结膜囊内,另一端垂挂于睑外(图实训 4-1-4(1))。

(2)记录滤纸条被泪水浸湿的长度,如果不到 5 分钟内滤纸条全被泪液浸湿,应记录滤纸条全被浸湿所需的时间(分钟)。

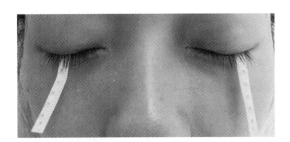

图实训 3-4-1   Schirmer 试验

(3)浸湿 10～30mm 为正常。如不到 5 分钟滤纸全湿,可能为高分泌;湿长小于 10mm,表示基础和反射泪分泌均减退。

3. 操作后

(1)及时记录检查结果,耐心解答被检者的疑惑。

（2）整理及清洁用物,物归原处。

4. 注意事项

（1）被检者应背光而坐,以避免异常的视网膜型反射分泌。

（2）放滤纸时须轻巧以避免引起周围感觉型泪分泌。

（3）此检查方法常受操作手法、室内亮度、气温和湿度、患者的心理因素等干扰,影响测试的准确性,故对高分泌的诊断需谨慎。

5. 复习思考题

（1）Schirmer 试纸应夹持于什么部位?

（2）如何进行结果分析?

泪液分泌试验(Schirmer 试验)评分标准(100%)

1. 素质要求（5%）　　　　2. 操作前准备（15%）

3. 泪液分泌试验（30%）　　4. 试验结果分析（15%）

5. 记录（5%）　　　　　　6. 操作后整理（5%）

7. 熟练程度（15%）　　　　8. 注意事项（10%）

泪液分泌试验(Schirmer 试验)实训报告

姓名　　　　　　　　　　学号　　　　　　　　　　　　实训日期

实训条件:

1. 实训人员:

2. 实训环境:

3. 实训用物:

4. 实训对象:

实训内容:

1. 泪液分泌试验:

2. 试验结果分析。

实训结果:

1. 右眼:

2. 左眼:

注意事项:

　　　　　　　　　　　　　　　　成绩记录:　　　　　教师签名:

实训 3-5　泪膜破裂时间(BUT)测定

操作流程

1. 操作前

（1）环境准备:在暗室内进行。

（2）用物准备:裂隙灯显微镜、荧光素钠试纸 5～10 条、生理盐水滴剂 1 瓶、纸巾和秒表。

（3）检查者准备:穿白大衣、洗手。

（4）被检者准备:被检者取坐位。

2. 操作步骤

（1）嘱被检者在暗室内的裂隙灯显微镜旁坐下,头部放在裂隙灯显微镜的头架上,额部顶住额托。

（2）裂隙灯采用弥散光照明法,裂隙宽 8～10mm,长度调至最大,角度调至 30°～50°,亮度到最高,放大倍率低至中,调焦至角膜面清晰。采用钴蓝光观察。

（3）以生理盐水湿润荧光素钠试纸,轻轻涂布被测眼上方球结膜。

（4）嘱被检者眨眼数次并闭眼 3～5 秒,使荧光素钠均匀分布于角膜上,然后睁眼凝视前方不得再眨眼。

二维码实训
3-5-1 视频
BUT 测定

（5）从被检者睁眼凝视时起，检查者立即揿动秒表开始计时，同时在裂隙灯下持续观察被检者泪膜（角膜面呈均匀鲜绿色泪膜），直到角膜上出现第一个黑斑（泪膜缺损）时为止。见二维码实训 3-5-1。

（6）睁眼凝视至出现黑斑的时间为泪膜破裂时间。记录时间，以秒为单位。测量 3 次，取平均值。正常人泪膜破裂时间为 10 秒以上，小于 10 秒为泪膜不稳定。

（7）测定结束后用生理盐水冲洗结膜囊，并用干棉球将溢出的泪水擦拭干净。

3．操作后

（1）及时记录检查结果，耐心解答被检者的疑惑。

（2）整理及清洁用物，物归原处。

4．注意事项

（1）检查时嘱被检者不要过分睁眼或用手揉眼。

（2）若在检测过程中被测眼瞬目则检测失败，需休息 3～5 分钟重新检测。

（3）暗室内的电扇或空调风不要直接吹向被检者。

（4）避免使用润眼液和角膜接触镜护理液作为荧光素钠的溶解剂，因溶液较黏滞可能延长泪液破裂时间。

5．复习思考题

（1）正常人泪膜破裂时间为多少？

（2）检查泪膜破裂时间裂隙灯应如何调节？

泪膜破裂时间（BUT）测定评分标准（100%）

1．素质要求（5%）　　　　　　2．操作前准备（15%）

3．泪膜破裂时间检查（30%）　　4．试验结果分析（20%）

5．记录（5%）　　　　　　　　6．操作后整理（5%）

7．熟练程度（10%）　　　　　　8．注意事项（10%）

泪膜破裂时间（BUT）测定实训报告

姓名　　　　　　　　　　　学号　　　　　　　　　　实训日期

实训条件：

1．实训人员：

2．实训环境：

3．实训用物：

4．实训对象：

实训内容：

1．泪膜破裂时间检查：

2．试验结果分析。

实训结果：

1．右眼：

2．左眼：

注意事项：

　　　　　　　　　　　　　　成绩记录：　　　　　　教师签名：

实训 3-6　眼球及眼球突出度检查
操作流程

1．操作前

（1）环境准备：自然明亮的光线。

（2）用物准备：聚光手电筒及 Hertel 突眼计。

（3）检查者准备：穿白大衣、洗手。

（4）被检者准备：被检者对光而坐。

2. 操作步骤

（1）一般在自然明亮光线下以望诊的方法进行检查。

（2）注意眼球大小、形态和位置，有无突出或内陷。

（3）检查眼球大小和形态时，用两手拇指和示指分别将两眼上、下眼睑分开，进行比较。

（4）眼球位置及运动检查：首先注意两眼位置是否正常，两眼直视时角膜位置有无内外、上下偏斜，有无眼球震颤等。再嘱被检者眼球跟踪并注视眼前检查者的手电光，被检者向左右、上下及右上、右下、左上、左下各方转动，以检查眼球各个方向运动情况。观察眼球运动有无异常，了解有无斜视、运动障碍等。

（5）眼球突出计（Hertel 突眼计）测量：将突眼计平放在被检者两眼前，调整其两侧金属框之间的距离，使其尖端的小凹固定在两侧眶外缘最凹处。嘱被检者向前方注视，观察镜面内两条红线，使之重叠，并记录突眼计两侧反射镜里角膜顶点位置的 mm 数，即为眼球突出的度数（图 2-38）。记录两金属框间距离，即眶距。有两种简单的记录方法：13mm（101mm）13.5mm；或 13mm>101mm<13.5mm。表示右眼球突出度为 13mm，左眼球突出度为 13.5mm，眶距为 101mm。

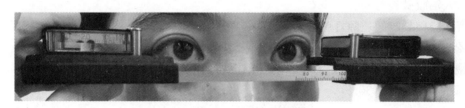

图实训 3-6-1　眼球突出检查

3. 操作后

（1）及时记录检查结果，耐心解答被检者的疑惑。

（2）整理及清洁用物，物归原处。

4. 注意事项

Hertel 突眼计测量时，突眼计上的两侧金属框要平行且放于同一水平，顶端的小凹施加压力要适度。

5. 复习思考题

（1）如何进行眼球运动的检查？

（2）眼球突出计（Hertel 突眼计）测量时如何记录检查结果？

眼球及眼球突出度检查评分标准（100%）

1. 素质要求（5%）　　　　　　　2. 操作前准备（10%）

3. 眼球一般检查（10%）　　　　　4. 眼球位置及运动检查（15%）

5. Hertel 突眼计测量（25%）　　　6. 记录（5%）

7. 操作后整理（10%）　　　　　　8. 熟练程度（10%）

9. 注意事项（10%）

眼球及眼球突出度检查实训报告

姓名　　　　　　　　　　　　　学号　　　　　　　　　　　　　实训日期

实训条件：

1. 实训人员：

2. 实训环境：

3. 实训用物：

4. 实训对象：

实训内容：

1. 眼球一般检查；

2. 眼球位置及运动检查；

3. 眼球突出度 Hertel 突眼计测量。

实训结果：

1. 眼球一般检查：

2. 眼球位置及运动检查：

3. 眼球突出度检查：

注意事项：

成绩记录：　　　　　　教师签名：

实训 3-7　眼前段检查

操作流程

1. 操作前

（1）环境准备：暗室。

（2）用物准备：裂隙灯显微镜、无菌棉签、手消毒剂。

（3）检查者准备：穿白大衣、洗手、戴口罩及帽子。

（4）被检者准备：被检者取坐位。

2. 操作步骤

（1）首先向被检者讲清楚检查方法和目的取得其配合，然后进入暗室内在裂隙灯显微镜下作进一步检查。

（2）眼前段检查

1）用弥散光照明法检查结膜，观察结膜有无充血赘生物等。然后透过结膜观察巩膜色泽有无改变，如黄染、充血等。

2）依次用弥散光照明法和焦点照明法检查角膜，包括大小、形态、透明度、弯曲度、表面光滑度、有无异物、新生血管及混浊（瘢痕或炎症）；用后部反光照明法观察角膜后有无沉淀物（KP）和内皮情况。

3）观察周边前房深度（Van Herick 照明法），调整裂隙灯与显微镜夹角成 60°，裂隙灯光带调节为窄光束。以窄裂隙光聚焦在颞侧缘部角膜做一个细窄的角膜光学切面，同时照亮周边虹膜，角膜和虹膜之间的暗区就是周边前房深度，比对前房深度和角膜厚度的比例。见二维码实训 3-7-1。

二维码实训 3-7-1　视频 Van Herick 照明法

4）然后检查房水的透明度，如怀疑房水混浊，将显微镜倍率调高同时将裂隙灯光线调成细短圆锥光束射入前房，可以提高房水混浊物的辨析度，如果前房内出现乳白色光带，并见光带内有微粒运动，即属 Tyndall 现象阳性。

5）用直接焦点照明法观察虹膜纹理（有无结节和新生血管等）以及有无瞳孔粘连等情况。

6）用直接焦点照明法观察晶状体，正常晶状体透明，前囊膜弯曲度较小，后囊膜弯曲度较大。由于晶状体大部分位于虹膜后方，要全面了解晶状体的情况，可用快速散瞳剂散瞳之后进一步检查（周边前房深度小于 1/4 者不能散瞳）。如有混浊，主要观察其混浊的部位、色泽以及形态等。

3. 操作后

（1）关闭裂隙灯开关。

（2）及时记录检查结果，耐心解答被检者的疑惑。

（3）整理及清洁用物，物归原处。

4．注意事项

（1）检查过程中注意调节裂隙光的亮度和宽度，检查时间不宜过长，避免过强光线过长时间引起被检者明显不适。

（2）戴角膜接触镜者检查前应将眼镜取下。

（3）角膜检查后要注意记录，可按角膜中央部、近中央部和周边部，再按钟表时针所指方向记录病变的位置和大小，并画出简图，病变的深度可按角膜上皮层、前弹力层、基质浅层、中层和深层、后弹力层以及内皮细胞层描述。

（4）前房深度要注意记录，周边前房可按 1/2、1/3、1/4 进行区间描述，比如 1/2～1/3、<1/4 等，中央前房可按深度正常、加深或偏浅来描述。

（5）晶状体位置及透明度要注意记录。

（6）检查完后，检查者应进行双手消毒，避免交叉感染。

5．复习思考题

（1）角膜的一般检查包括哪些？

（2）请说出周边前房相对于角膜厚度的深度值范围，如周边前房过浅会引起何病？应怎样进一步检查？

（3）请说出晶状体的位置及其生理功能，如发现晶状体混浊你考虑为何病？

（4）虹膜检查应着重观察哪些方面？如有虹膜后粘连你首先考虑何病？

眼前段检查评分标准（100%）

1．素质要求（5%）　　　　　　2．操作前准备（15%）

3．结膜巩膜（5%）　　　　　　4．角膜（10%）

5．前房（20%）　　　　　　　6．虹膜晶状体（15%）

7．记录（5%）　　　　　　　　8．操作后整理（5%）

9．熟练程度（10%）　　　　　10．注意事项（10%）

眼前段检查实训报告

姓名　　　　　　　　　　　　学号　　　　　　　　　　　　实训日期

实训条件：

1．实训人员：

2．实训环境：

3．实训用物：

4．实训对象：

实训内容：

1．结膜巩膜检查；

2．角膜检查；

3．前房检查；

4．虹膜检查；

5．晶状体检查。

实训结果：

1．结膜巩膜检查：

2．角膜检查：

3．前房检查：

4．虹膜检查

5．晶状体检查：

注意事项：

成绩记录：　　　　　　教师签名：

实训 3-8　前房角镜检查
操作流程

1．操作前

（1）环境准备：暗室。

（2）用物准备：裂隙灯显微镜、前房角镜、0.5% 丁卡因溶液、抗生素眼药水、生理盐水、干消毒棉球和快速消毒剂。

（3）检查者准备：穿白大衣、洗手、戴帽子和口罩。

（4）被检者准备：坐在裂隙灯显微镜旁，保持坐姿舒适。

2．操作步骤

（1）首先向被检者讲清楚检查方法和目的，取得其配合。询问并同时观察被检眼有无行房角镜检查的禁忌。用裂隙灯显微镜对被检眼进行眼前段检查，检查时特别注意周边前房的状况和深度。

（2）检查前先将前房角镜清洗和消毒。先用手指沾少许肥皂溶液擦洗，然后以自来水流水冲洗干净，最后以 3% 过氧化氢棉球擦拭。

（3）角膜表面麻醉：被检者结膜囊内滴 0.5% 丁卡因溶液 2～3 次，每次间隔 3～5 分钟。

（4）嘱被检者坐在裂隙灯前，调整座椅、检查台、额架及裂隙灯显微镜的高低。使被检者下颌舒适地置于下颌托上，前额紧贴头架的额带上。

（5）安放前房角镜：房角镜与角膜间的间隙必须借助适当的液体填充以便进行检查，可选择 1% 甲基纤维素滴眼液，如没有甲基纤维素也可以用生理盐水，将填充液滴入前房角镜凹面内。检查者左手拇指提起被检眼上睑，右手拇指和示指稍倾斜持前房角镜，使其凹面向上。然后嘱被检眼稍往上注视，检查者右手的中指或无名指轻拉被检眼下睑向下，将前房角镜靠近眼睑的边缘，轻轻地置入结膜囊的下穹窿部。再嘱被检眼向前注视，并以下穹窿部的前房角镜边缘为支点，迅速轻快地将前房角镜向上转动 90°，使其凹面与角膜面接触。

（6）检查顺序：采用裂隙灯窄光束直接焦点照明法检查。将前房角镜的反射镜置于上方，先观察下方房角，因下方房角最宽最明显，以后沿颞侧旋转前房角镜和移动裂隙灯，依次连续检查鼻侧、上方和颞侧前房角。每次转动房角镜，裂隙光带也应随着转动到反射镜的相应位置上。即反射镜在上或下的位置时，光带应为垂直，反射镜在鼻侧或颞侧位置时，光带应为水平。

（7）静态下检查：静态是指被检者向正前方注视，前房角镜保持在角膜中央位置，不向角膜施加任何压力。检查范围包括瞳孔缘、周边部虹膜、睫状体带、巩膜突、小梁网和 Schwalbe 线。注意前房角宽度、小梁网色素堆积状况，有无虹膜周边前粘连、前房角血管等。

（8）动态下检查：如果静态下检查不满意，应在动态下继续检查，即轻压转动前房角镜改变反射镜面的角度，转动被检眼球改变注视眼位，以便能看到被检查侧前房角的全部情况。

（9）取出房角镜：提醒被检者前额牢牢地抵住前额架，然后让被检者眼球慢慢地转向上，检查者顺势将房角镜取出。如果很难拿出房角镜，也可以试着轻轻地上下摇动房角镜，以打破房角镜与角膜之间的吸引力取出房角镜。

（10）用生理盐水清洗被检眼，滴抗生素眼药水。

3．操作后

（1）详细准确地记录房角检查的结果，包括各方向房角的宽度、有无闭合或周边前粘连以及闭合粘连的程度与范围，并且在同心圆图画上表示出来。

（2）耐心解答被检者的疑惑。

4．注意事项

（1）急性传染性结膜炎或角膜活动性炎症者禁止行前房角镜检查。

（2）前房角镜使用前后应认真清洗、消毒。

（3）安放时动作应轻柔，防止擦伤角膜。

（4）安放后如发现前房角镜与角膜间有空气泡，应重新安放前房角镜。

（5）静态检查时勿对眼球施压，以免前房角形态发生改变，造成病理假象。

5．复习思考题

请简述前房角镜的操作方法和注意事项。

前房角镜检查评分标准（100%）

1．素质要求（5%）　　　　　　　　　2．操作前准备（5%）

3．前房角镜检查前准备（10%）　　　 4．前房角镜检查（30%）

5．记录（25%）　　　　　　　　　　　6．操作后整理（5%）

7．熟练程度（10%）　　　　　　　　　8．注意事项（10%）

前房角镜检查实训报告

姓名　　　　　　　　　　　学号　　　　　　　　　　　实训日期

实训条件：

1．实训人员：

2．实训环境：

3．实训用物：

4．实训对象：

实训内容：

1．前房角镜检查前准备；

2．前房角镜检查；

3．前房角记录。

实训结果：

1．前房角镜检查前准备：

2．前房角镜检查：

3．前房角记录。

注意事项：

　　　　　　　　　　　　　　　　成绩记录：　　　　　教师签名：

检查四　眼压检查

实训 4-1　眼压指测法
操作流程

1．操作前

（1）环境准备：无特殊要求。

（2）检查者准备：穿白大衣、洗手。

（3）被检者准备：被检者对光而坐。

2．操作步骤

（1）嘱被检者闭眼，眼球向下注视。

（2）检查者两手中指和无名指轻放于被检者前额和颞部作为支撑。

（3）双手示指放于上睑皮肤面，两指尖交替轻压眼球。当一手轻压眼球时，另一手指感触眼球波动感。根据指尖感觉到的波动感，估计眼压的高低。

（4）眼压正常时记录为 Tn，T+1、T+2 和 T+3 表示不同程度的眼压升高，以 T+3 为最高；T-1、T-2、T-3 表示不同程度的眼压降低，以 T-3 为最低。

3．操作后

及时记录检查结果，耐心解答被检者的疑惑。

4．注意事项

（1）本法只能粗略地了解眼压。

（2）压迫眼球时，不可用力过大。

（3）结膜或角膜急性传染性或活动性炎症者禁忌测量。

5．复习思考题

（1）指测法检查结果如何记录？

（2）指测法是否能精确测量眼压？

眼压指测法评分标准（100%）

1．素质要求（5%）　　　　　2．操作前准备（10%）

3．眼压指测法（40%）　　　 4．记录（10%）

5．操作后洗手（5%）　　　　6．熟练程度（20%）

7．注意事项（10%）

眼压指测法实训报告

姓名　　　　　　　　　　学号　　　　　　　　　　实训日期

实训条件：

1．实训人员：

2．实训环境：

3．实训用物：

4．实训对象：

实训内容：眼压指测法，双眼。

实训结果：

1．右眼；

2．左眼：

注意事项：

　　　　　　　　　　成绩记录：　　　　教师签名：

检查五　眼科特殊检查

实训 5-1　A 型超声生物学测量

操作流程

1．操作前

（1）仪器使用的条件和环境

1）室温：16～25℃，湿度：≤75%，避免电磁干扰。

2）供电系统要求电压波动控制在使用电压 5% 范围内，不应超过 10%。

（2）用物准备：超声仪、75% 医用酒精、检查床、表面麻醉药等。

（3）检查者准备：穿白大衣或工作服，戴好口罩及帽子，清洗双手。

（4）被检者准备：平躺于检查床上，遵照检查者指令动作即可。

2．操作步骤

（1）将 A 超探头连接好，开关打到"on"的位置，开机。

（2）用户文件界面设置以及患者资料输入。

（3）嘱患者平卧于检查床上，在被检查眼的结膜囊内滴入表面麻醉药，嘱患者轻闭双眼半分钟。

（4）用 75% 医用酒精消毒探头。

（5）嘱患者睁开双眼平视正前方或前方一固定视标，将探头与一眼角膜垂直，轻轻放于角膜表面进行测量。

（6）进入 A 超检查

1）选择检查类型（Phakic 有晶状体眼，Aphakic 无晶状体眼，Dense/Long 硬核／长眼轴，PMMA，Acrylic 亲水性丙烯酸，Silicone 硅胶）。

2）选择测量模式（Auto+Save 自动＋存储、Manual 手动、Auto 自动）一般选择 Auto+Save。

3）选择获取方式（Contact 接触式、Immersion 浸入式），按 F8 键选择眼别。

注：测量方式：接触式测量：探头消毒后放于角膜中心，探头与角膜保持垂直（常用）；浸入式测量：采用布拉格环，将探头浸入液体中测量，此方法可以清楚地看到前房。

（7）踩脚踏进入测量界面，手持探头，手持部位距离前端不得少于 5cm，减少对被检眼施加的压力。测量过程中始终保持探头垂直居中于角膜中心。

（8）测量 10 组数据后进入数据分析界面，调出所有测量数据，分析所测结果，把数值差别大的数据忽略，再进行去伪处理，打印测量结果。

（9）检测完毕在结膜囊内滴入抗生素眼液。

（10）75% 酒精棉签消毒探头，将探头插放回原位，关闭固视灯，删除所有数据，退回初始界面。

（11）计算人工晶状体度数：输入患者手术眼的角膜曲率，然后进入人工晶状体计算界面，选择眼别，通过左右箭头键选择所需 A 常数，选择计算公式（如 SRK-T 公式），输入预留度数，最后输入眼轴长度，打印结果，退回初始界面。

（12）最后再次核对眼别、角膜曲率、公式、常数、预留度数及眼轴长度，均确认无误后签字。

3．操作后

（1）认真核对眼别及检查结果。

（2）询问被检者有无不适，如有不适及时处理。耐心解答被检者的疑惑。

（3）整理及清洁用物，及时关闭电源，物归原处，用毕须消毒后方可再次使用。

4．注意事项

（1）双眼患者需要分别检查双眼。

（2）对被检者简单说明操作，使其精神放松，避免紧张。

（3）A 超检查需睁开双眼，在角膜表面点表面麻醉药，检查结束后不宜马上揉眼，以免擦伤角膜，操作结束时滴入抗生素眼液。

5．复习思考题

（1）什么是超声？

（2）简述 A 超在眼科临床的作用。

（3）A 超操作应注意的事项有哪些？

A 型超声生物学测量评分标准（100%）

1．素质要求（5%） 　　　　2．操作前准备（10%）

3．开机及设置（15%） 　　　4．A 超检查过程（30%）

5．结果分析（15%） 　　　　6．操作后整理（5%）

7．熟练程度（10%） 　　　　8．注意事项（10%）

A 型超声生物学测量实训报告

姓名 　　　　　　　　　　学号 　　　　　　　　　　实训日期

实训条件：

1．实训人员：

2．实训环境：

3．实训用物：

4．实训对象：

实训内容：

1．检查前准备；

2．检查；

3．结果分析；

4．操作后处理。

实训结果：

1．测量数据：

2．结果分析：

注意事项：

　　　　　　　　　　　　成绩记录：　　　　教师签名：

实训5-2　眼前段照相

操作流程

1．操作前

（1）环境准备：相对暗室。

（2）用物准备：裂隙灯眼前段照相系统。

（3）检查者准备：穿白大衣或工作服、清洗双手。

（4）被检者准备：了解病史，可先进行一般眼科检查。

2．操作步骤

（1）调低室内光线，打开裂隙灯显微镜电源及照相机开关。

（2）嘱被检者坐于裂隙灯前，头部固定在托架上，额头顶住额托，下颌顶住额托，使被检眼外眦部与额托纵杆外眦标记线等高，调节台面高度使被检眼和显微镜光轴大致对准。

（3）使用裂隙灯显微镜对焦拍摄部位，拍摄。

（4）保存图片，打印。

3．操作后　及时关闭电源。

4．注意事项

（1）检查前需明确拍摄部位。

（2）嘱被检者坐得舒适，以避免因长时间检查而造成被检者疲劳。

（3）照相范围恰当，图像清晰。

（4）先右眼后左眼，双眼影像放大比例基本一致。

5．复习思考题

请简述眼前段照相内容。

眼前段照相评分标准（100%）

1．素质要求（5%）　　　　2．操作前准备（10%）

3．裂隙灯显微镜检查（60%）　　3．图像对焦（10%）

5．操作后整理（5%）　　　　6．熟练程度（10%）

7．注意事项（10%）

眼前段照相实训报告

姓名　　　　　　　　学号　　　　　　　　实训日期

实训条件：

1．实训人员：

2．实训环境：

3．实训用物：

4．实训对象：

实训内容：

1. 拍摄角膜；

2. 拍摄晶状体。

实训结果：

1. 角膜：

2. 晶状体：

注意事项：

成绩记录：　　　　　　　　教师签名：

实训 5-3　眼底照相

操作流程

1. 操作前

（1）环境准备：相对暗室。

（2）用物准备：眼底照相机。

（3）检查者准备：穿白大衣或工作服、清洗双手。

（4）被检者准备：瞳孔在 4mm 以上，免散瞳照相机则无特殊要求。

2. 操作步骤

（1）调低室内光线，打开眼底照相机电源开关。

（2）嘱被检者坐得舒适，头部固定在托架上。

（3）标准位置：以视盘与黄斑的中间点为中心进行照相。

（4）图像质量：要求位置正确，对焦清晰，曝光适中。要求能够清晰显示视网膜及视盘结构。

（5）照相顺序：先右眼后左眼。

（6）保存图片，打印。

3. 操作后　及时关闭电源。

4. 注意事项

（1）小瞳孔眼底照相的图像不清晰时，需和眼科医生确定可否散瞳检查后，再进一步散瞳检查。

（2）嘱被检者坐得舒适，以避免因长时间检查而造成被检者疲劳。

（3）照相范围恰当，图像清晰。

（4）先右眼后左眼。

5. 复习思考题

请简述眼底照相的拍摄流程。

眼底照相评分标准（100%）

1. 素质要求（5%）　　　　　2. 操作前准备（10%）

3. 眼底照相机检查（30%）　　4. 图像位置及清晰度（30%）

5. 操作后整理（5%）　　　　6. 熟练程度（10%）

7. 注意事项（10%）

眼底照相实训报告

姓名　　　　　　　　学号　　　　　　　　实训日期

实训条件：

1. 实训人员：

2. 实训环境：

3. 实训用物：

4. 实训对象：

实训内容：双眼眼底照相。

实训结果：

1. 右眼：

2. 左眼：

注意事项：

成绩记录： 教师签名：

实训 5-4 角膜共焦生物显微镜检查

操作流程

1. 操作前

（1）环境准备：自然光线或暗室。

（2）用物准备：角膜共焦显微镜。

（3）检查者准备：穿白大衣或工作服、戴好口罩及帽子、清洗双手。

（4）被检者准备：如果被检者戴框架眼镜或角膜接触镜，应先取下眼镜再检查。

2. 操作步骤

（1）检查前向患者说明检查的目的和检查中需要注意的事项，取得患者的充分理解和配合。

（2）在工作站软件中新建病历，输入患者资料，或打开已有病历，打开扫描界面。

（3）滴表面麻醉药于被检眼结膜囊内进行表面麻醉。

（4）在被检眼中放入开睑器，嘱患者将下颌部搁置在下颌托上，额部贴紧额托，用固视灯根据所需扫描的部位固定患者的眼位。

（5）如为通过凝胶接触角膜的共聚焦显微镜，在浸锥式镜头上涂适量透明的黏稠物质作为镜头与角膜表面的耦合剂。如为直接接触角膜的共聚焦显微镜，在镜头表面涂卡波姆凝胶少许，将无菌的镜头帽盖上，使凝胶在镜头和镜头帽之间分布均匀并没有空隙和气泡。

（6）通过移动手柄，使镜头表面的耦合剂或带有无菌镜头帽的镜头与角膜表面直接接触。然后通过前后移动手柄或手动将探头旋进或后退，调节成像焦点平面，使角膜各层图像通过计算机屏幕快速显示。

（7）根据需要选择不同的图像采集模式，采集和记录图像，并通过系统自带的软件进行分析。

（8）扫描结束后取下开睑器，被检眼内滴抗生素眼药水预防感染。

（9）检查结束后应及时取下镜头帽，用棉签将镜头表面擦拭干净，盖好镜头盖。

3. 操作后

（1）认真核对，告知被检者注意事项。

（2）询问被检者有无不适，如有不适及时处理。耐心解答被检者的疑惑。

（3）检查结束后应及时取下镜头帽，用棉签将镜头表面擦拭干净，盖好镜头盖。及时关闭电源，物归原处，用毕须消毒后方可再次使用。

4. 注意事项

（1）双眼患者需要分别检查双眼。

（2）对被检者简单说明操作，使其精神放松，避免紧张。

（3）角膜共焦生物显微镜检查结束后不宜马上揉眼，以免擦伤角膜，操作结束时宜滴入抗生素滴眼液。

5. 复习思考题

（1）简述角膜共焦生物显微镜在眼科临床的作用。

（2）角膜共焦生物显微镜操作应注意的事项有哪些？

角膜共焦生物显微镜检查评分标准（100%）

1. 素质要求（5%） 2. 操作前准备（10%）

3. 开机及设置（20%）　　　　4. 角膜共焦生物显微镜检查过程（25%）

5. 结果分析（15%）　　　　　6. 操作后整理（5%）

7. 熟练程度（10%）　　　　　8. 注意事项（10%）

角膜共焦生物显微镜检查实训报告

姓名　　　　　　　　　　学号　　　　　　　　　　实训日期

实训条件：

1. 实训人员：

2. 实训环境：

3. 实训用物：

4. 实训对象：

实训内容：

1. 角膜共焦生物显微镜前准备；

2. 角膜共焦生物显微镜检查；

3. 结果分析；

4. 操作后处理。

实训结果：

1. 角膜共焦生物显微镜拍摄数据：

2. 结果分析：

注意事项：

　　　　　　　　　　　　　成绩记录：　　　　　教师签名：

实训 5-5　共焦激光眼底断层扫描

操作流程

1. 操作前

（1）环境准备：自然光线或暗室。

（2）用物准备：共焦激光眼底断层扫描仪。

（3）检查者准备：穿白大衣或工作服。

（4）被检者准备：如果被检者戴框架眼镜或角膜接触镜，应先取下眼镜再检查。

（5）检查前向患者说明检查的目的和检查中需要注意的事项，取得患者的充分理解和配合。

2. 操作步骤

（1）在工作站软件中新建病历，输入患者资料，或打开已有病历，打开扫描界面。

（2）输入患者屈光状态。

（3）打开镜头盖，调整镜头和患者头位。

（4）嘱患者注视正前方偏鼻侧约 15°的绿色闪烁视标，调整镜头焦点，在扫描界面监视画面中出现清晰的视盘影像，并尽量使视盘位于画面中央。

（5）踩下脚踏，仪器可自动进行三次扫描。

（6）检查另一眼。

（7）双击自动保存的图像，可看到地形图和反射图。通过描点法在反射图上确定视盘边界，可结合地形图及 3D 图综合判断。

（8）完成边界描点后，自动保存，显示结果。

3. 操作后

（1）认真核对及时记录检查结果。告知被检者注意事项。

（2）询问被检者检查后有无不适，如有不适及时处理。耐心解答被检者的疑惑。

（3）整理及清洁用物，及时关闭电源，物归原处，用毕须消毒后方可再次使用。

4. 注意事项

（1）双眼患者需要分别检查双眼。

（2）对被检者简单说明操作，使其精神放松，避免紧张。

（3）共焦激光眼底断层扫描时无需散瞳。

5. 复习思考题

简述共焦激光眼底断层扫描在眼科临床的作用。

共焦激光眼底断层扫描检查评分标准（100%）

1. 素质要求（5%）   2. 操作前准备（10%）

3. 开机及设置（20%）   4. 共焦激光眼底断层检查过程（25%）

5. 结果分析（15%）   6. 操作后整理（5%）

7. 熟练程度（10%）   8. 注意事项（10%）

共焦激光眼底断层扫描实训报告

姓名   学号   实训日期

实训条件：

1. 实训人员：

2. 实训环境：

3. 实训用物：

4. 实训对象：

实训内容：共焦激光眼底断层扫描操作及结果分析。

实训结果：

1. 共焦激光眼底断层扫描测量数据：

2. 结果分析：

注意事项：

　　　　　　　　　　　　成绩记录：　　　　教师签名：

实训 5-6　眼前段 OCT 检查

操作流程

1. 操作前

（1）检查者准备：穿白大衣或工作服、戴好口罩及帽子、清洗双手。

（2）被检者准备：坐于 OCT 仪器前，遵照检查者指令动作即可。

（3）打开电源开关，OCT 扫描仪的所有组成部分同时接通了电源，OCT 计算机载入 OCT 软件和显示 OCT 主菜单需要数秒时间。

2. 操作过程

（1）选择现有患者或者创建新患者，点击 New Patient 按钮创建新的患者或点击 New Visit 按钮（先选中已有患者）创建新的检查。

（2）输入相关资料，点击 Save & Examine 按钮进入检查模式。

（3）选择所需要的扫描模式标签，如 CAM（前节），或者 Protocol（协议）。

（4）选择需要检查的眼别。

（5）单击选择程序即可添加到下方的待检查列表中。

（6）在待检查列表中，双击扫描名称或者选中扫描名称后单击屏幕底部的扫描按钮开始扫描操作，如线性扫描。

（7）对准目标缓慢推进获取图像，按下摇杆上的快门或者点击屏幕底部中央的"打钩"按钮即可捕捉图像。

（8）检查捕捉的 OCT 图像是否完整。

（9）点击存盘符号保存（也可点击扫描符号重做，或者点击大叉放弃）。

（10）点击 Analyze 按钮查看结果。

3．操作后

（1）认真核对检查结果，打印报告单，告知被检者注意事项。

（2）询问被检者检查后有无不适，如有不适及时处理。耐心解答被检者的疑惑。

4．注意事项

（1）对被检者简单说明操作，使其精神放松，避免紧张。

（2）检查前需注意了解病史及检查需求，了解需要重点检查的部位。

5．复习思考题

眼前段 OCT 的临床应用有哪些？

眼前段 OCT 检查评分标准（100%）

1．素质要求（5%）　　　　　2．操作前准备（10%）

3．开机及设置（10%）　　　　4．检查过程（40%）

5．图像采集和储存（5%）　　6．分析结果、打印（15%）

7．操作后整理（5%）　　　　8．熟练程度（5%）

9．注意事项（5%）

眼前段 OCT 检查实训报告

姓名　　　　　　　　　　　　学号　　　　　　　　　　　　实训日期

实训条件：

1．实训人员：

2．实训环境：

3．实训用物：

4．实训对象：

实训内容：

1．检查前准备；

2．完整操作；

3．结果分析。

实训结果：

1．图像采集、储存、打印：

2．结果分析：

注意事项：

　　　　　　　　　　　　　　成绩记录：　　　　　　教师签名：

实训 5-7　荧光素眼底血管造影（FFA）检查

操作流程

以海德堡 Spectralis HRA 造影机为例

1．操作前

（1）环境准备：暗室。

（2）用物准备：散瞳剂、造影剂、止吐药、抗过敏药。

（3）检查者准备：穿白大衣或工作服、戴好口罩及帽子、清洗双手。

（4）详细询问病史，有无过敏史，检查全身及眼部情况，严重的心、肝、肾疾病及眼部屈光间质混浊者不宜造影。

（5）向患者介绍造影要点、造影过程及其后可能出现的反应和意外。患者及家属表示理解并签字。

（6）提前30～60min开始散瞳，尽量散瞳至瞳孔最大状态。

（7）被检者准备：将头部放至要求的仪器部位上，裸眼进行检查。屈光不正者调整仪器自带屈光补偿度数。

2．操作步骤

（1）护士首先在肘上静脉慢推稀释荧光素钠行过敏试验，也可以使用10%荧光素钠的皮下注射行过敏试验。

（2）过敏试验阴性后给予10%荧光素钠快速推注，速度以3-5S左右注射完为宜。

（3）荧光素钠推注结束时开始计时，快速摄片，或者录像，常规先拍摄患眼，再对侧眼。

（4）眼底静脉充盈后，即停止连拍，改为选择性拍摄。同时转动镜头，观察各周围区，重点拍下有病变的部位，间隔时间可以随意。按照顺序拍摄，应尽量包括全部眼底。

（5）造影结束后，挑选典型清晰照片保存备份。

3．操作后

（1）认真核对及时记录检查结果。告知被检者注意事项及随访时间。

（2）询问被检者检查后有无不适，如有不适及时处理。耐心解答被检者的疑惑。

（3）整理及清洁用物，及时关闭电源。

4．注意事项

（1）造影开始前应明确是否已排除禁忌，及过敏试验阴性。

（2）应明确眼底病变要求造影的重点部位。

（3）明确注射器具及抢救药物是否准备妥善。

（4）对要观察的后期片（如黄斑囊样水肿，色素上皮下或视网膜下的染料积存等）应在10～15min后观察，如停机过早，往往看不到造影后期的典型荧光。特殊患者要等20～30min才能见到所要观察的后期荧光。

（5）造影过程中尽可能穿插拍摄另一眼。

5．复习思考题

（1）荧光素眼底血管造影的拍摄前准备是什么？

（2）荧光素眼底血管造影检查的步骤是什么？

荧光素眼底血管造影（FFA）检查评分标准

1．素质要求（5%）　　　　　2．操作前准备（15%）

3．眼底荧光血管造影检查（50%）　4．记录（5%）

5．操作后整理（5%）　　　　6．熟练程度（10%）

7．注意事项（10%）

荧光素眼底血管造影（FFA）检查实训报告

姓名　　　　　　　　　　学号　　　　　　　　　　实训日期

实训条件：

1．实训人员：

2．实训环境：

3．实训用物：

4．实训对象：

实训内容：

1．FFA检查前准备；

2．FFA检查；

3．结果分析；

4．操作后处理。

实训结果：

1．FFA 检查报告

2．结果分析

注意事项：

成绩记录：　　　　　　教师签名：

实训 5-8　吲哚青绿血管造影（ICGA）检查

操作流程

以海德堡 Spectralis HRA 造影机为例

1．操作前

（1）环境准备：暗室。

（2）用物准备：散瞳剂、造影剂、止吐，抗过敏药。

（3）检查者准备：穿白大衣或工作服、戴好口罩及帽子、清洗双手。

（4）详细询问病史，有无过敏史，检查全身及眼部情况，严重的心、肝、肾疾病及眼部屈光间质混浊者、对碘剂过敏或禁用者，不宜造影。

（5）向患者介绍造影要点、造影过程及其后可能出现的反应和意外。患者及家属表示理解并签字。

（6）提前 30～60min 开始散瞳，如不宜散瞳患者，可以小瞳孔下拍摄。

（7）被检者准备：将头部放至要求的仪器部位上，裸眼进行检查。屈光不正者调整仪器自带屈光补偿度数。

2．操作步骤

（1）给予稀释后的吲哚青绿快速推注，速度以 3～5 秒注射完为宜。

（2）吲哚青绿推注结束时开始计时，快速摄片或者录像，拍摄方法及顺序同 FFA 检查。

（3）造影结束后，挑选典型清晰照片保存备份。

3．操作后

（1）认真核对及时记录检查结果。告知被检者注意事项及随访时间。

（2）询问被检者检查后有无不适，如有不适及时处理。耐心解答被检者的疑惑。

（3）整理及清洁用物，及时关闭电源。

4．注意事项

（1）造影开始前应明确是否已排除禁忌，及过敏试验阴性。

（2）应明确眼底病变要求造影的重点部位。

（3）明确注射器具及抢救药物是否准备妥善。

5．复习思考题

（1）吲哚青绿血管造影与眼底荧光血管造影检查的区别是什么？

（2）吲哚青绿血管造影的目的是什么？

（3）两种眼底血管造影分别有什么临床应用？

吲哚青绿血管造影（ICGA）检查评分标准

1．素质要求（5%）　　　　　　2．操作前准备（15%）

3．眼底吲哚青绿血管造影检查（50%）　　4．记录（5%）

5．操作后整理（5%）　　　　　　6．熟练程度（10%）

7．注意事项（10%）

吲哚青绿血管造影（ICGA）检查实训报告

姓名　　　　　　　　　　学号　　　　　　　　　　实训日期

实训条件：

1. 实训人员：

2. 实训环境：

3. 实训用物：

4. 实训对象：

实训内容：

1. ICGA 检查前准备；

2. ICGA 检查；

3. 结果分析；

4. 操作后处理。

实训结果：

1. ICGA 检查报告；

2. 结果分析。

注意事项：

　　　　　　　　　　　　　成绩记录：　　　　教师签名：

（赵云娥　郑　琦　王淮庆　戴臣侠）

索　引

J

R

S

T

Z